U0323351

健康常识
全知道

宋敬东 / 编著

天津出版传媒集团

天津科学技术出版社

图书在版编目（CIP）数据

健康常识全知道 / 宋敬东编著 . -- 天津 : 天津科
学技术出版社 , 2018.11
　　ISBN 978-7-5576-5812-0

　　Ⅰ . ①健… Ⅱ . ①宋… Ⅲ . ①保健－基本知识 Ⅳ .
① R161

中国版本图书馆 CIP 数据核字（2018）第 259674 号

健康常识全知道
JIANKANG CHANGSHI QUANZHIDAO

责任编辑：张　跃　刘丽燕
责任印制：兰　毅

出　　版：天津出版传媒集团
　　　　　天津科学技术出版社
地　　址：天津市西康路 35 号
邮　　编：300051
电　　话：（022）23332490
网　　址：www.tjkjcbs.com.cn
发　　行：新华书店经销
印　　刷：北京德富泰印务有限公司

开本 889×1 194　1/32　印张 22　字数 630 000
2018 年 11 月第 1 版第 1 次印刷
定价：39.80 元

前言

冬天寒冷，裹上厚厚的羽绒服；工作中疲惫了，冲上一杯浓浓的咖啡提提神；从冰箱里取出来的肉扔进热水里，解冻起来既快速又便捷；家具上落了灰尘，用鸡毛掸子轻轻一掸，问题全部解决；睡觉前顺手将手机放在枕边，晚上有电话或看时间就不用起床去找手机了；给新生儿包"蜡烛包"，以防止罗圈腿……在大多数中国人眼中，这都是再正常不过的事了，然而从科学的角度来看，这些我们自认为正确的做法却都是错误的。

也许这有些让人难以置信，因为大家都这么做，也没觉得有什么不妥，怎么会错呢？正是因为大多数人都抱有这样的心理，所以才没有意识到这些做法是错误的，甚至从来没有去思考过这些做法是否有科学根据。事实上，人们习以为常的动作、持续了多年的生活习惯并不一定是正确的，恰恰相反，大多数人都陷入了这样或那样的健康误区，而且错误竟如此可怕：我们大多数人都忽略了健康常识，长年累月地生活在错误的健康常识中，任由自己的健康一点点被损害。"千里之堤，毁于蚁穴"，如果我们不懂得健康常识，平日生活中的一个个小错误最终会酿成大病，甚至让病魔夺走生命……为什么我们会犯这样那样的健康错误，由此造成身体健康水平下降甚至是患病呢？这其中的原因不外乎以下几点：或是因为疏忽，很多时候，我们并没有意识到自己的一些生活方式或观念会导致严重的健康问题，因此也并不认为这是一种错误；或是因为根深蒂固的传统观念所致，陷入了健康误区；而最根本的原因是缺乏正确的健康常识，也就是对健康的无知。大多数人对健康常识的了解太少，也没有去关注健康常识，长期坚持错误的、有损健康的生活习惯，最终导致健康受损甚至被病魔夺走生命，正如世界卫生组织前任总干事钟道恒博士所说："多数人不是死于疾病，而是死于无知。"反过来说，如果我们平时多注重自身健康，适当掌握一些健康常识，多一些常识，少一些无知，有很多疾病都是可以避免的。

为帮助读者走出健康误区，树立科学的健康观，我们编撰了这本《健康常识全知道》。这是一部居家必备的生活工具书，它具备体例简明、内容丰富、科学实用、简便快捷的特点，真正做到了一册在手，健康常识全知道。书中介绍了近千个人们应该知道的健康常识，内容涉及日常生活的方方面面，并进行了合理的分类，以便于读者阅读使用，共包括"穿着服饰与健康""各种食物与健康""食物加工、存放与健康""饮食搭配与健康""饮食习惯与健康""患者饮食与健康""居住与健康""生活习惯与健康""营养滋补与健康""运动、减肥与健康""老年人保健""性保健""女性保健""育儿与健康""美容美发与健康""娱乐休闲与健康"和"疾病防治与健康"17 个方面。掌握这些健康常识，时刻注意将其运用于自己的日常生活和工作中，摒弃不健康的生活方式，养成一种健康良好的生活习惯，这对于我们的身体健康极为重要。除了全面剖析生活中的健康常识外，书中还附设了数百条"温馨提示"，以作为对健康常识的补充，这使得本书实用性更强，内容更丰富。

健康，是每个家庭、每个人的追求。要真正拥有健康，请摒弃错误的健康观念，牢记日常生活中容易忽略的这些健康常识，这是使我们远离疾病最有效的办法。

目录

第一章　穿着服饰与健康

第二章 各种食物与健康

第三章 食物加工、存放与健康

第四章　饮食搭配与健康

第五章 饮食习惯与健康

健康常识全知道

第七章　居住与健康

第八章　生活习惯与健康

第九章 营养滋补与健康

第十章 运动、减肥与健康

第十一章 老年人保健

第十二章　性保健

第十三章　女性保健

第十四章　育儿与健康

第十五章　美容美发与健康

第十六章　娱乐休闲与健康

第十七章　疾病防治与健康

第一章

穿着服饰与健康

冬季穿衣并非越厚越好

冬季天气寒冷，尤其是我国北方地区，一到冬季就变得天寒地冻。有些人为了保暖就穿得很厚，认为穿得越厚越好。其实，这种观点是片面的。

衣服的保暖程度与衣服的厚度并不成正比，而与衣服内空气层的厚度有关。当衣服穿得越来越厚时，空气层的厚度就会逐渐增加，而保暖性也会随之增大。但是，当空气层的总厚度超过一定范围时，衣服内的空气对流将明显增强，导致保暖性不增反降。

另外，从人的生理角度来说，如果穿衣服过多、过厚，会因温度过高而使皮肤血管扩张，导致流向皮肤的血液增多，从而增加了散热量，反而降低了机体对外界温度变化的适应能力。而且，有些冬天容易长冻疮的人由于穿衣过多限制了运动，导致末梢血液循环不够，反而更容易长冻疮。

⊙温馨提示

初冬时节尽量不要因气候变凉而大量地添加衣服，而要慢慢添加，以便逐渐适应环境。这样，即使深冬时节少穿些衣服也不会感到冷了。

保持膝盖和脚的温暖，将会大大降低寒冷的感觉，这两处可以用护膝和羊毛袜来保暖。

增加穿衣层数，多件薄衣服比一件厚衣服所散失的热量要少得多。

冬天裹保鲜膜保暖是有害的

近年来，一些时尚女性发明了一种新的保暖办法：在腿上裹一层保鲜膜，以此来替代臃肿的棉毛裤。她们认为保鲜膜不仅能够起到保暖的作用，还能使双腿显得更纤细，身材变得更苗条。而医学专家提醒我们，这种做法是错误而荒唐的。

人的皮肤具有调节体温的作用，当环境温度低于体温时，皮肤就会通过辐射、传导和对流等方式散发热量，从而保持恒定的体温。如果用保鲜膜把双腿紧裹起来，会导致皮肤的散热功能丧失而蒸发功能增强，这样双腿总会感到汗津津的。到了室外，温度骤降，双腿就会感到一阵冰凉，根本起不到保暖作用。

此外，汗液中不仅含有水分，而且还含有盐、尿素、乳酸等成分。保鲜膜不透气，汗水也无法挥发，会使尿素等成分附着在皮肤上，对皮肤形成刺激，长期下去就会出现丘疹、红斑等，又痒又痛，严重损害皮肤健康。

⊙温馨提示

如果出现红斑、丘疹等症状，应立即去掉保鲜膜，换上透气柔软的棉质衬裤，并注意个人卫生，经常洗澡。这样不适症状大多会自行消失，否则应到医院治疗。

女性在冬季最好选择透气性好、质地柔软的棉质衬裤或保暖裤，这样才能既保暖又健康。

穿裙子须分季节

有些女性不管气候的变化，一年四季都穿裙子，这会对健康造成很大的损害。

在寒冷的季节穿裙子，很容易引发感冒，如果经常感冒，会使自身免疫力下降，增加患其他疾病的风险。而且，穿裙子时双腿必然会暴露在外面，在冬天寒冷潮湿的天气里，膝关节和踝关节很容易受到不同程度的风寒和潮湿的侵袭，从而出现肢体发凉、麻木和关节红肿、酸痛等症状，久而久之就会形成慢性风湿性关节炎。

此外，穿裙子时寒冷空气还会引起下肢血管收缩，造成表皮血流不畅，并最终导致寒冷性脂肪组织炎。此时，脂肪细胞会发生变性，尤其是大腿部位皮下脂肪组织经常会出现杏核大小的单个或多个紫红色硬块，并有痛痒的感觉，严重时还会造成皮肤溃烂等症状。女性下肢长期遭受寒冷空气侵袭后，还容易引发一些妇科疾病。

⊙温馨提示

穿裙子要做到因时而变：夏季炎热，可穿短裙；春秋季节凉爽，要穿长裙，同时穿上长筒袜；冬季寒冷，最好不要穿裙子。

一旦发生寒冷性脂肪组织炎，轻者需注意保暖，并用热水袋或热毛巾勤敷患处，直至痊愈；重者要及时到医院就诊。

保暖内衣不宜贴身穿

保暖内衣既轻便又暖和，深受人们的欢迎。但有的人喜欢将保暖内衣贴身穿，以为这样穿会更暖和，其实这样做不利于皮肤健康。

现在市场上出售的保暖内衣大都是采用多复合夹层材料制成的，这种材料是在两层普通棉织物或化纤织物中间夹一层蓬松的化学纤维或超薄薄膜，它能进一步阻止人体皮肤与外界进行气体和热量的交换，从而起到像棉衣一样的御寒作用。但是，含化纤成分的衣物都有一个很大的缺点，那就是很容易产生静电。这些静电会在人体周围产生大量的阳离子，使皮肤的水分减少并使皮屑增多，从而容易使人产生瘙痒的感觉。如果贴身穿保暖内衣，就会使皮肤瘙痒加剧，尤其对于老年人而言更是如此。

此外，老年人如果长期穿着含有化学纤维或超薄薄膜的保暖内衣，就会对骨髓的造血功能产生抑制作用，导致机体免疫力下降，从而诱发各种感染性疾病。其中以对神经系统和内分泌系统的伤害最为严重，常会引发头痛、失眠、烦躁、心慌、多汗等症状，严重者甚至会猝发中风或心肌梗死。

⊙温馨提示

穿保暖内衣时，应在里面套一件布质衬衣裤，避免保暖内衣直接与皮肤接触。

冬天须戴帽

在寒冷的冬季，人们为了防寒往往会多穿些衣服，但很少有人会注意头部的保暖，天气再冷也不戴帽。这种做法是不科学的。

人的头部和整个身体的热平衡关系十分密切。在寒冷的环境中，一个人如果只是身上穿很多的衣服但不戴帽子，那么身体的热量就会迅速从头部散失，而且天气越冷，从头部散失的热量越多。医学研究发现：静止状态不戴帽子的人，在环境气温为15℃时，从头部散失的热量占人体总热量的30%，4℃时为60%，而－15℃时则高达75%以上。当热量散失过多时，人体就会出现不舒服的冷感，甚至出现剧烈的寒战。

此外，寒冷的天气会使血管收缩，不戴帽子将可能引起头痛、头晕等症状，而且很容易使脑血管患者病情发作。由此可见，头部保暖非常重要。

戴帽不宜过松或过紧

帽子的大小一定要同自己的头部大小相称，不能太松或太紧。帽子如果太紧，戴在头上会感到不舒服，有压迫感，还会影响头部的血液循环；帽子如果过松，戴在头上就起不到保暖的作用，还容易脱落。所以，在选择帽子时，应将头围的大小、头发所占的体积和帽子洗刷后的缩水变化等因素全部考虑在内。

⊙温馨提示

青少年正处在发育时期，头颅渐渐长大，帽子应选稍微宽大点的；老年人选帽子应注重实用，以柔软舒适、轻便耐用为原则。

夏天帽子的颜色应当浅一些，并要轻便、通风；冬天帽子的颜色则宜深些，并要柔软、保暖。

帽子应定期清洗

有些人的帽子戴很长时间都不洗，这是不正确的。

人的头皮上分布着丰富的皮脂腺，尤其是青壮年，皮脂分泌十分旺盛，再加上出汗时灰尘容易黏附，会使帽檐内或衬里变得油腻而脏兮兮的，并有一股臭味。在这种环境下，嗜脂性腐生真菌容易大量生长繁殖。这种带有致病菌的帽子戴在头上，会因与头皮发生摩擦而引起毛囊炎。此外，汗液挥发后具有腐蚀性，会使帽子褪色。

⊙温馨提示

帽子戴一段时间后，应先放在温热的肥皂水中用软刷洗刷一下，然后再用温水或热水漂洗干净。

可在帽子内垫一块薄棉布，以便于经常换洗。

冬天随意脱帽易感冒

冬天戴帽子时，有的人一出汗就脱掉帽子，也有的人刚从室外进入温度较高的室内就马上将帽子摘下，这样做是不对的。

这是因为，在寒冷的冬季，身体的热量有相当大一部分都是从头部散失的。如果出汗后或进屋后立即脱帽，身体的热量会迅速从头部扩散，很容易引起伤风感冒。

帽子不可乱戴

有些人见他人或朋友的帽子非常好看，不由分说拿过来就戴，这是很不好的习惯。

这是因为，如果帽子的主人长有头癣或患有其他传染性疾病，往往会使帽子上也沾有病菌。如果随便借用他人的帽子来戴，很容易因此而受到传染。

患头部疾病时戴帽不利于疾病痊愈

有些患有头部疾病（如黄癣）的人，因为怕别人看到，往往一年四季都戴着一顶帽子，把患病的头部隐藏得严严实实的。其实，这种做法是不合适的。

首先，阳光中的紫外线对头皮癣菌具有抑制和杀灭作用，如果经常戴帽，就会使头部长期缺乏日光照射，紫外线也就不能发挥其应有的杀菌作用。其次，经常戴帽会阻碍头部空气的流通，从而给病菌的生长繁殖创造有利条件，不利于头部疾病的痊愈。

⊙温馨提示

患有头部疾病的人平时要注意多晒太阳，以抑制、杀灭头部病菌。

头发干后再戴帽

有些人在刚洗完澡或理完发之后，为了防止风吹伤风感冒，往往不等头发干透就戴上帽子。其实这种做法是不对的。

中医学认为，头是人体阳气会聚的地方，脑是发挥才智的部位，故有"诸阳之会"、"精阳之府"之称。它不能被"邪气"入侵，尤其不能被"湿邪"侵犯。因为湿为"阴邪"，最容易伤人阳气，凝滞血脉。"湿邪"上侵头目，往往会导致昏蒙沉重，精神不振。如果头发不干就戴帽子，导致"湿邪"无法散发，长期下去就会出现上述不适症状。

天热也不可少穿衣

一般来讲，夏季衣服覆盖面积越小，身体散热也越快，因而越感觉凉爽。于是在盛夏酷暑时，很多人尽量少穿衣服，有的男士甚至不穿上衣以降暑。其实这种做法是错误的。

研究表明，只有在皮肤温度高于环境温度时，裸露在外的皮肤才可增加散热。而在暑热难耐之时，气温一般都接近甚至超过37℃，这时皮肤不但不能散热，反而会从外界环境中吸收热量，因而皮肤暴露越多就会感觉越热。

⊙温馨提示

夏季可以选用真丝面料的衣服。真丝是一种蛋白质纤维，对人体皮肤非常有益，而且吸湿和去湿性能好，重量轻、厚度薄，穿起来非常凉爽。此外，还可选择植物纤维的棉布或高纱支府绸做夏季的衣服。

夏季衣服要尽量宽松些，尤其是领、袖、裤腿等开口处要敞开些。夏天最好不穿牛仔裤和紧身衣。

游泳衣用后要洗净

夏季炎热，很多人都喜欢到河湖、游泳池中游泳。游完泳后，人们大都会注意清洗身上，但是却往往忽视清洗游泳衣，这是不应该的。

这是因为，河湖与游泳池中，不可避免地存在相当多的细菌、寄生虫等有害物质，尤其是在公共游泳池中。尽管公共游泳池会定期消毒，但是人也极有可能在其中受到交叉感染而患病。游泳者要避免受到传染，就需要注意卫生。除了游泳后及时洗澡洗头外，游泳衣的清洗也必须得到重视，因为游泳衣紧贴人体，如果它受到污染，势必会导致对皮肤及人体健康的伤害。

因此，游泳衣在用完后必须及时清洗，并晾晒干，不宜穿未洗或不干的游泳衣。

腰带勒得太紧于健康无益

有些女性为了使自己的腰显得更加纤细，就选择了束腰的方法，经常把腰带勒得紧紧的。其实，长期如此对健康是非常不利的。

人的腹腔内有胃、肠、肝、胆、胰、脾等多种脏器，如果腰部长期被腰带束缚得过紧，就会影响这些脏器的正常功能。尤其是胃肠道这样的中空器官，食物进入后，要伴随着胃肠道的蠕动不断向下推进才能被消化吸收。一旦腰部被勒得过紧，就会影响胃肠道的血液循环，使血液流通不畅，最终导致胃肠功能下降和消化不良。

此外，如果腰部勒得过紧，还易将胃肠向上、下两个方向挤压，向上挤压可压迫肝、胆、胰、脾，向下挤压则会压迫膀胱、子宫，造成这些器官血流不畅和运作不佳，从而影响上下腹部整个腹腔器官的正常生理功能。

腰部勒得过紧还会影响青少年的正常生长发育，中老年人则会出现腹胀、腹痛、腹部不适、消化不良和食欲不振等症状。

⊙温馨提示

在日常生活中，最好选择柔软舒适、宽窄适中的腰带。

午睡时要将腰带解开，夜间睡眠时最好穿有松紧带的内裤或睡衣。

领带不宜打得过紧

一项研究表明，在穿西服的男子中，约有60%的人将领带打得过紧，从而导致眼睛很容易产生疲劳感。尤其是一些从事文案工作的人员，因为低头工作时领带会变得更紧一些，他们在短时间内便会感觉眼睛肿胀酸痛、视物模糊。同时，领带打得过紧还容易诱发其他眼疾，长期眼睛疲劳还可导致或加重近视。

这是因为，领带打得过紧会压迫颈部血管和神经，阻碍正常血液流通，易造成脑部缺血、缺氧，导致输送到大脑和眼部的营养物质减少，从而出现眼睛肿胀、视物模糊等症状。

把工作服穿回家易传染细菌

有些工厂或化验室的职工，下班后直接穿着工作服就回家了，这是一种很不好的习惯，对家庭成员的健康是一个巨大的威胁。

工作服是工作时的防护服装，各种工种的工作服，都会受到不同毒素的污染。例如，食品加工人员的工作服上很容易沾染油垢、尘土、寄生虫卵等；皮毛加工厂职工的工作服上常有疽杆菌、布鲁氏杆菌等致病菌；医院的医护人员由于经常接触患者，工作服上也会有金黄色葡萄球菌、大肠杆菌等各种病菌。如果经常将这些工作服穿回家，甚至和家人的衣服一起洗涤，就会给家庭环境带来严重污染，极易传染疾病，危害家人的健康。

新衬衣应洗后再穿

有的人买了新衬衣后，总是不洗就穿在身上，并且要等穿一段时间衣服脏了以后才洗。这种做法是不对的。

在衬衣制作的过程中，为了使其美观，往往要使用多种化学添加剂。例如，为了防止布面收缩褶皱或保持印花、染色的持久性，都会用甲醛树脂处理一下；为了使布色增白，又会添加荧光增白剂；为了保持平滑美观，通常要进行离子树脂处理；为了使衣服挺括大方，还要进行上浆处理。这样一来，一件新衬衣表面上看起来十分整洁美观，实际上却沾着大量化学制剂。如果买回来后不洗就穿在身上，这些化学物质就会与皮肤广泛接触，当体温较高、出汗较多时，还会经毛孔渗入体内，使人产生过敏反应，尤其是过敏体质的人反应更为强烈。轻者会出现皮肤发痒、发红，重者则会引起皮疹，甚至可能出现某些中毒症状。

此外，新衬衣在储藏、运输的过程中，为了防蛀、防霉，通常还会使用防虫剂和防腐剂，这些物质也会对皮肤形成一定的刺激。

⊙温馨提示

新衬衣买回来之后，应先用清水浸泡、洗涤干净，晾干后再穿。

衣服干洗后应晾一晾再穿

现在很多人喜欢干洗衣服，因为干洗省时省力、洗后就干，十分方便。而有的人出于某种需要，衣服干洗后马上就穿在身上，殊不知这样做对身体健康非常不利。

大部分干洗店在干洗衣服时，常用聚氯乙烯作为干洗溶剂，这种化学物质会在干洗过程中被衣服纤维所吸附。研究证明，聚氯乙烯和它在干洗过程中产生的衍生物对人的肾脏具有毒害作用。刚干洗过的衣服都有一种特殊的气味，那就是聚氯乙烯气味。这种气味越浓，对人体的危害越大。如果衣服干洗后马上就穿，没有完全挥发掉的聚氯乙烯就会进入人体，然后通过血液循环到达肾脏，对肾脏产生毒害作用，严重时会出现腰痛、血尿、水肿等症状。

此外，干洗过程中使用的高氯化物还会对人体的神经系统产生较大的毒害作用，并能损害皮肤。

⊙温馨提示

刚干洗过的衣服应先在阳台等通风处挂几小时至一天，等衣服中的有机溶剂散发掉，没有特殊气味时再穿。

内衣和小孩的衣服最好不要干洗。

刚干洗过的衣服不宜挂在衣柜里，以防因空气不流通而污染其他衣物。

穿鞋袜应注意保暖

中医认为，脚是人体的第二心脏，脚健康是长寿的重要标志之一。人体有 10 条主要经脉起止于双脚，入胸腹与脏腑相连属。一旦脚部受凉，就会引起一系列身体不适，甚至可能导致某些并发症。

因此，无论冬夏都不应使脚受凉，尤其是冬天睡觉时，应把脚盖得厚些，白天也应注意穿好鞋袜保暖。鞋袜的尺寸要稍大些，脚与鞋之间应有空隙，以增强保暖性。鞋底要适当厚，常生冻疮的人应及早穿棉鞋。要保持鞋袜干燥，有脚汗的人宜选用透气性较好的棉鞋和棉线袜，当袜子和鞋垫汗湿时，要及时清洗、晒干，棉鞋内也应经常烘晒。

⊙温馨提示

热水洗脚有取暖和保暖的功效，可在每天临睡前用温热水（40℃左右）泡脚。要让水浸没脚踝部，等身体微热时用布搓擦双脚心，水温下降后要再加热水，并继续搓脚心。洗后双脚红热，全身暖和、舒畅。长期坚持还可强身，并能对感冒及高血压、心脑血管疾病等慢性疾病起到良好的防治作用。

青春期女性不宜束胸

女孩子大都在十三四岁时开始月经来潮，由于体内激素的作用，乳房渐渐增大，骨盆增宽，臀、胸部脂肪增多，十八九岁时基本形成女性特有体型，这本是自然的生理现象。如果此时进行束胸，过度压迫胸部和乳房，会使乳房内血液循环受阻，导致乳房下部血液淤滞，进而引起疼痛、乳房胀满等不适。长期束胸还会造成乳房扁平、乳头内陷等乳房发育不良现象，并影响日后的乳汁分泌，造成产后哺乳困难。而且，束胸很容易诱发乳腺炎或乳腺导管扩张等病症。

另外，青春期女性的呼吸功能增强，肺活量迅速增大，胸廓也不断增大。此时束胸，必然会影响胸廓的增大与扩张，减少吸入空气量，抑制呼吸功能，以致影响全身氧气的供应。不仅如此，束胸还会压迫心脏、肺脏和血管，从而影响身体内脏器官的正常发育。

青春期女性不宜束腰

许多青春期少女为了保持良好的体形，突出身材的曲线美，往往会使用一条宽腰带把腰勒得紧紧的，她们认为这样就可以减小腰围。其实，束腰非但不能减小腰围，还会对身体造成伤害。

腹部有许多重要脏器，如大肠、小肠、胃、肾等，这些器官在青春期逐步发育完善。束腰会造成腰腹部肌肉向内挤压，使腹部脏器的位置发生改变，导致腹部的血液供应受到限制，使腹腔脏器和组织长期供氧不足，从而影响其生长发育和正常生理功能。

另外，束腰会影响肌肉和骨骼的正常发育。束腰后，腰腹肌得不到主动锻炼，肌肉弹性会逐渐减弱并变得松弛，易造成脂肪堆积，使腰部更显肥胖。腰带长期挤压和摩擦第 3 ~ 5 腰椎，造成局部长期缺血缺氧，易发生损伤、错位、骨质增生、腰痛及下肢疼痛、麻木、水肿等症状。

要减小腰围、去除腰部多余脂肪，应积极运动和锻炼。可常做健美操或游泳，也可进行腹部锻炼，如仰卧起坐、收缩腹肌等。

女性不宜穿花色内裤

有些女性喜欢穿有可爱图案的花色内裤，以增添情趣。这种做法虽然无可厚非，不过健康专家提示，女性在经期及经期前后白带较多时，最好穿白色的棉质内裤。

这是因为，女性的很多病症早期都能够从白带的颜色上辨别出来。例如，患有滴虫性或霉菌性阴道炎的女性，其白带的颜色会呈现黄白色，并呈水状；在患有宫颈癌时，其白带则会变得浑浊，颜色变黄甚至变红。通过白带辨认病症，对于及时治疗有重要的意义，如果穿着花色的内裤，白带发生变化时不易辨认，容易被人忽略。

另外，花色内裤上的染料中也可能存在对皮肤有害的物质，长期穿着，也会有健康危害。

不可长时间戴变色眼镜

变色眼镜（包括太阳镜）深受年轻人的喜爱，尤其是在烈日炎炎的夏天，戴变色眼镜的人比比皆是。变色眼镜一方面可以保护眼睛不受强光的伤害，保护视力，减少白内障和其他眼病的发生；另一方面还能够给人增添几分风度。但要注意变色眼镜不能长时间戴着，否则将对眼睛不利。

变色眼镜的镜片是由生铝硼酸玻璃制成的，其中均匀地加入了一定的卤化银物质。变色眼镜之所以会变色，就是因为卤化银的缘故，它能随光线的强弱而发生变化。日光中主要有红外线、紫外线和可见光3种光线。戴上变色镜后，可见光减弱，瞳孔长时间处于扩大状态，使进入眼睛的紫外线的量成倍增加，从而对眼睛造成伤害。过量的紫外线可引起角膜水肿，失去原有的光泽和弹性，使瞳孔对光的反应变得迟钝，并导致视力下降；长时间的紫外线作用还可导致晶体硬化和钙化，诱发白内障。

有些人不分室内室外，也不管光线明暗，甚至连阴天或看电影、看电视时也戴着太阳镜。这样会增加眼睛调节负担，引起眼肌紧张和疲劳，造成视力下降、视物模糊，严重时还会出现头晕眼花、不能久视等症状。

变色眼镜并非人人皆宜

很多人认为变色眼镜人人都可戴，其实不然。

45岁以上的中老年人不宜戴变色眼镜，否则容易诱发青光眼等眼疾。600度以上的高度近视者如果经常佩戴变色眼镜，会加重视力疲劳，使近视程度加深。儿童视力功能尚未发育成熟，还不能准确调节明暗视差，戴变色镜会损伤视力。此外，白内障、青光眼患者也不宜佩戴变色眼镜，否则会使病情加重。

水晶眼镜不宜戴

现在有很多人高价购买水晶眼镜，他们认为水晶眼镜养眼，而且具有清凉、祛火、消炎等特殊功效。其实，这是一种错误的认识。

水晶是石英的晶体，主要成分是二氧化硅。水晶眼镜能够明目养神只是古人的一种说法，并没有科学根据。事实上，它既不能养眼，也不能阻挡紫外线及红外线进入眼内。戴水晶眼镜感觉凉爽是由于它对紫外线和红外线的吸收率低，镜片温度也相对较低的缘故，对眼睛并没有保护作用，更谈不上祛火、消炎的功效了。而且，天然水晶石中还混有一些杂质，没有光学玻璃纯净透明，清晰度也较光学玻璃差。有些水晶石还含有放射性元素，会对眼睛产生一定的损害。对于眼病患者来说，戴水晶眼镜还会使病情加重。

眼镜片破了应及时换

有的人不小心把眼镜片打破了，但又觉得扔了有点可惜，于是继续将就着佩戴。这种做法是不正确的。

镜片出现裂纹后，不但会影响视线，而且容易出现散光，长时间佩戴会使人产生头晕、视力疲劳等不适症状，既影响正常用眼，还会对眼睛造成伤害。

乳房刚开始发育不宜戴胸罩

有不少人认为女孩只要乳房开始发育就应该及时戴胸罩，其实这种观点是不科学的。

戴胸罩的时间应根据每个人乳房发育的程度来确定。女孩在青春期刚开始时应该让乳房充分发育，此时不要戴胸罩，也不要穿紧身衣或采取束缚乳房的方法阻碍其发育。

一般女孩子到 16 ～ 18 岁时乳房的发育已基本成熟，应该及时戴胸罩；另外，也可以用软尺从乳房的上底部经过乳头到乳房的下底部进行测量，上下距离大于 16 厘米时就应佩戴胸罩。如果女孩年龄小于 16 岁且乳房上下部距离小于 16 厘米，则不宜戴胸罩。因为过早佩戴胸罩不利于乳房的正常发育，而且会对日后的乳汁分泌产生不良影响。

乳房充分发育后须戴胸罩

有的少女在乳房充分发育后仍然不戴胸罩，这对乳房发育也十分不利。

健美的乳房需要特殊的保护，及时佩戴胸罩就是一种简便而实用的方法。佩戴胸罩能够保护乳房，使乳房得到支持和扶托，还能保持乳房清洁，并有利于乳房血液循环通畅，有助于乳房的发育和健康。同时，戴胸罩还可以减少行走、运动和劳动时乳房的摆动，避免乳头擦伤碰痛，并能防止乳房松弛下垂。

如果乳房充分发育后仍不戴胸罩，久而久之，乳房就容易松弛下垂，妨碍乳腺内正常的血液循环，造成局部血液淤滞，导致乳房疾病；剧烈运动时不戴胸罩也容易使乳房受到创伤而引起乳腺炎。

因此，青春期乳房充分发育后就应当及时戴上胸罩，以保护乳房。

胸罩应选有肩带的

有些女性喜欢戴没有肩带的胸罩，这对乳房的健康十分不利。

胸罩的肩带非常重要，它可以对胸罩起到牵拉的作用，能够防止胸罩下滑，还能防止胸罩过紧。而没肩带的胸罩则会勒紧胸部，影响乳房淋巴液的正常循环，长期下去容易使乳腺正常细胞发生病变，甚至诱发乳腺癌。

⊙温馨提示

胸罩的肩带要宽一些，至少不窄于2厘米，否则容易勒进皮肤，使自己遭受皮肉之苦。

肩带的长短也要合适，不能太紧或太松，太紧会勒住皮肤，太松又容易从肩膀滑落，对乳房起不到支持作用。

胸罩大小要适中

有的女性对胸罩的大小不十分讲究，认为差不多就行，这种观点是不正确的。

胸罩大小要适中，如果过小过紧，就会压迫乳房和乳头，不利于乳腺血液流通，影响乳房的发育；并会使乳头内陷，给日后哺乳带来困难；还会压迫胸部，影响呼吸和胸廓的发育。而胸罩过大，则起不到支托、保护乳房的作用。

理想的胸罩应该穿戴舒服，既不太松也不太紧，罩杯能够完全遮盖乳房，在活动时刚好能托起乳房，走路时能尽量限制乳房的摆动而不影响呼吸，取下后皮肤上不会留下压迫的痕迹。

购买胸罩时应事先测量一下自己的胸围，用软尺沿两侧乳房的下缘绕胸一周所测得的尺寸即是应买胸罩的尺寸。

女性在怀孕5个月后乳房会明显增大，此时应换用大一点的胸罩。

晚上睡觉应摘掉胸罩

许多女性习惯戴着胸罩睡觉，这种做法对乳房极为不利。

胸罩会压迫乳房中的淋巴结，造成局部组织淋巴液循环不良，并使此处产生的毒素不易排出，甚至形成血淤、包块、结节，长期下去就会发生癌变。而且，胸罩大都由化纤制成，化纤中的有害物质也会对乳房形成不良刺激，这也是乳腺癌发生的重要原因。

女性应尽量减少戴胸罩的时间，每天以不超过12小时为宜。

摘掉胸罩后应按摩一下乳房，使该部位的淋巴系统恢复正常。

尽量以棉制品胸罩取代化纤制品胸罩。

用围巾捂口鼻于健康不利

在寒冷的冬季，人们在出门时总喜欢围上一条围巾，既能防风御寒，又能增添美感。但有的人戴围巾时常常把鼻子和嘴也一块捂上，这种做法看似保暖，实际上对健康非常不利。

围巾大多由羊毛、兔毛、混纺毛线织成，纤维非常容易脱落，加上不常洗涤，很容易吸附大量的灰尘和病菌。如果用围巾捂口鼻，脱落的纤维和围巾上的灰尘、病菌很容易随着呼吸进入体内，使人易患呼吸道疾病。

戴手套要有讲究

有的人戴手套很随便，从不讲究，其实戴手套也大有学问。

首先，手套的大小要合适。手套太大，保暖效果就会差，而且不便于手指活动；手套太小，又不利于手部的血液循环，会引起不适，也不利于保暖。选择手套的标准是戴时顺畅、戴上舒适、手指活动方便、脱时容易。

其次，戴手套要注意卫生。自己的手套不能借给别人，也不要随便戴别人的手套，以免传染手癣、疥疮等皮肤病。

再次，戴手套要选择合适的材料。一般以棉织品手套为好，既保暖又有良好的吸水性，而且可以经常换洗，尤其适合手爱出汗的人戴。老年人血液循环较差，皮肤容易干燥，宜选用轻软的毛皮、棉线或绒线手套。儿童手小，且皮肤薄嫩，可选用质地柔软的棉线、毛线或弹性尼龙手套。有过敏史的人不可选用化纤手套，因为化纤手套直接与手部皮肤接触，容易引起过敏反应。

冬天戴口罩取暖不科学

在寒冷的冬天，很多人习惯戴口罩取暖，这是不科学的。

专家指出，鼻黏膜里有丰富的血管和海绵状血管网，血液循环十分旺盛，对吸入的冷空气有加温作用。而且鼻腔管道十分曲折，增大了鼻黏膜的面积，使加温作用进一步增强。这样，鼻子吸进的冷空气经过弯弯曲曲的鼻腔管道进入肺部时，一般已接近体温了。可戴上口罩后，呼出的空气在口罩上变成冷气，反而使人感到更冷。

此外，人体的耐寒能力应该通过锻炼来提高。如果整天戴着口罩，鼻腔及整个呼吸道的黏膜得不到锻炼，抗病能力也会逐渐下降，反而更容易感冒。

因此，除非空气污染特别严重，不然尽量不要戴口罩。

口罩应勤洗且不可反过来戴

有些人连续很多天戴着同一个口罩，甚至为了省事，不经清洗就反过来接着戴，这样做不利于身体健康。

口罩戴过一段时间后，两面都会变脏，口罩外面会沾上很多外界空气里的粉尘、细菌等污染物，口罩里面则会沾上自己呼出来的细菌和唾液等。这时如果不加以清洗或者两面交替着戴，都会将口罩上的脏物吸入体内，引起疾病。

⊙温馨提示

平时要多准备几个口罩，交替着使用，最好每天换洗1次。清洗口罩时，应先将口罩放入开水中烫几分钟，清洗干净后要置于阳光下晒干，这样能起到杀灭病菌的作用。

扎耳洞应注意卫生

要戴耳环首先要扎耳洞。但是有些人扎耳洞不是到专业医院或美容院，而是随便在大街上的地摊上扎，甚至在家里自己扎。这样很容易因不卫生、扎耳洞的工具消毒不彻底而引起感染，在耳洞的周围会出现小红斑、血疹、水疱和结痂，并可伴有不同程度的瘙痒和烧灼感，有的还会感染破伤风等疾病。还有的人在扎完耳洞后在耳洞里塞进铁丝、竹签、棉絮等物，这样不但影响耳洞孔的愈合，而且会促使病菌感染扩散，甚至引起耳软骨炎。

⊙温馨提示

扎耳洞应尽量避开夏天，因为夏天出汗多，稍不注意，耳洞周围的皮肤就易发生炎症。

扎耳洞后不宜马上戴耳环，否则耳环与皮肤摩擦可能导致皮肤溃烂。

耳环应选轻巧的

有的女性出于个人爱好，喜欢戴过重或过多的耳环，殊不知长期如此，对耳朵很不好，而且活动时也多有不便。如果耳环过长或过大，还容易挂上其他物体，对耳朵造成伤害。因此，女性应尽量选择小巧轻便的耳环。

青少年不宜扎耳洞、戴耳坠

现在在青少年中流行扎耳洞、戴耳坠，他们认为这是一种美和时尚的表现。其实不然，小小年纪扎耳洞、戴耳坠与其身份十分不符，并不能给人以美的感受，反而会让人心生厌恶。

从健康角度来看，青少年的皮肤比较娇嫩，又经常剧烈活动，过早扎耳洞、戴耳坠，容易拉伤、撕伤耳朵，引起耳朵的外伤，使细菌侵入，从而导致病痛。

夏天佩戴金属首饰不足取

为了美观，有些人在炎热的夏天出门时也会佩戴上耳环、项链等金属首饰，这种做法从健康角度看是不足取的。这是因为，夏天人容易出汗，而耳环、戒指的金属中常常含有镍、铬等成分，它们一旦与汗液产生反应，就很容易导致接触性皮炎。另外，这些金属饰品的纹饰和花纹里，也很容易沾染和存留很多污垢细菌，在夏季炎热的天气条件下，细菌会大量地滋生蔓延。如果把这些首饰戴在身上，就特别容易造成皮肤的感染。

睡觉时须摘掉项链

有些爱美的女性整天戴着项链，甚至连睡觉时都舍不得摘掉，这是不对的。

除了纯金项链外，其他项链在制作过程中通常都会掺入少量的铬、镍等金属成分，尤其是那些价格低廉、质量不好的合成金属项链，添加的成分更加复杂。如果佩戴时间过长，由于项链与皮肤的摩擦作用，很容易使接触部位的皮肤产生过敏反应，引起接触性皮炎，出现红斑、水疱、瘙痒等症状。此时如不及时摘掉项链，过敏症状就会逐渐蔓延开来，形成血疹和红肿，严重者还会形成溃疡。因此，佩戴项链的时间不能过长，晚上睡觉时要摘掉项链，这样可以大大减少皮肤与项链的接触时间，避免接触性皮炎的发生。

戒指不可长时间佩戴

佩戴戒指不但能起到一定的装饰作用，往往还具有某种纪念意义。于是，有些人戒指一戴就是几年，甚至几十年都不摘下来。其实，这种做法是不可取的。

戒指多由金属制成，其中含有镍、铬等化学成分，与手指上的汗液接触后容易引发过敏症状，伤害皮肤。长期佩戴戒指，还易造成戒指周围皮肤局部潮湿，使细菌大量生长繁殖，引起皮肤病。如果戒指过小过紧，就会影响血液流通，手指会变得麻木、肿胀、疼痛。若不及时摘下，被戒指箍紧的手指皮肤、肌肉、骨头会凹陷成环状畸形，容易引起手指变形，严重的甚至会出现局部坏死。此外，随着年龄的增长，人的指关节会逐渐退化并变形变大，这时戒指就可能会摘不下来。

还有一些人习惯睡觉时也戴着戒指，这样做也是不对的。因为一般人在早晨醒来后可能都会出现短时间的轻度水肿，如果晚上睡觉前不摘掉戒指，清晨手指出现水肿会卡住静脉，导致血液流通不畅而发生肿胀，从而会损伤手指。

不戴有放射性的首饰

有些放射性元素，如钋、钴、镭等，常与金矿共生一处。因此，人们在开采、冶炼金矿和制作金首饰的过程中，难免会有少量放射性元素残留和混杂其中。当人们佩戴这种含有放射性元素的金首饰时，与之接触的皮肤就会长时间地受到这些放射性元素的辐射，从而引发放射性疾病，严重者可诱发癌症。有专家指出，女性若将放射性超标的饰品项链佩戴在颈上或者胸前，会导致乳腺癌、肺癌的发生。

⊙温馨提示

购买首饰时应选择经过权威机构检测、符合国家标准的合格品，不可因贪图便宜而购买不合格的次品，以免其中含有放射性物质，危害健康。

皮肤过敏不宜戴首饰

有些人的皮肤容易对金属过敏，一戴金属首饰就会出现变态反应；即便不是过敏体质的人，由于佩戴首饰过多，频繁刺激皮肤，也会使皮肤过敏。而有些爱美的女性即使发生变态反应也依然照戴不误，这样做是不正确的。

金属首饰中通常都含有镍、铬等金属成分，过敏体质的人一接触这些金属即可引起变态反应，轻者局部发红、瘙痒，重者可出现红肿、出水，处理不当还会遍及全身。如戴耳环时耳洞会经常化脓，戴手镯、项链、戒指时手腕、颈部和手指皮肤经常发痒、红肿或起红点。如果出现以上过敏症状，应立即停止佩戴首饰，同时积极治疗变态反应造成的伤痕，以免留下瘢痕。

⊙温馨提示

轻度过敏者可通过短时间、多次佩戴首饰达到脱敏效果，过敏严重者可以改戴其他质地的饰品，如对金属项链过敏者可以改戴珍珠项链或者水晶项链，此外还可以选择胸针等挂在衣服外的首饰。

纯金、纯银或者高档的珠宝玉石首饰通常很少引起变态反应，而各种低档的合金首饰、塑料及高分子物质制成的仿珍珠、仿宝石、仿水晶的玻璃饰品及经过化学处理的玉饰则容易引起变态反应。因此，易感人群应尽量避免佩戴镀金、镀银、镀铬、镀镍及假玉等首饰。

戴首饰过多有损健康

有的人喜欢同时戴很多首饰，经常是耳环、项链、戒指、手镯、脚链、腰链、头饰一个都不能少，有的人甚至一只手上戴好几个戒指、一只耳朵上戴四五个耳钉。这样做会使人觉得是在摆阔气，显得俗气。更重要的是，戴首饰过多还会大大增加有害物质对人体的渗透面积，从而使人体受伤害的概率显著增加。

常穿化纤织物于皮肤健康不利

化纤织物的品种很多，有丙纶、锦纶、玻璃纤维等。如今，这些化学纤维织品已经在一定范围内取代了棉、麻、丝、毛等天然纤维。再加上化纤织物具有来源丰富、价格便宜、耐磨性强、易洗免烫等优点，因此有些人就过于频繁地穿用由化纤织物制成的衣服，甚至连内衣也穿化纤织品。殊不知，化纤织物有许多致病的因素，会对人体造成危害。

首先，锦纶、氯纶等化纤织物能产生静电，从而改变人体的生物电位，干扰正常心脏电传导，导致某些人出现功能性心律失常——室性期前收缩。如果脱掉化纤衣服，期前收缩现象就会减少或消失。另外，由于起静电的缘故，化纤织物还易吸附尘土。内衣吸上尘土后通过摩擦刺激皮肤，会引起变态反应性皮炎和毛囊炎，从而进一步危害人体健康。

其次，化纤织物在制作的过程中加入了甲醛树脂、防皱处理剂、柔软加工剂及荧光增白剂等多种添加剂。穿着化纤织物时，这些化学物质极易被人体吸收，长期下去就会产生累积性刺激，引起湿疹、接触性皮炎、荨麻疹等，女性还容易患膀胱炎和外阴瘙痒。

再次，老年人的皮脂腺和汗腺逐渐萎缩，导致皮脂和汗腺分泌减少，皮肤干燥脱屑，免疫功能下降。如果长期穿化纤织物，由于静电刺激，很容易诱发或加重老年人皮肤瘙痒症，令人难以入睡。

因此，为了我们的健康着想，化纤织物还是少穿为宜。

⊙**温馨提示**

不要过多、过久地穿化纤衣服，内衣、内裤绝对不能穿化纤织物，而要选择透气性好、散热吸湿性强、对皮肤刺激性小的棉织物。

有过敏体质的人特别是老年人，无论是内衣还是外衣都不要穿化纤织物，婴幼儿的衣服和床单等也不要用化纤织品。

功能内衣应慎选

目前市面上的女性功能内衣名目繁多，如"塑身衣"、"瘦身衣"、"紧身衣"、"美体衣"等。据说这些功能内衣不仅可以瘦身美体，还具有磁片按摩、抗菌消炎、桑拿生热等保健功能。那么，功能内衣真的具有如此神奇的功效吗？其实不然。

有关专家教授明确指出：女性功能内衣所塑造出来的苗条身段只是暂时的，它并不能真正起到减肥的作用。而且，如果每天穿着功能内衣达 4 小时以上，还会给健康带来不利影响。

相关调查显示：约有 60% 的妇科病都是由穿着不合适的紧身内衣裤所引起的。同时，如果经常穿功能塑身内衣，还会影响体表微循环，不利于皮肤健康。

⊙温馨提示

选择内衣应以宽松舒适、透气性好为宜，切勿选择对人体有刺激性或含有害物质的内衣。

女性在选择功能内衣之前，应先向医生或有关专家进行咨询，确定自己有无穿着功能内衣的必要及选择何种类型的功能内衣更合适。此外，还要了解产品是否合格，是否经过有关部门的检测和认定。

在穿着功能内衣时，一旦出现不适感，应立即脱下，不再穿用。

塑身内衣不可长期穿

有些年轻女性为了追求塑身效果，经常穿着又紧又小的塑身内衣，她们认为塑身内衣穿的时间越长塑身效果就越明显。其实，长期穿塑身内衣会影响身体健康。

塑身内衣大多是由强弹性纤维材料制成，穿着时紧紧地勒在身上，浑身上下都感到不舒服。有些塑身内衣透气性较差，会影响皮肤汗液的顺利排出而且阴部分泌物被积聚在潮湿环境中无法散发，容易造成细菌感染，从而引发外阴炎、阴道炎及盆腔炎等妇科炎症。

另外，塑身内衣紧紧包裹腹部，对腹腔内的肝、肾、脾、胃等器官形成压迫，阻碍了腹部血液的正常流通和内脏供氧，使内脏长期处于紧张状态，易导致腹部不适、疲劳、手脚麻木及胃肠功能降低、消化系统功能减弱等症状。同时，常穿塑身内衣还会造成子宫、卵巢损伤，引起月经失调。因此，年轻女性不能长期穿塑身内衣。

⊙温馨提示

每天穿着塑身内衣的时间不能超过 8 小时，晚上睡觉和剧烈运动时也不能穿，否则会引起人体基础代谢减慢，导致血液循环不畅。

塑身内衣并非人人皆宜

有一些人认为塑身内衣人人可穿，这是不对的。

心脏病患者、手术后 3 个月内的患者不宜穿塑身内衣，因为塑身内衣会对病情产生很不利的影响。另外，处于青春发育期的少女最好也不要穿塑身内衣，否则不但达不到塑身的目的，还可能影响骨骼的正常生长和发育。

穿塑身内衣减肥不科学

目前，有些爱美的女性将塑身内衣当作减肥衣来穿。她们认为穿塑身内衣会对上腹部形成约束感，能够防止暴饮暴食，从而控制自己的食欲，达到减肥的目的。其实，这种观点是不科学的。

塑身内衣并不能减肥，因为体内的脂肪不会因为塑身内衣的挤压而消失。塑身内衣最主要的作用是调整体内脂肪的分布，它能将腋下的副乳、胃、腹、腰、背等身体各部位多余的脂肪转移并收拢到正确、合适的位置，使身体曲线优美、凹凸有致，从而达到塑身的功效。但它并不能使人节食，更无法帮助人们减轻体重。

⊙温馨提示

想要减肥并拥有好身材，只有通过运动来实现。平时可以多做一些腰腹部锻炼，如仰卧起坐、收缩腹肌等运动，坚持不懈，就能练出健美的体形。

厚底鞋易致受伤

厚底鞋的鞋底高度通常为5～10厘米，有的达到十几厘米甚至几十厘米。不可否认，女性在穿上这种鞋后，身高能够明显增加，因此厚底鞋深受那些身材矮小的女性的青睐。

英国标准研究机构在一份报告中指出，英国平均每年有9000人因为穿厚底鞋而受伤。这是因为厚底鞋的底部太厚，穿上后脚掌与地面的距离增加，脚掌感知地面高低不平的能力减少。同时，穿厚底鞋时身体前倾、重心上移，易引起身体失衡，尤其是在高低不平的地面上行走时，很容易摔跤、扭伤踝关节或韧带，造成骨折或其他损伤。

另外，长时间穿厚底厚底鞋容易引起足底疲劳。更严重的是，厚底鞋还会影响年轻女性骨关节的生长发育，造成足弓畸形，长时间穿着还会引起骨膜的慢性劳损和钙的流失，容易造成疲劳性骨折，还可引起脚痛、关节炎甚至脊椎变形等后遗症。

⊙温馨提示

女性要尽量少穿厚底鞋，尤其是在进行爬山、跑步等剧烈运动时最好不穿。

平时尽量多穿低跟鞋、平跟鞋，不但能避免意外受伤，还能减少行走时的疲劳感。

运动鞋不宜长期穿

很多青年人都喜欢穿运动鞋，有些人甚至一年四季都穿，他们认为穿运动鞋更舒服、方便，而且能显示年轻人的青春活力。其实并非如此。研究表明，如果不分时间、地点，长期穿运动鞋，对于正处在发育时期的青少年不但无益，反而十分有害。

运动鞋是根据人们参加运动或旅游的特点设计制造的，它的鞋底和普通皮鞋、布鞋不同，一般都是柔软而富有弹性的，对跑跳有一定的缓冲作用。但是，由于青少年的骨骼发育还没有成型，过于松软的鞋底容易造成其足部不稳定转动，产生劳损。

运动鞋大多以塑料、海绵、尼龙、帆布等为材料，轻便耐磨，防水性能较好，但是透气性差。穿运动鞋时，脚上很容易出汗，鞋内长时间的湿热会刺激脚部皮肤，使脚发红、发热或脱皮，而且容易引起真菌繁殖，感染脚气、脚癣、皮炎、湿疹等疾病。

另外，运动鞋多为平底，当人们行走或运动时总是脚后跟着地，身体负荷在脚部的分配非常不均，会使脚底韧带拉长，足弓下陷或消失，并使脚掌逐渐变宽，久而久之，脚就会变成扁平足。此外，它还能影响人体的内脏、肌肉、韧带、脊柱能否保持正常位置，并影响步伐和姿势。

⊙温馨提示

除了运动或旅游外，平时不要长期穿运动鞋，可以适当地和其他鞋交替着穿。

运动鞋的鞋底不能过于松软，鞋底硬一些反而更好，能够合理调节足部受力。

运动鞋的鞋底最好有一点儿坡度，不要过于平坦，在 2～3 厘米为最佳。

当鞋底磨损较大、不平整或鞋底内部有塌陷时，必须及时更换新鞋。

洗涤剂选用不当有害健康

很多人在选择洗涤剂时都比较随意，他们认为洗涤剂的作用都是除去衣服上的污垢，彼此之间没有什么大的区别。这种认识是不对的，因为洗涤不同的衣服需要使用不同的洗涤剂。如果洗涤剂选用不当，则可能会给人体健康带来危害。

我们知道，许多洗涤用品中都或多或少地含有一些对皮肤有刺激作用的化学成分。因此，在洗涤剂的选择这个问题上我们要格外慎重。例如，在洗涤贴身衣物时，最好选择天然皂粉而非洗衣粉。这是因为天然皂粉不含聚磷酸盐，对皮肤刺激性小，安全性高，而且能保护织物，洗出来的衣服不用柔顺剂就十分蓬松柔软，穿上后倍感舒适。如果用合成洗衣粉洗涤，洗出来的衣服容易出现积垢、沉淀、硬化、带静电等问题，对皮肤的健康非常不利。

⊙温馨提示

家用洗涤剂的选择如下：

一般肥皂：碱性较大，去污能力强，适于洗涤棉、麻及棉麻混纺织物或污渍严重的衣物。

通用洗衣粉：碱性较小，适于洗涤纯毛、纯丝、合成纤维及各种混纺织品或中低污渍物。

一般洗衣粉：碱性较大，适于洗涤棉、麻及人造纤维制品。

皂片等高级洗涤剂：碱性小或中性，适于洗涤高档、精细的丝、毛制品。

增白洗衣皂或增白洗衣粉：一般均含有荧光增白剂，多用于夏季洗涤衬衫或汗衫。

洗衣机不能杀菌

现在很多家庭都是用洗衣机洗衣服，有的人认为洗衣机不但能够洗去衣服上的油渍和污垢，而且能够杀死细菌等致病微生物。这种观点是不科学的。

事实上，许多细菌和寄生虫的生命力都很强，如金黄色葡萄球菌、溶血性链球菌、结核杆菌、伤寒杆菌、霍乱弧菌、痢疾杆菌以及疥虫、滴虫等，仅仅靠洗衣机水洗是洗不掉的，最好加入杀菌能力较强的消毒液进行清洗。

⊙温馨提示

至少每2个月定期清洁一次洗衣机槽，不定期打开洗槽盖让槽内晾干，以防止霉菌滋生。

洗衣服最好分门别类

有些人在洗衣服时为了方便，经常把内衣、外衣、袜子甚至手帕、毛巾、胸罩等放进洗衣机里一起洗，或者把家里不同成员的衣服混合起来洗。这样做确实省了不少麻烦，但却不符合卫生要求。因为各种衣服混在一起洗容易发生交叉污染，给疾病的传播带来可乘之机。

一般来说，外衣由于与外界频繁接触，沾染上病菌和污物的可能性比内衣多，如果与内衣混在一起洗，会使这些污物和病菌沾到内衣尤其是内裤上去，容易诱发传染性疾病。如果把肝炎、感冒等病毒传染到毛巾或者手帕上，则更加有利于这些传染病的传播。如果袜子上有足癣真菌，也会传染给别人，使其患足癣或其他皮肤传染病。如果家里有人患传染病，把衣服混在一起洗则会使该传染病在全家人中间蔓延扩散。胸罩与外衣混洗会造成污染，与深色衣物混洗会造成串色。

另外，把深色衣服和浅色衣服混合起来洗时，如果深色衣服褪色，就会将浅色衣服染色，同时浅色衣服上的纤维还容易沾到深色衣服上，要除去十分麻烦。因此，不可因贪图方便而"大杂烩"洗衣服。

⊙温馨提示

内衣与外衣要分开洗，每个人的内衣也要单独洗。工作服与其他衣物要分开洗。浅色衣服与深色衣服最好分开洗。很脏的衣服与不太脏的衣服也要分开洗。

传染病患者与健康人的衣物不能混合在一起洗，最好将患者的衣物煮沸或用其他方法消毒后再单独清洗。

口罩、手帕、胸罩等清洁度要求较高，最好不要放在洗衣机里洗，而要用手单独洗。

衣服久泡后更不好洗

很多人认为衣服泡的时间越长越好洗，其实这种认识是错误的。

一般情况下，衣服纤维中的脏物在15分钟内就会溶解到水中，如果泡得时间过长，溶解到水中的脏物又会被纤维重新吸收，反而更不容易洗干净。同时，衣服泡的时间长了，衣服的棉质

（或者丝质）纤维会腐烂变质，从而降低衣服的寿命。

⊙温馨提示

衣服不宜浸泡太久，一般用温水泡 15 分钟最好，最长不能超过30 分钟。

洗涤剂不可过量使用

有些人在洗衣服时喜欢用大量的洗涤剂，认为洗涤剂的用量越大，衣服也就洗得越干净。事实并非如此。

现在市面上出售的各种洗衣粉和洗衣液，都会在外包装上印上机洗和手洗的用量。如果盲目加大洗涤剂用量，那么多余的洗涤剂不但不会增强去污能力，反而容易残留在衣物上不易清洗，还会对皮肤形成刺激，诱发皮肤疾病。

因此使用洗涤剂时，应按包装上注明的用量适当添加，不可过量使用。

洗内衣不要用肥皂

许多人习惯用肥皂洗内衣，认为肥皂柔和，洗得更干净。其实这种做法是不对的。

人的皮肤呈弱酸性，而肥皂一般具有较大的碱性。如果用肥皂洗内衣，残留在衣物内的碱性物质容易刺激皮肤，尤其对女性的外阴伤害更大。

⊙温馨提示

洗内衣不要用肥皂，最好用碱性较低的洗衣皂或中性的洗衣粉、洗衣液。

第二章

各种食物与健康

别用菜刀削水果

有些人习惯用菜刀削水果，这是很不卫生的。

菜刀经常接触肉、鱼、蔬菜等，刀上会沾有寄生虫及其虫卵或其他病菌等。用它削水果时，会将这些致病微生物带到水果上，人吃了这种被污染的水果就会感染疾病。如果用菜刀削苹果，菜刀上的铁锈还会与苹果中所含的鞣酸发生化学反应，产生鞣酸铁盐，使苹果的色泽和香味变差。

因此，削水果时不要用菜刀，最好用不锈钢水果刀。

未喷农药的水果也应洗净再吃

有的人认为没有喷过农药的水果是绿色水果，不用洗就能吃。其实不然。

有些水果如草莓、苹果等果皮上的寄生虫卵和细菌很小，用肉眼是看不见的。如果不洗就吃，很容易受到感染而致病。

因此，不论水果上有没有喷洒农药，都要先用清水彻底清洗干净后才能吃。

带虫眼的果蔬不安全

不少人由于担心水果蔬菜上的农药残留，于是专挑有虫眼的果蔬买，他们认为有虫眼的水果、蔬菜打农药少，吃着安全、放心。其实，这种观点是不全面的。

近年来，随着农药的大量使用，果蔬病虫的抗药性也在不断增强。因此，即使果蔬上有虫眼，也不能说明没有使用过农药或农药含量低，而只能说明果蔬曾经遭受过虫害。事实上，一些果农、菜农为了防止虫害进一步扩大，还会加大农药的使用量。因此，有些带虫眼的果蔬农药残留量反而更高。

⊙**温馨提示**

为了避免残留农药的危害，最好选购有产地证明或经过认证的无公害、绿色、有机果蔬，以及与时令相符的应季果蔬。

为了降低残留农药的危害，可先用清水冲洗果蔬表面的污物，然后用清水盖过果蔬浸泡30分钟左右，也可用碱性的淘米水，或者含洗涤剂或少量碱面的水浸泡5～10分钟。如果果蔬的农药残留难以处理，可将其放入65℃左右的温水中浸泡1～3分钟。带皮的果蔬，可先洗净然后去皮。

不熟的水果不宜吃

有的人口味喜酸，于是在吃水果时，喜欢选择一些还不成熟的水果。殊不知，这种做法对身体健康是有害的。

这是因为，在未成熟的水果中，大都含有草酸和苯甲酸等成分，在人体中难以氧化分解，代谢后产物仍然是酸性的，这就会破坏人体正常的弱碱性环境，导致对生理功能的影响。

另外，一些水果如香蕉、杏等，在未成熟时，其中会含有毒素，这对人体也是有害的。

因此，不宜吃不熟的水果。

果蔬不能随意多吃

许多人认为水果和蔬菜不会使人发胖，多吃还有利于减肥，因而不加节制地大吃特吃。尤其是那些身体偏胖或担心发胖的人，每天只吃水果和蔬菜。但长此以往，身体不但没有瘦下来，反而越来越胖。

其实，水果和蔬菜中含有大量的碳水化合物，如果过多地食用，果蔬中大量的碳水化合物被机体吸收却无法在短时间内消耗，就容易蓄积在体内。长期下去，这些多余的碳水化合物就会转化为脂肪，使人发胖。因此，果蔬也不能随便多吃。

⊙温馨提示

一般来讲，发胖的人应多吃以下几类果蔬。

黄瓜：含有丙醇二酸，能抑制食物中的碳水化合物在体内转化为脂肪。

萝卜：含有辛辣成分芥子油，能够促进体内脂肪的新陈代谢，减少脂肪积聚。

韭菜：富含纤维素，有通便作用，并能缩短食物在肠道停留的时间，减少肠道对脂肪的吸收，从而有利于减肥。

冬瓜与芥菜：有助于去掉人体内多余的脂肪。

畸形果蔬不吃为好

近年来，我们经常能够在果蔬市场上看到一些"畸形果蔬"，如连体西红柿、拳头般大小的青椒、两个头的黄瓜、奇形怪状的西瓜等。有些人为了图新鲜，还专门挑选这种畸形果蔬购买。但医学专家提醒我们：畸形果蔬还是不吃为好。

果蔬变形主要是由于营养不均衡、微量元素缺乏和农药残留在果蔬内所造成的。现在有很多水果蔬菜都是在温室和塑料大棚中栽培的，一旦出现气候异常、气温偏低，就会造成田间积温不足，再加上因氮磷肥喷施过多而引起的缺钙，很容易造成果蔬畸形。更有甚者，一些果农和菜农为了提高果蔬产量，让果蔬早日上市，甚至在种植过程中大量使用膨大剂和催熟剂等激素，最终造成果蔬空腔、畸形、颜色异常等情况。

这种畸形果蔬对人体健康伤害很大。人们在食用后，短期内便会出现乏力、呕吐、腹痛、腹泻、肌颤、心慌等症状，严重者还会出现全身抽搐、昏迷、心力衰竭等病症，甚至会死亡。如果长期食用畸形果蔬，其中所含的农药、激素等在人体内大量蓄积，最终可导致人体畸形、基因突变和癌症等。

吃水果后要漱口

有些人喜欢在饭后吃一些水果，以此来代替漱口，达到清洁口腔的目的。其实，这是没有科学根据的。

事实上，绝大多数水果都含有较多的糖分，这些糖分及嵌积在牙缝、龈隙中的水果残渣会逐渐在口腔中发酵变酸，时间一长就会腐蚀牙齿，极易形成龋齿，并最终产生空洞。因此，吃水果并不能清洁口腔，相反，吃完水果要注意漱口，以便清除口腔中的糖分。

吃水果要削皮

很多人在吃水果时连皮也不削，洗一洗就吃。其实这样吃水果是很不卫生的。

为了防治病虫害，果农在果树的生长过程中往往会使用多种农药，一些农药能浸透并残留在果皮蜡质层中，因此果皮中的农药残留量比果肉中的高得多。而且，这些残留在果皮中的农药很难用水洗掉。如果不削皮就吃，时间一长，轻则会出现呕吐、腹泻、厌食、胸闷、皮肤过敏等反应，重则会损伤肠胃，危害健康。

此外，大部分水果的果皮上都带有细菌、病毒和寄生虫卵等病原微生物，如果清洗得不够彻底，一旦被吃进肚子里，就会引起痢疾、蛔虫病等疾病。

水果不要榨汁喝

现在有很多家庭喜欢把水果榨成汁喝，以此来代替吃水果，因为他们认为水果榨汁喝既美味又方便。其实，除了有消化道疾病的患者和牙齿不好、咀嚼不便的老年人外，水果最好不要榨汁喝。

水果中含有一定量的纤维素，这些纤维素能有效预防和减少糖尿病、心血管疾病、胆结石及肥胖症的发生，还能加快肠道蠕动，促进排便，减少大肠内胆酸的生成量，并能稀释结肠内的毒性物质，减少致癌物与肠黏膜接触的时间，从而预防结肠癌。而如果把水果榨汁喝就会大大减少人体对纤维素的摄取。

另外，长期喝果汁对儿童健康不利，容易导致儿童牙齿和咀嚼肌缺乏锻炼，不利于牙床、颌骨和面部肌肉的正常发育，易造成牙齿排列不齐、上下牙齿咬合错位。此外还会降低眼球的调节功能。

⊙温馨提示

幼儿乳牙出全后应适当吃一些富含纤维、有一定硬度的水果，以增强牙齿的咀嚼力，促进牙床、颌骨与面部肌肉的正常发育。

水果不能代替蔬菜

有的人认为水果、蔬菜均为植物性食物，它们所含的维生素和矿物质等营养素差不多，而水果与蔬菜相比味道甜美、食用方便，因此就用水果来代替蔬菜。其实，这种做法是错误的。

水果和蔬菜中都含有维生素C和矿物质，但含量差别很大。水果中除了鲜枣、山楂、柑橘、猕猴桃和草莓等含维生素C较多外，其他常见水果如苹果、梨、香蕉、桃和西瓜等含维生素C与矿物质都比蔬菜少，尤其不如绿叶蔬菜多。此外，一般水果中B族维生素、维生素D及胡萝卜素等的含量也远远低于绿叶蔬菜。因此，仅靠吃水果是难以满足机体对维生素和矿物质的需要的。

水果含糖分较多，而且多是葡萄糖、果糖之类的单糖和蔗糖一类的双糖，在人体内吸收较快，如果摄入量过多，容易造成血糖水平的波动，使人精神不稳定，出现头昏脑涨、精神不集中、疲劳等不适症状。这些糖分进入肝脏后，很容易转化为脂肪，能使人发胖，还会使血液中甘油三酯和胆固醇升高，从而引起高脂血症和高胆固醇血症。而蔬菜中含纤维素较多，它能降低食物的消化速度，清除肠道内的有毒物质，治疗便秘，还可预防大肠癌、糖尿病、胆结石等疾病，对人体健康十分重要。

⊙温馨提示

各类食物都有各自的特点和营养作用，任何一种食物都不能满足人体多方面的需要，为了保证全面平衡的营养，各类食物应相互配合食用。因此，不能用水果来代替蔬菜，两者应适当搭配食用。

大多数水果中都含有各种有机酸，能刺激消化液分泌，有助于消化，老人、儿童和患者可适当多吃一些。

水果不宜当正餐

有些女性为了防止身体发胖，或者为了减肥，吃饭时经常只吃个苹果或橙子，而坚决不吃其他食物，尤其是含蛋白质丰富的食物。其实，从营养学的角度来讲，拿水果当正餐是不科学的。

水果中的主要营养物质是碳水化合物和一些维生素，而蛋白质、脂肪和纤维素比较缺乏，只吃水果容易造成营养不良。而且，大部分水果中的铁、钙和维生素 B_{12} 含量都较少，长期只吃水果会造成体内缺乏这些物质，容易导致贫血，时间一长还会诱发其他疾病。此外，大部分水果都含有较多的果糖，长期大量食用会造成体内脂肪的堆积，反而达不到理想的减肥效果。

⊙温馨提示

为了保持营养的均衡，不能用水果当正餐，而应适当吃些大豆、蛋类、乳类、鱼类及瘦肉类食物。

如果要减肥，可以少吃点脂肪类和肉类食物，同时多吃些蔬菜、谷类、牛奶等食物。

烂水果最好扔掉

有些人买了水果后没有及时吃完，等再拿出来吃时发现水果已经烂了一部分，但又觉得扔掉可惜，于是就把烂掉的部分削掉再吃。其实，这样做是不卫生的。

微生物学专家指出：水果一旦发生霉变腐烂，各种微生物尤其是各种真菌就会在水果的腐烂部分快速繁殖，其中相当一部分真菌还会在繁殖过程中产生大量有毒物质。这些有毒物质还会通过果汁迅速地从腐烂部分向未腐烂部分扩散，使未腐烂部分同样含有各种有害物质。这样一来，即使把水果烂掉的部分削去也无济于事。人一旦吃了这种水果，就可能会出现头晕、头痛、恶心、呕吐、腹胀等不良反应，严重的还会出现抽风、昏迷，甚至危及生命。其中的霉菌还可导致人体细胞突变，严重者可致癌。

甜瓜不宜多吃

甜瓜不但味道香甜，而且营养丰富，富含碳水化合物、维生素及多种矿物质。中医上认为甜瓜有止渴生津、除烦热、消暑、利便、益气的功效，适宜于肾病、胃病和贫血症患者食用。但是，由于甜瓜的助泻利便作用显著，因此不宜多吃。一般人吃多了甜瓜，就会出现腹泻腹痛症状，患有脚气病、黄疸症、腹胀、便滑的人及产后的女性、大病初愈的患者尤其不宜食用甜瓜。

不可大量食用西瓜

西瓜甘甜爽口，清凉解渴，是人们夏季的最爱。许多人都喜欢在天热时吃西瓜来解渴和祛暑，有的人甚至不加节制，大吃特吃。殊不知，吃西瓜过多对身体也会造成伤害。

西瓜是生冷性寒的水果，一次吃西瓜过多容易损伤脾胃，尤其是对体虚胃寒者容易引起腹痛、腹泻、腹胀和消化不良。而且，吃西瓜过多会使腹内受到过多刺激，减弱胃的蠕动，影响胃的消化功能，从而引起食欲下降。另外，西瓜含大量水分，吃得过多会冲淡胃液，引起消化不良和胃肠道抗病能力下降。

因此，不可一次食用过多的西瓜，尤其不要在饭前或饭后吃得过多。

西瓜最好现买现吃

有的人喜欢将西瓜放到冰箱里冰镇一段时间后再吃，以为这样口感更好，也更加清凉解热。其实不然。

西瓜冷藏时间过长，瓜瓤表面会形成一层薄膜，使其口感丧失，其中的水分也容易结成冰晶，吃时会引起牙痛，还可能刺激咽喉，引起咽喉炎。而且，冰镇西瓜温度过低，过冷的刺激会使口腔内的唾液腺、舌味觉神经和牙周神经处于麻痹状态，反而难以品出西瓜的甜味。更为重要的是冰镇西瓜还会损伤脾胃，引发或加重胃痛，导致消化不良、食欲减退等；而且，与常温下保存的西瓜相比，冰镇西瓜的营养成分明显减少。

⊙温馨提示

西瓜从冰箱中取出后，应稍放一会儿，等温度略微下降后再食用。

西瓜最好现买现吃，如果买回来时比较温热，可先放入冰箱中降温，冰箱内的冷藏温度不宜太低，2小时后取出西瓜味道最好。要想冷藏时间更长，可将西瓜装在干净的塑料袋中，或盖上保鲜膜，这样可保存1～2天。

打开时间过长的西瓜不宜吃

有些人买的西瓜比较大，打开后一次吃不完，就把剩下的部分保存起来，过了很长时间才又拿出来吃。这样做是不合适的。

夏季气温很高，适宜各种细菌滋生繁殖。再加上瓜瓤营养丰富，因此更成为细菌生长的温床。据化验，痢疾杆菌在瓜瓤上经12小时可繁殖5万倍。所以，如果西瓜打开时间过久，很可能会被细菌污染，人吃了会引发胃肠道传染病。

香蕉并非人人皆宜

香蕉性寒味甘，生食可清热解毒、生津止渴、润肺止咳、润肠通便，连皮熟食可治疗痔疮、便血。再加上香蕉肉质柔软、甘甜爽口，而且具有很高的营养价值，因此深受人们的喜爱。但是，香蕉虽好，却不是人人都能吃。

香蕉中含有较多的钾盐，患有急慢性肾炎、肾功能不全、心力衰竭及水肿的患者最好不要吃。如果大量吃香蕉，其中的钾盐会渗入血液，使血液中的钾盐含量剧增而引起钾潴留，使水肿加剧，并会加重心脏和肾脏的负担，使病情恶化。这些患者要吃香蕉的话，每天不能超过半根。

香蕉含糖分较高，每100克香蕉果肉中含糖量可达19.5克，因此糖尿病患者不能多吃。若要多吃，应减少主食中碳水化合物的摄取量，以免血糖升高。

香蕉性寒，脾胃虚寒者须慎食，以免引起腹泻。又由于香蕉具有滑肠的作用，腹泻患者吃后会使腹泻加重。

香蕉能降低血液循环速度，使代谢产物滞留，还能增加体内B族维生素的消耗。患有关节炎或肌肉痛的患者食用后会使疼痛加剧。

空腹吃香蕉不足取

香蕉中含有大量的镁元素，若空腹食用，会使血液中镁的含量骤然升高，使血液中的镁钙平衡遭到破坏，对心血管产生抑制作用，导致明显的麻木、犯困、乏力。此外，香蕉中还含有较多的钾盐，空腹食用会使血液中的钾含量升高，也会引起感觉麻木、肌肉麻痹、嗜睡乏力等现象。因此驾驶员更不应空腹吃香蕉，否则容易发生交通事故。

空腹时胃肠内几乎没有可供消化的食物，此时吃香蕉会加快肠胃的运动和血液循环的速度，从而增加心脏负担，容易导致心肌梗死。

空腹吃菠萝有损胃健康

菠萝中含有丰富的维生素 B_1，能促进新陈代谢，消除疲劳感。同时，菠萝中还含有大量的膳食纤维，有助于消化和排泄，并能清除体内垃圾，达到瘦身的效果。因此，许多女性朋友都喜欢通过吃菠萝来减肥，有些人甚至空腹食用，这种做法是不正确的。

因为菠萝中含有丰富的强酵素，空腹食用容易伤胃，其营养成分也会遭到破坏。因此菠萝必须在饭后食用，以利于营养成分的吸收，同时避免胃部损伤。

甘蔗不可多吃

甘蔗甜脆多汁，为许多人所喜爱。不过应当注意的是，甘蔗不可多吃。

这是因为，甘蔗中的含糖量极高，高达15%左右。如果食用甘蔗过多，大量的糖分进入人体，达到人体对糖分的消化吸收的饱和状态，就会造成剩余糖分在胃肠道中的积存，从而使局部的渗透压升高。而这会迫使血液内的液体成分和机体细胞间的体液渗入胃肠道内，从而造成机体的高渗性脱水，形成"高渗性昏迷"，人会出现头昏、烦躁、呕吐、四肢麻木和神志不清等症状。

另外，甘蔗的纤维很粗，多吃还会损伤口腔黏膜，容易造成破损发炎。

荔枝不可多吃

过量食用荔枝容易上火，会导致牙龈肿痛出血、口腔溃疡、口腔黏膜发炎、流鼻血等，严重者还容易患上一种"荔枝病"。

荔枝中含有大量的果糖，果糖必须由肝脏内的转化酶转化为葡萄糖才能直接为人体所利用。大量食用荔枝后，过多的果糖进入人体血液，积聚在血管内却来不及转化为葡萄糖。同时，食用荔枝过量会影响食欲，使正常饮食量大大减少，人体必需的营养得不到补充，血液内的葡萄糖就会明显降低，从而导致"荔枝病"。

"荔枝病"实际上是一种低血糖症，患者多于清晨突然发病，开始时表现为头晕心悸、四肢无力、面色苍白、肢冷出汗，有些患者还有口渴、饥饿感或腹痛、腹泻等症状。如果不及时救治，几分钟后便可出现昏迷、阵发性抽搐、心律不齐、血压下降和呼吸衰竭甚至导致死亡。

⊙温馨提示

荔枝应尽量少吃，成年人每天吃荔枝不要超过 300 克，儿童一次不要超过 5 颗。

空腹时不要吃荔枝，最好在饭后半小时再食用。

患有扁桃体炎、咽喉炎、便秘、糖尿病的患者及内火重者最好不要吃荔枝，身体虚寒、胃寒者则可适当多吃。

为预防上火，可在吃荔枝的同时多喝些盐水，也可将荔枝连皮浸入淡盐水中，然后放入冰箱里冷冻后再吃。

吃受冻柑橘对身体不利

柑橘在冬季不易保存，很容易受冻，但有些人觉得扔掉可惜，就勉强食用。其实，吃受冻的柑橘对身体不利。

柑橘如果受冻结冰，其原生质就会发生脱水，蛋白质和胶体会产生不可逆的凝固作用，对致病微生物的抵抗能力大大降低。因此一些细菌就会很容易地侵入果体进行繁殖，使柑橘的苦味加重、营养价值降低，人吃了后还易发生中毒现象。

橘子不宜多吃

橘子中含有丰富的胡萝卜素，一次吃得过多，大量胡萝卜素不能及时转化为维生素 A，容易引起高胡萝卜素血症。患者在患病初期手掌、足底皮肤出现黄染，以后逐渐扩散到全身，还可伴有恶心、呕吐、食欲下降、全身乏力等症状。

橘子中还含有大量的维生素 C，若食用过多易导致维生素 C 摄入过量，使体内代谢的草酸增多，易引起尿结石和肾结石。

另外，吃橘子过多对口腔和牙齿有害，还容易上火，会引起舌炎、牙周炎、咽喉炎等。

⊙温馨提示

橘子不能多吃，一般每天吃3个即可满足人体对维生素C的需求量。

胃肠、肾、肺功能虚寒的老人不宜多吃橘子，以免引起腹痛、腰膝酸软等病症。儿童也不可一次吃过多的橘子，若吃多了，在1～2周内应不要再吃。

吃橘子先去橘络不科学

橘子的每个橘瓣上都附着有一丝一丝的白色筋络，这就是橘络。很多人嫌橘络味苦，就在吃橘子时将橘络去掉，只吃橘瓣的果肉部分。实际上，这种吃法是不科学的。

中医学认为，橘络性味苦平，具有清热化痰、畅通经络、顺气活血的作用，可用于治疗久咳胸闷、胸痛、咳痰带血、痰滞经络等病症。另外，橘络中还含有大量的类黄酮，可防治高血压病，还能防止糖尿病患者发生视网膜出血。

橘络有益健康，尤其是有血管硬化倾向的老人应多吃橘络。

有苦味的橘子不宜食用

橘子保存时间过久或者受冻后，就会出现苦味，这种橘子不宜再食用。

橘子中的这种苦味，主要是来自于柚皮苷和新橙皮苷，这两种物质摄入过多，会使人的活动能力下降，疲劳程度增强，且不易恢复。尤其是在夏季，更易导致人的食欲降低，电解质摄入减少，从而使人感到疲劳无力、肌肉酸痛。

不能空腹吃橘子

很多人认为橘子味酸，有开胃作用，所以喜欢在饭前吃点橘子，以为这样能刺激食欲。其实不然。

橘子中含有大量糖分和有机酸，空腹时吃橘子会刺激胃黏膜，导致胃酸增加，容易引起胃胀、泛酸等不适症状。因此不能空腹吃橘子，最好饭后再吃。

空腹吃柿子不利于健康

柿子中含有大量的柿胶酚、胶质、果胶和鞣酸，遇酸会凝结成不易溶解的块状物。空腹时，胃中含有大量胃酸，此时吃柿子，其中的柿胶酚和鞣酸等物质就会与胃酸发生反应，凝结成硬块，形成"柿石"，容易引起胃痛、恶心、呕吐，长期下去还会引起胃及十二指肠溃疡、胃扩张，甚至胃穿孔、胃出血等疾患。

其实，柿子宜在饭后吃，此时胃酸已与食物结合，不容易形成"柿石"。

柿子不能连皮吃

由于柿子皮口感好，人们吃柿子时一般都不吐皮。然而医学研究证明，连皮吃柿子更易患"柿石"。

柿子中含有较多的鞣酸，可对肠胃造成伤害。柿子未成熟时，鞣酸主要存在于柿肉内，而等柿子成熟后，鞣酸便会集中在柿皮内及花托处。所以，连皮吃柿子会使摄入体内的鞣酸增多，更易形成胃柿石。

柿饼不宜多吃

柿饼甜腻可口，很受大家的欢迎。殊不知，多吃柿饼对健康不利。

因为柿饼中含有较多的鞣酸和果胶，大量食用后，摄入的鞣酸和果胶会与胃液结合并凝固、沉淀，从而在胃内结成硬块，即形成"柿石"。

因此，柿饼不宜多吃，更不宜空腹吃。

吃杏过多有害健康

杏不但含有丰富的维生素、蛋白质、脂肪、糖、矿物质等一般营养物质，而且含有苦杏仁苷和类黄酮物质，具有很好的防癌抗癌作用。虽然如此，杏却不宜多吃，我国民间自古也有"桃养人，杏伤人"的说法，可见吃杏过多有害无益。

杏具有很强的酸性，能够分解人体内的钙、磷及蛋白质等物质，还会腐蚀牙齿的釉质，吃多了容易诱发龋齿。而且，吃杏过多会使胃内的酸性液增多，易引起消化不良和溃疡病。此外，杏性温，多吃容易上火，会诱发疖肿和腹泻等症。另外，儿童吃杏过多会损害牙齿。

李子少吃为好

李子含有丰富的糖和少量的蛋白质、维生素、果酸、氨基酸及钙、铁等多种矿物质营养成分，不仅味美多汁，而且具有清热、养肝、活血、生津、美颜、乌发等功效，因此深受人们的喜爱，尤其适合肝腹水、发热患者和教师、演员声音嘶哑或失声时食用。但李子虽好，亦不可多吃。

李子属于寒性食物，一次食用过多会使人生痰，诱发痢疾，并会损坏牙齿，还可引起脑涨虚热，如心烦发热、潮热多汗等症状。而且，李子还会使胃肠蠕动加剧，所以脾胃虚弱和肠胃消化不良者应少吃，否则会引起轻微的腹泻。可见，李子还是少吃为好。

⊙温馨提示

李子不能多吃，也不可与麻雀肉、獐肉、蜂蜜、鸭蛋同食，否则会损伤五脏，严重时可致人死亡。

发涩、发苦的生李子和入水不沉的李子可能有毒，也不可食用。

过量吃樱桃是有害的

樱桃自古就有"美容果"的美称，中医认为它能"滋润皮肤"、"令人好颜色，美态"，常吃能够使皮肤更加光滑润泽，并可预防贫血，再加上樱桃颜色红润、味道甘甜，因此深受人们尤其是女性朋友和儿童的喜爱。但是，如果过量吃樱桃，则会对身体造成一定的危害。

樱桃中含铁量极其丰富，居各种水果之首，而且樱桃中还含有一定量的氰甙，若食用过多会引起铁中毒或氰化物中毒。

樱桃属火性，大热，患有热性病及咳嗽者不可食用。尤其是儿童，过食樱桃易发热性病、肺结核、慢性支气管炎与支气管扩张等病。

⊙**温馨提示**

一旦发觉因吃樱桃过多而出现不适，可立即用甘蔗汁清热解毒。

吃桃子有讲究

俗话说，"桃养人，杏伤人，李子树下埋死人"。这主要是因桃子性味平和、营养价值高，并有补益气血、养阴生津等多种作用。因此，有些人就认为桃子可以随便吃。殊不知，桃子虽好，食用时也要注意以下几点。

第一，未成熟的桃子不能吃，否则会引起腹胀、腹泻或生疮疖。第二，即使是成熟的桃子也不可多吃，因为多吃桃子容易上火，凡是内热偏盛、易生疮疖的人，胃肠功能不良者及老人、小孩均不宜多吃。第三，烂桃不可食用。第四，因为桃子含糖量较高，糖尿病患者应慎食。

⊙**温馨提示**

吃桃的正确时间是饭前 1 小时和饭后 2 小时左右，还要注意不要在晚上临睡前吃桃子。

梅子切忌生吃

梅子有生津止渴、开胃涩肠、抗菌消炎、除烦安神、敛肺止痢等功效。用梅子和白糖煎水制成的酸梅汤，是清凉解暑的理想饮品。但是，梅子切忌生食。

未成熟的梅子中含有微量的氰酸，生吃后会在人体内产生氰酸钾，这是一种毒性物质，会使人出现腹泻其至引起中毒。

⊙温馨提示

吃梅子过多会损伤牙齿，可嚼一些核桃以解毒。

生吃银杏损健康

银杏味香可口，每年入秋果熟，常炒熟上市，但食之中毒的情况常有发生。经过药理实验证明，银杏外皮含有有毒物质白果酸、氢化白果酸、氢化白果亚酸、白果醇等物质，能够损害人的中枢神经系统。

生食和多食银杏会引起中毒。其潜伏期最长可达 14 小时，表现症状为呕吐、腹痛腹泻、头昏头痛，继而可能出现发热，严重者则会出现神志昏迷、口吐白沫、呼吸困难、气急唇紫，甚至会导致因为呼吸麻痹而死亡。

山楂不宜多食

山楂具有开胃消食、化滞消积、活血散淤、化痰行气等功效，而且酸甜可口，深受人们尤其是儿童的喜爱。但营养专家提醒我们：山楂虽好，但并非多多益善，也并非人人皆宜。

山楂中含有大量的果胶和单宁酸，遇到胃酸后容易凝结成不溶于水的沉淀，并会与山楂皮、山楂纤维和食物残渣等胶着在一起形成胃结石，进而引起胃溃疡、胃出血，甚至引起胃壁坏死和穿孔。

山楂助消化是通过"破气"去消化积滞的，如果食用过多，就会伤人中气，因此脾胃虚弱者应少吃山楂。山楂还有收缩子宫平滑肌的作用，孕妇要尽量少吃，否则可能导致流产。另外，山楂中的酸性物质对牙齿有一定的腐蚀性，正处在换牙时期的儿童如果大量食用山楂或山楂片、山楂糕等，对牙齿生长十分不利，而且会影响食欲。

⊙温馨提示

山楂不宜多食，尤其是孕妇、儿童和脾胃虚弱者应尽量少吃。

吃完山楂后要注意及时漱口或刷牙，以防对牙齿造成损害。

不宜空腹吃山楂

山楂中含有大量的果酸、山楂酸等成分，具有行气消食的作用。但若在空腹时食用，不仅耗气，而且会增强饥饿感，还会引起胃痛或加重原有的胃痛。

因此，不宜空腹吃山楂，有胃病者更不宜空腹食用。

不宜空腹吃黑枣

黑枣中含有丰富的维生素与矿物质，如维生素 A，B 族维生素和钙、镁、钾、铁等。但黑枣不宜空腹食用。

因为黑枣中含有大量的果胶和鞣酸，若在空腹时吃，这些果胶和鞣酸易与人体内的胃酸结合，形成胃结石。因此，黑枣不能空腹食用，尤其不能在临睡前过多食用。患有慢性胃肠疾病的人最好也不要食用。

有些蔬菜不宜生吃

有些人认为生吃蔬菜可以最大限度地保留蔬菜中的营养成分，更有利于健康。其实这种认识是片面的。

不少菜农在种植蔬菜过程中经常使用人畜粪尿和生活垃圾作为肥料，这些肥料中含有大量的痢疾杆菌、伤寒杆菌、结核杆菌等病菌和肝炎病毒、流感病毒等病毒，以及蛔虫、钩虫、蛲虫等多种虫卵，这些病原体很容易通过施肥附着在蔬菜上。而且，为防止病虫害，菜农在生长过程中还会使用各种农药，其中一部分会残留在蔬菜中。这些病原体和农药会污染蔬菜，而且仅仅用清水冲洗往往难以去除干净，有的甚至用沸水也无法杀灭。这种蔬菜如果生吃，很容易导致各种疾病的发生。

另外，有些蔬菜本来就不适合生吃。如富含淀粉的蔬菜（如土豆、芋头、山药等）生吃后淀粉粒不破裂，人体就难以消化；土豆、豆角和茄子中含有有毒物质，必须烧熟煮透才能彻底去除其毒性。

⊙**温馨提示**

适宜生吃的蔬菜有：黄瓜、西红柿、柿子椒、辣椒、苦瓜、莴苣、白菜、卷心菜、菜花、洋葱、芹菜等。

生吃的方法包括做沙拉、自制新鲜蔬菜汁、将新鲜蔬菜凉拌等。凉拌蔬菜时，可适当加点醋，少放点盐、蒜和姜末，既能调味，又能杀菌。

蔬菜并非越新鲜越有营养

在日常生活中，很多人都认为蔬菜就应该趁着新鲜吃，因为存放时间越长，蔬菜中的营养成分损失越多。其实，这种看法是不正确的。

科学研究表明，新鲜蔬菜并不一定比存放一段时间后的蔬菜更有营养。事实上，除了西红柿、土豆和菜花等存放一周后的维生素C含量会略有下降外，其他大多数蔬菜存放一周后的营养成分含量几乎与刚采摘时没有差别，有时甚至是完全相同的。而卷心菜在经过冷藏保存后，其维生素C的含量甚至比新鲜卷心菜还要高。

此外，蔬菜在种植过程中往往使用了大量的化肥和农药，如果买来就吃，其中残留的有害物质很可能对身体造成伤害。

因此，新鲜蔬菜在买来后最好略微存放一段时间，使残留的有害物质逐渐分解减少后再吃。

烧好的菜应及时食用

有些人为了节省时间，往往提前把菜烧好，然后放在锅里或盘子里，等家人都回来后再吃。这种做法其实是不对的，因为蔬菜中所含的维生素等营养成分会在保温或温热的过程中大量流失。

例如，蔬菜中的维生素 B_1 在温热的过程中会损失 25%；青菜中的维生素 C 在烹调过程中会损失 20%，溶解在菜汤中的有 25%，在火上温热 15 分钟会再损失 20%；烧好的白菜在温热 15 分钟后，维生素 C 可损失 20%，保温 30 分钟会再损失 10%，保温 1 小时就会再损失 20%。长期这样食用蔬菜会造成维生素缺乏，还会导致严重缺锌。

因此，烧好的菜要及时食用，放的时间越长，营养成分损失越多。

菜汤营养更丰富

许多人在吃完菜后都习惯把剩下的菜汤倒掉，这是不对的。因为做菜时，蔬菜中所含的大量营养物质都溶解到了菜汤里面。

就拿维生素 C 来说吧：小白菜烧好后，会有 70% 的维生素 C 溶解在菜汤里；把新鲜豌豆放在水里煮沸 3 分钟，也会有 50% 的维生素 C 流失在汤里。

与菜相比，菜汤的营养更丰富，所以不仅要吃菜，更要多喝菜汤。

腌制蔬菜不宜常吃

有些人不爱吃新鲜蔬菜，而是喜欢将菜腌后再吃。这是一种很不好的饮食习惯，常吃腌制蔬菜对健康十分有害。

首先，新鲜蔬菜腌制以后，其中的维生素大量流失，维生素 C 几乎损失殆尽，因此营养价值大大降低。如果长期食用，还会引起钠、水在体内潴留，从而诱发心脏病。

其次，新鲜蔬菜中都含有一定量的无毒硝酸盐成分。在腌制过程中，硝酸盐会被还原成有毒的亚硝酸盐，人在食用后会引起亚硝酸盐中毒，全身皮肤黏膜呈青紫色，四肢发冷，口唇和指甲床发青，并可伴有头晕、头痛、乏力、嗜睡、恶心、心跳加快等症状，严重者可发生昏迷甚至死亡。

再次，腌制蔬菜中含有的亚硝酸盐进入人体后，会与仲胺类物质结合生成一种致癌物质亚硝胺，长期食用可引起胃癌、食管癌等癌症。

⊙**温馨提示**

一般情况下，新鲜蔬菜用盐腌后4小时亚硝酸盐含量开始明显增加，2～3周达到高峰，此后开始逐渐下降。因此，食用4小时以内或30天以上的腌制蔬菜比较安全。

吃优质酸菜不会致癌

有一段时间，曾经流行着"酸菜会致癌"的说法。有些人认为酸菜中含有致癌物质亚硝酸盐，因而怕吃酸菜。这其实是一种误解。

其实，酸菜发酸是因为乳酸菌分解白菜中的糖类而产生了乳酸。乳酸是一种有机酸，没有致癌性，它被人体吸收后不仅能增进食欲，还能促进消化。而且，白菜变酸后，其所含的营养成分不易损失，因此吃酸菜对人体有益。

当然，酸菜在发酵过程中，除乳酸菌以外的其他杂菌也在生长，其中有些杂菌还能将新鲜蔬菜中无毒的硝酸盐还原为有毒的亚硝酸盐。但是，酸菜中的乳酸菌能够抑制硝酸盐还原，使产生亚硝酸盐的概率大大降低。因此，优质的酸菜中亚硝酸盐的含量很小，一般不会致癌。

⊙**温馨提示**

保存酸菜时要注意卫生，如果酸菜遭到霉菌侵染，出现色泽变暗、组织软化、香气丧失、过咸过酸、咸而不酸或咸而带苦等现象，则表示酸菜已经变质，不可再吃。

腌好的酸菜至少要等到20天以后才能食用，最好是30天以后食用，此时酸菜中亚硝酸盐的含量已经大大减少，食用起来比较安全。

冬季是制作酸菜的最佳季节，在制作过程中加酸、加糖，可减少亚硝酸盐的生成。

贫血患者多吃菠菜会加重贫血

不少人认为菠菜的含铁量很高，多吃有助于补血。这种观点是错误的。

实际上，菠菜的含铁量并不是很高，所含的铁质也很难被人体吸收——菠菜中仅有1%的铁可在肠道中吸收。而且，菠菜中含有大量草酸，其含量高达1%，大量的草酸会影响肠胃对铁质的吸收和利用。因此，贫血患者多吃菠菜不但不能补血，反而会使体内的铁质成分更加不足，从而加重贫血。

另外，草酸在人体内会与钙和锌结合，生成草酸钙和草酸锌而被排出体外，影响钙和锌的吸收，容易引起缺钙和缺锌。缺钙会造成骨骼和牙齿发育不良，甚至诱发软骨病，缺锌则会导致食欲不振、味觉下降，影响儿童正常发育。

女性不可过量吃胡萝卜

胡萝卜中含有大量的胡萝卜素和丰富的维生素，被称为"蔬菜中的人参"，李时珍也奉其为"菜蔬之王"。但是，胡萝卜虽然营养丰富，女性却不宜多吃。一旦食用过量，很可能会产生副作用。

女性朋友如果吃胡萝卜过多，很容易引起月经不调，并可能导致不孕。这是因为摄入胡萝卜素过量会影响卵巢的黄体素合成，使其分泌量减少，严重者甚至会导致无月经、不排卵，或经期紊乱的现象。

⊙**温馨提示**

为了去除或减轻胡萝卜特殊的味道，可将胡萝卜与肉、蛋、猪肝等一起烹饪，也可将其做成饺子、包子、馅饼，做炒菜时加几粒小丁香可使怪味减轻。

胡萝卜最好烹调后再食用

胡萝卜中含有丰富的胡萝卜素，其含量居各类蔬菜之首。人们往往认为胡萝卜生吃最有营养，其实不然。

胡萝卜素在人体小肠内可以转化为维生素 A，因此又称做维生素 A 原。这种维生素 A 原是脂溶性物质，只有溶解在油脂中，才能在人体小肠黏膜作用下转变为维生素 A，从而为人体所吸收。但胡萝卜在生吃时，因为没有溶解在油脂中，所以有 70% 以上的胡萝卜素不能被人体吸收而直接排出了体外。

⊙温馨提示

胡萝卜最好用足量的食用油烹调后食用，这样可使胡萝卜素的吸收利用率达到 90%。

将胡萝卜切块后与肉同炖，同时适量放些油，这样胡萝卜素的保存率可高达 97%。

胡萝卜在烹调时不要放醋，否则会使胡萝卜素全部损失掉；也不能用油炸制。

黄瓜生吃最营养

有些人在用黄瓜拌凉菜时，往往先将黄瓜用盐腌一下，把其中的汁浸出来后再食用。这样做是不正确的。

浸出的黄瓜汁中含有丰富的营养物质，其中维生素 C 的含量约占总量的 80%。如果将浸出的汁倒掉，将是极大的浪费。所以黄瓜最好不要用盐腌；直接生吃是最好的方法，不仅保全了营养，还能减肥。

茄子最好连皮吃

有的人在食用茄子时习惯先把皮削掉，认为这样吃起来更爽口。殊不知，在去掉茄子皮的同时也损失了大量的营养成分。

在所有蔬菜中，茄子的类黄酮含量是最高的。类黄酮能增强人体细胞间的黏着力，柔化毛细血管壁，增强毛细血管的弹性，防止微血管破裂，对高血压、动脉硬化、牙龈出血和皮肤紫斑症等具有较好的疗效。而茄子中类黄酮含量最高的地方就是茄子皮与肉质连接处。

另外，茄子去皮后容易发黑，这是因为其中的铁元素会被空气氧化，从而影响人体对铁的吸收。

老茄子不宜吃

茄子中含有脂肪、蛋白质、矿物质、糖类及多种维生素，营养价值很高。尤其是茄子中含有类黄酮，这是与其他蔬菜不同的地方，它能够降低毛细血管的弹性和渗透性，增强细胞间的黏着力，防止微血管破裂，特别适宜高血压、动脉硬化、溃疡、眼底出血等易内出血的患者食用。

不过应当注意，茄子过老就不宜再吃。这是因为，茄子中都含有一定的茄碱，在成熟期或熟透的茄子中含量更大。而过量摄入茄碱对人体有害，会造成痉挛、昏迷甚至死亡。

土豆连皮吃易中毒

有些人嫌刮土豆皮太麻烦，所以就连皮一块煮着吃了。这也是不对的。

土豆中含有一种有毒物质配糖生物碱，这种配糖生物碱几乎全集中在土豆皮里。这种物质在人体内积累到一定数量后就会引起中毒。由于是慢性中毒，通常无症状或症状不明显，因此常常容易被忽视。

另外，即使将带皮的土豆煮熟后再去皮，皮中也会有大约10%的配糖生物碱渗入土豆内部，食用后同样可能引起中毒。

因此，土豆皮不能吃，应在加工土豆之前就将皮削掉。

发芽和变青的土豆不宜吃

土豆如果贮藏不当就会发芽，有些土豆的部分表皮还会变成青绿色。一些人认为只要土豆没有腐烂，把芽去掉或把变绿的表皮削掉后仍然可以继续食用。这样做是不对的，容易造成人体中毒。

土豆中含有一种叫龙葵素（又称茄碱）的毒素。正常土豆中龙葵素的含量很小，而土豆一旦发芽或变青，龙葵素的含量可增加50倍甚至更多。如果一次吃掉25克已变青或发芽的土豆（约含200毫克龙葵素），便可导致中毒，经过15分钟至3小时即可发病。早期症状有口腔及咽喉部瘙痒、上腹部烧灼感及疼痛，并伴有恶心、呕吐、腹泻等症状，严重者可出现瞳孔放大、耳鸣、抽搐、脱水、血压下降、呼吸困难甚至心脏骤停，危及生命。

因此，发芽及变青的土豆最好不吃，尤其是发芽部位较多、发青面积较大的土豆应立即扔掉。未成熟的青皮土豆也不能吃。

⊙温馨提示

对于稍有发芽及发青面积较小的土豆，若要食用，应先将发芽和发青的部位彻底削掉，然后将土豆切成小块，放在冷水中浸泡1～2小时。在烹饪时可加入适量的优质醋来分解龙葵素，并烧熟、煮透，以彻底去除其毒性。

吃土豆时如果口中有发麻的感觉，则表明土豆中龙葵素的含量很高，应立即停止食用，以防中毒。

土豆应贮存在阴凉干燥、无阳光直射的地方，以防止发芽。

芹菜叶更有营养

不少家庭吃芹菜时只吃茎不吃叶，这样做很不科学。

科学研究发现，芹菜叶中大多数营养成分的含量都远远高于芹菜茎。例如，芹菜叶中胡萝卜素的含量是茎的8倍，维生素 B_1 的含量是茎的17倍，维生素C的含量是茎的13倍，蛋白质的含量是茎的11倍，钙的含量是茎的2倍……可见，芹菜叶的营养价值远非芹菜茎所能相比，只吃芹菜茎而不吃芹菜叶实在不是明智之举。

豆芽一定要炒熟

豆芽味道鲜美，营养丰富，而且含的热量很少，是减肥的佳品。但要注意的是，吃豆芽时一定要炒熟。否则，吃了未炒熟的豆芽就会出现恶心、呕吐、腹泻、头晕等不适症状。

吃半熟豆角、生扁豆易中毒

豆角和扁豆中含有大量皂素和红细胞凝集素等天然毒素。皂素可破坏红细胞的溶血素，并对消化道黏膜具有强烈的刺激性；红细胞凝集素具有凝血作用，会与红细胞发生凝集，影响血液流通。这两种毒素在高温条件下可被分解破坏，但是如果吃了未煮透的半熟豆角或生扁豆，在 1 ~ 5 小时内就会引起中毒，出现头晕、头痛、恶心、呕吐、腹痛、腹泻等症状。

因此，无论豆角还是扁豆，一定要煮透炒熟后再吃，以免引起中毒。最好也不要生吃腌豆角。

生吃荸荠不利于健康

荸荠又叫马蹄、地栗。荸荠肉质洁白，味甜汁多，清脆可口，又富含各种营养物质，因此深受人们的喜爱。有些人不但将其煮食，有时还生吃。其实生吃很不卫生，对健康十分不利。

荸荠生长于水田池沼之中，被多种有害有毒的生物或化学物质污染，表皮和内部经常会有大量有毒的生物排泄物和化学物质，还可能含有细菌和寄生虫卵，其中有一种叫"姜片虫"的寄生虫经常附着在荸荠的表面。如果生吃荸荠，其中的姜片虫就会进入人体并附在肠黏膜上，使人感染姜片虫病，可造成肠道溃疡、腹泻或面部水肿。

由此可见，生吃荸荠于健康有害。

⊙**温馨提示**

荸荠一定要先洗净、去皮，然后放在开水中煮熟后才可食用。吃时加点白糖，味道会更加香甜。

菱角不宜生吃

菱角是水生植物，其表面经常附着有姜片虫等致病微生物。许多人生吃菱角时用嘴啃皮，姜片虫很容易趁机进入人体，诱发姜片虫病。患者可出现腹痛、腹泻、恶心、呕吐、便秘、大便稀薄和恶臭等消化功能紊乱症状，儿童患者还会出现消瘦、水肿、贫血、腹胀等症状，长期下去会影响正常的生长发育。

⊙**温馨提示**

尽量不要生吃菱角，以免感染姜片虫病。若要生吃，则应在食用前用高锰酸钾溶液充分浸泡，再用清水冲洗干净。

脾胃虚寒、便溏腹泻、肾阳不足者最好不要吃菱角。

吃受冻白菜易中毒

在我国北方，每到冬季，人们总要贮存一些白菜作为过冬的蔬菜，由于贮存管理不善而使白菜受冻的情况经常发生。对于这些受冻的白菜，如果处理不当或大量食用，很可能会引起冻白菜中毒。

冻白菜里含有一定数量的亚硝酸盐和硝酸盐，其中亚硝酸盐具有毒性。冻白菜在融化解冻后，其中的硝酸盐在还原菌的作用下被还原为亚硝酸盐，使毒性增大。当亚硝酸盐的摄入量超过人体正常抗毒量时，常会引起较为严重的中毒症状，出现头痛、头晕、恶心、呕吐以及四肢无力、心慌气短、腹痛、腹泻等一系列症状，严重者甚至会出现昏迷。

受冻白菜尽量不要吃。若确需食用，可先将冻白菜加热，将其中的亚硝酸盐破坏掉，而且在烹调时一定要烧熟煮透。

隔夜熟白菜、熟韭菜不宜吃

科学研究结果表明，白菜与韭菜中含有大量的硝酸盐。如果炒熟后存放时间过长，硝酸盐很容易转化成亚硝酸盐。亚硝酸盐进入血液后，会将正常的血红蛋白氧化成高铁血红蛋白，使其携氧能力丧失而导致机体缺氧，从而引起全身皮肤黏膜发绀等症状。人如果吃了隔夜熟白菜或熟韭菜，还会出现头晕、恶心、呕吐、腹痛、腹胀、腹泻等症状，有的人还会有出汗和全身不适等不良反应。同时，亚硝酸盐在胃酸等环境下还会转化为亚硝胺，而亚硝胺是一种强致癌物质，易诱发某些癌症。

因此，隔夜的熟白菜和熟韭菜不能吃。在炒熟的蔬菜中适当加点醋，可延长保存时间。

新鲜黄花菜不宜多吃

新鲜黄花菜中含有一种叫"秋水仙碱"的物质，它本身虽无毒，但经胃肠道吸收进入人体后可被氧化成二秋水仙碱，这种物质具有很强的毒性，能强烈刺激胃肠黏膜和呼吸道系统。食用新鲜黄花菜过多可引起中毒，轻者可出现舌麻、喉干、口渴，重者可出现胃灼热、恶心、呕吐、腹痛、腹泻甚至血便、血尿、尿闭等症状。

⊙温馨提示

秋水仙碱易溶于水，在60℃时毒性可减弱或消失。因此，鲜黄花菜应先用开水焯过，再用清水浸泡2小时以上，捞出洗净后挤去水分再进行炒食，这样比较安全。

干黄花菜在用清水或温水进行多次浸泡后即可放心食用。

鲜木耳不宜食用

鲜木耳中含有一种卟啉类光感物质，这种物质对光线十分敏感。人在食用鲜木耳后，卟啉类光感物质会随血液循环分布到人体表皮细胞中，受阳光照射后会诱发日光性皮炎，引起皮肤瘙痒、红肿、疼痛，暴露部位会出现鲜红色丘疹和水疱，严重时可导致皮肤坏死。此外，这种有毒物质还容易被咽喉黏膜吸收，导致咽喉水肿、流涕、流泪、全身乏力及呼吸困难等症状。

⊙温馨提示

刚买回来的鲜木耳应先放在阳光下曝晒一段时间，烹饪前再用清水浸泡一会儿，这样其中所含的卟啉类物质就会被破坏掉，食用后也不会出现不良症状了。

吃蘑菇要适量

蘑菇中的营养成分主要包括蛋白质、维生素和钙、铁、磷等多种矿物质，此外还有糖类、游离氨基酸、纤维素等。蘑菇对于消除疲劳、增进食欲、帮助消化和改善体质均有帮助。

不过蘑菇不宜多吃，也不宜经常吃。这是因为，蘑菇中含有一种名为甲壳质的物质，有碍肠胃的消化与吸收，大量食用蘑菇可能会导致对肠胃功能的损伤。另外，患有肠胃病、肝脏功能不良的患者，以及肠胃功能较弱的儿童，更不宜大量食用蘑菇。

香菜不可多吃

香菜是一种居家常用的调味菜，虽然味美，但不宜多食或经常食用。

中医认为，香菜"辛温香窜，内通心脾，外达四肢，辟一切不正之气"，有温中健胃的作用，但因香菜"味辛能散，多食或久食会耗气、损精神"，过多食用香菜就会进而引发或加重气虚。因此那些平素自汗、乏力、倦怠及易患感冒的气虚患者，应少食香菜。产后的女性、病后初愈的患者也常常存在着不同程度的气虚，此时，也应和香菜暂时保持距离。另外，香菜还具有温热、发疮的作用，故狐臭、口臭、胃溃疡、脚气、疮疡患者均不宜食用，否则会加重病情。

不可空腹吃西红柿

西红柿中含有大量的果胶、柿胶酚、可溶性收敛剂等成分，如果空腹时吃，这些物质很容易与胃酸发生反应，凝结成不易溶解的块状物，形成胃结石。胃结石会堵塞胃的出口——幽门，使胃内的压力升高，引起胃扩张而使人感到胃胀痛。因此，不宜在饭前吃西红柿。西红柿宜在饭后吃，此时胃酸已经与食物充分混合，大大降低了胃酸的浓度，不易形成胃结石。

青西红柿食用过多易中毒

未成熟的青西红柿中含有大量的有毒物质番茄碱，食用时口腔会感到苦涩，食用过多会引起中毒，出现头晕、恶心、呕吐、流涎及全身乏力等症状，严重时可危及生命，生食时危险性更大。在西红柿成熟变红后，番茄碱的含量就会大大减少以至消失。

为预防中毒，尽量不要食用青西红柿，更不能生食。烹调时要烧熟煮透，并适当加点醋，以破坏其中的番茄碱。

生吃大蒜不妥

有些人喜欢生吃大蒜，认为大蒜生吃不但开胃提神，而且能够起到杀菌作用。这种做法是不恰当的。

我们通常所说的"大蒜能杀菌"指的是蒜辣素的杀菌作用，而大蒜本身并不含有蒜辣素。大蒜中含有蒜氨酸和蒜酶，只有将大蒜捣碎，蒜氨酸才能在蒜酶的作用下分解生成蒜辣素。而在生吃大蒜时生成蒜辣素的量很少。

而另一方面，生吃大蒜过量会杀死肠道内的有益细菌，而且会对胃肠道产生强烈的刺激作用，引起胃肠不适及腹泻、腹痛，还有损于人的肝脏和眼睛，甚至可引发溶血性贫血。

⊙温馨提示

食用大蒜时应先将大蒜切碎，在室温下放置10分钟后再加热食用。

大蒜有一种特殊气味，生吃大蒜后应马上漱口刷牙或嚼些茶叶等，以减少气味。

女性适量吃点辣椒有好处

辣椒味道辛辣，能刺激食欲，开胃助消化。但很多女性认为吃辣椒容易上火，会使脸上长痘痘，所以，为了漂亮，虽然对辣椒钟爱有加也只好敬而远之。其实这样做大可不必。

德国营养医学及营养学学院所进行的研究表明，诸如辣椒和番椒等辣味调味品可以有效地帮助人们减肥。辣味调味品可以使食用者出汗，从而增加了身体对能量的消耗。

最新营养研究显示，在某种程度上，辣椒是女性的上好"补品"。辣椒中维生素C的含量居于各种蔬菜之首，而且还含有丰富的B族维生素、胡萝卜素和钙、铁等营养成分。更为重要的是，辣椒中的辣椒素可以促进激素的分泌，从而促进新陈代谢，溶解体内脂肪，抑制脂肪在体内堆积，起到减肥的作用。而且，适量吃一些辣椒不但不会长痘痘，反而会使皮肤变得光滑，因此还具有美容的作用。

所以，女性朋友最好适当吃一点辣椒，既能美容养颜又能瘦身减肥，何乐而不为呢！

苦瓜不宜多吃

苦瓜是一种味苦实凉的蔬菜，夏天食用苦瓜能激活味蕾，生津止渴，清心明目。另外苦瓜对女性还有美容作用，因此深受人们喜爱。不过，苦瓜不宜多吃。

这是因为，苦瓜中含有较多的草酸，能够与食物中的钙质相结合，生成不溶性的草酸钙，人体无法吸收。这样就会导致人体钙质吸收的受阻，并导致钙质流失，对健康不利。如果长期大量食用苦瓜，就会引起钙质缺乏症。

⊙温馨提示

烹饪苦瓜前，最好先在沸水中把苦瓜浸泡一下，这样可以最大限度地去除草酸。

鱼、肉、蛋比蔬菜好的说法有失偏颇

有些人认为鱼、肉、蛋比蔬菜营养更丰富，多吃对身体大有好处。这种认识是不全面的。

事实上，不同食物中各种营养成分的含量也各不相同。鱼、肉、蛋中含蛋白质和脂肪较多，蔬菜中维生素和矿物质的含量比较丰富，而谷物中则含有较多的碳水化合物和 B 族维生素。因此，"鱼、肉、蛋比蔬菜好"的说法是有失偏颇的。

⊙温馨提示

要保证体内各种营养物质的全面和均衡，就要广泛摄取各种食物。不能只吃富含蛋白质和脂肪的鱼、肉、蛋，也不能只吃含维生素和矿物质较多的蔬菜，两者应合理搭配食用。

劳累后不宜进补鱼、肉、蛋

不少人在进行剧烈运动或干了重活儿后，都喜欢吃些鱼、肉、蛋等食物。他们认为这类食物能缓解疲劳，有助于快速恢复体力。其实，这种做法是错误的。

按照酸碱性的不同，我们可将食物分为两大类：一类是酸性食物，如鱼、肉、蛋、糖、花生、啤酒等，含硫、磷、氯等元素较多；另一类是碱性食物，如蔬菜、水果、豆类、奶制品等，含钾、钠、钙、镁等元素较多。

人在剧烈运动或劳动后，体内的糖、脂肪、蛋白质会大量分解，产生乳酸和磷酸，因此会感到身体疲乏、关节酸痛。此时如果进食酸性食物，就会使血液的酸性进一步增强，很容易引起酸中毒，结果会使人感到更加疲劳，抵抗力也随之下降，各种疾病就会乘虚而入。

⊙温馨提示

劳累后应少吃大鱼、大肉，而应多吃些碱性食物，如蔬菜、水果、豆制品、奶制品、海藻类、动物肝脏等。尤其应补充适量维生素，只有这样才有助于消除疲劳。

鸡屁股不宜食用

有些人认为鸡屁股营养丰富，其实不然。

鸡屁股是鸡身上淋巴最集中的部位，同时也是贮存细菌、病毒和致癌物质的"大仓库"。这是因为淋巴中的巨噬细胞具有很强的吞噬能力，能大量吞噬细菌、病毒等有害物质。但是，巨噬细胞并不能将这些有害物质分解，而是暂时贮存在淋巴结内。长期下去，鸡屁股里的有害物质就会越积越多。如果大量食用，这些有害物质就可能进入人体，引发各种疾病。

所以，鸡屁股不宜食用，烹饪鸡时最好将其割下扔掉，以免吃了感染疾病。

适量摄入肥肉有好处

肥肉中含有大量的动物脂肪。有些人担心吃肥肉会引发高血压、高血脂、冠心病、动脉硬化等心脑血管疾病，因此对肥肉避而远之。特别是一些年轻女性，害怕吃肥肉会使身体发胖，而且嫌肥肉太过油腻，所以也是从来都不吃。其实，一点不吃肥肉对人体健康也不利。

脂肪是人体的重要组成部分，对维持人体生理功能具有重要作用。例如，脂肪是人体热能的重要来源，正常人每天需要摄入30～40克脂肪才能满足身体的需要，而对于体力劳动者来说，对脂肪的需求量将会更高。动物脂肪中含有一种叫作高密度脂蛋白（HDL-胆固醇）的物质，它非但不会引起动脉粥样硬化，反而可预防心血管疾病。而且，人体所必需的一些维生素，如维生素 A，维生素 D，维生素 E，维生素 K 等，只有溶解在脂肪中才能被人体所吸收。另外，大脑发育所必不可少的脑磷脂和卵磷脂，也只有通过摄入脂肪才能获取。如果婴幼儿时期脂肪摄入量不足，将会影响大脑和整个身体的生长发育。最后，血中胆固醇含量过低，还可能诱发某些癌症。

总之，在日常的膳食中应适当吃一些肥肉，以获取必需的营养物质，这样才有利于身体健康。

肉皮有很高的营养价值

有些人认为肉皮中所含的营养成分很少，于是吃肉时往往随手丢掉，这是很可惜的。因为肉皮的营养价值实际上也是很高的。据分析，每 100 克猪肉皮中含蛋白质 26.4 克、脂肪 22.7 克、碳水化合物 4 克，还含有钙、磷、铁等无机盐成分。除此之外，肉皮还有美容养颜抗衰老的特殊作用。

科学研究发现，人体肌肤之所以会出现皱纹，是因为人体内细胞贮存水的功能发生了障碍，导致细胞结合水量明显减少。而人体细胞贮水功能发生障碍又是由于人体缺乏胶原蛋白质而引起的。肉皮蛋白质中的主要成分就是胶原蛋白质，因此常吃肉皮能使人体细胞贮水功能得以恢复，从而滋润肌肤、减少皱纹、抗老防衰。

⊙温馨提示

肉皮可与肉炖在一起吃，以提高其营养价值；也可加入黄豆做成黄豆肉皮冻；还可与豆腐同煮。

"痘猪肉"不能食用

所谓"痘猪肉"，一般也叫"米猪肉"或"米糁肉"，是一种不能吃的猪肉。

"痘猪肉"极易辨认，只要仔细翻检，就会发现在肉中有椭圆形、如黄豆粒或大米粒一般的白色半透明包囊，囊内又含有小米粒大小的白色小点。这其实是猪肉绦虫的幼虫，这种幼虫的生命力很强，又是深深潜伏于猪肉内部，因此高温条件下难以完全杀死，人食用之后就会患上寄生虫病。

因此，"痘猪肉"不能食用，而应当及时处理掉。

瘦肉不等于低脂肪

许多人都认为瘦肉中的脂肪含量低，多吃无妨。其实，这种认识是不全面的。

瘦肉的脂肪含量比肥肉的脂肪含量低，这是毫无疑问的，但绝不能笼统地认为瘦肉都是低脂肪的。要确定瘦肉中的脂肪含量，首先要看是什么动物的肉。一般来讲，瘦兔肉中的脂肪含量是所有动物肉中最低的，只有0.5% ~ 2%；瘦鸡肉（不带皮）的脂肪含量也比较低；瘦牛肉的脂肪含量一般在10%以下；瘦羊肉中的脂肪含量为10% ~ 15%；而瘦猪肉的脂肪含量最高，可达25% ~ 30%。

⊙**温馨提示**

瘦肉不等于低脂肪，食用过量，体内脂肪的摄入量也会不断增高。因此，吃瘦肉也要适可而止，不能不加节制，尤其是瘦猪肉更不能多吃。

皮蛋应少吃

皮蛋又叫松花蛋，具有独特的风味，深受一些人的喜爱。同时，皮蛋还是许多家常菜中不可缺少的重要"角色"，如皮蛋瘦肉粥、皮蛋豆腐、皮蛋夹酸姜等。但需要注意的是，皮蛋少吃无妨，吃多了却会对身体造成不良影响。

皮蛋是由鲜鸭蛋腌制而成的。腌制皮蛋所需的原料主要有混合纯碱、石灰、食盐、茶叶等。为了促使蛋白质迅速凝固和脱壳，还经常要加入一些氧化铅（黄丹粉），这样就使皮蛋中含有一定量的铅。如果经常大量食用皮蛋，就会引起铅中毒，表现为失眠、注意力不集中、好动、贫血、关节酸痛、思维缓慢，严重者可出现智力下降和脑功能障碍。而且，铅在人体内会取代钙质，影响钙的吸收，从而引起缺钙现象。因此，皮蛋不宜多吃。

此外，儿童对铅非常敏感，在肠道内的吸收率可高达50%。再加上儿童的各个器官和代谢功能还不完善，很容易造成铅在体内的蓄积，从而引起慢性中毒，影响智力发育。因此，儿童更应少吃或不吃皮蛋。

⊙**温馨提示**

吃皮蛋时适当加点醋、生姜、大蒜等，不但能够去除皮蛋中的碱涩味，而且可以杀菌消毒。

皮蛋不应剥皮就吃

在炎热的夏季，很多人都喜欢吃凉拌皮蛋，有些人甚至将皮蛋剥了皮就吃。其实，这种吃法是很不卫生的，因为皮蛋经常会被细菌污染。

据分析，干净的皮蛋蛋壳上只有400～500个细菌，而脏的皮蛋蛋壳上细菌的数目则高达1.4亿～4.0亿个。这些细菌能通过蛋壳上细小的孔隙进入蛋内，进而污染皮蛋。一般情况下，正常的皮蛋呈暗褐色，透明且有一定的韧性；而被污染的皮蛋则变为浅绿色，韧性差且容易松散。在购买皮蛋时一定要仔细分辨。

污染皮蛋的细菌主要是沙门氏杆菌。人们在食用被污染的皮蛋时，沙门氏杆菌也会随皮蛋进入体内，它能引起肠黏膜发炎并会产生毒性很强的内毒素，最终导致中毒，使人出现头痛、头晕、恶心、呕吐、腹痛、腹泻等症状。

⊙**温馨提示**

食用皮蛋时，可先将蛋壳去掉，然后在70℃以上的高温下蒸5分钟左右，凉凉后就可以放心食用了。

咸鱼不宜多吃

许多人认为吃咸鱼开胃，能增强食欲，因此经常吃咸鱼。但是，咸鱼吃多了对健康是很不利的。

腌制咸鱼时一般都用粗盐，其中含有大量的硝酸盐，硝酸盐在细菌的作用下会被还原为亚硝酸盐。同时，鱼在腌制过程中会分解出大量的胺类物质，与亚硝酸盐结合就会生成亚硝胺。亚硝胺是一种致癌性很强的物质，容易引起鼻咽癌、食管癌、胃癌、肝癌等癌症。因此，吃咸鱼要适量，不可多吃。有研究表明，在10岁前开始常吃咸鱼的儿童，成年后患癌症的危险性比一般人高30倍，所以儿童更不能经常大量吃咸鱼。

⊙**温馨提示**

咸鱼最好炖食而不要用油炸，因为油炸咸鱼比炖鱼中亚硝胺的含量高2.5倍以上。同时炖吃咸鱼时最好不要喝汤，这样可以使亚硝胺的摄入量降到最低。

维生素C能与咸鱼中的亚硝酸盐发生还原反应，从而破坏亚硝酸盐的致癌作用，因此咸鱼最好与青菜、番茄等富含维生素C的蔬菜搭配着吃。

生食"醉虾"不卫生

虾的营养丰富，味道鲜美，很多人都爱吃。近年来还出现了一种生吃"醉虾"的时尚，即把活虾放在酒中蘸一下"醉吃"。不少人认为这样吃虾更新鲜，其实这种吃法是很不卫生的。

虾是携带肝吸虫的罪魁祸首之一，许多虾体上都沾有肝吸虫的囊蚴。生食"醉虾"后，肝吸虫囊蚴随之进入人体，寄生在肝胆管内，约一个月后发育为成虫，并开始排卵，从而引起肝吸虫病。发病时经常出现急性感染症状，如高热、寒战、肝区疼痛、肝脏肿大、黄疸、血中嗜酸性颗粒细胞显著增多等，大便中可查到虫卵，有的患者还可能出现上腹饱胀、食欲不振等症状，病情严重者甚至会因肝功能衰竭、消化道出血而死亡。另外，肝吸虫成虫在人体内的寿命可达 10 ~ 35 年，可对人体造成长期损害，引起肝硬化或肝癌。

所以，虾必须烧熟后才能食用，不能生食"醉虾"，以免感染肝吸虫病。

未煮熟的螃蟹不可食用

螃蟹一般生长在江河湖泽的淤泥中，一般以动物尸体或腐殖质为食物，所以蟹的体表、鳃及胃肠道内往往积聚了大量的细菌、寄生虫等病原微生物及其他有毒物质。如果食用没有蒸熟煮透的螃蟹，就会把螃蟹体内的病菌或寄生虫幼虫等吃进体内，容易诱发疾病。如螃蟹中的溶血性弧菌侵入人体后，就会引起感染性中毒，出现肠道发炎、水肿及充血等症状。

尤其需要注意的是，螃蟹体内经常带有大量肺吸虫的囊蚴。这种囊蚴具有很强的抵抗力，一般要在 55℃ 的温度下加热 30 分钟，或在浓度为 20% 的盐水中浸泡 48 小时才会死亡。因此，螃蟹如不经过高温煮透，肺吸虫就会趁机进入人体，进而诱发肺吸虫病，出现腹痛、腹泻等症状。肺吸虫刺激或破坏肺组织可引起咳嗽、咯血，一旦侵入脑部，就会使患者出现头痛、恶心、呕吐、发热等症状，少数患者甚至可出现偏瘫、失语、失明、癫痫等症状。

⊙温馨提示

吃螃蟹一定要蒸熟煮透，一般水开后还要继续加热 30 分钟以上，这样才能把蟹内的病菌和寄生虫彻底杀死。

死蟹不可食用

有些人买了螃蟹不及时吃，等存放时间过长螃蟹死亡后才想起来，但又觉得扔了可惜，于是仍然继续食用。殊不知吃死蟹容易引起食物中毒。

螃蟹死后，体内的糖原分解，使体内乳酸增多，僵硬期和自溶期大大缩短，蟹体内的各种细菌会大量繁殖并迅速扩散到蟹肉中。在弱酸条件下，细菌会分解蟹体内的组氨酸，产生大量有毒物质——组胺。蟹死的时间越长，体内积累的组胺越多，毒性也就越大。即使将死蟹高温煮熟，组胺仍然不易被破坏。当组胺在人体内积累到一定数量时，就会引起过敏性食物中毒，轻者头晕、口干、心慌、胸闷、面颊潮红，重者可出现恶心、呕吐、腹痛、腹泻、心跳加速、呼吸急促等症状。

⊙温馨提示

买来的活蟹最好现做现吃，不能存放时间过长，否则易被细菌污染。一时吃不完的要存放在冰箱内或干净、阴凉通风的地方，再吃时还要回锅煮熟蒸透。

购买螃蟹时要注意鉴别质量：新鲜活蟹的背壳呈青黑色，有光泽，脐部饱满，腹部白净，蟹脚硬而结实，将蟹仰放腹部朝天时，蟹能迅速翻正；而垂死的蟹背壳呈黄色，蟹脚较软，翻正困难。

螃蟹并非全身都可吃

有些人认为螃蟹营养丰富、味道鲜美，全身上下皆可食用，其实不然。螃蟹若食用不当也会引起食物中毒，因此吃蟹时要注意有 4 个地方不能吃。

（1）蟹胃不能吃。蟹胃俗称"蟹尿包"，是位于背壳前缘中央形如三角形的骨质小包，内有大量污泥和病菌。

（2）蟹肠不能吃。蟹肠就是由蟹胃通到蟹脐的一条黑线，内有黑色污泥。

（3）蟹心不能吃。蟹心位于蟹黄或蟹油中间，紧连蟹胃，呈六角形，俗称"六角板"。蟹心极寒，且涩而无味，食用时可用蟹脚尖挑出。

（4）蟹鳃不能吃。蟹鳃是位于蟹体两侧的两排软绵绵的东西，形如眉毛，俗称"蟹眉毛"。蟹鳃是蟹的呼吸器官，上面带有病菌和脏物，清洗时务必除去。

螃蟹并非人人皆宜

蟹肉性寒且带湿毒，又不易消化，因此不宜多吃，否则容易引起胃痛。尤其是脾胃虚寒者更要注意少吃或不吃螃蟹，以免引起腹痛和腹泻。以下人群也不宜食用螃蟹。

（1）患有伤风、感冒、发热、胃痛以及腹泻的患者不宜吃蟹。因为螃蟹中的蛋白质和脂肪含量较高，不易消化吸收，吃蟹会使上述病情加重。

（2）慢性胃炎、十二指肠溃疡、胆囊炎、胆结石症、急慢性胰腺炎及肝炎活动期的患者最好不要吃蟹，以免使病情加重或引起上述疾病的急性发作。

（3）蟹黄中胆固醇含量很高，冠心病、动脉硬化、高血压、高血脂患者应少吃或不吃螃蟹（尤其是蟹黄），否则会加重病情。

（4）体质过敏的人，吃蟹后容易发生变态反应，出现恶心、呕吐、腹痛、腹泻等症状，有的还会引起荨麻疹或哮喘。此外，患有湿疹、皮炎、疱疹、疮毒、癣症等皮肤疾病的人也要慎食螃蟹，以免使病情恶化。

（5）体质偏寒虚弱的孕妇不宜吃蟹，否则可能引起流产。

（6）老年人由于消化系统功能衰退，胃液及各种消化酶分泌减少，消化吸收能力下降，因此也不宜多吃螃蟹。吃蟹时可蘸些姜末醋汁，以祛除寒气。

（7）婴幼儿由于消化器官尚未发育完善，消化吸收能力较差，因而也不宜多食螃蟹，以免加重肝肾脏负担。

⊙**温馨提示**

治疗因食蟹而引起的腹痛、腹泻，可用性温的中药紫苏15克，配生姜5～6片，加水煎服。

吃鲜海蜇不可取

不少人认为新鲜的海蜇味道更鲜美，营养更丰富，其实不然。

海蜇是属腔肠动物门的水母生物。新鲜海蜇含水很多，其含水量高达96%。此外，鲜海蜇中还含有四氢络物、五羟色胺及多肽类物质的毒素。只有经过食盐加明矾浸渍3次（俗称三矾），使鲜海蜇脱水3次，才能将这些毒素完全排除。三矾海蜇呈浅红色或浅黄色，厚薄均匀且有韧性，用力挤也挤不出水，只有这种海蜇才可食用。人如果吃了未经浸渍处理的鲜海蜇，就会引起腹痛、呕吐等中毒症状，甚至会导致严重的肺水肿及过敏性休克。

⊙**温馨提示**

鲜海蜇体内含有大量毒素，必须经食盐、明矾反复浸渍处理后才能食用。

贪吃海鲜不可取

海鲜食品肉鲜味美，营养丰富，因此深受人们的喜爱，贪吃海鲜的人也越来越多。但营养学专家提醒人们：海鲜虽美，但若食之过度或不顾身体状况盲目进食，同样会对健康造成损害。

（1）易导致金属中毒。由于海底受到污染，靠捕食其他鱼类生存的食肉鱼体内会积存重金属。有资料显示，多种海鱼体内的汞含量普遍偏高，如果进食海鱼过量，就可能导致体内汞含量过高，引起中毒。

（2）易导致食物中毒。海产品中经常带有细菌，其中最常见的是副溶血性弧菌。此外，海鲜中还可能存在寄生虫卵以及加工带来的病菌和病毒污染。如果食用海鲜过多，极易导致食物中毒。

（3）可能导致出血不止。海鲜食品尤其是海鱼中含有较多的二十碳五烯酸，其代谢产物为前列腺环素，具有抑制血小板凝集和止血作用。因此，患有血小板减少性紫癜、过敏性紫癜、败血症、弥漫性血管内凝血、遗传性纤维蛋白原缺乏和维生素K缺乏的人，应尽量少吃海鱼，也不要服用鱼油等制品，否则可能导致出血不止。

（4）易引起痛风等症。大部分海鲜食品都含有丰富的嘌呤成分，摄入过量可导致人体内的嘌呤代谢发生紊乱，从而引起痛风。痛风的临床表现为血中尿酸浓度增高、急性关节炎反复发作等症状，严重时可出现关节僵硬或畸形。以上症状多发生在40岁以上的男性，且男性发病明显多于女性，男女比例为20∶1。因此，要尽量少吃高嘌呤海鲜食品（如鱼子、鲭鱼、带鱼、小虾皮、淡菜等）。嘌呤经过浸渍、煮沸后可溶于水，因此吃海鲜时只吃肉不喝汤，就能有效控制嘌呤的摄入量。

（5）可能诱发食物过敏症。海鲜食品富含组氨酸，进入人体后可成为一种过敏源，会刺激机体产生组织胺，从而引起一系列变态反应。开始时出现皮肤瘙痒，随后出现风团（荨麻疹），可发生在人体皮肤的任何部位，有剧烈的瘙痒或灼热感。

（6）可能导致不育症。科学研究表明，男性过量食用海鲜会影响生育能力，最终可能导致不育症。这是由于海鲜中含有大量的有害化学物质汞，食用海鲜过多会导致血液中汞含量增高，妨碍生殖细胞的生长，最后可能导致男性不育。

（7）服用某些药物时应禁食海鲜。如结核患者在服用异烟肼时吃海鲜，会引起变态反应；经常感冒或在流行性感冒期间，应慎食含组氨酸较多的鲐鱼、鲔鱼、金枪鱼及沙丁鱼等。

海带不宜多吃

我们知道，人体内如果缺碘就会引起甲状腺肿大，即大脖子病。海带中含有丰富的碘，因此有些人认为食用海带可以补充碘，多吃还可以预防和治疗地方性甲状腺肿。其实，吃海带过多对身体不但无益，反而有害。

对于已经患上地方性甲状腺肿的人来说，吃海带并不能使肿大的甲状腺回缩，而只能控制病情的进一步发展。如果食用海带过多，摄入碘量过大，反而会导致甲状腺功能亢进，出现心悸气短、手脚震颤、眼球前突等症状，医学上称为"碘甲亢"。少数地方性甲状腺肿患者还会因摄入碘过量而诱发甲状腺癌，并会很快死亡。

此外，海带中含有大量的砷，每千克海带中含砷量可达35～50毫克，摄入过多会导致急性或慢性砷中毒。而且，海带中还含有较多的尿酸，被人体吸收后容易在关节中形成尿酸结晶，使关节炎症状加重。因此，关节炎患者更不能多吃海带。

茶叶并非越新鲜越好

许多人认为茶叶越新鲜越好，如果能用刚刚从茶树上摘下来的茶叶泡茶，那可是再好不过了。其实，这种认识是不正确的。因为从营养学的角度来看，最新鲜的茶叶，其营养成分不一定是最好的。

新茶是指采摘下来加工成干茶叶后不足一个月的茶叶。新茶由于存放时间较短，茶叶中的多酚类物质、醇类物质和醛类物质还没有被完全氧化，这些物质对人体的胃肠黏膜有较强的刺激作用，并能影响营养成分的吸收。如果经常喝新茶，就可能出现腹泻、腹胀、胃痛等不良反应，时间长了还容易患慢性胃炎。对于那些患有胃酸缺乏及老年性慢性胃溃疡的患者来说，新茶更不能喝，否则会使病情加重。

其实，茶叶并不是越新鲜越好，除了绿茶外，其他茶叶最好不要喝太新鲜的。

喝茶不宜太浓

茶叶中含有茶碱、咖啡因、可可碱等成分。浓茶中的上述成分较多，刺激性很强，饮后可导致失眠、头痛、耳鸣、眼花等症。而且，饮浓茶会对胃肠产生很强的刺激作用，可使胃壁收缩、食欲下降，影响消化和吸收，从而引起消化不良、腹胀、腹痛等症状，有时甚至还会导致胃溃疡。

另外，茶叶中含有鞣酸。如果饮用浓茶过多，大量鞣酸与人体内的铁质结合，会阻碍人体对铁的吸收，从而引起缺铁性贫血。同时，鞣酸还能与食物中的蛋白质结合，生成一种不易被消化吸收的鞣酸蛋白，容易导致便秘。

⊙温馨提示

要泡 1 杯浓度适中的茶水，一般放入 2 ~ 3 克茶叶即可。

久放的茶不宜喝

有人统计，茶叶中含有 400 多种对人体有益的有机化学物质和 40 多种无机矿物元素，因此喝茶有助于防治疾病和延年益寿。一般来说，茶水泡后应在 4 ~ 6 分钟内饮用。但是，如果泡好的茶水放置时间过长，尤其是放在保温杯里的茶，不仅味道会变差，失去原有的香味，而且其中的某些成分还会发生化学变化，从而产生对人体有害的物质。

⊙温馨提示

放置时间过久的茶水不能再喝，一般情况下茶水的搁置时间最长不能超过 24 小时。

饮隔夜茶不可取

泡好的茶水如果放置时间过长，其中的维生素 C、类黄酮等营养素会大量丧失，对人体健康的益处大大减少。同时，茶水中的蛋白质和糖类等营养成分也会成为细菌、霉菌繁殖的养料，使茶水受污染而变质，饮用后容易导致腹泻等症。

此外，茶水放置一夜后，会溶出比较多的单宁酸，经氧化后会变成具有强烈刺激性的氧化物，能刺激肠胃，引发炎症。而且，隔夜茶水中的茶多酚易氧化成茶锈，进入人体后可与食物中的蛋白质、脂肪和维生素等结合，并产生沉淀，不但影响营养物质的吸收和消化，还会使肾脏、肝脏和胃等器官发生炎症、溃疡甚至坏死。所以，隔夜茶不宜饮用。

⊙温馨提示

隔夜茶虽然不宜饮用，但未变质的隔夜茶可以发挥一定的医疗作用。如：隔夜茶含丰富的酸素、氟素，可以治疗口腔炎、牙龈出血、疮口脓疡、皮肤出血等；眼睛出现红丝或常流泪，可以每天用隔夜茶洗眼几次；每天早上刷牙前后或饭后含漱几口隔夜茶，不仅可以消除口臭、使口气清新，还能固齿洁齿。

茶叶不宜多次冲泡

有些人喝茶时喜欢多次冲泡，甚至一杯茶从早泡到晚。这种做法是不可取的。这是因为，一般茶叶在冲泡 3 ~ 4 次后就基本上没有什么营养成分了，而且味道也大为降低，就像白开水一样。据有关试验测定，头遍茶含可溶物总量的 50%，二遍茶含 30%，三遍茶含 10%，而四遍茶只含 1% ~ 3%。如果继续冲泡，就会使茶叶中一些难溶的有害物质也被浸出，如某些极微量的残留农药和重金属等，饮后会对人体造成伤害。所以，茶叶以冲泡 3 ~ 4 次为宜。

清晨空腹喝茶不可取

有些人习惯在清晨起床后先喝一杯茶，这样做是不合适的。

茶叶中含有咖啡因成分，空腹饮茶容易使肠道吸收咖啡因过多，会使一些人产生一时性肾上腺皮质功能亢进的症状，如尿频、心慌、头晕、乏力、心神恍惚甚至站立不稳、走路蹒跚等，这在医学上称为"茶醉"。不经常喝茶的人或肾虚体弱者若在清晨空腹时喝茶，将更容易出现上述症状。一些患有消化性溃疡或便秘的中老年人更不宜清晨空腹饮茶，否则会使病情加重。

另外，空腹喝茶时，茶水会冲淡唾液和胃酸，使胃肠的消化功能减弱，从而影响人体对 B 族维生素和铁质的吸收，对人体健康非常不利。而且，空腹饮茶会加重饥饿感，严重者可导致低血糖性休克。因此，空腹时最好不要喝茶。

⊙温馨提示

一旦出现"茶醉"现象，可立即在嘴里含一颗糖果或喝些糖水，可迅速缓解症状。

早晨起床后可以先喝一杯白开水，不仅能降低血液黏稠度、防止脑血管意外的发生，还能增加胃肠蠕动、促进新陈代谢、改善便秘。

饮茶不宜过多

有的人认为喝茶能够提神，为了使自己时刻保持精神饱满，他们每天都要喝大量茶水。这样会使神经系统长时间处于兴奋状态，反而对健康不利。而且，大量饮茶会增加人体对铝元素的吸收，而体内铝元素过量将会对大脑造成损害，并可能诱发痴呆症。当然了，大量饮茶还要摄入过多水分，会加重心脏和肾脏的负担。

⊙温馨提示

每日饮茶量的多少取决于饮茶习惯、年龄、健康状况等。一般健康的成年人以每天不超过 5 克茶叶为宜，女性、儿童、老人要根据个人体质和饮茶史等情况适当减少。

睡前不宜饮茶

有些人在睡前有喝茶的习惯，但在喝完茶躺下后却发现自己的意识变得更加清醒，反而不容易入睡。

这是因为茶叶中含有咖啡因和茶碱等成分，会对人体的中枢神经系统产生刺激作用。因此，平时饮茶可以提神，睡前饮茶特别是过多饮茶和饮浓茶，将会使大脑兴奋，导致失眠。老年人睡前饮茶还会引起心慌不安、尿频等。

所以，睡前最好不要饮茶，神经衰弱患者尤其不能睡前喝茶，不常饮茶的人也应适当延长饮茶和就寝的时间间隔，这样才不至于引起失眠。

茶叶不宜煮着喝

目前，在我国部分地区尤其是在一些农村仍然有煮茶的习惯。实践证明，这种做法是不合适的。因为茶叶中含有一种有涩味的鞣酸，当把茶叶高温烧煮时，会把鞣酸过多地溶解出来，使茶水喝起来更加苦涩。同时，煮茶叶还会将茶叶中的维生素等营养成分破坏掉，使其营养价值大大降低。因此，茶叶不宜煮着喝，而要泡着喝。

不宜用中草药泡茶

近年来，越来越多的人开始用中草药泡茶喝，他们认为多饮中草药茶对身体健康十分有利而且无毒副作用。但是，药学专家提醒人们，并不是所有的中草药都能用来泡茶，也并不是所有的人都适合饮中草药茶，饮用不当可能会对身体造成伤害。

例如，胖大海是纯粹的中药，具有清热润肺、利咽解毒等功效。但是，胖大海只适用于风热邪毒侵犯咽喉所引起的声音嘶哑，而对因声带小结、声带闭合不全或烟酒过度引起的嘶哑无效。而且，饮用胖大海会产生大便稀薄、食欲减少、胸闷、身体消瘦等副作用，长期大量饮用还有可能危及生命，老年人突然失音及脾胃虚寒体质者更应慎用。

甘草有祛痰止咳、补脾益气、清热解毒等功效，但长期大量饮用能引起水肿、血压升高、血钾降低及四肢无力等症状，肾病患者尤其要慎用。

决明子虽然有保护视神经、降血压、降血脂等作用，但它同时也会引起腹泻，长期饮用对身体不利。

银杏叶有敛肺、平喘、活血化瘀、止痛等功效，对肺虚咳喘、冠心病、心绞痛、高血脂等疾病有很好的治疗作用。但银杏叶中含有毒成分，用其泡茶可引起阵发性痉挛、神经麻痹、过敏、出血等副作用，过敏体质及高血压患者应慎用。

⊙**温馨提示**

为了保险起见，最好不要将中草药当补品来饮用，更不能长期大量饮用，否则极易产生毒副作用。

正在服用西药的患者饮用中草药茶更应注意，以免因不适当地与西药共同服用而对身体造成伤害。

饮茶不是人人皆宜

饮茶虽然能够提神解乏、生津止渴、保健养生，但并不是所有的人都适宜喝茶，尤其是患有某些疾病的人更应当注意少饮茶或不饮茶。

（1）患有缺铁性贫血的人不宜饮茶。铁是制造血液红细胞的主要原料之一，但是茶叶中的鞣酸会与食物中的铁结合，生成不易被人体吸收的沉淀物，影响铁的吸收，从而加重贫血。

（2）脑动脉硬化患者不宜饮茶。茶中含有茶碱、咖啡因、可可碱等活性物质，对中枢神经有明显的兴奋作用。脑动脉硬化患者饮茶后可引起脑血管收缩，产生脑供血不足，有发生脑血栓的可能。

（3）高血压、心脏病患者不宜饮茶。茶中的咖啡因、可可碱等成分具有兴奋作用，饮茶过多或过浓可使血压升高、心跳加快，甚至出现心律不齐，从而加重高血压、心脏病患者的病情。

（4）泌尿系统结石患者不宜多饮茶。茶中含草酸较多，与钙结合会导致结石增多，加重尿路结石病情。

（5）便秘者不宜饮茶。茶叶中的鞣酸和多酚类物质都有一定的收敛作用，可使肠道蠕动减慢、大便干结，加重便秘程度。

（6）胃溃疡患者不宜饮茶。人的胃里有一种能抑制胃酸分泌的磷酸二酯酶，而茶叶中的茶碱会降低磷酸二酯酶的活性，使胃酸分泌量升高，对溃疡面的刺激作用增强，使溃疡面更难以愈合。而且，茶叶中的咖啡因也会刺激溃疡面，可使溃疡面扩大。

（7）神经衰弱、失眠的人不宜饮茶。茶叶中的咖啡因对人体的中枢神经系统有明显的兴奋作用，饮茶尤其是饮浓茶后，大脑处于过度兴奋状态，使人更加难以入睡，从而加重失眠症状。

（8）肝功能不良者不宜饮茶。茶叶中的咖啡因绝大部分需要通过肝脏进行代谢，因此肝功能不良的人饮茶会增加肝脏的负担。

（9）发热患者不宜饮茶。茶叶中的茶碱成分会刺激人体的体温中枢，使体温增高，从而加剧发热。而且，茶碱的利尿作用会使解热药物的作用大大降低甚至失效。因此，发热患者不宜饮茶，而要多喝白开水。

（10）缺钙或骨折的人不宜饮茶。茶叶中的生物碱类物质会抑制钙在消化道中的吸收，同时还能增加尿中钙的含量，使人体内的钙质逐渐减少，这会导致缺钙和骨质疏松，使骨伤难以愈合。

总之，并非所有人饮茶都有益，要分清禁忌证，区别对待。

并非所有患者都不宜饮茶

虽然饮茶对于患有某些疾病的人来说有害无益，但也不能一概而论，饮茶对个别疾病还是有很好的辅助治疗作用的。

茶中的咖啡因、可可碱等成分具有兴奋作用，心动过缓的患者适量饮茶有利于提高心率，从而能够改善头晕、胸闷等症状。此外，茶中的咖啡因还能增加胃酸分泌，消化不良、腹内积食者多喝些茶有助于消化。茶还具有减少体内脂肪、降低胆固醇、预防血管硬化等功能，所以肥胖患者应适当多饮茶。支气管哮喘、胆绞痛患者适量饮茶可以减轻病痛，肠炎、痢疾患者常饮茶也有助于缓解病情。

饭前饮茶有损健康

不少人都有在饭前饮茶的习惯，特别是在饭店、餐馆吃饭时，很多人都会边喝茶边等待饭菜的到来。其实这对健康是有不利影响的。

饭前饮茶会冲淡胃酸，影响胃肠的消化和吸收功能，还会使唾液变淡，造成饮食无味，影响对食物的消化，时间久了会造成营养不良。

正确的是，茶水应在饭前1小时饮用。

献血后不宜喝茶

对于适龄、健康的成年人来说，适量献血有利于刺激骨髓的造血功能，对身体健康大有好处。但有饮茶习惯的人要特别注意，刚献完血不能马上喝茶，否则对健康不利。

人在献血后，骨髓组织会加速合成血细胞来加以补充，而合成血细胞需要大量的蛋白质和铁。茶叶中含有较多的鞣酸，它易与蛋白质和铁结合，生成不易被人体吸收的沉淀物，影响蛋白质和铁的吸收，进而影响献血者血细胞再生的速度。

⊙温馨提示

有饮茶习惯的朋友，在献血后的1个月内最好少喝或不喝茶，并适当多吃一些富含蛋白质和铁质的食物。

献血后还可喝点果汁，如猕猴桃汁、橙汁等，因为果汁中含大量的维生素C，有利于铁的吸收和血细胞的再生。

嚼食未泡过的茶叶不可取

有的人嫌泡茶喝麻烦，喜欢直接干嚼茶叶，认为这样不但可以去除口腔异味，还能够更好地吸收茶叶中的营养成分。其实，这种做法是不可取的。

这是因为，现在有些茶叶在生长过程中受化肥和农药污染的情况非常严重，使茶叶中存在农药残留等有害物质。这些有害物质大多难溶于水，因此喝茶时不会对身体造成太大影响，但嚼食茶叶时却能被身体吸收，对健康十分不利。

此外，茶叶在加工制作过程中也会受到一定的污染，其中很可能含有一种致癌物质——苯并芘。如果嚼食茶叶，这种致癌物质就会随之进入人体，对健康造成隐患。

冷茶不能喝

许多人都有饮冷茶的习惯，特别是在炎热的夏天，不少人外出归来后经常暴饮几大杯事先晾好的冷茶水，自我感觉很痛快。其实这种做法是不合适的。

冷茶大多已经放置了较长时间，茶汤已有氧化现象，香气已经消失，还有苦涩滋味出现。更重要的是，冷茶对身体有寒滞、聚痰的副作用。因此，喝冷茶不仅不能清火化痰，反而会出现伤脾、伤胃、咳嗽、聚痰等情况。所以千万不能喝冷茶。

⊙温馨提示

温茶、热茶皆有清热化痰、利水通便的作用，因此夏天喝热茶和温茶比喝冷茶更能解渴降温，也更有利于身体健康。

清晨起来不宜喝盐水

经过一夜的睡眠，人身体内的水分消耗很大，而且由于睡眠时血液流动缓慢，很多有害物质会产生沉积，所以清晨起来喝一些水，既能补充水分，又可以有效排毒，十分有利于身体健康。

但是有的人早上起来喝盐水，认为这样不但补充水分，而且还能够补充盐分，增加体力。这实际上是一种误区，是对身体有害的。

因为，盐水浓度高，喝进体内之后，不但不能够有效补充水分，反而会使细胞产生脱水反应。清晨起来喝盐水，会使本来就失水的身体更加消耗水分，让人倍感口干，也不利于体内毒素的排出。

⊙温馨提示

老年人尤其不能清晨喝盐水，因为早晨起床后是血压升高的第一个高峰期，这时喝盐水，会使血压更高，是很危险的。

不要等到口渴时才喝水

生活中有很多人往往不太注意及时补充体内丢失的水分，总是要等到口渴难耐时才想起喝水，而且往往是大口吞咽，这种做法是不对的。因为口渴表明身体已经轻度脱水，这时再补充水分为时已晚。

水是构成人体必不可少的物质，水分占健康成年人体液的 $60\% \sim 70\%$。水具有重要的生理功能，它有助于食物的消化吸收，能促进体内废物和毒素的排除，还能降低血液的黏稠度、提高内脏功能、增强免疫力。

专家告诉我们：除了从饭菜、水果等食物中摄取的水分外，每个成年人每天还要补充水分1500毫升左右。体内水分不足时，汗液和尿液减少，体内代谢产物不能及时排出体外，造成有害物质在体内蓄积，可引起慢性中毒，时间长了还容易诱发肾结石、膀胱结石和肾脏癌症等；人体水分不足会影响唾液、胃液和胆汁的正常分泌，容易导致消化不良和便秘；饮水不足还会使体内物质的新陈代谢发生紊乱，进而导致体质下降、免疫力减弱，经常缺水还会加速机体的衰老。因此，我们要时刻保持体内水分的充足。

⊙温馨提示

口渴时才喝水是不科学的，平时要注意养成主动喝水的习惯。

成人一天应喝 6～8 杯白开水，每杯水250毫升左右，水温以

22℃为宜。

清晨起床后、上午9～10点、下午3～4点、晚上就寝前是饮水的4个最佳时间。另外，在出汗较多、大量运动或洗澡后也应注意及时补充水分。

不能把医疗用水当饮用水

目前市场上有不少商家都将"电解水"和"富氧水"作为饮用水来出售。有关专家指出：从严格意义上来讲，"电解水"和"富氧水"都属于医疗用水，不能作为日常饮用水来使用。

"电解水"就是将净化后的自来水通过电解分离设备分解而成的水，可分为阴离子水和阳离子水两种。阳离子水是医疗用水，必须在医生指导下饮用，而阴离子水则经常被用于消毒。因此，电解水是不能随便饮用的。

"富氧水"是指在纯净水里人为加入大量氧气后得到的水。如果饮用了富氧水，水中的氧分子进入人体内，会破坏细胞的正常分裂，从而能加速衰老。另外，由于分子结构的原因，纯净水加入氧气后仍然是大分子团水，不易被人体细胞吸收。因此，富氧水也不能作为日常饮用水大量饮用。

水中矿物质含量并不是越高越好

矿泉水中含有大量人体所必需的矿物质成分，适当喝些矿泉水对人体健康有益。但有些人因此认为水中的矿物质含量越高越好，这种观点有失偏颇。

其实，水中矿物质含量高并不能说明水的活力就一定强。相反，如果水中的矿物质含量过高，超过了一定标准，还会对人体健康造成危害。例如，当饮用水中的碘化物含量在0.02～0.05毫克／升时，对人体是有益的；如果碘化物含量大于0.05毫克／升，就会引发碘中毒。

总之，饮用水中的矿物质含量应该保持适量和平衡，而不是越高越好。

矿泉水不宜多喝

矿泉水也称矿水，含有多种对人体有益的矿物质和游离的二氧化碳，适当饮用矿泉水能有效补充体内缺乏的矿物质。但是有些人认为矿泉水是健康水，有病治病，无病健身，因此即使体内不缺矿物质，也长期大量饮用矿泉水来补充。殊不知，这样做非但对健康无益，反而有害。

如果饮用矿泉水过多，将会影响胃液的分泌和胃的消化功能，还会影响胆汁的形成和分泌，最终导致人体内的酸碱失衡。而且，矿泉水中含有较多的矿物质盐，饮用过多会使这些矿物质盐在体内大量积聚，并对肾脏和膀胱产生刺激作用，增加肾脏和膀胱的负担。所以，患有慢性肾炎、高血压、心脏病及伴有水肿的患者最好不要饮用矿泉水，以免加重病情。

此外，长期饮用矿泉水会导致某些矿物质元素摄入过多，容易诱发各种疾病。如钙摄入过量会引起高钙血症，使人出现疲倦、乏力、食欲不振、恶心、呕吐、腹泻等症状，还可能导致肾结石；铁元素摄入过量会引发肝硬化和糖尿病，急性铁中毒者还会迅速休克，严重者可危及生命；碘元素摄入过量会导致脱发、指甲变脆、易疲劳、胃肠功能紊乱、水肿甚至不育症。再加上有些矿泉水中含有微量的汞、镉、铅、砷等有害元素，大量饮用后会对人体造成毒害。

⊙温馨提示

适量饮用矿泉水可有效补充体内缺乏的矿物质，但要注意不能饮用过多，更不能把矿泉水作为日常饮用水，否则将会对健康造成损害。

长期饮用纯净水会使营养失衡

不少人认为饮用水是越纯净的越好，纯净说明污染少，喝纯净水可减少细菌、病毒的感染，于是经常饮用市场上出售的纯净水。其实这种做法是不正确的，因为长期饮用纯净水会导致身体营养失衡。

纯净水大多是通过高温蒸馏后得到的，在去除水中的细菌、杂质等有害物质的同时，也将水中的钙、铁、锌、镁、氟、碘、硒等人体所需的矿物质及一些对人体有益的菌类一起去除了。因此，饮用纯净水会减少人体对上述物质的摄入，而有些矿物质在人体内是无法合成的，也很难从食物中获得，长期下去就会造成营养失衡，从而降低人体对各种病菌的免疫力，并可能因缺乏某种微量元素而引发疾病。对于老年人，尤其是患有心血管病、糖尿病的老年人及儿童和孕妇来说，更不宜长期饮用纯净水。

⊙温馨提示

桶装密封的纯净水启封后最好在 24 小时内用完，否则容易滋生细菌。

开水烧的时间不宜过长

有的人在烧水的时候，往往喜欢把水烧开后再让水保持沸腾一段时间，认为这样能够更有效地杀灭水中的有害物质，人喝了就会更健康。其实不然，这种做法是错误的。

这是因为，保持水的长时间沸腾，虽然可以杀菌消毒，但是同时也会造成另一些有害物质的产生。尤其是家庭常用的自来水，有研究者从其中分离出了 13 种潜在的可能导致畸形、突变、癌症的卤代羟物质，并进一步发现，这些物质在沸水中的时间越长，其危害性就越大，而且水中还会逐渐生成一些其他不挥发物质。

另外，一般家庭都是使用铝壶烧水，在长时间煮沸开水的情况下，水中的铝离子含量也会激增，对人体也有很强的毒害作用。

烧开水以沸腾 2~3 分钟为最佳。

"千滚水"不宜喝

所谓"千滚水",就是指反复烧开多次的水。有人认为反复烧开的水杀菌彻底,常喝对人体有益,其实不然。

"千滚水"因烧的时间过长,水分蒸发较多,水中的杂质和矿物质浓度都有相应增高,尤其是水中的亚硝酸盐含量也会增高。长期饮用这种开水会影响人的胃肠功能,引起暂时性腹泻、腹胀等不适症状。而且,常喝"千滚水",有毒的亚硝酸盐会在体内聚集,造成血液中血红蛋白的携氧功能丧失,导致机体缺氧,使口唇、指甲和全身皮肤青紫,并出现头晕、头痛、乏力、气短、心慌、胸闷、恶心、呕吐、腹痛、腹泻等症状,严重者可出现意识丧失、昏迷、窒息甚至死亡。

另外,亚硝酸盐在胃内还可与胺类物质化合,生成一种致癌性极强的物质——亚硝酸胺,因此长期饮用"千滚水"很可能导致癌症。

灶上隔夜水不宜用来做饭

在我国某些地方尤其是广大农村地区,不少家庭做饭时使用的都是蜂窝煤炉或煤火炉。为了节省时间,有些家庭主妇常常在每天晚上睡觉前灌好一壶生水"坐"在炉子上,然后把蜂窝煤炉或煤火炉塞上,让微热的炉火慢慢将水加热或烧开,第二天早晨直接用来做饭。其实,长期用灶上隔夜水做饭对人体健康是非常有害的。

这是因为,夜间长时间用微火温水,很容易使水中滋生大量细菌,而细菌又能将水中的硝酸盐还原为亚硝酸盐,从而使水中的亚硝酸盐含量大大升高。人吃了用这种水做出的饭后,亚硝酸盐进入人体并与胃里的胺类物质结合，也会生成强烈致癌物质亚硝酸胺。因此，长期用灶上隔夜水做饭，容易增加家庭成员罹患癌症的危险。

暖水瓶中的陈开水不宜喝

有的人不注意及时更换暖水瓶里的开水，往往放了好几天的水仍然继续饮用，这种做法是不当的。暖水瓶中盛装的虽然是开水，但由于已经储存了好几天，其中残存的细菌、微生物等已经复活并大量繁殖。如果水瓶的密封条件不好，不仅外界的细菌会乘虚而入，空气中的烟粒和灰尘等有害物质也会溶入水中，使水受到污染。如果常喝这种陈开水，就容易感染细菌和其他有害物质，从而诱发各种疾病。

所以，平时最好喝新鲜的开水，暖水瓶里的水也要每天更换一次。

使用隔夜龙头水不科学

很多人早晨起床后的第一件事往往是打开自来水龙头接水刷牙、洗脸、做饭，在夏天甚至有人起床后直接饮用水龙头里的自来水。其实这是一种既不卫生也不科学的做法。

研究发现，隔夜水龙头里的水往往存在着一种叫军团菌的细菌。人一旦感染了这种嗜肺军团菌，就会患上军团病，其症状与肺炎非常相似，发病时患者经常会出现胸痛、嗜睡、烦躁、抑郁、神志不清、定向障碍等中枢神经症状，有的患者还会出现腹痛、腹泻、恶心、呕吐等消化道疾病症状，若不及时治疗，死亡率可高达 25% ~ 30%。

俗话说："流水不腐。"但我们平时使用的自来水，在夜间至清晨这段时间往往是停止不动的，因此会与金属管壁及水龙头金属腔室产生反应，变成金属污染水。所以我们在清晨刚打开水龙头时，经常会发现流出的水颜色发黄或者显得浑浊。这说明这部分水已经受到了严重污染，不能继续使用。

⊙温馨提示

为了预防军团病的发生，我们在清晨用水时，应先把水龙头打开，将停留在里面的隔夜水放出，等水的颜色变得正常时再使用。

老化水不宜喝

老化水也就是常说的"死水"，指的是长时间贮存不动的水。老化水的活力很差，未成年人如果经常饮用这种水，会使细胞新陈代谢的速度明显减慢，影响身体的正常发育；中老年人如果经常饮用老化水，就会加速机体的衰老。

另外，水中的有毒物质也会随着贮存时间的延长而增加，其中对人体影响较大的主要是亚硝酸盐。据有关资料表明，刚从深井中打上来的水，其亚硝酸盐的含量只有 0.07 毫克 / 升，如果在室温下储存 3 天，亚硝酸盐的含量就会猛增至 0.914 毫克 / 升；即使不含亚硝酸盐的水，在室温下存放 3 天后，亚硝酸盐的含量也会达到 0.011 毫克 / 升，20 天后更是高达 0.73 毫克 / 升。我们知道，亚硝酸盐进入人体后会与胃中的胺类物质结合，生成强致癌物质亚硝酸胺。近年来，在我国许多地方，特别是农村，患食管癌、胃癌的人正在逐渐增多，可能就与长期饮用老化水有关。

⊙温馨提示

储存过久的老化水会对人体健康造成危害，因此不管是井水还是自来水，最好当天提取当天饮用，储存时间最好不要超过 3 天。

蒸锅水不宜喝

所谓蒸锅水，就是蒸馒头、蒸米饭后剩下的水。蒸锅水中含有一种叫硝酸盐的物质，经过长时间的煮沸后，硝酸盐会转化为有毒物质亚硝酸盐，尤其是经过多次反复使用的蒸锅水，亚硝酸盐的含量往往很高。人如果喝了这种水或用这种水做饭，亚硝酸盐进入人体，能与血液中的血红蛋白结合成高铁血红蛋白，从而使血液失去携氧能力，使人出现发绀、头晕、恶心、呼吸急促、心跳加快、血压下降等缺氧症状。而且，亚硝酸盐在胃酸作用下还容易生成亚硝酸胺类致癌物质，可引起消化道癌症。此外，蒸锅水中往往含有大量水垢，饮用时水垢会随之进入人体，引起消化、神经、泌尿和造血系统病变，甚至引起早衰。

没烧开的水不宜喝

我们平时所饮用的自来水，都是经过氯化消毒处理过的。氯处理过的水中含有多种有害物质，其中卤代烃、氯仿还会致癌、致畸变等。当水温达到90℃时，这些有害物质在水中的含量达到最高。如果饮用这种未煮沸的水，就会使膀胱癌、直肠癌的发病率大大增加。而且，由于水没有烧开，其中的细菌等微生物也没有被完全杀死，饮用后容易诱发胃肠道疾病。而当水温达到100℃时，水完全沸腾，水中的有害物质就会随蒸汽蒸发而大大减少，水中的细菌也会逐渐被杀死。如让它继续沸腾3分钟，就可以放心饮用。

生水不宜喝

有些农村的大人与小孩，一到夏季就经常喝生水，以为喝生水既清凉又解渴。其实，经常喝生水对健康不利。

生水中一般含有多种对人体有害的细菌、病毒和寄生虫等微生物，如肠道菌、伤寒杆菌、霍乱弧菌、胃肠炎病毒、肝炎病毒、脊髓灰质炎病毒、血吸虫及其他各种虫卵。如果经常喝生水，就很容易患急性胃肠炎、伤寒、霍乱、痢疾、病毒性肝炎、脊髓灰质炎及血吸虫病、钩虫病、绦虫病等寄生虫病。

另外，如今大小河道、水库和井水都不同程度地受到工厂污水废液、生活垃圾和废水、化肥农药残余及汞、砷等金属污染。

因此，经常喝生水更容易引起各种疾病和慢性中毒，严重者甚至可因急性中毒而死亡。

⊙温馨提示

把生水煮沸后可杀灭绝大部分细菌、病毒和寄生虫虫卵，也能消除一部分化学毒物的毒性。因此要少喝生水，多喝开水。

晨起应多喝水

很多人都没有清晨起床后喝水的习惯，他们或是没有意识到晨起喝水的重要性，或是认为没有这个必要。其实，清晨起床后适当喝点水，既是人体生理代谢的正常需要，也是防病养生的重要措施。

经过一夜的睡眠，人体通过呼吸、皮肤和便溺损失了大量水分，造成全身各组织器官和众多细胞生理性缺水，血液黏度增高、流速减慢。清晨起床后喝点水，能有效缓解机体缺水状况。而且，晨起时人的胃和小肠都已全部排空，喝水能将排空的胃肠彻底冲洗一遍，从而将胃壁上的一切残渣和病菌全部冲刷掉，并最终排出体外。这不但有助于胃肠对食物的消化和吸收，而且能有效地预防病菌感染，具有很高的养生保健价值。

晨起及时喝水能稀释尿液、增加排尿量、促进排尿，从而将体内废物排出体外，有助于净化血液，可预防泌尿系统感染和结石等疾病的发生。同时，晨起饮水能刺激胃肠的蠕动，增加粪便中的水分，软化粪便，从而使粪便更易于排出，是预防便秘的有效措施，这对老年人来说尤为重要，也是许多长寿老人的共同经验。

另外，清晨及时喝水能稀释和净化血液，降低血液的黏稠度，促进血液循环，从而能有效预防心脑血管疾病患者的发病，还能让大脑迅速恢复清醒状态。

⊙温馨提示

清晨起床后及时饮水对健康十分有益，饮水量以 1 杯（300 毫升）

为宜。

夏季最好饮凉白开水，但不宜饮淡盐水，因为夜间人体损失大量水分，喝盐水会加重高渗性脱水，令人感到更加口渴，而且早晨人体血压会有所升高，喝淡盐水会使血压更高；冬季可饮温开水，但不宜饮热开水，因为热开水不能畅饮，起不到冲洗胃肠的作用。

不可一次喝水过多

有些人一到夏天就觉得口渴难耐，好像嗓子眼里都要冒烟了；还有的人在做完剧烈运动或干重体力活时会大量出汗，这时都要适当补充水分。但有的人喝水不讲究方法，为图一时之快，往往一口气喝下很多水，殊不知这样喝水对身体是有害的。因为一次饮水过多会造成"水中毒"。

人在剧烈运动、重体力劳动或经过高温煎熬后，身体要出很多汗，在排出水分的同时也丢失了大量盐分。出汗越多，人体丢失的水分和盐分也就越多。如果一次大量喝水而不补充盐分，随着出汗和排尿增多，体内盐分会进一步丢失，结果会使血液中的盐分变得越来越少，吸水能力也会逐渐降低。这样一来，一些水分就很容易被吸收到组织细胞内，使细胞发生水肿，从而造成"水中毒"。开始时人会感觉头晕、头痛、眼花、口渴、呕吐、乏力、嗜睡、心跳加快，严重的还会出现抽搐、意识障碍和昏迷，医学上称之为"脱水低钠症"。因此，一次饮水过多是很危险的。

⊙温馨提示

喝水最好采用少量多次的方法：运动或劳动时可以每20～30分钟喝一次水，平时可适当延长时间，每次喝水以100～150毫升为宜，最多不能超过250毫升。

劳动或运动出汗后，可及时补充淡盐水，每500毫升饮用水中加入1克盐，水温以10℃左右为宜，这样有助于保持电解质平衡，防止因缺盐而引起抽筋。

不能直接饮用自来水

有些人喜欢直接饮用自来水，尤其是在炎热的夏季，人们出汗较多且很容易感到口渴，于是有的人就直接对着自来水龙头大喝起来。他们认为刚放出来的自来水清凉解渴，而且自来水已经经过消毒处理，可以放心饮用。其实，这种做法是错误的。

虽然我们现在使用的自来水都用漂白粉、液态氯等消毒剂进行过消毒处理，但这并不能说明自来水就是绝对安全的。这是因为，很多因素都会影响消毒剂的消毒效果。例如，有些漂白粉因放置时间过长或密封不严而出现消毒效力下降，漂白粉的用量不足或作用时间不够，水温过低导致消毒剂的效力变差等。鉴于以上原因，自来水虽然经过了消毒，但其中的细菌、病毒等致病微生物并没有被完全杀灭。如果不经高温消毒就直接饮用，很容易感染疾病。

另外，作为自来水水源的天然水中含有多种有机污染物，部分有机物还会在消毒处理过程中与使用的消毒剂（如液氯）发生反应，生成具有致癌、致畸形、致突变作用的有毒物质，如三卤甲烷、卤乙酸等。这些有毒物质的含量虽然很小，但如果长期直接饮用自来水，就会对健康造成隐患。再加上有些城市的自来水管大多是几十年前的老水管，铅等重金属含量较高，使自来水中的重金属离子也相应增多。又由于水管使用时间过长、锈蚀较为严重，自来水中也常含有大量铁锈，在水中余氯的分解作用下，还容易滋生细菌。

不能直接饮用泉水

爱旅游的朋友可能有过这样的经历：在我们游山玩水、兴致正浓的时候，突然发现眼前出现一股清澈的山泉，从山间缓缓流淌而下。有些人看到泉水清澈，忍不住要捧起来喝上几口，有的人甚至痛饮起来，以体验一下泉水不同于自来水的甘甜和清洌。

其实，这种做法是非常不妥当的。

这是因为，大多数地方的泉水虽然看起来十分清澈，好像没有什么污染，而实际上，这些泉水已经受到周围居民的粪尿、鸟兽排泄物、生活废水、雨水冲刷、土壤尘埃等多方面的污染，水中都含有大量的细菌（尤其是大肠杆菌）、病毒、寄生虫、重金属、氯及有机污染物等，水质不一定符合生活用水水质标准，甚至可以说污染情况非常严重。如果不加以处理直接拿来饮用，就很容易引起急性肠胃炎。因此，泉水最好不要直接饮用。

温泉水不适宜饮用

近年来，饮用温泉水成为一种时尚，不少人喜欢喝温泉水是因为觉得温泉水中含有的矿物质成分多，对健康有益。不过，研究表明，温泉水不适宜饮用。

这是因为，温泉水中含有大量的氟化物，其含氟量高达百万分之十一。氟虽然是一种人体必需的微量元素，但是过量摄入氟化物，对身体则是有害无益。摄入氟过量，受害最严重的首先是牙齿，容易导致氟牙病，并伤害牙齿的釉质，使人易患龋齿。另外，长期饮用高氟的温泉水，还会引起骨硬化，使人易患氟骨病，从而使关节、韧带出现囊钙化，并会导致椎管狭窄，从而压迫脊神经，造成病痛，严重者则会导致肢体的麻木与瘫痪。

饮酒助"性"伤害大

酒精对中枢神经和性神经都有一定的兴奋作用，少量饮酒有利于促进性欲和性兴奋。但是，如果性生活前过量饮酒或经常把酒当作性刺激物品来使用，则会对身体造成很大伤害。

性生活前饮酒过多，血液中的酒精浓度会很快达到麻醉水平，对中枢神经系统和性神经都会产生麻醉作用，能抑制性功能，进而引起性衰竭，助"性"不成反败"性"。而且，酒精会伤害精子，并具有致畸作用，受酒精侵害的精子和卵子结合后发育而成的胎儿，会出现发育迟缓、先天畸形以及智力低下甚至痴呆等严重后果。

此外，酒精还是一种腺毒素。男性长期大量饮酒可引起性腺中毒，导致血中睾酮生成减少，体内雄性激素的代谢和促性腺激素的释放也会受到抑制，表现为性欲减退、阳痿、射精障碍、睾丸萎缩、生殖功能下降等。女性长期大量饮酒则会表现为性欲淡漠、性交疼痛、性高潮次数显著减少、性高潮强度明显减弱甚至完全丧失等，还可引起内分泌紊乱，导致月经不调、过早绝经、阴道分泌物减少、乳房和外阴等性器官萎缩等。

所以，虽然饮酒有利于促进性欲和性兴奋，但还是少喝为宜，以免因图一时之快而失去一生的"性"福。

长期以酒代饭十分有害

适当饮酒可以促进血液循环，有利于消除疲劳。但一些人喝了酒以后就不再吃饭，认为"酒足则能饭饱"。这种做法是极其错误的，长期以酒代饭对人体健康是十分有害的。

我们知道，酒的主要成分是酒精，碳水化合物（糖类）的含量非常少。但维持人体生命活动所需的热量，主要是由饮食中的糖类物质提供的。如果只喝酒而不吃饭，时间一长人体就会出现糖类物质供应不足，身体会逐渐消瘦，甚至可能发生低血糖休克。而且，人体所需的其他多种营养素，如各种维生素、矿物质、蛋白质等，也不是各种酒类所能提供的。长期以酒代饭，维持各组织器官生长发育和生理功能所需的各种营养物质得不到及时补充，机体就无法正常运转。

此外，经常大量饮酒还会引起酒精中毒、肝硬化、动脉硬化等疾病，并可能诱发食管癌、胃癌等癌症，对人体健康危害极大。

所以，偶尔稍微喝点酒并无不可，但不能长期大量饮酒，更不能以酒代饭，以免造成营养不良及诱发其他疾病。

饭前饮酒不利于健康

有的人喜欢在饭前喝酒，认为这样能够开胃，增强食欲。其实，恰恰相反，饭前饮酒对身体健康是不利的。

这是因为，人在饭前胃里是空的，这个时候如果喝酒，酒精就会直接作用于胃壁黏膜和食管黏膜，产生比较强烈的刺激，从而使胃的功能受到影响，影响食欲，甚至造成胃痉挛，容易导致急性胃肠炎等肠胃疾病。另外，饭前喝酒，酒精会直接而快速地被肠胃吸收，这样人也更容易醉。

而如果胃中有食物，则会大大降低酒精对肠胃的刺激，也能使酒力的发作减缓，使人不易醉倒。

饮酒时吸烟危害人体

常言道："烟酒不分家。"很多人也都有一边饮酒一边吸烟的习惯。其实，这是一种比单独喝酒或单独吸烟更有害健康的坏习惯。因为饮酒时吸烟，能使二者的毒性都明显增强，对人体的危害也大大增加。

我们知道，吸烟时产生的烟雾中含有氰化物、一氧化碳、苯并芘等多种致癌物质。这些物质被焦油包裹着，进入人体后停留在口腔、鼻腔、咽喉、气管和肺里。此时如果饮酒，就会将口腔和咽喉等部位的焦油物质冲洗下去。又因为酒精是一种有机溶剂，能将烟焦油中的致癌物质充分溶解，并有利于致癌物质渗入细胞膜，扩散到全身各处。这样，就使口腔癌、胃癌、食管癌等癌症的发病率急剧升高。

此外，烟酒共进能产生一种协同效应，使烟酒中的其他各种毒素更易于通过黏膜层扩散到血液中，对人体组织和器官尤其是肝脏和心血管造成严重伤害。如果患心脑血管疾病的人在饮酒时吸烟，就很容易诱发心肌梗死和高血压等症，严重者还可导致部分脑细胞死亡。

夏天喝啤酒解暑不足取

烈日炎炎，酷暑难耐，人们纷纷选择清凉爽口的啤酒来解暑。他们认为夏天喝啤酒能解暑降温、生津止渴，而结果却恰恰相反。有些人在喝了大量的啤酒后，不但没有达到解暑止渴的目的，反倒更觉得咽干口燥、全身发热。这是怎么回事呢？

事实上，啤酒虽然酒精含量很少，但是如果一次喝得过多，进入人体的酒精量增加，效果也和喝白酒差不多。而且，夏天天气炎热，人体出汗较多，体力消耗也大，容易感到疲乏。此时如果再喝大量的啤酒，由于酒精的刺激作用，会使人感觉浑身燥热、口渴、出汗更加厉害。这样一来，不但无法达到解暑降温的目的，酒精的麻醉作用还会降低大脑的思维能力、影响工作效率，甚至会在工作中引起意想不到的差错或事故。

冷冻啤酒不利于健康

有些人在夏天专喝冷冻过的啤酒，认为冷冻啤酒更能解暑止渴，其实不然。

贮存啤酒的适宜温度，冬春季节为 9 ~ 12℃，夏秋季节为 5 ~ 10℃。如果在过低的温度下贮存，不但会使啤酒的泡沫减少，而且酒中的蛋白质还会与鞣酸结合生成沉淀物，使啤酒的营养成分遭到破坏，啤酒的口味和营养价值会大大降低。更重要的是，冰冻啤酒的温度比人体温度低得多，大量饮用会使胃肠道的温度急剧下降、血流量明显减少，容易导致肠胃不适，引起食欲不振和消化不良，有时甚至会引发痉挛性腹痛和腹泻、急性胰腺炎等急症，严重危及生命。

被阳光直射过的啤酒不可饮用

啤酒中含有多种硫化物，如硫化氢、胱氨酸、谷胱甘肽等。这些物质在阳光的照射下会发生"光化作用"，生成一种叫硫醇的物质。这种硫醇有种类似臭鼬鼠放出的味道，俗称"日光臭"，能严重破坏啤酒的味道和品质。此外，啤酒中的多种营养素，尤其是 B 族维生素，在阳光直射下会被大量破坏，从而降低啤酒的营养价值。

⊙温馨提示

为保证啤酒的口味和质量，应将啤酒置于阴凉、通风的地方贮藏，避免日光照射。

大汗时不宜喝啤酒

大汗淋漓时，人体的毛孔会扩张。此时如果大量饮用啤酒尤其是冰镇啤酒，毛孔将会因骤然遇冷而急速收缩，从而暂时中止出汗，造成体热散发受阻，容易诱发感冒。更严重的是，大汗时饮啤酒还会使人体血液中的尿酸含量迅速升高，从而引起尿酸排泄困难，过多的尿酸在人体关节处沉淀，容易导致痛风、关节炎等疾病。而且，运动量越大，饮啤酒越多，引起痛风和关节炎的危险性也就越大。

口渴时多喝饮料不可取

在炎炎夏日，人们常因大量出汗而感到口渴难耐，这时许多人会选择喝大量饮料来解渴。其实这种做法是不正确的。

人体在出汗时会排出大量的盐分，此时如果喝饮料过多，就会使体内水分和盐分的比例进一步失调，从而导致代谢紊乱，容易出现胃肠绞痛、心慌、气急等症状。另外，大多数饮料中都含有大量的糖分，喝多了容易使人发胖，而碳酸饮料中都含有二氧化碳，对身体健康也非常不利。因此，即使口渴时也不能喝太多的饮料，更不能以饮料来替代正餐。

⊙温馨提示

夏季口渴难耐时可以喝半杯凉茶或白开水，过一会儿再喝一些，以慢慢补充体内缺失的水分。

饮料不能代替水

时下，有不少年轻人尤其是儿童喜欢用饮料代替水来饮用。其实这是一种非常不好的习惯，只喝饮料不喝水对健康十分不利。

饮料中一般都含有较多的糖或糖精及蛋白质，有的还添加了色素、香精和防腐剂等。这些物质在体内排泄较慢，不易使人产生饥饿感，还会加重胃肠道和肾脏的负担，进而降低食欲，影响消化和吸收。久而久之，就会造成营养失调和营养不良，对于儿童来说会影响其生长发育和健康。

此外，饮料中含糖越多，渗透压就越高，非但难以被人体细胞吸收，反而会带走细胞中的水分，从而使身体缺水状况进一步加剧。而且，过量的糖和色素会转化为脂肪，可引起肥胖或诱发糖尿病。某些饮料中的色素和防腐剂也会对儿童的大脑发育造成损害，易拉罐中的铝被人体摄入后还会造成智力低下。碳酸类饮料还容易引起胃肠道胀气，其中的磷酸会降低人体对钙的吸收，影响儿童骨骼的正常生长发育，还会阻碍铁质的吸收，可诱发缺铁性贫血。

总之，饮料虽然酸甜可口，但不能代替水来饮用，白开水才是最好的健康饮品。

大量饮用可乐饮料对人体有害

大量饮用可乐是不可取的，因为它完全是由各种化学物质如色素、香料、二氧化碳、糖、焦糖和咖啡因等配制而成的。这种饮料虽然美味，但是大量饮用的话，对身体也极有害处。

咖啡因是可乐饮料中的主要添加成分，它对于人的中枢神经、心脏和血管具有兴奋作用。一般而言，适量饮用不会对人体造成危害，但是如果大量摄入咖啡因，就会对人的胃黏膜产生刺激，使人出现恶心、呕吐、眩晕、心悸等不良反应，这是神经功能紊乱的表现。

成人对于咖啡因的耐受性较强，但也不宜多喝。儿童则尤其不能过量饮用可乐饮料。另外，孕妇和哺乳期女性如果大量饮用可乐饮料，还会导致咖啡因通过胎盘或乳汁进入胎儿、婴儿体内，影响其正常的发育，因此也要格外注意饮用限度。

饱餐后不宜喝汽水

目前市场上出售的汽水一般都含有小苏打。喝汽水时小苏打进入胃中，与胃液中的胃酸接触后会产生大量二氧化碳气体，因此人们在喝汽水后常会出现"嗳气"现象。

饱餐后，胃中的食物阻塞了胃的上下通道，此时如果再喝汽水，产生的二氧化碳气体就难以排出体外。二氧化碳在胃内越积越多，使胃部不断膨胀，从而造成胃扩张，不但影响食物消化，还容易引起急性胃炎、胃痉挛甚至胃破裂。

长时间用嗓后喝汽水不科学

有些人在长时间唱卡拉OK、做报告或讲课后，喜欢喝瓶汽水等冷饮来润润喉咙。这种做法是不科学的。

长时间用嗓会使咽喉部充血，一时间难以恢复到正常状态。这时如果马上喝大量的汽水，冷刺激会引起咽喉部血管突然收缩，导致咽喉部的血流减慢、供血减少，引起咽喉生理功能紊乱及局部免疫力下降，从而容易诱发急性咽喉炎或产生声音嘶哑、咽喉疼痛等症状。

⊙温馨提示

长时间用嗓后，最好先喝点热开水或温开水，切不可大量喝汽水等冷饮，以免伤害咽喉。

不可边吃饭边饮汽水

边吃饭边饮汽水的习惯是不好的。因为一方面，吃饭时喝汽水的危害，同吃饭时喝水一样，会稀释胃酸，不利于消化。而且另一方面，由于汽水中含有大量的二氧化碳和碳酸氢钠，对消化系统还有更深一层的危害。二氧化碳会刺激胃黏膜，影响胃蛋白酶的产生；碳酸氢钠则是一种弱碱，它不但可以中和胃酸，增加消化难度，而且还会使胃蛋白酶的消化能力减弱，久而久之，便可能造成食欲下降、厌食等症状的出现。

⊙温馨提示

汽水不利于消化，在饭前 1 小时、饭中或饭后不久都不宜饮用。

忌饮开盖时间过长的汽水

有的人买了一大瓶汽水后一次喝不完，就先存放起来过一会儿再喝，有时甚至放到第二天才喝。其实这样做是不合适的。

汽水中含有一定量的糖分和二氧化碳气体。开盖后的汽水如果放的时间过长，其中的二氧化碳气体已经全部跑掉，实际上已经变成了凉糖水，喝起来也没有了汽水原有的风味。更重要的是，开盖后久放的汽水很容易被细菌污染。尤其是在炎热的夏季，由于气温高，细菌会在汽水中迅速繁殖。放置一夜之后，汽水中细菌的数量已经大大增加。喝这样的汽水，不但起不到防暑降温的作用，还容易诱发肠道疾病，损害身体健康。

饮用果汁要限量

很多人都认为果汁来自于水果，因此常喝果汁有益于健康。事实上，适量饮用果汁确实对健康有利，但若长期过量饮用，也会对健康造成危害，对于生长发育中的儿童来说尤其如此。

果汁饮料中的糖经过代谢后会产生酸性物质，可使人出现情绪低落、神经过敏、肌肉僵直、便秘和腰酸背痛等不适症状。同时，由于果汁饮料中含糖量过高，儿童大量饮用后会出现热量过剩的问题，从而影响正餐的进食量，时间一长就会造成体内蛋白质、脂肪、维生素、矿物质等营养物质摄入不足，影响儿童身体和智力的正常发育。此外，果汁饮料中还含有大量果糖，可影响人体对铁和铜的吸收。人体缺铁会导致缺铁性贫血，缺铜会影响血红蛋白的合成，从而导致缺铜性贫血。

果汁饮料中的人工色素是从煤焦油中提取出来的，大量进入人体后可引起多种变态反应，如哮喘、鼻炎、荨麻疹、皮肤瘙痒、神经性头痛等，严重者还可引起癌肿。儿童如果饮用果汁过多，人工色素就会在他们尚未发育成熟的消化道黏膜上发生沉淀，干扰多种酶的功能，引起食欲下降、消化不良；还会对神经系统造成一定的影响，导致儿童出现注意力不集中、行为怪僻、情绪波动等症状，而且极易发生多动症，从而影响儿童正常的生长发育。

⊙**温馨提示**

平时要多吃水果、多喝白开水，少喝果汁、碳酸饮料，每日应不超过 200 毫升。

2 岁以下的幼儿最好不要喝果汁饮料。

进餐时喝果汁不足取

有的人喜欢一边吃饭一边喝果汁，这种习惯是很不好的。

人们一般在早餐时很少吃蔬菜和水果，因此早晨喝一杯新鲜的果汁或纯果汁是一个不错的选择，可以补充身体需要的水分和营养。但有些人尤其是青少年在吃午餐和晚餐时也要喝果汁，这就不合适了。因为果汁的酸度会直接影响胃肠道的酸度，大量的果汁会冲淡胃消化液的浓度，使人们在吃饭时感到胃部胀满，吃不下饭，饭后消化不好，肚子不适。此外，果汁中的果酸还会与膳食中的某些营养成分结合，影响这些营养成分的消化吸收。

⊙**温馨提示**

果汁应该在饭前 1 小时喝。

除了早餐外，两餐之间也适宜喝一些果汁。

吸烟时喝果汁有害健康

在日常生活中，经常有人一边吸烟一边悠闲地喝着果汁，看上去相当惬意。但有关专家提醒人们：吸烟时不要喝含有大量维生素 C 的果汁，否则会在体内产生有害物质。

人们通常认为，维生素 C 具有抗氧化作用，适量摄入可增强人体的抵抗力，而且有助于防止吸烟对健康的危害。但一项科学研究发现：如果在吸烟时喝果汁，唾液中的维生素 C 就会和香烟中的一些化学成分发生反应，从而导致维生素 C 的性能发生改变，成为对人体健康有害的物质。

饭前饭后不可吃冷饮

饭前吃冷饮会刺激胃黏膜，造成胃壁毛细血管收缩，从而影响消化腺的分泌功能，使消化过程不充分，长此下去会导致胃炎，降低胃的消化功能。而且，冷饮中一般含有大量的蔗糖、牛奶及少量的奶油和水，有的还加入了淀粉等成分。如果在饭前吃冷饮，就会使血糖增高、食欲下降，时间长了容易导致营养缺乏。

饭后吃冷饮会使胃部扩张的血管收缩，并使血流量减少，影响食物的正常消化。冷刺激还会使肠道蠕动加快，从而减少了肠道对营养成分的吸收。此外，饭后立即吃冷饮还会使胃酸分泌减少，引起消化系统免疫功能下降，从而导致细菌繁殖，容易诱发肠炎等肠道疾病。

运动后切忌马上吃冷饮

有些人尤其是一些青少年在夏季做完剧烈运动后，喜欢马上大量饮用冰冻汽水或大量吃雪糕、冰激凌来降温止渴，这些都是不正确的做法。

人在剧烈运动时会大量出汗，毛孔处于张开状态，以利于散发体热。此时如果马上吃冷饮，会使毛孔立即关闭，出汗被迫中止，这样会影响体热散发，容易引起感冒等疾病。同时，突如其来的冷气会刺激口腔食管黏膜，引起头部血管痉挛，使人出现头痛、恶心等症状。另外，大量吃冷饮对消化道也会形成强烈刺激，能促使胃肠道蠕动加快，引起腹痛、腹泻甚至胃痛等症状，并最终导致消化不良和吸收功能紊乱。而且，运动后咽喉可能处于充血状态，过强的冷刺激会引起喉咙疼痛及声音嘶哑等现象。

冷饮、热饮应分开饮用

有些人刚刚吃了冰激凌、喝了冰镇汽水等冷饮，马上又喝热咖啡、热牛奶等热饮，这样会对牙齿和胃肠造成损害。

冷饮、热饮交替饮用，强烈的冷热变化容易对牙齿形成不良刺激，使人易患牙病；对于已经患有牙病的人来说，经常冷饮、热饮交替饮用还容易使病情加重，最终可导致牙齿过早脱落。而且，冷饮、热饮交替饮用对胃肠道也十分不利，会使胃肠黏膜血管发生急剧收缩和扩张，可导致腹痛、腹泻，久而久之容易引起消化功能紊乱和胃溃疡等症。

⊙温馨提示

冷饮、热饮应分开饮用，中间至少应间隔30分钟以上。

食用冷饮过多不利于健康

夏日炎炎，人们都习惯吃冷饮来解渴降温，尤其是一些儿童，经常一天到晚冰激凌、雪糕、汽水不离嘴。这样对身体是非常不利的。

大量进食冷饮后，胃肠道血管因受冷刺激而急剧收缩，血流量会进一步减少，从而造成胃肠功能紊乱，出现腹痛、腹泻等症状。冷饮吃得过多，还会冲淡胃液，影响胃的消化能力，并能刺激肠道，使肠蠕动加快，从而缩短食物在小肠内停留的时间，影响人体对食物中营养成分的吸收。尤其是患有急慢性胃肠道疾病的人，更应少吃或不吃冷饮。另外，大量食用冷饮还会引发头痛、喉咙痛、咳嗽等。

冷饮的含糖量很高，糖在代谢过程中要消耗大量的维生素，大量饮用冷饮可导致儿童体内维生素缺乏。同时会使唾液、消化液的分泌量减少，引起食欲下降，影响正常饮食。时间一长，儿童会出现营养不均衡和热量过剩问题。而且，可乐饮料中通常都含有一定量的咖啡因成分，对中枢神经系统有兴奋作用，对尚处于生长发育阶段的儿童危害很大，所以儿童不要多喝可乐饮料。

喝过热的饮料对人体有害

在寒冷的冬季，一些人为了御寒取暖，喜欢将果汁等饮料加热饮用，有时甚至煮沸了再喝。殊不知，喝过热的饮料对身体是非常有害的。

科学研究表明：饮用温度过高的饮料会造成广泛的皮肤黏膜损伤。这是因为，蛋白质在43℃就开始变性，胃肠道黏液在60℃时就会发生不可逆的降解，而只要温度达到47℃以上，血细胞、培养细胞、移植细胞及移植器官都会全部死亡。研究人员通过对比研究还发现，患食管溃疡、胃及十二指肠溃疡等消化道溃疡的患者，平时都有喝热饮料的习惯。他们所喝饮料的平均温度为62℃，有的甚至高达73℃，远远高于健康人。由此可见，喝过热饮料是导致消化道溃疡的主要原因之一。

⊙温馨提示

不要经常饮用过热的饮料，即使在冬季，饮料的温度也最好不要超过40℃。

汤中的渣营养更多

不少人在喝汤时喜欢光喝汤不吃渣，他们认为汤里的营养丰富，喝汤大补，而煮剩下的渣则没有什么营养价值。其实不然。

实验表明，将蛋白质含量较高的鱼肉、牛肉、羊肉等放在锅里煮上6小时后，就能得到一锅香浓的肉汤。但是，溶解在汤里的蛋白质等营养素只有6% ~ 15%，其他85%以上的营养物质仍然留在渣里。而且，经过长时间烧煮后的渣，虽然味道淡了点，嚼起来也比较费劲，但其中的肽类、氨基酸等成分更容易被人体消化吸收。因此，喝汤不吃渣是得不偿失的。

所以，除了那些因患口腔、咽喉、食管疾病而有进食困难的人外，其他人应将汤与渣一起吃下去，这样才能保证营养物质的充分摄入。

常喝"独味汤"会使营养不良

有些人只喜欢喝用一两种原料煮出来的"独味汤"，认为"独味汤"喝起来口味更纯正。其实，经常喝"独味汤"会造成营养不良。

我们平时所吃的每一种食物，其中所含的营养物质都不可能是全面的，就连鲜味极佳、氨基酸含量极高的"浓汤"，仍然会缺少某些人体不能自行合成的必需氨基酸、多种矿物质和维生素等营养成分。长期只喝一种"独味汤"，势必会造成饮食营养的单一，从而导致某些营养物质的缺乏，诱发各种疾病。

⊙温馨提示

平时煮汤时应该将多种动物性原料和植物性原料混合起来煮，这样不但能够使煮出来的汤的味道更丰富，还能使营养更全面。

喝太烫的汤对健康有害

有的人喜欢喝滚烫的汤，认为汤越烫喝起来越有味道。这是一种极其错误的做法。

实际上，人的口腔、食管和胃黏膜能够忍受的最高温度只有60℃，超过此温度就会烫伤黏膜。黏膜被烫伤后，黏膜上皮细胞会自动增殖和修复。但是，经常反复性的损伤很容易导致上消化道黏膜癌变，因此爱吃烫食的人患食管癌的概率远远高于一般人。

⊙温馨提示

喝太烫的汤对健康有百害而无一利，日常饮食应保持在50℃左右。

如果饮料或食物进口时感觉太烫，要立即吐出，稍凉一下再进食，不宜强行咽下。如果已经咽下，可立即喝些凉开水，使进入胃内的食物迅速冷却，以减轻对胃黏膜的损伤。

饭前喝汤才健康

许多人习惯在吃完饭后再喝上一碗汤，认为饭后喝汤可以帮助消化，可事实恰恰相反。

吃完饭后再喝汤，会把原来已被消化液混合均匀的食糜稀释，并会冲淡胃液，还会加重胃的负担，延长食物在胃里停留的时间，从而影响食物的消化和吸收。而且，饭后喝汤还容易造成营养过剩，久而久之会导致肥胖。

正确的做法是饭前喝汤。饭前先喝几口清汤，可以起到润滑口腔和食管的作用，能减少干硬食物对消化道黏膜的刺激，并能促进消化腺分泌消化液，有助于对食物的消化，而且可以减少食管炎、胃炎的发生。更重要的是，饭前喝汤能够使吃入胃里的食物充分贴近胃壁，增强饱腹感，从而降低进食的欲望，能有效地预防因进食过量导致的肥胖。

饭中适量喝汤也有利于食物的稀释和混合，从而能够促进胃肠对食物的消化和吸收。

⊙温馨提示

一般中、晚餐前以喝半碗汤为宜，早餐前可适当多喝些。最好选择低脂肪、低热量的食物做汤料，如瘦肉、鲜鱼、虾米、冬瓜、番茄、绿豆芽、紫菜、海带等。

鲜奶与可存放的奶营养相当

有些人认为经过巴氏灭菌的鲜奶比可存放的奶的营养价值更高，其实这种观点是没有科学根据的。鲜奶又称巴氏杀菌奶，只经过一次加热杀菌，因此能有效保存奶的营养成分及固有风味。但鲜奶与可存放的奶相比，二者的营养成分基本相当，它们都富含钙质，而且含有维生素 A，维生素 D，维生素 E，维生素 K 和大量的 B 族维生素。

⊙温馨提示

为了保证骨骼和牙齿的正常发育和强健，人每天应摄入 500 毫升的奶或其他奶制品，如酸奶、炼乳、奶酪等。

高钙和高浓度的牛奶往往含有添加剂

大多数人都认为牛奶的含钙量越高、浓度越高，其营养价值也就越高，这也是认识上的一个误区。

事实上，目前市场上各种牛奶的含钙量都相差不大。有些牛奶之所以宣称是"高钙奶"，是因为有些生产厂家在天然牛奶中加入了化学钙，从而人为提高了这些牛奶中钙的含量。但是，这些人为添加的化学钙很难被吸收，在人体内的吸收率一般只有 30% ~ 40%。久而久之，这些化学钙在人体中沉淀下来，就会形成结石。

同样，牛奶也不是越浓越好。有的牛奶喝起来浓香可口，那是因为生产这些牛奶的厂家在牛奶中兑了奶油和香精。其实，这样的牛奶营养价值并不高。

由此可见，挑选牛奶应当注重天然，高钙和高浓度的牛奶中往往含有添加剂，对人体健康无益。

长期饮用脱脂奶不利于健康

很多人担心喝牛奶会引起肥胖，因此只喝脱脂牛奶。其实，这种担心是多余的。

这是因为，牛奶中所含的脂肪并不会直接转化为人体脂肪，而且，天然牛奶中脂肪的含量也并不高。因此，喝天然牛奶并不会导致肥胖，也没有必要只喝脱脂牛奶减肥。相反，脱脂牛奶经过加工处理后营养成分已经大大降低，长期饮用不利于人体的健康。

牛奶灭菌有方法

有人认为牛奶在越高的温度下灭菌越彻底，饮用起来也越安全，其实不然。

事实上，将牛奶放在过高的温度下灭菌，虽然能将牛奶中的有害细菌杀死，但牛奶中对人体有益的菌类和其他一些营养成分也会遭到破坏，其中的乳糖在高温下甚至会焦化。因此，牛奶高温灭菌并不是最好的办法。

相比之下，牛奶更适宜采用巴氏消毒法灭菌。这种方法不会破坏牛奶中的营养成分，灭菌率也很高，可达 97.3% ~ 99.9%，而且对灭菌条件要求也不高，只要将牛奶放在 4 ~ 8℃的温度下，就能有效抑制其中残留的少量细菌，不会对人体健康造成影响。

空腹喝牛奶不健康

很多人都习惯把牛奶当作早餐饮用，认为早晨空腹时喝牛奶最容易吸收，有的人甚至早餐只喝牛奶。这种做法是不对的。

我们知道，人体的能量主要来自糖、脂肪和蛋白质三大营养物质，其中绝大部分能量由糖供给。蛋白质的主要作用是构成人体新的组织，并对原有组织进行修补，一般不提供能量，只有在体内的糖和脂肪供应不足的情况下，蛋白质才转化为能量供人体消耗。牛奶中含有丰富的蛋白质，如果在清晨空腹时喝牛奶，其中的蛋白质就会在缺少糖和脂肪的情况下被迫转化为能量被人体消耗掉，而不能发挥它应有的作用，这实际上是对牛奶的极大浪费。而且，空腹喝牛奶时，肠胃蠕动会加快，缩短了牛奶在胃里停留的时间，牛奶中的蛋白质等营养成分还没来得及完全分解吸收就被排入大肠，并在大肠内腐败，形成一些有毒物质，长期下去还会有损健康。再加上牛奶中含有大量的水分，空腹时喝过多的牛奶会稀释胃液，不利于食物的消化和吸收。

此外，空腹时人体内的乳糖酶比平时要少，此时如果喝大量牛奶，牛奶中的乳糖无法被及时消化，就会被肠道内的细菌分解而产生大量的气体和酸液。这些气体和酸液会刺激肠道收缩，从而引起腹痛、腹泻等症状。

⊙温馨提示

早上喝牛奶前应先吃一些含淀粉较多的食物，如馒头、面包、饼干等，也可以边喝牛奶边吃其他食物，这样可以延长牛奶在胃里停留的时间，有利于营养成分的全面吸收。

晚上睡前喝一杯牛奶有助于安神和睡眠，并能充分消化吸收，不过别忘了喝的时候吃几块饼干。

高加工牛奶营养低

有些人偏爱高加工牛奶，认为高加工的牛奶比鲜牛奶营养好，其实不然。

专家指出，高加工牛奶由于经过多次加工，加入了多种微量元素或无机盐类营养成分，但这些成分并不一定都是人体所必需的，有时还会导致摄入过量，引起各种疾病。而且，多次加工还会造成牛奶中部分营养成分的丢失，使其营养价值下降。

所以，喝牛奶最好选择天然、新鲜的纯牛奶，既能补充人体所需的营养素，又不容易诱发疾病。

喝牛奶不会使胆固醇增高

有人担心喝牛奶会使体内胆固醇增高，有些冠心病、高血压和脑血管病患者对牛奶更是敬而远之。其实这样做大可不必。

研究发现，牛奶中所含的胆固醇并不高，每 100 克牛奶中胆固醇含量只有 13 毫克，仅为鸡肉中胆固醇含量的 11%，瘦猪肉的 17%。这么少的量，对体内胆固醇的升降几乎是没有影响的。

此外，牛奶中含有乳清酸，能抑制肝脏合成胆固醇；而且，牛奶中含有大量的钙质，能减少胆固醇的吸收，从而使血液中的胆固醇含量下降。医学研究证实，喝牛奶还有助于减少冠心病和高血压病的发生。

⊙温馨提示

喝牛奶非但不会使体内的胆固醇含量增高，反而对冠心病和高血压等疾病有很好的防治效果，因此冠心病、高血压等心血管疾病患者可以适当多喝些牛奶。

热奶存放于保温瓶中易变质

有人习惯将一次喝不完而剩下的热牛奶装进保温瓶中存放，这样，下次饮用时就不用再加热了。其实，这种做法会使牛奶更快地变质。

这是因为，随着存放时间的延长，保温瓶中的热牛奶的温度会逐渐下降，瓶中的细菌在适宜的温度和良好的营养条件下会大量繁殖，使牛奶腐败变质。人如果饮用了这种变质的牛奶，就会出现腹痛、腹泻、消化不良和牛奶中毒反应。

⊙温馨提示

煮好的热牛奶宜在稍冷后立即饮用，喝剩下的牛奶最好在低温下存放，再次饮用时要重新加热煮沸。

空腹喝酸奶不科学

酸奶一般指酸牛奶，它是先将新鲜牛奶进行巴氏杀菌，然后加入一些有益菌（"活"的乳酸菌）经发酵后制成的一种牛奶制品。酸奶以其独特的口感和保健作用受到很多人的喜爱。但是有的人喝酸奶不讲究时间是否合适，早晨刚起床就空腹喝酸奶，这是不科学的。

酸奶中活性乳酸菌的存活与胃肠道中的酸碱度（pH值）有着密切的关系。通常情况下，人的胃液pH值在1～3之间，空腹时的pH值在2以下，而酸奶中的活性乳酸菌只有在pH值大于3的环境中才能很好地生长繁殖，在pH值小于2的环境中就很难存活。

如果在空腹时喝酸奶，由于此时胃液的pH值一般在2左右，活性乳酸菌就很容易被杀死，即使侥幸"存活"下来，其活力也会严重下降，导致酸奶的营养价值和保健功能也随之大大降低。因此，空腹时不宜喝酸奶。

⊙温馨提示

喝酸奶的最佳时间是在饭后2小时以内，此时胃液被稀释，pH值一般已上升至3～5，这种环境很适合活性乳酸菌的存活与生长，有利于其保健功能的发挥。

酸奶不能加热喝

有些人担心酸奶太凉，冬天喝了怕引起肠胃病，于是将酸奶加热后再喝。其实，这种做法也是不科学的。

酸奶中最有价值的成分是活性乳酸菌。活性乳酸菌具有增加肠道酸性、增强食欲、促进消化、加快肠道蠕动和机体物质代谢的功能，而且能抑制腐败菌生长、阻止腐败菌在肠道中产生毒素，尤其适合高血压、骨质疏松、肿瘤患者及使用抗生素者饮用。

正常情况下，活性乳酸菌在0～4℃的环境中处于静止状态，会停止生长，但菌体有活性。随着环境温度的不断升高，酸奶中的大量活性乳酸菌会被迅速杀死，导致酸奶的营养价值和保健功能大大降低。同时，酸奶的物理性状也会发生改变，乳水发生分离并形成沉淀，酸奶特有的口味和口感也会随之消失。

⊙温馨提示

酸奶不能加热饮用，夏季宜现买现喝，冬季可在室温条件下放置一定的时间，但开启后最好在2小时内饮用。

酸奶的最佳贮藏温度为2～6℃，最佳饮用温度为10～12℃，此温度既能保证酸奶特有的口味和口感，又能保证酸奶的营养成分不被破坏，而且有利于营养成分的充分吸收。

喝酸奶后要漱口

近年来儿童龋齿的发生率在逐年上升，这与常喝酸奶而不注意漱口有很大关系。

酸奶中的某些菌种及所含的酸性物质会对牙齿造成一定的危害。尤其是儿童，在喝完酸奶后如果不及时漱口，特别容易导致龋齿的发生。因此，在饮用酸奶或乳酸菌饮料后，应及时用白开水漱口。

不要喝生豆浆或未煮透的豆浆

生豆浆里含有一种有毒的胰蛋白酶抑制物，会抑制人体内胰蛋白酶的活性，且对胃肠有刺激作用。如果喝了没煮透的豆浆，会在1小时内出现恶心、呕吐、腹痛、腹泻、头痛、头昏等中毒症状，这些症状可持续3～5个小时。因此，刚买回的豆浆必须充分煮沸后才能饮用。

⊙温馨提示

煮豆浆时有一种"假沸"现象，即把生豆浆加热到80～90℃时，会出现大量的白色泡沫，此时豆浆中的毒性物质还没有被破坏，应减小火继续加热3～5分钟，使泡沫完全消失，这时豆浆才算完全煮熟。煮熟的豆浆呈淡黄色，无沉淀豆渣，口味清香。

不宜空腹喝豆浆

豆浆已经成为人们早餐中不可缺少的一部分，但不少人习惯早晨空腹时喝豆浆，认为空腹喝豆浆有益于营养物质的吸收，对身体有好处，其实不然。

豆浆中含有丰富的蛋白质，其主要作用是构造新组织、修补旧组织。但如果空腹喝豆浆，豆浆里的大部分蛋白质都会在人体内转化为热量被消耗掉，而不能发挥它应有的作用。这样不仅造成蛋白质的浪费，还导致体内营养失衡，从而加重消化系统和泌尿系统的负担。

另外，空腹喝豆浆会加快肠蠕动。这样，豆浆中的营养成分还没有被充分吸收就进入大肠，造成营养成分的浪费，使豆浆的营养价值大打折扣。

⊙温馨提示

喝豆浆前应先吃一些面包、饼干、馒头等淀粉类食物，有利于豆浆中营养物质的充分吸收。

适量喝咖啡对人体有益

有些人认为，咖啡中的咖啡因会增加人们患癌症或心脏病的概率，喝咖啡还容易导致体内钙质的流失，从而有损人体健康。这种观点是片面的。

事实上，适量喝咖啡对健康是有好处的。咖啡中的咖啡因有明显的提神作用，饮用后可使人感到大脑清醒、精神振奋，并有消除疲劳、促进思维和记忆的作用；咖啡还能增进食欲、帮助消化、促进新陈代谢。每天喝一杯咖啡能使血管舒张，促进血液循环，还能使胃酸、尿液增多；每天喝两杯咖啡还能提高心脏功能，可治疗心动过缓。咖啡中的亚油酸可以溶解血液凝块，并能阻止血栓形成；咖啡中还含有一种酸性物质，长期适量饮用咖啡有恢复青春活力、延缓衰老的作用。另外，在咖啡中加入牛奶饮用，还能有效防止体内钙质的流失。

所以，喝咖啡只要不过量、不上瘾，并加入牛奶再喝，不但不会损害人体健康，反而对健康有益。

新婚时不宜喝咖啡

科学家曾经对市场上出售的多种不同配方的含咖啡因饮料进行了杀伤精子的试验。结果表明，各种饮料都能不同程度地杀死精子，有的饮料甚至能杀死全部精子。因此，新婚男子如果饮用咖啡，将会直接伤害精子，从而影响生育能力；而且一旦受伤精子与卵子结合，可能会导致胎儿畸形或先天不足。

同时，新婚女子也应尽量少喝或不喝咖啡。因为一旦受孕，咖啡中的咖啡因就很容易通过胎盘的吸收进入胎儿体内，从而对胎儿的大脑、心脏等器官造成危害，同样会导致胎儿畸形或引起先天性疾病。

因此，新婚夫妇以及想要孩子的夫妻都不宜喝咖啡，也不宜饮用其他含咖啡因的饮料。

吸烟时喝咖啡危害大

科学研究发现，在吸烟的同时喝咖啡，会对人的动脉造成严重的伤害，容易使主动脉血管发生暂时性硬化。如果主动脉长期受到咖啡和香烟的双重伤害，就极易引发心脏病或其他心血管疾病。而且，咖啡与香烟相互作用会加重二者的毒副作用，还会对人体的整个供血系统产生严重的破坏作用。

另外，医学专家研究还发现，吸烟时喝咖啡会导致大脑过度兴奋，而且咖啡中的咖啡因容易与香烟中的尼古丁等物质发生作用，使人体某些组织细胞发生突变，甚至有诱发癌症的可能。

工作时喝咖啡对健康不利

很多在办公室工作的人都习惯在工作的间隙喝上一杯咖啡，认为这样不仅能消除疲劳，还能醒脑提神、提高工作效率。而事实却恰恰相反：工作时间喝咖啡会增加工作的紧张感，造成心率加快、血压升高和血中胆固醇含量增加。

科学家发现，咖啡因能促进肾上腺的分泌。办公室工作人员如果摄入 300 毫克咖啡因，4 小时后体内肾上腺素的含量将比没喝咖啡者高 37%。这不但不能缓解工作压力，反而会进一步加剧心血管的负担和神经紧张感，对身体健康更为不利。

喝过浓咖啡弊大于利

有的人喜欢喝高浓度的咖啡，认为喝浓咖啡可以迅速赶走疲劳，使人马上恢复活力，精神百倍地投入到工作和学习中去。其实，这样做弊大于利。

研究发现，喝高浓度的咖啡后会使体内肾上腺素迅速增加，导致心跳加快、血压明显升高，并出现心烦意乱、精神紧张、焦躁不安、耳鸣及肢体不自主颤抖等异常现象，久而久之会严重影响健康。如果考生在考试前或运动员在比赛前喝浓咖啡，就会因机体过度兴奋而导致考试失败或比赛失利。患有心律不齐、心动过速等疾病的人喝高浓度咖啡可使病情加重，高血压、冠心病患者喝浓咖啡可诱发心绞痛及脑血管意外。

喝咖啡不宜放糖过多

喝咖啡时适当放点糖可以中和咖啡的苦味，这样喝起来更香甜可口。但是，如果咖啡中放糖过多，喝后就会使人感到疲倦乏力、无精打采甚至昏昏欲睡。

这是因为，咖啡进入人体后会消耗体内的某些矿物质，从而阻碍体内的碳水化合物向葡萄糖的转化，导致体内血糖水平降低。如果所喝咖啡中加糖过多，糖又会刺激胰腺中的胰岛细胞，促使其分泌大量的胰岛素，而过量的胰岛素会降低血液中的葡萄糖含量，引起糖代谢紊乱。一旦体内血糖过低，人就会出现心悸、头晕、软弱无力、疲劳嗜睡等低血糖症状。

此外，在咖啡中加糖过多，还会使咖啡中的热量大大增加，长期饮用会使人发胖。

⊙温馨提示

在喝咖啡时最好不要吃过多的蛋糕、糖果等高糖食物，否则也会出现以上症状。

煮咖啡时间不宜过长

咖啡不宜长时间地沸煮。因为煮咖啡时产生的蒸汽会将咖啡中的部分芳香物质带走，并聚集在咖啡表面形成泡沫，泡沫的密度越大，咖啡的香味就越浓。如果将咖啡烧开后继续沸煮，会导致泡沫破裂，咖啡中的芳香物质就会随蒸汽挥发，还会增加咖啡的苦味。

同样，咖啡煮好后最好马上饮用，如果等到放凉后再喝，泡沫也会被破坏，从而使香味散失。

⊙温馨提示

煮咖啡的方法：一般应先用旺火将水烧沸，然后加入咖啡并改为小火，边煮边搅拌，煮3分钟左右关火。

过量喝咖啡有损健康

喝咖啡虽然能消除疲劳，使人精神振奋，但也不是喝得越多越好。相反，过量喝咖啡会对健康造成严重危害。

咖啡的主要成分是咖啡因，一杯咖啡中含 100 ~ 150 毫克咖啡因。咖啡因虽然可以提神，使大脑兴奋，但在过度兴奋之后必然会出现精神疲惫、昏昏欲睡的现象。如果短时间内大量饮用咖啡，还可能使人中毒；如果摄入体内的咖啡因超过 10 克，就会导致生命危险。而且，长期喝咖啡会上瘾，人体会对咖啡因产生依赖性，一旦停喝，就会使大脑受到高度抑制，出现血压降低、剧烈头痛、失眠、焦虑、神经衰弱等症状，严重时甚至会导致精神异常，使人出现喜怒无常、忧郁、冷漠等症状。

咖啡中的咖啡因能大量消耗体内的 B 族维生素，如果每天喝咖啡 4～6 杯，就会造成体内 B 族维生素明显缺乏。咖啡因还可以使人体血液中的胆固醇含量升高，每天喝 4～6 杯和 9 杯咖啡的人，其血液中胆固醇的含量比不喝咖啡的人分别高出 5% 和 11%。因此，过量饮用咖啡会大大提高冠心病的发病率，经常大量喝咖啡的人患冠心病的概率比不喝咖啡的人高 1～2 倍。研究还发现，常饮咖啡的人较易患膀胱癌，尤其是女性，即使每天只喝 1 杯咖啡的女性，患膀胱癌的风险也比不喝咖啡者高 2.5 倍。

"油渣"不可食用

所谓"油渣"，是指动物肥肉或者板油烹炸炼油后剩下的残留物。有的人认为这些残留物能够食用，且含有营养。其实不然，这些"油渣"不但没有营养，而且其中还含有大量的有害物质，会危害人体健康。

这是因为，在炼油时，高温会使炼油原料分解出大量的多环芳烃类成分，这是一种有强致癌作用的物质，调查显示，自然界的一千多种致癌物质中，多环芳烃类物质就占到了 1/8 以上，而且研究证明，它与胃癌有直接的关系。这些炼油剩下的"油渣"，其中的多环芳烃含量很高，因此是切忌食用的。

不能只食用橄榄油

橄榄油相比其他植物油，在营养价值方面确实略高一些。它含有丰富的不饱和脂肪酸，特别适宜人体吸收，具有软化血管和促进组织再生的功效，同时又有碘价高和易保存的优点。因此，在价格上橄榄油普遍要比其他植物油高出一个档次。

经常食用橄榄油对身体健康十分有益处，但是，就好比粗粮细粮要搭配食用一样，从营养全面的角度考虑，还是应当搭配食用一些其他植物油，如花生油、大豆油和玉米油等。因为，不同种类的植物油在营养成分的偏重和功效上也有不同，比如大豆油就有很好的降血压和降解胆固醇的作用。

⊙温馨提示

有一些橄榄油是专门外敷而不能食用的，消费者购买时要注意。

现在市场上劣质或假冒橄榄油也较多，消费者需谨慎购买。

精炼食用油并不比一般食用油质量好

精炼食用油是指经过脱酸、脱臭、脱色处理的油脂，包括色拉油和调和油等。由于精炼油除去了毛油中的部分杂质和色素，因此在色泽、酸价和烟点方面比一般食用油要优质一些，且不易氧化，更容易保存。

但是，精炼食用油在提炼的过程中，其中有许多对身体有益的物质如维生素等，也随着杂质和色素被去除掉了，所以，在营养价值方面，部分精炼食用油甚至不如普通植物油。

⊙温馨提示

精炼油有以下特点：色泽比普通植物油浅淡但清亮，烟点高，一般能达到250℃以上。

精炼油的营养价值也是因油而异，消费者选购时还是应当选择经过国家相关认证的品牌。

毛棉籽油不可食用

在一些产棉地区，当地群众有自己从新鲜棉子中榨取棉油食用的习惯。这种做法是不妥当的，不应提倡。

棉籽油虽然可以食用，但是自己榨取的棉籽油没有经过精炼、提纯和去毒的处理，只是"毛棉籽油"，这种油中含有0.1%～1.3%的游离棉酚成分，这种物质成分是有毒性的。人如果长时间食用毛棉籽油，摄入过多的游离棉酚，即会患上"烧热病"，表现为接受阳光照射会出现乏力疲劳、心慌气短、头昏眼花、面色潮红、食欲下降等症状，男性容易出现性欲减退、精子减少甚至不育症，女性则会发生闭经或者子宫萎缩。

由此可见，食用自榨的棉籽油对人体的危害是巨大的。未经过提纯、去毒处理的棉籽油不可食用。

鱼油不宜多吃

鱼油来源于深海鱼类脂肪的提取物，主要成分是多不饱和脂肪酸，可以降低人体血液中的低密度脂蛋白（LDL胆固醇），减少血液的黏稠度。因此，鱼油能够降脂，老年人可以适当服用；同时它对神经细胞有益，对儿童的大脑发育也有一定的促进作用。

但是，很多人都把鱼油作为日常必备的保健品来服用，有时还加大服用量，认为保健品多吃点对身体没什么坏处。事实上，体内含有过多的不饱和脂肪酸，很容易发生过氧化反应，消耗抗氧化物质，出现细胞老化等情况，如皮肤老化有老年斑等。对儿童来说，也不是多吃鱼油就会更聪明。

另外，鱼油中的主要成分还具有抑制血小板凝聚的作用，适量服用可以避免冠心病和脑血栓的形成，但是如果过量食用，却会因为血小板的凝聚性低而引起各种自发性的出血，包括脑出血等。

因此，鱼油虽好，但也不宜多吃。

过多吃粉丝对人体有害

有不少人喜欢吃粉丝，甚至把粉丝当作面条一样的主食来吃。这种做法是很不科学的，对健康会有很大的危害。这是因为，由于制作工艺的问题，粉丝在加工过程中要添加一定量的明矾，明矾与粉浆凝集在一起，很少逸离，这样，成形的粉丝中就会含有明矾成分。而众所周知，明矾中含有大量的铅，过量摄入铅对人体有很强的毒害作用。由此可见，粉丝是一种含铅食品，大量食用粉丝就等于大量摄入铅，对人体有害。

凉吃米面食品不科学

为图省事，很多人习惯于凉吃米饭、馒头等米面食品，但从营养健康角度上看，这样做是不科学的。

因为米面食品在放凉后，其中的淀粉成分会发生老化，其结构会定向排列，从而使淀粉结晶凝固。这种结晶凝固淀粉进入人体后不易被分解，也就不能被胃肠中的胰淀粉酶有效地转化为葡萄糖，也就意味着不能被人体吸收转化为能量。所以，吃凉的米面食品，不但会造成营养的损失和浪费，而且还可能因消化不良而产生腹泻。

常吃罐头食品易中毒

罐头类食品具有营养丰富、味道鲜美、食用方便、容易保存等特点，在生活节奏加快的现代社会深受人们的欢迎，有些人甚至把罐头当作日常菜肴来食用。这种做法是不对的，因为常吃罐头食品会引起中毒。

罐头食品在加工生产过程中要加入一定量的防腐剂、香精、色素和人工调味剂等添加剂。这些由人工合成的化学物质，短期少量食用是相对安全的，但是经常大量食用就会对人体造成不利影响，会对肝、肾等带来损害。而且，罐头食品在生产、运输、储存的过程中，如果消毒不彻底或密封不严，可能导致食品被细菌污染。细菌在罐头内大量生长繁殖，就可能产生对人体有害的毒性物质，人吃了这种罐头就会引起中毒。

另外，罐头食品也不是人人都适合食用。孕妇如果在妊娠初期经常食用含有添加剂或被细菌污染的罐头食品，将会对胚胎的正常发育造成不利影响，甚至会导致胎儿畸形。儿童正处在生长发育时期，如果长期食用大量的罐头食品，也会影响身体及智力的正常发育，不利于儿童的健康成长。

水果罐头分次食用不可取

有的人打开一瓶水果罐头后，一次吃不完，就留着下次再吃。这种做法是不正确的，因为罐头启封后存放一段时间，罐头内的水果就会受到污染而变质，食用后容易引起疾病。

罐头中的水果含较多的糖和酸，启封后容易被空气中的乳酸菌、酵母菌等细菌所污染。这类细菌的繁殖速度很快，并能迅速将罐头中的糖和有机酸分解为乳酸、醋酸、乙酸和其他物质，引起罐头变质。人如果吃了这种变质的水果罐头，就会患上肠胃炎。

罐头食品不新鲜的说法是片面的

在生活中有不少人都认为，肉类食品是刚刚宰杀的新鲜，水果食品也是刚刚采摘的才新鲜，而一旦把它们加工成罐头食品，它们就不再新鲜了。其实这种观点有一定的片面性。

事实上，有一些刚刚采摘的水果并不适合立即食用。例如，刚刚采摘的菠萝中含有大量的菠萝蛋白酶，对动物性蛋白有很强的分解作用。因此菠萝采摘后立即食用会损伤舌头表面黏膜和胃黏膜，使舌头产生涩感，还可能有胃部不适感。而在将菠萝加工成罐头的过程中，菠萝蛋白酶会经过高温杀菌过程而失去活性，同时果肉中大量的植物纤维被柔化，不但口感更好，营养成分也没有流失。

另外，一些鱼类食品如金枪鱼等，一旦死亡，其营养成分就会迅速流失。为了保证这类食品的新鲜度，有的罐头加工厂甚至将前处理工序搬到鱼池边，等鱼捕捞后马上进行处理，并做成罐头。这样就大大缩短了从捕捞到加工的时间，从而更好地保持了营养成分。

所以，罐头食品并不像人们想象中的那样不新鲜，相反，一些罐头食品比加工前味道更加鲜美，而且营养成分保存得更加完好。因此，适当吃些罐头食品对营养的摄入是有益的。

银耳汤不可放置过夜

银耳是一种老少皆宜的滋补品，不过应当注意的是，银耳汤不可放置过夜，否则将会产生对人体有害的物质。

这是因为，在银耳中含有硝酸盐类物质，如果煮汤后长时间放置，在空气中和细菌接触，就会使硝酸盐变价还原为亚硝酸盐。亚硝酸盐对人体的毒害作用是很大的，进入血液会影响血红蛋白正常的携氧功能，甚至使血红蛋白氧化，失去携氧能力，并进而影响人体的正常造血功能。

吃香肠要适量

香肠是一种日常的方便食品，以鲜肉混合各种香料制成，味道极佳，很受人们欢迎。不过有的人吃香肠不讲究适量，这就是一种饮食误区。

这是因为，香肠虽然美味，但是其中的营养成分极不均衡，脂肪、蛋白质含量极高，却几乎不含有人体所必需的维生素。人如果总是吃香肠，摄入的量过大，久而久之，就容易患上营养不良、肥胖等病症。

另外，为了方便保存，香肠中的盐分往往也很高，在放置过程中，这些盐分就会变质为亚硝酸盐物质，对人体会产生毒害。有的香肠中还会添加一定比例的防腐剂，其主要成分是亚硝酸钠，亚硝酸钠能够与蛋白质中的胺结合，形成有致癌作用的毒素，人食用过量会产生很大危险。

⊙温馨提示

在吃香肠时，最好能同时吃一些富含维生素的水果蔬菜，尤其是富含维生素C的水果蔬菜，因为维生素C能够阻断亚硝酸钠和胺的结合，从而避免有毒物质的产生。

第三章

食物加工、存放与健康

高温煮沸并不能消除所有病菌

许多人认为在高温煮沸的情况下，能够杀死病毒病菌，起到消毒的作用，甚至一些变质的食物在经过煮沸后，也可以安全食用。的确，高温煮沸是日常生活中最常见的消毒方式，许多病菌能够被沸水杀死，但是，并非所有的病菌都是如此。

一些病菌在高温的情况下是相当顽固的，比如乙型肝炎病毒菌在100℃高温下需要10分钟方可被灭。而有芽孢的细菌如炭疽芽孢杆菌、破伤风芽孢杆菌等，对高温高热则有更强的抵抗力，肉毒杆菌甚至能在100℃的沸水中存活5个小时。对于另外一些化学性的毒素，如龙葵碱、黄曲霉素等，高温沸水则非但不能有效杀毒，甚至会起到使毒素加速扩散、浓度加大的反作用。因此，高温煮沸并不是消菌杀毒的"万用良方"。

⊙温馨提示

由于病菌的耐热程度各有不同，因此在采用高温煮沸消毒时，最好能够把消毒时间相应延长。煮沸时间越长，消毒效果越好。

切忌食用发芽或未成熟的土豆，其中含有大量的龙葵碱，而如上所言，这类化学性毒素高温煮沸是无法消除的。

冷冻食物也有细菌

大家经常有一种认识：经过低温冷冻的食物，其中的细菌能够被完全杀死，因此可以放心食用。而实际上，这种认识正给了不少致病菌以可乘之机。

冷冻的确能杀死部分细菌，这是不言而喻的。但是，正如高温不能完全杀菌一样，低温冷冻也不能确保万无一失。有许多细菌耐低温能力相当强，如嗜盐菌能够在 –20℃的低温里生存两三个月之久。还有一些细菌，怕热却喜寒，甚至专门在低温情况下活动、繁殖，如痢疾杆菌，在沸水中 30 秒即可被杀死，而在冰块中却能存活 100 天。食用含有这些病菌的食物，极易导致腹泻、脱水、恶心、呕吐等病症。

所以，千万不能对冷冻食物放松警惕，在食用前一定要进行充分加工。能够在低温情况下生存的细菌，往往却不耐高温，适当加热即可杀死。

肉类不可加工至半熟再冷冻

为了方便省事，许多家庭主妇喜欢把一大块肉先加工至半熟，然后冷冻起来，要食用时再切取部分加工至全熟，认为这样既节省时间又可以在两次加工的过程中充分地杀菌消毒，一举两得。实际上，这种想法只是"一厢情愿"，陷入了误区。

将肉第一次加工至半熟时，其实只是表面和耐热性差的细菌被杀死，而大量的细菌则存活了下来，并在冷冻后可以继续繁殖。在第二次加工中，同样由于时间短、不充分，而难以杀死所有的致病菌。这样二次加工处理过的肉制品，是很容易吃坏肚子的。

⊙温馨提示

肉类加工应当一次性加工至全熟，然后以食品塑料袋密封，冷冻保存。

食用冷冻肉类时，应先在保鲜柜或微波炉里解冻，再加热食用为宜，加热时注意充分加热。

不宜用热水给冻肉解冻

有的人为了尽快给冻肉解冻，喜欢使用热水浸泡，这样虽然的确可以快速解冻，但是对口感和营养都会造成一定的损害。

这是因为，肉类在冷冻储藏时基本都是速冻的，这样其细胞液及组织间液体都会被迅速地冷冻，因而其营养成分以及鲜香都能够得到较好的保留。在解冻时，如果使用普通温度（6 ~ 8℃）下的水，细胞组织液慢慢融化后，仍能够逐渐地渗回到组织细胞内，从而可以回复到鲜肉的状态，不会造成营养的流失。但是，如果是用热水甚至是开水解冻，则那些凝结的细胞液和组织液都会很快融化并流到肉组织之外，造成水分流失。这种肉从口感和营养上都不会令人满意。

腌制食物也须消毒

腌制食物的含盐量高，在腌制的过程中就可以杀灭大量的细菌，但是，还是会有部分致病菌存留，所以，认为腌制食物不用消毒是不正确的。

比如大家熟悉的沙门氏菌——它是引发肠胃炎的罪魁祸首——在强盐强碱的环境下适应性很强，能够在含盐量高达 15% 的食物中生存 100 天以上，生命力相当顽强。

另外，还需要注意的是，腌制食物在未完全腌透的情况下是不能够食用的，因为未腌透的腌菜腌肉中会含有大量的亚硝酸盐，食用的话会造成亚硝酸盐中毒，导致人体缺氧甚至致癌。

先切菜再冲洗不科学

有些人在做菜时习惯先把蔬菜切好后再用水冲洗，这样做很不科学。

蔬菜中的许多维生素都能溶解在水中。如果将蔬菜切了再洗，就会造成维生素的大量流失，从而使其营养价值大大降低。

所以，做菜时要先洗后切，切好的蔬菜也不要泡在水里。

炒菜时每次炒完都应洗锅

有的人炒菜时图省事，炒完一个菜不洗锅便接着炒下一个菜。这样做虽然节省时间，也充分利用了余油和余热，但是从健康角度考虑，这种做法是不可取的。

因为在炒菜时，会产生一种名为"3，4－苯并芘"的物质，它具有强致癌作用，经常摄入会导致肺癌、胃癌及血癌。如果不洗锅继续炒菜，"3，4－苯并芘"则会越积越多，最终超出正常范围，人长期摄入这样的炒菜极易致病。

另外，在炒菜结束后，很多人还喜欢趁机再用余油炒饭，这种做法对健康也是有害的。因为炒完菜后，锅内的留存物很多，有酱油、味精、食盐等等，这时再炒饭，这些物质很容易焦化而生成亚硝酸胺，和"3，4－苯并芘"一样，它也是一种强致癌物，会对人体产生不利影响。

所以，不要图一时省事忽略烹饪细节，炒锅要一菜一刷。

用小火炒菜不可取

不少人认为大火急炒会破坏蔬菜的营养结构，使其中的营养成分流失，因此比较推崇用小火慢炒。其实恰恰相反，相比大火急炒来说，小火慢炒更容易使菜肴的营养受损。

首先，蔬菜营养成分的被破坏，是与烹炒时间的长短成正比的，因为烹炒时间越长，蔬菜中的水分损失便越严重，而营养成分则大部分存在于这些水分中。由于小火慢炒耗时长，必然会造成蔬菜营养的大量流失。据实验测定，小火慢炒5分钟，蔬菜中的维生素含量损失率可达40%～60%，而爆炒的损失量则远远小于慢炒。

其次，小火慢炒极易造成菜肴粘锅、糊锅，炒焦炒烂，这样不但破坏菜肴的口感和美观，更严重的是，焦化的蔬菜会产生对人体有害的物质，危害人的健康。

⊙温馨提示

时鲜蔬菜以速炒爆炒为佳，这样能够最大限度地保存其营养成分。

在炒蔬菜的时候，要适当颠锅，使蔬菜均匀受热，防止局部不熟或糊锅。

在速炒蔬菜前，一定要将蔬菜洗净，否则与营养成分一同保留下来的，可能还有致病菌。

爆炒并非十全十美

上面谈到了对蔬菜适宜用爆炒，因为这样能够保持蔬菜营养成分不被破坏。但是，并非说爆炒就是一种十全十美的烹制方法。

因为爆炒虽然大火高温，但是毕竟烹制时间极短，很容易使一些致病菌得以存活，从而危害食用者的健康。尤其是一些肉类，往往含有大量的禽畜病菌，如果爆炒时间过短，甚至爆炒不熟，是很难杀灭的。人食用这种菜肴后，容易患上一些人畜、人禽共患的疾病，如痢疾、皮肤病、口蹄疫等。

⊙温馨提示

烹制肉类时，一定要以炒熟烧透为准。

油热炒菜香的说法不科学

很多人在炒菜的时候喜欢把油烧得很热再放菜，认为这样炒出来的菜最好吃。的确，热油炒出的菜会脆嫩可口一些，但是从营养健康的角度来讲，这样做并不科学。

有研究表明，在油温超过200℃的时候，油就会开始冒烟。而油烟中的主要成分是丙烯醛，这是一种对人体呼吸系统有害的气体，因此，将油烧得很热，对烹饪者的健康来说首先就是一个伤害。

另外，当油加热到200℃的时候，它本身的营养结构就会被破坏，其中的各种维生素和脂肪酸被大量氧化，食用油的营养价值将会大打折扣。同时，过高的油温，还会产生一种过氧化脂质，它会阻碍人体对蛋白质和氨基酸的吸收，造成营养不良；摄入过多则还可能在人体内形成沉积，使人体的代谢系统受到损害，导致早衰。

⊙**温馨提示**

炒菜时油以八成热为佳。

烹调绿叶蔬菜时不宜加醋

有的人喜欢吃酸，无论做什么菜都喜欢加入一些醋。不过需要注意的是，在烹调绿叶蔬菜时是不宜加醋的，否则会使其营养价值大减。

这是因为，绿叶蔬菜中的叶绿素在酸性条件下加热会变得极其不稳定，镁离子会被酸中的氧离子取代，而成为一种黯淡无光的橄榄脱镁叶绿素，营养价值就会大大降低。

⊙**温馨提示**

绿叶蔬菜适宜大火爆炒，不宜加醋，这样既可保持它亮绿的颜色，又不会造成营养的损失。

做菜时放油不宜过多

有的人口味重，做菜时喜欢多放油，认为油多菜香，实际上这样做对身体并没有好处。

这是因为，植物油中虽然含有丰富的不饱和脂肪酸，但是这种物质却极易被氧化而产生有毒的过氧化物。如它会把维生素 C 氧化分解，使之失去正常的功能，这会导致体内维生素的不足。过氧化物还会使人体内的红细胞与线粒体膜遭受破坏，发生溶血的症状，而且还会与蛋白质结合生成老化色素——脂褐素，从而使皮肤上产生老年斑。另外，过氧化物沉积在血管壁、肝脏、脑细胞上，还会形成动脉硬化、肝硬化、脑血栓等疾病。

做菜时放酱油、盐不宜过早

酱油和盐是烹饪过程中不可缺少的调味品，关于它们的使用，不仅有量的规定，还应当有火候的把握，而这个火候的把握，恰恰是很多人所不注意的。总体来说，酱油和盐不宜放得过早。

酱油兼具调味和调色两方面的作用，优质的酱油中含有大量人体所需的多种氨基酸和维生素，还有钙、铁、锌等矿物质。但是如果在烹饪时不注意使用火候，过早放入酱油，在锅内的高温久煮下就会破坏其自身的营养成分，使氨基酸、维生素和糖分分解，一方面使酱油的营养含量大打折扣，另一方面由于糖分的散失，酱油口感也会变苦，从而影响菜肴的味道。

做菜时食盐也不宜过早放入，尤其是在烹制蔬菜时。由于蔬菜内部含有大量的水分，过早放入食盐，会使蔬菜表面盐度加大而造成内部水分的外渗，菜易变老，口感上失去鲜嫩的味道，同时也流失了大量的营养物质。如果是烹煮肉类菜肴时过早放入食盐，会由于肉还不烂而难于入味，口感难以尽如人意。

⊙温馨提示

酱油应当在菜将熟快要出锅之际放入，这样一方面保证了充分保留酱油本身的营养，另一方面也让它在配色、调味上起到最佳效果。

食盐的入菜火候其实因菜而异，但一般来讲，放得过早会使菜失去水分和柔嫩口感，而过晚则容易把菜炒烂，失去纤维韧性。

吃剩菜时不仅仅是回一下锅即可

生活中吃剩菜是很常见的事情，但是，你对剩菜的消毒重视吗？许多人的做法仅仅是将剩菜回锅热一下，便以为可以很好地起到消菌杀毒的作用，其实这种认识是很片面的。

剩菜中的有害物质，主要包括生物类的病毒病菌和化学类毒素两大类。一般而言，病毒病菌在100℃的高温下———些耐高温能力极强的除外——长时间加热的过程中都可以杀死。但对于毒素类的物质，高温加热的效果则往往不尽如人意，一些毒素，如土豆中的龙葵碱，在高温的条件下反而会增加浓度，毒性也会增强。

⊙温馨提示

对于剩菜剩饭，要注意保存在冰箱或食品柜里防止变质，并及早食用。

蔬菜中一般都会含有硝酸盐，这种化学物质对人身体无害，但是在留存的过程中，硝酸盐会慢慢地转化为对人体有害的毒性物质亚硝酸盐，而亚硝酸盐是无法用高温去除的。因此，对于吃剩的蔬菜，要尤其注意尽早食用或处理。

猪肝应炒至熟透再食用

猪肝是日常生活中经常食用的食品之一，它不仅滋味鲜美，而且富含多种营养，如维生素A和铁、锌、铜等矿物质。很多人在烹饪猪肝时，都喜欢速炒、嫩炒，认为猪肝炒得嫩点，不但吃起来口感更好，而且营养物质也会更充分地保留。但实际上，从健康的角度考虑，这种做法并不可取。

因为动物的肝脏是动物体内的解毒器官，动物进食所摄入的有毒物质以及自身产生的毒素都会聚集在肝脏部位，等待分解与排出。而人在准备动物肝脏时，其中的有毒物质并不能被完全清除，如果在烹饪时再不进行充分地处理，人就很容易因为受到这些毒素的侵害而生病。

此外，肝脏在动物体内和在动物被宰杀后的运输保存过程中，也极其容易被各种病菌和寄生虫感染侵入，如果在烹饪过程中不能有效杀菌，也是会对人体健康造成威胁的。

⊙温馨提示

猪肝等动物肝脏的烹饪以蒸煮为宜。如果爆炒，则一定要炒至熟透，以防止食用后生病。

调味作料不宜多放

许多初学烹饪或口味比较重的人，在做菜时总喜欢尽可能多地放一些调味作料，认为这样烧出的菜会更有滋味。其实这样做是有弊端的。

首先，多放调味作料，对菜肴的营养价值会有影响。比如盐度高的作料放多后，会造成所烹饪的菜肴脱水、变老，不但口感不佳，而且许多营养物质会因此流失。

其次，习惯多放调味作料，对健康也有不利的影响。研究表明，小茴香、生姜、桂皮、丁香、胡椒等调味料，其自身就具有一定的毒性，少食不会对人体产生影响，但如果长期大量食用，则可能导致中毒，使人表现出口干、咽喉肿痛、失眠等症状，严重者甚至可能因此诱发肠胃炎和高血压等疾病。

因此，日常饮食中以少放调味料为宜，饮食口味宜清淡。

鸡精和味精不能混同

很多人认为鸡精和味精都是起调味作用的作料，没有什么差别。但实际上，两者在营养价值和口感上都有较大的不同。

味精中的主要成分是谷氨酸钠，它味道鲜美，可用以调味，但却没有什么营养，所以说味精只是一种比较纯粹的调味剂。而鸡精中尽管也含有比重很高的味精成分，但是其中还含有多种营养物质。优质的鸡精是用新鲜的鸡肉、鸡骨、新鲜鸡蛋为主料，通过蒸煮、减压、提汁等多重工序，再配以味精、糖、盐、鸡肉粉、香辛料、香精等多种辅料复合而成的。鸡精除味道更加鲜美外，营养价值也远比味精高，适宜多种场合的使用。

⊙温馨提示

市场上的鸡精产品良莠不齐，消费者购买时要注意甄别，主要看其中的味精含量。由于鸡精中本身已经加入过食盐，因此在使用鸡精做菜时要注意少放盐。

米并非加工得越白越好

买大米的时候，许多人喜欢挑选那些看上去白一些的大米，认为这样的米干净，有营养。其实，这是陷入了一个认识上的误区。

大米的色泽与加工过程中的脱糠程度有关，紧贴大米外层的糠衣脱得越完全，米的颜色就越白。因此消费者所挑选的那些白大米，实际上与普通大米是一样的，只不过脱糠更彻底一些而已。但是，过分的脱糠在让大米更洁白的同时，也损害了大米的营养价值，因为，大米的糠衣中含有十分丰富的维生素和纤维素，外层胚芽中还含有多种不饱和脂肪酸，如果过分地脱糠，这些营养成分也会随之被去除，这样大米在营养价值上反而会比不上那些色泽微黄的米。

⊙温馨提示

市场上有一些米不仅洁白，而且光泽诱人，看上去亮晶晶的，这往往是一些陈米添加了化学制剂或进行过喷油抛光处理过的效果，这种大米千万不能购买食用。

炒胡萝卜不宜放醋

炒胡萝卜时放醋会对胡萝卜的营养价值造成破坏。

因为胡萝卜中最主要的营养成分就是大量的 β 胡萝卜素，具有明目和美容的效果，它还可以被人体转化为维生素 A 吸收，并能够抑制破坏性的自由基细胞，适量摄入可以大大降低患心脏病、高血压和各种癌症的概率。但是，如果在烹饪胡萝卜的时候放醋，醋中的酸性成分就会极大地破坏 β 胡萝卜素，使其损失率达到90% 以上，造成极大的浪费。

大米不宜曝晒

家里的大米生虫了怎么办？很多人习惯于在太阳底下将大米进行曝晒，认为这样就可以把米虫晒死或者晒跑。实际上，这种做法不仅除不了米虫，反而会对大米的营养价值造成极大的损害。因为在太阳底下曝晒，大米中的水分会迅速散失，并丧失原有的吸湿功能，变得干燥和脆化，再收集起来后很快就会变成碎米，反而更加容易受潮、生虫。而且碎米再食用的话，营养价值和口感都会大打折扣。

⊙**温馨提示**

大米生虫后，应当将其放到通风阴凉处晾置，等米虫慢慢爬出，然后再用筛子筛一遍。

不宜用热水淘米或淘洗次数过多

不少人在淘米时总是唯恐米淘不干净，因此喜欢用热水或者多次淘洗。其实这种做法非但不必要，而且还会损害大米中的营养成分，造成营养流失。

因为大米中的营养成分多存在于米的外层，主要是多种维生素和无机盐类，多次淘洗和用热水淘洗，次数越多，水温越高，这些营养成分流失得就越多，甚至能够达到 40% ~ 50%。

⊙**温馨提示**

淘米的时候不必反复淘洗搓揉或者用热水淘洗，正确的淘米方法是用清凉水淘洗两次，只要将米中的杂质除去即可。

对于陈年旧米，可适当多淘洗一两次。

用冷水下米或下饺子不足取

用冷水下米，煮制所需的时间长，这样煮出的饭会烂熟。但是，在长时间的煮制过程中，米中所含有的营养成分——主要是其中的 B 族维生素——也在慢慢流失。有实验表明，在水中煮过半小时的米，其中 B 族维生素的损失将达到 40%。

而用冷水煮饺子，同样也会因为时间过长而产生问题。首先，由于锅内的水不沸腾，饺子下锅以后会沉底，这样就容易产生粘锅破肚。其次，由于用冷水煮，时间过长，饺子馅的营养会大量流失。

⊙温馨提示

下米正确的做法应当是先把米洗净，在清水中泡置一会儿，同时将锅中的水烧开，然后将米和清水一同倒入锅内煮。

饺子应当等锅内水沸腾后再下锅，并注意搅动，防止沉底粘锅。

不宜用冷水煮菜汤

有的人在煮菜汤的时候，喜欢把菜放到冷水中再加热。这种做法是错误的。

这是因为，如果把菜和冷水一同加热，当水温逐渐升高，大概到50℃左右时，蔬菜中的维生素 C 氧化酶物质就会被激活，这种氧化酶处于活化的高峰期时会将维生素 C 氧化并破坏掉，从而使蔬菜的营养大打折扣。

⊙温馨提示

煮菜汤的正确方法应当是在水烧开时再加入蔬菜。

冲泡蜂蜜不宜用开水

有的人认为冲泡蜂蜜应当用开水，这样会使蜂蜜尽快化开。其实不然，冲泡蜂蜜不宜用开水。

这是因为，蜂蜜中含有的许多有益成分都不耐高温，如果用开水冲泡，就会导致蜂蜜中的多种酶和部分维生素成分遭到破坏，并产生羟甲基糖醛，这种成分会破坏蜂蜜中的大部分营养成分。而且，使用开水冲泡蜂蜜，还会造成对其口味的破坏。

⊙温馨提示

蜂蜜正确的冲泡方法是：在夏季用凉开水或微温的水冲服，在冬季可用较热的水，但是温度也不要超过60℃。

煮粥放碱不科学

煮粥放碱的确会缩短烧煮的时间，而且会使粥煮得更烂，吃起来口感会更好一些。但是，这种做法是不值得提倡的，因为它破坏了粥的营养成分，降低了粥的营养价值。

粥的主要成分无外乎各种粗细米面及豆类，其中含有大量维生素，而碱类物质恰恰极易破坏这些维生素的稳定，尤其是 B 族维生素，它们在碱性环境中会很快地被分解。实验证明，若烹煮 1千克大米时仅仅放入 1 克的碱，大米中维生素 B_1 的含量便会减少90%。因此，尽管放碱会使粥熟得更快，但从营养角度来看，煮粥放碱是不科学的。

⊙**温馨提示**

要缩短煮粥的时间，可以事先将粥料放在清水中浸泡。比如早餐想喝粥，可以在头天晚上便将粥料放入水中浸泡。

不宜用牛奶煮荷包蛋

有的人喜欢用牛奶煮荷包蛋，认为这样既营养丰富又省时省力，其实不然。

用牛奶煮荷包蛋，虽然在操作上的确会省力，但是从营养角度考虑却是不科学的。这是因为，牛奶的沸点比较低，往往不用加热多久就会开锅，而此时的鸡蛋还处于半生不熟的阶段，其中的细菌还没有被完全杀死。

而如果要把鸡蛋完全煮熟，牛奶中的蛋白质又会因为长时间加热而损失掉一部分，而且牛奶也容易溢锅。

因此，将牛奶和鸡蛋一起煮是不利于营养保健的。要充分保存鸡蛋和牛奶两者的营养，还是要两者分别加工。

牛奶不宜长时间用高温煮

有些人为了消毒彻底，就长时间高温煮牛奶，这是不对的。

牛奶中含有丰富的蛋白质，加热时，牛奶中呈胶体状态的蛋白质微粒会发生很大的变化。当牛奶被加热到60～62℃时就会出现脱水现象，其中的蛋白质微粒会由溶胶状态变成凝胶状态，随后还会出现沉淀；当温度达到100℃时，牛奶中的乳糖便开始焦化，使牛奶变成褐色，并逐渐分解生成乳酸，同时产生少量甲酸，使牛奶变酸。这样，不仅牛奶的色、香、味变差，营养价值也大打折扣。

此外，牛奶中还含有一些极不稳定的磷酸盐成分，在高温下这种酸性磷酸盐会转化成不溶性的中性磷酸盐沉淀下来，影响牛奶的质量。因此，牛奶不宜长时间用高温煮。

煮牛奶适宜用旺火

用文火煮牛奶所需的时间较长，牛奶中的维生素等营养物质容易被空气氧化而遭到破坏，从而降低了牛奶的营养价值。

科学的煮奶方法是用旺火煮奶，煮沸后关火，等10秒钟左右再开火煮，如此反复煮三四次，既能保持牛奶的营养成分，又能有效地杀死牛奶中的有害细菌。

豆浆和牛奶不可同煮

豆浆和牛奶都是富含营养的饮品，有人认为将其一同烹煮饮用，可以同时吸收豆浆和牛奶的营养。这种想法实际上是错误的。

因为，豆浆和牛奶虽然都需要加热煮沸饮用，但两者成分不同，烹煮的要求也就不同。豆浆中含有胰蛋白酶抑制因子，如果不通过高温充分加热，使其分解，会对人的肠胃造成刺激，并抑制胰蛋白酶的活性，对人体不利，因此饮用没烧开的豆浆可能会使人中毒。

而牛奶则恰恰不宜过分加热，其中的蛋白质和维生素在高温条件下十分容易分解挥发，因此长时间烹煮牛奶，会使其中的营养成分大大降低。

豆浆和牛奶，前者需要较长时间充分沸腾，后者则不宜过分烹煮。因此，两者同煮，会因此降低营养价值，并对人体产生危害。

⊙温馨提示

豆浆在沸腾后要继续小火煮3～5分钟，牛奶小沸即可饮用。

煮牛奶时不宜加糖

不少人习惯在煮牛奶时加一些糖，认为这样煮出来的牛奶又甜又好喝，其实这种做法是错误的。

因为，在煮牛奶时加糖，牛奶中的赖氨酸与果糖在高温作用下会生成一种有毒物质——果糖赖氨酸。这种物质不但不能被人体消化吸收，而且会对人体健康造成危害，人喝了这种牛奶后会出现肠胃不适、呕吐、腹泻等症状。儿童经常喝加糖煮出来的牛奶，对智力发育十分不利。

⊙温馨提示

煮牛奶的时候应先把牛奶单独煮好，等稍微凉凉后再把糖加入。

煮鸡蛋时不宜加糖

许多人在煮荷包蛋的时候喜欢加糖，认为这样既美味又富含营养。实际上，这种认识是不正确的。

因为在烹煮鸡蛋的时候，鸡蛋中的氨基酸会跟糖分发生化学反应，生成果糖基赖氨酸，这种物质虽然无毒，但是不易于被人体吸收，会造成营养物质的流失。

⊙温馨提示

如果口味喜甜，可在蛋煮熟后再另外加糖调味。

鸡蛋不宜煎煮太老

有些人煮鸡蛋担心煮不熟，因此往往煮很长时间，很容易把鸡蛋煮老了。其实，鸡蛋煮得太老不但吃着口感不好，而且鸡蛋的营养价值也会下降。这是因为鸡蛋煮的时间过长，蛋黄中的亚铁离子就会与蛋白中的硫离子发生化学反应，生成难以溶解的硫化亚铁褐色沉淀，很难被人体消化吸收。

同样，油煎鸡蛋时间也不能过长，否则鸡蛋边缘会被烤焦，蛋清中的高分子蛋白质也会变成低分子氨基酸。这种氨基酸在高温条件下容易形成有毒的化学物质，对人体危害较大。

⊙**温馨提示**

煮鸡蛋时为了防止蛋壳爆裂，可先将鸡蛋洗净后放在冷水锅中浸泡1分钟，然后用小火将水烧开，水开后再煮5～6分钟即可。

用凉水冷却刚煮熟的鸡蛋不科学

在日常生活中，有些人为了剥壳容易，经常把刚煮熟的鸡蛋捞出后立即放在冷水中冷却。其实这种做法很不科学。

鸡蛋的蛋壳内有一层保护膜，不但能防止蛋内水分挥发，还可以阻止细菌通过。而在鸡蛋煮熟后，这层保护膜也被破坏掉了。当把刚煮熟的鸡蛋放入冷水中时，热鸡蛋突然遇冷发生猛烈收缩，蛋白与蛋壳之间就形成一定的空隙，使鸡蛋容易剥壳。与此同时，冷水和水中的细菌、霉菌和病毒等微生物，也会通过蛋壳及已经破了的保护膜上的微孔进入蛋内。再加上煮蛋过程中有些蛋已经破裂，微生物还可通过裂缝直接进入蛋内，并与蛋内的酶一起分解蛋内物质，使鸡蛋腐败变质。人一旦吃了这样的鸡蛋，往往会感染疾病。

⊙**温馨提示**

刚煮熟的鸡蛋不宜立即用冷水冷却，可以在煮蛋时加入少量食盐，这样既可杀毒，又可使蛋白质收缩变性，煮熟的蛋壳就很容易剥掉。

将鸡蛋先放入冷水里浸泡一会儿，再放进热水里煮，这样蛋壳不易破裂，容易剥下。

炒鸡蛋不宜放味精

有些人在炒鸡蛋时喜欢放味精，这是没有必要的。

味精的主要成分是谷氨酸钠，有很纯正的鲜味，是厨房里的调味佳品。而鸡蛋中含有大量的谷氨酸和一定量的氯化钠，这两种物质经过加热后的反应产物就是味精的主要成分——谷氨酸钠。炒鸡蛋时放味精无异于画蛇添足，不仅是一种浪费，而且味精分解产生的鲜味还会破坏和掩盖鸡蛋本身的天然鲜味。另外，味精食用过量还可能导致脱发。

煮挂面、元宵不宜用旺火

许多人在下挂面的时候，为了节省时间，往往喜欢用旺火煮，认为这样面就会熟得快。其实，这样煮出的面从口感到营养上都不能让人满意。

因为挂面本身水分少，在烹煮的时候只有让水分充分渗入面体内部，这样的面吃起来才会筋道爽滑。但是如果用旺火煮面，水会很快达到高温沸腾，这样挂面的表层就会首先被煮熟，并形成一层黏膜，使水分不容易再渗入，从而造成出锅后的挂面外黏内硬，十分不好吃，而且其中所含的营养物质也不易被人体吸收。

用旺火煮元宵的错误与此类似，而且由于元宵煮熟后的黏度会更大，更不利于渗水，因此旺火煮出的元宵往往内部的元宵馅会很硬，冷冻元宵甚至还会有不化冻的现象，不利于食用。

⊙**温馨提示**

煮挂面的正确方法是小火慢煮，并保持锅中的水小沸。

如果是手擀面，水分比较多，其烹煮方法则恰恰相反，适宜用旺火，并应注意适时加 1～2 次凉水。

煮元宵的正确方法是先将水烧开，然后放入元宵，等元宵浮上水面后，再用小火慢煮。

用水长时间泡肉不合理

许多家庭在清洗或化冻的时候，习惯于把肉长时间地泡在水里，甚至把肉泡得泛白，这种做法其实并不合理。

因为肉类中含有丰富的蛋白质，而其中许多蛋白质是可溶于水的，比如肌红蛋白和肌溶蛋白的亲水性就相当强。长时间浸泡后，这些蛋白质会渐渐地溶解在水中，从而造成营养成分的流失。肉泡得发白，就说明营养的流失已经相当严重。

⊙温馨提示

肉类化冻时最好是让其在自然状态下慢慢化开，或者也可以将肉包裹上保鲜膜或保鲜袋放在水中浸泡，这样就不会造成蛋白质的损失。

不能用冷水炖肉

炖肉不仅美味，而且营养丰富，是许多家庭过年过节的必备菜品。但是，炖肉也是有很多讲究的，比如不要用冷水炖肉就是其中很重要的一点。

首先，用冷水炖肉，炖制的时间会较长。这样，肉就会长时间地浸泡在水中，而造成其中可溶于水的蛋白质成分流失。其次，冷水中往往会含有漂白粉一类的化学物质，它们在加热情况下会破坏肉类中的 B 族维生素，降低肉的营养价值。

而且，我们不仅不能直接用冷水炖肉，就是在炖肉的过程中，也尽量不要向其中添冷水。因为添进冷水，肉会因为突然受冷而收缩，蛋白质和脂肪成分会因此凝结，导致肉不易煮烂。

炖肉不宜一直用旺火

炖肉不宜用冷水，同时也不宜一直用旺火炖，这是因为一直用旺火炖出的肉，无论从营养价值还是口感上，也都是不能让人满意的。

因为用旺火炖肉时，火力大，肉受温高，其中的香味物质就会过早挥发，不待肉完全炖熟，其香味、口感便已大打折扣。其次，一直用大火炖肉，肉中的蛋白质和脂肪成分在凝固后继续受热就会老化，另外，大火猛炖时肉中的氮类物质不宜释放，也会使肌纤维不易煮烂，所以长时间旺火炖出的肉，吃起来会很老很硬。

⊙温馨提示

炖肉的正确方法是用热水下肉，用大火尽快把水烧开，然后改用微火慢炖。

炖肉时放盐和酱油不宜过早

不少人认为在烹饪肉时早放盐和酱油，让它们和肉长时间一起炖煮，那样炖肉会更容易入味。其实不然，这样做往往会适得其反。

因为，盐和酱油过早地加入，会影响肉中的脂肪物质和蛋白质，使其凝固。这样，不但使炖肉不易入味，而且肉本身也不易煮烂，影响口感。另外，如果盐和酱油过早地放入，长时间烹煮后其自身的营养价值也会降低，还会产生出氯丙醇类有害物质，危害健康。

⊙温馨提示

炖肉放盐的最佳时间是在肉九成熟时，放酱油则应稍早，在肉七成熟时为宜。这样炖出的肉既充分入味，又色泽均匀。

蒸馒头用"老面"发酵不科学

用"老面"（面肥）发酵，是一种比较传统的发酵方法，许多家庭习惯使用。但是，这种做法从健康角度考虑则不太科学。

因为"老面"经过比较长时间的放置，很容易被细菌感染，在和入新面发酵的过程中，细菌会滋生，并污染新面，这样蒸出来的馒头，人吃了可能会致病。另外，加入"老面"发酵的面，通常会因为发酵过度而产生强烈的酸味，蒸出的馒头十分不好吃。一些人为了中和面中的酸味，往往又会往面中加碱，这样尽管保证了口感，但是碱却会破坏面中的 B 族维生素，造成营养的流失。

⊙温馨提示

蒸馒头还是以鲜酵母发面为宜，不需要放碱。

用硫黄熏蒸馒头不健康

硫黄有毒性，大家都知道这个常识，在家自己做饭时，基本没有人会用硫黄来蒸馒头。但是许多从外面买回来的馒头看起来又白又软，让人食欲大振，殊不知这可能是用硫黄熏蒸出来的"毒馒头"。

硫黄蒸汽会破坏淀粉中的维生素成分，进入人体后会影响对钙的吸收。另外，硫黄中的硫与空气在加热条件下反应，可以产生二氧化硫，遇水会生成亚硫酸，这种物质对于胃有强刺激作用，能破坏胃壁及黏膜组织，对消化系统有极大威胁。

⊙温馨提示

购买馒头时要注意辨别，用硫黄熏蒸过的馒头又大又白，但近闻的话可以嗅到一股刺鼻的气味。

用尼龙绳扎粽子有损健康

传统上捆扎粽子用的多是蒲草，对人体无害，且蒸后会在粽子上留有清香。现代人图省事，有时会直接用尼龙绳代替蒲草捆扎粽子，食用者也不会太在意，但是从健康角度考虑，这种方法是十分有害的。

尼龙绳又名聚酯乙烯绳，其主要成分是化学物质聚酯乙烯，在高温情况下会产生诸如二甲烷等有毒元素，渗入粽子中，人吃后很容易中毒。

自家包粽子时，如果没有蒲草，可用煮过的棉绳替代。

炖鸡先放盐会破坏营养价值

炖鸡先放盐，不但不会起到充分入味的作用，反而会适得其反，直接影响鸡肉的口感及营养价值。

因为鸡肉中的水分较高，而食盐则具有脱水作用，过早加入食盐，鸡肉组织细胞中的水分会因此散失，组织结构会明显变紧收缩，使炖过的鸡肉吃起来很老、很硬，营养物质也不易为人体吸收。

炖鸡放盐的正确方法是待鸡炖好后，等鸡汤降温至80～90℃时，再加适量的盐。

鱼不宜清蒸着吃

有些人认为清蒸的鱼吃起来更加鲜美可口，因此总是将鱼清蒸着吃。其实，鱼清蒸时会破坏掉大量的维生素和矿物质，使鱼肉的营养价值大大降低。如果将鱼煎煮或红烧，不但营养损失少，而且更容易被人体消化和吸收。因此，从营养学角度来讲，烹饪鱼时最好还是煎煮或红烧。

虾米直接煮汤喝不妥

不少人经常将刚刚买回来的虾米或虾皮不做任何处理就直接拿来煮汤喝，这样做是很不妥当的。这是因为虾米或虾皮在加工的过程中很容易沾上一些致癌物质，如果直接用来煮汤喝，时间一长将可能诱发癌症。

为了防癌，虾米、虾皮在食用前最好先用水煮一下，15～20分钟后捞出，并将汤倒掉不喝，然后再换水煮汤。汤煮好后，最好加入1～2片维生素C后再喝，这样可以阻止致癌物在人体内合成。

炒苦瓜前应先用开水焯一下

苦瓜味苦性凉，吃后会给人清爽的感觉，还具有较高的药用价值，中医上说它"驱邪热、解劳乏，清心明目，益气壮阳"，因此，它越来越受到人们的喜爱，进入了很多家庭的食谱。

苦瓜虽然有这么多的好处，但是并非十全十美。实际上，苦瓜中含有较多的草酸，它利于开胃，但是如果过量摄入的话，则会影响人体对钙的吸收，导致钙缺乏症。因此，苦瓜不宜多吃。不过，如果在炒苦瓜之前，用开水将苦瓜片焯一遍的话，其中的草酸含量就会大大降低，对人体的副作用也会大大减少。

绿叶蔬菜不宜长时间焖煮

绿叶蔬菜不适宜长时间焖煮，因为这样做可能会危害到人的健康。

绿叶蔬菜中都不同程度地含有一定量的硝酸盐，硝酸盐对人体无害，但是在长时间高温烹煮的条件下，它会变价为有毒性的亚硝酸盐。亚硝酸盐进入体内后，会把低铁血红蛋白氧化成高铁血红蛋白，从而使其失去携氧和运送氧气的功能，使人产生中毒症状。轻者会感到周身乏力气短，严重者则会出现皮肤青紫，甚至因缺氧而窒息，危及生命。因此，绿叶蔬菜不宜长时间焖煮。

⊙温馨提示

绿叶蔬菜最适宜用旺火速炒。

做饺子馅时不应挤掉菜汁

不少人包饺子时发现饺子馅易出汁，下锅的时候会跑汤，于是在和馅的时候，习惯于把菜馅的汁液挤掉。这种做法实际上浪费了很多营养。

因为蔬菜中的营养，很大部分保存在它的水分中，尤其是维生素的含量，汁液中就占据了 70% 左右。所以，如果在和饺子馅的时候挤掉菜汁，会造成许多营养物质的流失。

⊙温馨提示

在和好饺子馅后，可以适量加进一些香油搅拌，这样可以形成"油包菜"，饺子就不会再跑汤。

切忌用生油拌饺子馅

有的人在包饺子做馅的时候，习惯于用生油拌馅，这是不正确的。

这是因为，生的油，尤其是采用抽清法制取的豆油以及菜籽油，其中会含有少量的苯、酚等物质残留，对于人体是有害的，人食用生油后容易导致神经性疾病及疲乏无力等不适症状。

⊙温馨提示

不要用生油拌饺子馅，在拌陷之前一定要先把油烧开，并使温度达到 200℃ 以上，确保有害物质都挥发掉。

煎煮食物不宜用搪瓷制品

居家生活应注意，不宜用搪瓷制品煎煮食物。

这是因为，一般的搪瓷制品表面都会涂有一层珐琅，珐琅是一种对人体有害的物质，其中含有大量的铅化物以及其他重金属。如果经常用搪瓷制品煎煮食物，珐琅中的铅和重金属离子就会游离到食物中，从而导致人的慢性中毒，并对骨骼和肾脏造成损害。

用铝锅炒菜易中毒

现在很多家庭使用的还是铝锅，这是一种应当被淘汰的炊具。

这是因为，铝锅虽然具有传热快、省时省燃料的优点，但是对健康却很不利。研究显示，长时间使用铝制品加工食品、烹调饭菜，人吃后会导致铝摄入过量，容易造成铝中毒，而且会影响智力发育，并增加老年痴呆的发生率。

不可在炉火上直接烘烤食物

有些人喜欢把馒头、烙饼、糍粑等直接放在炉火上烘烤，认为这样可起到消毒作用，而且烤出来的食物香脆可口。其实不然。经过烟熏火燎的食物，很容易被有害物质污染，人食用后会对健康造成危害。

实验证明，煤、石油、木材及农作物秸秆等含碳的可燃物燃烧时，都能产生一种叫作"3,4-苯并芘"的物质。这种物质具有较强的致癌性，可以通过皮肤、呼吸道、消化道等途径进入动物和人体内，从而诱发胃癌、白血病、肺腺瘤等。

⊙温馨提示

在烘烤食物时，最好间接加热，切忌将食物直接放到火上熏烤。

不宜用铜制炊具加工蔬菜水果

有的人在加工蔬菜水果的时候，对炊具没有特别的注意，这是不对的，炊具使用不当可能会使蔬菜水果的营养价值大打折扣。

营养专家提示说，不应使用铜制炊具加工蔬菜水果。这是因为，铜是一种很活跃的金属，对于维生素尤其是维生素 C 有很强的氧化和吸附作用，因此用铜炊具加工蔬菜水果会导致其中的维生素成分的大量流失，营养价值降低。

烹制蔬菜不宜用微波炉

微波炉以其方便、智能、快捷的特点迎合了现代快节奏的生活，很多人都热衷于使用微波炉加工食物。但是，要注意的是，并非所有食物都适合用微波炉来烹制，而蔬菜便是其中之一。

我们从蔬菜中获取的营养物质，主要是各种维生素和矿物质，其中以维生素 C 所占的比重为最高。但是用微波炉烹制蔬菜，恰恰对维生素 C 有很大的破坏，因为维生素 C 遇热很不稳定，而微波炉的热效率又相当高，所以会很快造成维生素 C 的大量损失。

此外，蔬菜中还含有类黄酮，它是一类具有抗氧化作用的物质，可以降低人们患心脏病、中风和某些癌症的概率。《食品与农业科学》杂志曾经做过一项调查，在蒸、炖、煮和用微波炉烹制蔬菜这 4 种方法里，使用微波炉所造成的类黄酮损失最大，竟然达到 97%。

⊙温馨提示

蔬菜烹饪应以蒸、炒为宜。

香菇过度浸泡不科学

香菇营养价值高，并具有浓郁的香味，在菌类食品中属于上品，经常食用还能够防止肝硬化，抑制血液中胆固醇含量的增加，有较高的保健作用，因此为人们所喜食。由于香菇多为干品，食用前要用水泡发，不少人为了把香菇充分泡开，会把它放在水中长时间浸泡，但这种做法实际上并不科学。

因为香菇中富含麦角甾醇，这种物质在接受阳光照射后会转变为维生素 D，而如果用水过度浸泡或清洗香菇，就会损失其中维生素 D 的含量。另外，过分的浸泡也会使香菇的香味大大降低，造成"香菇不香"。

⊙温馨提示

香菇的种类或制作工艺不同，在泡发时间上也会有不同，不过一般泡 2 ~ 3 个小时后用手触摸感觉完全软化即可，不宜长时间浸泡。

泡香菇宜用温热水

许多人在泡发香菇时使用凉水，这种做法其实不对。因为香菇中含有一定量的核酸分解酶，用温度超过 70℃的热水浸泡时，这种分解酶就会催发自身的核糖核酸，进而分解出含有香味的物质，使香菇更加鲜美，更有营养。而如果用凉水，则无法有效催发这种物质，泡发出的香菇会不好吃，营养也大打折扣。

⊙**温馨提示**

泡发香菇时，以70℃左右的温热水为宜。

发木耳宜用凉水

有的人在发木耳的时候喜欢用热水，这样的确可以发得较快，但是发出来的木耳在口感与营养价值上却不高。

这是因为，虽然用热水发木耳很快可以发开，但是由于木耳中有一种胶质，遇热会变得黏稠，木耳的表层发开后，这些胶质就会阻止水分更进一步地浸透到木耳中去，这样就会使木耳内部的肉质无法充分发开，因而营养价值就会大打折扣。而如果使用凉水发木耳，则不会有这种情况，木耳会充分发开，肉质好，营养高。而且从口感上来说，凉水发的木耳鲜嫩脆滑，而热水发的则绵软发黏。

豆芽并非发得越长越好

许多家庭有自发豆芽食用的习惯，并且在发制豆芽的过程中喜欢把豆芽发得长一点，认为只要不发老，发得越长越大，豆芽就越有营养。这种认识其实是不正确的。

因为豆芽是经豆子萌发出来的一种蔬菜，其营养来源主要是豆子本身。而豆芽在成长过程中，会不断地消耗营养，将豆子中的蛋白质转化成维生素等成分供自己生长。据测定，豆芽长到10～15厘米的时候，豆子中的营养成分将会损失20%左右。所以，尽管豆芽最后会长得很长，但营养物质损失过多，其实是得不偿失的。

豆芽长到2厘米左右时，营养价值最高，一般在5厘米左右采摘食用为宜。

海带不宜长时间浸泡

海带中的营养成分丰富，尤其是含碘量极高，并具有良好的药用价值，是一种很好的绿色食品。

现在市场上售卖的海带多是干货，购买后需要清洗并浸泡发开。但不少人买回海带后喜欢长时间浸泡，以为这样可以充分吸水，实际上这种做法是错误的。因为长时间浸泡后，海带中的营养物质会流失，盐分也会大量散失，这样的海带吃起来没有什么味道，而且营养价值也会降低。

⊙温馨提示

加工海带正确的方法是随吃随泡，没有必要泡很久，一般15分钟左右就可以。

市场上的水发海带往往是浸泡过几天的，营养价值不高，也不卫生。

不宜长期用可乐瓶盛装食用油和酒等

日常生活中，有些人认为装可乐等饮料的塑料瓶既轻便又不易破损，于是就用它来装食用油、酱油、醋和酒等。殊不知，这种做法对人体健康是有害的。

这类塑料瓶通常是用聚乙烯塑料制成的，用来盛装矿泉水、可乐和汽水等饮料，对人体健康是没有影响的，但若长期用来盛装植物油、酱油、醋、酒等脂溶性有机液体，瓶体中的乙烯单体就会慢慢地溶解出来。此外，这类塑料瓶的瓶壳一般比较薄，透明度高，耐光性差，而且易于老化，受空气中的氧气、臭氧和紫外线的作用后，会产生强烈的气味。若长期用这类塑料瓶存放食油、酱油、酒等，不仅易使食油等迅速氧化变质，而且还会加速塑料的老化，引起聚合物碳链断裂，产生更多的乙烯单体。人食用被乙烯污染的调味品后，就会出现头晕、头痛、恶心、呕吐、食欲不振、记忆力下降、失眠等症状，严重的还会导致贫血及其他疾病。

⊙温馨提示

一般情况下，短时间内可以用饮料瓶盛装食用油和酒等，但最好不要超过1周，饮料瓶用后应及时清洗。

一个塑料瓶最多只能使用半年。

不宜用金属容器盛装酸梅汤等酸性饮料

有些人平时不注意，会将酸梅汤、山楂糖水、橘子汁等酸性饮料盛装在金属容器中，这样做是不合适的。

酸性饮料能与金属发生化学反应，并将金属物质溶解在饮料中。如果喝这种饮料过多，就会引起食物中毒，出现头晕、呕吐、腹泻等症状。

⊙温馨提示

酸性饮料不能用金属容器盛装，而应盛于玻璃容器或木制容器中。

不宜用金属容器盛装蜂蜜

有的人不注意选择盛装蜂蜜的容器，有时会使用金属容器来盛装，这是不对的。

这是因为，蜂蜜是一种带有弱酸性的液体，在与金属接触时容易和金属发生氧化反应，造成金属离子分离出来，而一些金属离子如铁、铅、锌、铝等，进入蜂蜜中会导致蜂蜜营养成分被破坏，颜色也会变黑。人食用这种蜂蜜后，容易引发腹痛、腹泻、恶心、呕吐等不良反应，而且蜂蜜的营养也会大打折扣。

⊙温馨提示

最好使用玻璃容器盛装蜂蜜。

油炸食品面前止步

油炸食品的色、香、味俱佳，人们都喜欢吃，但吃油炸食品好不好呢？从保健角度来看，每周吃上一次、两次，问题不大，如果天天吃，或是把它们作为一次正餐食用，则对健康不利。

油炸食物的种类很多，荤食、素食、甜食、咸食都有。它们都是含脂肪量高的高脂食物。常吃高脂食物不但可使血脂升高，促使动脉硬化，而且易使人发胖。如果是动物油炸的食品则更不宜常食、多食。

油炸食物的营养价值低。油脂和被炸食物经过高温后，油和食物中的维生素 A、胡萝卜素、维生素 E 等遭到破坏，损失达 50%。在高温中油脂被氧化，所含必需脂肪酸也受到破坏。经过高温的油脂，其产生的能量也明显减低，而且还可妨碍人体的吸收。

街头所设的油炸锅，例如每天早上供应的油条、油饼、糖糕、麻花等，大多使用反复煎熬的油，或每天在老油中加一点新油，以补充油量的不足。油脂经过反复高温，会发生许多变化，其中脂肪酸聚合后，可产生二聚体、三聚体等 10 多种有害物质；有机物的不完全燃烧，还可产生强致癌物。常吃反复煎熬油炸的食物，有可能使人肝脾肿大、消化道发炎、腹泻，甚至癌变。

反复煎熬的油不但失去了营养价值，而且所冒油烟的气味中有被分解的丙烯醛，可刺激呼吸道及眼睛，还可使人头晕、头痛、呼吸困难，诱发眼结膜炎。因此，家庭炸制食品，入锅的油不宜太多，够食用一次的即可，即便剩下一点油，可做炒菜用，切不可在老油中加入新油混用，因新陈油相遇，分解物可引起新油的连锁反应，使油的质量变坏。

专家建议，患有肥胖症、心脑血管疾病、糖尿病、胃肠疾病者，以少食油炸食品为宜。

⊙温馨提示

现在，油炸火腿肠也成了迷人的路边小吃。但吃这种食品可能对身体造成伤害。

出售油炸火腿肠的小摊大多设在路边，这里汽车尾气弥漫，空气污浊，不是进食就餐的适宜环境。在这种地方制作出来的食品极易受到污染。而且油持续高温会产生有害物质，重复使用的油脂也有损健康。

另外，咸肉、香肠、火腿肉、火腿肠等熟肉制品往往含有微量的亚硝胺，经过热油的煎炸后，会产生一种叫亚硝基吡咯烷的致癌物质。

有的经营者为了降低成本，重复使用叉火腿肠的竹签，这极易造成疾病的传播。经营者的双手一会儿拿钱，一会儿加工火腿肠，容易导致食品的污染。

烧烤食品谨慎食用

随着人们生活水平的提高，人们的饮食方式、饮食习惯也在不断变化，各种美味食品已悄然进入普通家庭。烤全羊、烤乳猪、烤羊肉串、烤鱼、烤鸡翅等烧烤类食品因其味道鲜美，风味独特，备受消费者的青睐。

但是，在烧烤类食品的制作过程中，有些存在着烧烤方法不科学、制作过程不卫生、加入不符合要求的添加剂等卫生问题，给食用者带来潜在的健康损害。

一是在烧烤过程中产生的苯并芘有致癌性。肉类在高温下直接燃烧，被分解的脂肪滴在炭上再与肉类蛋白结合，可产生苯并芘。人们如果经常食用被苯并芘污染的烧烤食品，致癌物质就会在体内蓄积，诱发胃癌、肠癌。

二是肉类本身存在质量问题。特别是一些个体摊主，在经济利益的驱动下，购买未经检疫的畜禽肉品。消费者食用了不合格的肉品，会导致寄生虫病或肠道传染病。

三是添加剂问题。一些摊主为了改善烧烤食品的色泽及口感，在肉的腌制过程中，加入了嫩肉粉、亚硝酸盐等，严重的可导致消费者亚硝酸盐食物中毒。

四是所使用的作料不卫生。一些小摊点，加工食品使用发霉变质的作料，这对人体健康不利。

因此，应尽量少吃或不吃烧烤类食品。如果实在抵挡不住烧烤食品的诱惑，应选择科学烧烤方法烧制的食品，避免食用直接用炭、煤烧烤的食品。

⊙温馨提示

烧烤过程中油的使用很重要，刚烤上的肉类食品先不要急着刷油，待食品烤热、收紧后再刷油，其他食品可以烤的时候就刷油。油不要刷多，以刷完后不滴油为标准，烤的过程中要尽量避免油滴落烧烤炉中。烤时要勤于翻动，以免烤糊。翻动时最好用长筷子，不要用手，以免烫伤。放生食时注意和快烤熟的食品有一点距离，以免污染熟食。

注意食品卫生，没有烤熟的食品不要吃。烤糊的食品，特别是肉类对人身体有危害，不要吃。加炭时要注意应等到新加的炭完全燃烧后再烧烤，因为炭在没完全燃烧时易产生有害气体，不利于健康。

第四章

饮食搭配与健康

啤酒不宜搭配白酒喝

有些人喝酒时喜欢将啤酒和白酒混着喝，这种喝法是不恰当的。

白酒的主要成分是酒精，而啤酒中则含有大量的碳酸，能够刺激胃肠蠕动，加快人体血液循环和吸收。如果将白酒和啤酒混合在一起喝，啤酒中所含的碳酸就会促进血液对酒精的吸收，加速酒精在全身的渗透，从而使人更容易醉，而且容易造成酒精中毒，引起头昏、恶心、呕吐等症状。如果经常用啤酒搭配白酒喝，就会对肝脏、肠胃、肾脏等器官造成严重的损害，可影响消化酶的产生，减少胃酸的分泌，不但会引起消化功能紊乱，还会导致胃肠痉挛、急性肠胃炎、胃出血等疾病。这种做法还会对心血管系统产生很大的危害。

啤酒兑汽水不科学

有些酒量小或不善喝啤酒的人，喜欢将汽水兑在啤酒里喝，认为汽水不但能掩盖啤酒的怪味，喝起来更爽口，而且能稀释啤酒中的酒精，人更不易喝醉。其实这种做法是不科学的。

汽水中含有一定量的二氧化碳，口渴时喝上几口可以促进胃肠黏膜对液体的吸收，起到生津止渴的作用。但是，啤酒中也含有少量的二氧化碳，兑入汽水后二氧化碳的含量大增，而过量的二氧化碳会大大促进胃肠黏膜对酒精的吸收，加速酒精进入人体血液循环的过程，从而使人更容易喝醉。如果饮用过量，还会引起头晕、呕吐等酒精中毒症状。

白酒与汽水同饮危害大

有人在饮白酒时喜欢同时喝汽水，认为这样既能增加口感又可以防止醉倒。其实这是一种误区，白酒与汽水同饮，不但会使人醉得更快，对人体健康也有极大危害。

汽水中含有大量的二氧化碳，在与白酒同饮时，可以将白酒中的酒精迅速输送至人体全身，由此人会很快醉倒。同时，二氧化碳与酒精结合会刺激肠胃，造成胃酸分泌的减少，影响消化酶的产生，进而可能导致肠胃炎、胃痉挛和胃溃疡的发生。

⊙温馨提示

肠胃炎、高血压患者尤其需要注意不可把白酒与汽水同饮。

酒后切忌喝咖啡

有人以为咖啡能解酒，所以每次喝完酒后都会立即再喝1杯咖啡。其实，酒后喝咖啡非但无助于解酒，反而会加重对人体的损害。

喝酒之后，酒精首先会被消化系统迅速吸收，然后进入血液循环系统，影响胃肠、肝肾、心脏、大脑和内分泌等器官，并导致体内糖代谢、蛋白质代谢和脂肪代谢发生紊乱，尤其对大脑的伤害最为严重。而酒精和咖啡因都具有很强的兴奋作用，如果喝酒后马上喝咖啡，不但会使大脑由极度抑制状态转入极度兴奋状态，还能刺激血管扩张、加速血液循环，大大增加了心血管的负担，同时也加重了肝脏的解毒负担。由此对心脏和大脑所造成的损害，是单纯饮酒时的许多倍。

葡萄酒兑雪碧不科学

中国人饮用果酒习惯偏甜口味，而葡萄酒尤其是进口葡萄酒的口味往往偏于干涩，因此很多人在饮用葡萄酒的时候，喜欢用雪碧等饮料兑着喝。这种做法实际上并不科学。

因为雪碧等碳酸饮料中含有大量的糖分和二氧化碳，兑入葡萄酒中后，会破坏酒中原有的经过长时间发酵产生的矿物质和氨基酸。二氧化碳还可能和酒中的醇类物质混合，造成对肠胃组织的刺激，影响胃酸分泌和消化酶的产生，危害人体健康。

此外，雪碧的甜味还会破坏葡萄酒的醇香，使葡萄酒丧失原有的口味，实在可惜。

⊙温馨提示

葡萄酒的正确饮用方法是：红葡萄酒无须冰镇，但应在开瓶1小时后再饮用，此时酒水充分接触了空气，口感最佳；白葡萄酒则以冰镇饮用口感最好；无论何种葡萄酒，都不宜混入其他饮料。

葡萄酒在品不在喝，如口味不适应则少饮为佳。

用浓茶解酒有损健康

大多数人都认为，喝醉酒后喝几杯浓茶有利于解酒。然而科学研究表明，茶非但不能解酒，相反还可能加重酒醉的症状，喝浓茶无异于"火上浇油"。

酒精对心血管有强烈的刺激性，能使心跳加速、血液流动加快、血管扩张、血压上升；而浓茶中的茶碱和咖啡因同样具有兴奋心脏的作用。如果饮酒后再喝浓茶，就进一步增加了心脏的负担。对于患有高血压、心脏病的人来说，酒后饮茶会使病情加重，甚至可能诱发中风或心肌梗死。

酒精在消化道被吸收后，90%在肝脏进行分解，先被转化为乙醛，然后再被转化为乙酸，最后生成水和二氧化碳，由肾脏排出体外，一般来说这一过程需要2～4小时。而酒后大量喝浓茶，茶叶中的茶碱可迅速地作用于肾脏而产生利尿作用，使那些还未来得及分解的乙醛过早地进入肾脏，从而对肾脏产生较大的损害。

此外，酒精还可以直接刺激胃黏膜，引起糜烂、溃疡，甚至发生胃出血。而浓茶中的咖啡因也会对胃黏膜产生一定的刺激作用，能增加胃酸的分泌，从而加重对胃黏膜的损伤。

⊙**温馨提示**

酒后不宜多饮浓茶，可吃些柑橘、苹果、香蕉之类的水果，也可以冲杯果汁或喝杯糖水，还可以喝点醋，都有助于解酒。

饮酒时不宜多吃凉粉

凉粉是我们夏季常吃的食物，清凉爽口，为许多人所喜爱。但吃凉粉也有一定禁忌，比如饮酒时就不宜多吃凉粉。

因为凉粉在制作过程中，往往会加入明矾。明矾对人体无害，但会使肠胃的蠕动减慢，如果在吃凉粉的时候大量饮酒，酒精就会在肠胃中产生积存，达到一定程度后，人就极有可能酒精中毒，出现脱水、烦躁、抽搐等症状。

⊙**温馨提示**

凉粉不宜与正餐同吃，同吃可能会造成消化不良、腹胀。

吃鲜鱼时饮酒不科学

许多人喜欢在一边食用鲜鱼时，一边饮酒，这种做法是不对的。

因为鲜鱼中含有大量的维生素 D，这是对人体健康极为有益的营养成分，但是如果吃鱼时佐以酒类，酒精就会降低人对维生素 D 的吸收，造成营养成分的浪费。酒精对维生素 D 的破坏，最高可达 60%。

⊙**温馨提示**

烹调鲜鱼时放的料酒，最好不要用白酒替代。

海鲜不宜与某些水果同食

海鲜中的鱼、虾、蟹和藻类等都含有丰富的蛋白质和钙等营养物质，如果把它们与柿子、葡萄、石榴、山楂、青果等含鞣酸的水果同食，不仅会降低蛋白质的营养价值，而且会使海鲜中的钙质与水果中的鞣酸结合，生成一种不易消化的物质鞣酸钙。鞣酸钙会刺激肠胃，引起人体不适，轻者可出现头晕、恶心、呕吐和腹痛、腹泻等症状，重者会导致胃肠出血。

⊙温馨提示

吃海鲜后不宜马上吃葡萄、山楂等水果，中间至少应间隔4小时以上。

吃海鲜时喝啤酒不利于健康

很多人尤其是沿海地区的居民，喜欢在炎热的夏天边吃海鲜边喝啤酒，这种做法是不正确的。

海鲜是高蛋白、低脂肪食物，含有嘌呤和苷酸两种成分；而啤酒中则富含分解嘌呤和苷酸的重要催化剂维生素 B_1。如果在吃海鲜时喝啤酒，嘌呤、苷酸与维生素 B_1 会在体内发生反应，使人体血液中的尿酸含量急剧增高，容易诱发痛风，甚至会出现痛风性肾病、痛风性关节炎等。

尿酸如果不能及时排出体外，久而久之，就会在泌尿系统和软组织等处沉淀下来，形成难以排出的尿路结石和胆结石等。而且，酿造啤酒的原料大麦汁中草酸钙和鸟核普酸的含量较高，而这两种物质都会形成结石，从而会使结石的发病率大大提高。

⊙温馨提示

吃海鲜时可以喝些干白葡萄酒，其中的果酸具有杀菌和去腥的作用。

喝啤酒时不宜吃腌熏食品

有些人在喝啤酒时喜欢吃腌肉、腊肠、熏肉、烤羊肉串等腌熏食品，其实这是很不利于健康的。

腌熏食品中大多含有有机胺，如果烹调不当，还会产生多环芳烃类物质，如苯并芘、氨甲基衍生物等。当饮用啤酒过量时，人体往往会出现血液中铅含量增高的现象。此时如果吃腌熏食品，上述物质就会与人体中的铅结合，从而诱发消化道疾病，严重时还可诱发癌症。此外，喝啤酒时吃腌熏食品，还会使致癌物亚硝胺及其化学成分进入肝脏，损害肝细胞。

⊙温馨提示

喝啤酒时可多吃些水果、清淡菜肴及花生米等。

喝酒时不宜吃高脂肪食物

在喝酒时吃一些高脂肪食物是一种错误的饮食方式。

这是因为，人吃入高脂肪食物后，大量的脂肪就会在胃壁上形成一层脂肪膜，这层脂肪膜紧紧贴附在肠胃黏膜上，且不易消化吸收，这就会使酒精无法尽快地排泄，从而对身体健康产生危害。另外，脂肪比较难于消化，而且它的代谢同酒精一样都需要肝脏的参与，这样就会加大肝脏的工作压力，对肝脏功能造成损害。

⊙温馨提示

喝酒时应当佐以清淡爽口、水分较多、蛋白质含量较高的食物。

菠菜不宜和豆腐同食

菠菜豆腐汤是传统家常汤菜，深受许多人的喜爱。但是，现代医学研究表明，菠菜不宜和豆腐同食，菠菜豆腐汤并不是营养菜品。

因为菠菜中含有大量草酸，与豆腐一同烹饪时，会同豆腐中的硫酸钙和氯化镁结合生成草酸钙和草酸镁。这两种物质无法被人体吸收，而且还能够阻碍人体对铁和蛋白质的充分吸收，造成营养的浪费。如果摄入过多的草酸钙和氯化镁，则易形成结石，危害人的健康。

菠菜中含铁量高，适宜和含钙丰富的鱼、牛奶等同食。豆腐中则含有高蛋白，但蛋氨酸含量偏低，因此适宜与富含蛋氨酸的食品搭配，如肉类、鱼类和蛋类。

不可用豆浆冲鸡蛋

有的人喜欢用豆浆冲鸡蛋喝，认为豆浆加鸡蛋营养又大补，其实不然。

正常情况下，蛋白质先进入胃肠，经胃蛋白酶和胰蛋白酶的分解变为氨基酸，然后由小肠吸收。但豆浆中含有的胰蛋白酶抑制因子能抑制人体胰蛋白酶的活性，从而影响蛋白质的消化和吸收。此外，生鸡蛋的蛋白中还含有一种黏液性蛋白，它能与豆浆中的胰蛋白酶结合生成一种不能被人体吸收的物质，并使胰蛋白酶失去作用，从而影响蛋白质的分解和吸收，也使二者的营养价值大大降低。

因此，用豆浆冲生鸡蛋，会使二者所含的蛋白质在人体内的吸收和利用同时受到影响，反而起不到补充营养的作用。

小葱拌豆腐有损健康

小葱拌豆腐"一清二白"，吃起来也清爽可口，是不少人中意的开胃小菜，但这种吃法在营养学上并不合理。因为葱中含有大量的草酸，草酸易与豆腐中富含的钙质融合，产生白色的沉淀物草酸钙。这种物质无法被人体吸收，并极易形成结石，对人的健康产生危害。

胡萝卜与酒同食危害健康

科学研究表明，胡萝卜与酒同食，对人的健康是很有危害的。

因为胡萝卜中含有大量的 β 胡萝卜素，如果与酒精一同摄入体内的话，就会发生化学反应，在肝脏部位产生毒素，引发肝病。

⊙**温馨提示**

刚刚饮酒后不要喝胡萝卜汁饮品，这一点尤其需要注意。

萝卜不能与水果同吃

萝卜不能与水果同吃，这可能让很多人觉得匪夷所思，不过这的确是有科学依据的。

其实不仅仅是萝卜，与萝卜同属十字花科的蔬菜，都不能和水果一同食用，因为这些蔬菜在进入人体后，经过代谢作用，大都会产生一种抗甲状腺的物质——硫氰酸，它对人体无害。但是，当再食用葡萄、西红柿、苹果等水果时，水果中的类黄酮物质会分解转化为苯甲酸，苯甲酸能够强化硫氰酸抑制甲状腺的作用，由此可能导致人患上甲状腺肿大。

⊙**温馨提示**

除萝卜外，十字花科的其他蔬菜如油菜、荠菜都不能与水果同吃。

胡萝卜不宜与白萝卜同食

很多人对胡萝卜和白萝卜的了解仅仅限于形状颜色上的认识，并不能分辨其成分或性质上的差异，因此认为把胡萝卜和白萝卜搭配食用，并没有什么不妥，而且能够丰富菜色，增加情趣。这种想法其实是错误的。

因为，胡萝卜与白萝卜虽然都以萝卜为名，但两者实际上具有截然不同的特点。白萝卜有助于消化，这是因为白萝卜中含有芥子油及大量的淀粉酶、木质素，其中木质素被胃肠道吸收后还可激发巨噬细胞的活力，提高机体的免疫力；白萝卜中含有的多种酶，还能消除致癌物质，起到抗癌的目的。但白萝卜性凉不耐热，木质素等营养成分在 70℃左右就会消解，因此白萝卜适宜于生吃。而胡萝卜则恰恰相反，它性质上甘辛偏温，含有丰富的 β

胡萝卜素，在加热烹煮后十分易于被人体吸收。

所以，将胡萝卜与白萝卜搭配食用时，无论使用何种烹饪方法，都不能做到两者兼顾，肯定会以丧失一方的营养为代价。

另外，白萝卜中维生素 C 的含量很高，而胡萝卜中则含有一种对抗维生素 C 的分解酶，可破坏白萝卜中的维生素 C，如果把两者搭配在一起烹煮食用，白萝卜的营养含量势必大大降低。

⊙温馨提示

胡萝卜最科学的食用方法有两种：第一，将胡萝卜切成块调味后，与肉一起炖食，而且最好用高压锅炖，这样可减少胡萝卜与空气的接触，使胡萝卜素的保存率高达 97％；第二，将胡萝卜切成片，用足量的食用油将其炒熟后食用，这样胡萝卜素的吸收利用率可达 90％。

土豆烧牛肉不宜常吃

土豆烧牛肉是我国北方人经常食用的传统名菜，知名度极高，也因其美味历来为公众所认可。可是，现代营养健康学发现，其实土豆烧牛肉在营养上并不理想。

这是因为人体对不同食物的营养吸收有快有慢，方式也不相同，这主要取决于食物的不同属性。土豆与牛肉两者在性质上差异很大，土豆易于消化，对肠胃的有效刺激小，并能够抑制胃酸的分泌。但牛肉则恰恰不易于消化吸收，当胃酸浓度低时，它就会长时间地存留在胃中，无法被消化吸收，因此，有时候我们吃土豆烧牛肉后，会感到胀气，不舒服，便是这个原因。而且如果长此以往，极有可能造成消化功能的紊乱，影响健康。

⊙温馨提示

土豆烧牛肉不宜常吃。

在烹饪的时候，应当晚一点放土豆，尽量让牛肉烧得更烂一些，这样容易消化。

鱼和咸菜不能同食

鱼肉属于高蛋白食物，而咸菜在腌制的过程中，其含氮的部分会转变为亚硝酸盐。当咸菜和鱼一起烧煮时，鱼肉蛋白质中的胺与亚硝酸盐就会化合成为亚硝胺，这是一种致癌物质，会引起消化道的癌肿，因此鱼和咸菜不能同食。

鲤鱼与狗肉不宜同食

鲤鱼性味甘平，利水下气，除含有蛋白质、脂肪、钙、磷、铁外，还含有10多种游离氨基酸以及组织蛋白酶。而狗肉性质燥热，两者同食会产生极为复杂的生化反应，并产生不利于人体的物质。故而鲤鱼与狗肉不宜同食，更不宜同烹。

狗肉不宜与大蒜同食

中医认为，大蒜性味辛温，有小毒，具有温中、下气、杀菌、消炎、解毒等作用。新鲜的大蒜中有一种含硫氨基酸——大蒜氨酸，经大蒜酶分解后产生大蒜辣素，能抑制细菌生长和繁殖，对多种致病菌和真菌都有良好的抑制和杀灭作用，同时还能刺激胃肠黏膜，引起胃液增加和蠕动增强。

而狗肉性热，温补，与大蒜同食容易刺激肠胃黏膜，损害肠胃，并会引发血痢，特别是火热阳盛型的人更应避免同时吃狗肉和大蒜。

⊙温馨提示

狗肉热性较大，小儿不宜食用。

反复加热或冷藏后加热及重烤的狗肉不要食用，因为这种肉中含有毒素和致癌物质。

虾与猪肉不宜同食

虾可分为淡水虾和海虾。淡水虾（如青虾）性味甘温，有补肾壮阳、通乳之功效；海虾性味甘咸温，也能温肾壮阳、兴奋性功能。但古书《饮膳正要》中记载："虾不可与猪肉同食，损精。"这是因为猪肉助湿热而动火，若与虾同时进食，会耗人阴精，阴虚火旺者尤其应该注意。

⊙**温馨提示**

由于虾含有较多的蛋白质，过量食用会引起倦怠症，使人感觉非常疲倦，并会使性欲降低。

对海鲜过敏者及患有过敏性疾病如过敏性鼻炎、过敏性紫癜者要谨慎食用虾。

鸡肉和兔肉不宜同食

鸡肉性味甘温或酸温，属于温热之性，主要功能是温中补虚；而兔肉甘寒酸冷，属于凉性，具有凉血解热之功效。如果将鸡肉和兔肉搭配进食，一冷一热，冷热杂进，很容易导致泄泻，所以二者不宜同时食用。

此外，兔肉与鸡肉中分别含有激素与酶类，二者进入人体后会发生复杂的生化反应，产生不利于人体的化合物，这会刺激胃肠道，导致腹泻。

⊙**温馨提示**

兔肉搭配鸡肉偶尔食用或少量食用无妨，但切不可久食、多食，否则必然会影响身体健康。

螃蟹不可与柿子、茶水同食

柿子中含有较多的鞣酸成分，而蟹肉富含蛋白质。二者同食时，柿子中的鞣酸会与蟹肉中的蛋白质结合，凝固为鞣酸蛋白，不易消化。鞣酸蛋白长时间滞留在肠道内容易发酵腐败，引起呕吐、腹痛、腹泻等症状。此外，螃蟹和柿子都属寒凉之物，同时进食过量也容易引起不适。

许多人在吃完螃蟹后总喜欢喝点茶水，认为这样有助于消化。其实这样反而会造成消化不良。这是因为，吃螃蟹时饮茶水会冲淡胃液，不但妨碍消化吸收，还降低了胃液的杀菌作用，容易感染细菌；而且茶水中也含有鞣酸，会使蟹肉中的蛋白质凝固，不利于消化吸收，还可能引起腹痛、腹泻。

⊙温馨提示

吃蟹时最好准备一些醋、姜、葱等调味料，蒸煮时可加入一些紫苏、黄酒及少量食盐，它们都具有增加鲜味、杀菌助消化等作用。

吃蟹时和吃蟹后 1 小时内不宜饮茶水。

柿子与红薯同吃有损健康

柿子不宜与红薯同吃。因为柿子中含有大量果胶和较多的鞣质，而红薯的主要成分是淀粉类物质。淀粉摄入人体后会使胃中产生大量的胃酸，胃酸与果胶和鞣质相遇，会凝结成一种难以消化的物质——胃柿石，积聚多了则可能转化为结石，导致胃溃疡和胃炎。

⊙温馨提示

柿子不宜在正餐食用。

绿茶不宜和枸杞搭配冲泡

绿茶和枸杞都具有很高的营养价值，分别食用对人体有很大好处，比如绿茶具有抗衰老、降血压、预防癌症的功效，而枸杞则可以滋阴补血、养肝明目、润肺止咳。但是如果将两者搭配冲泡，绿茶中大量具有收敛作用的鞣酸则会吸附枸杞中的微量元素，并凝结成人体难以吸收的物质，造成营养成分的浪费。

⊙温馨提示

上午喝绿茶，有助于开胃、提神；下午和晚上泡服枸杞，则利于改善体质，有助睡眠。

砂糖拌凉菜不可取

夏季人们总喜欢用砂糖来拌食西红柿等蔬菜水果，其实这样做会产生一定的健康问题。

因为砂糖的甜度高，经常容易招致喜甜的粉螨虫一类病菌的寄生。如果不经过消毒处理，直接用被污染的砂糖去凉拌蔬菜，其中的病菌就会借此进入人体，螨虫等寄生虫则会趁机寄生在人的肠胃中，人会因此经常腹痛，甚至造成胃痉挛和胃炎。

韭菜不宜与白酒同食

有些人在喝白酒时喜欢用韭菜当下酒菜，这种做法是不可取的。

《金匮要略》上曾有"饮白酒，食生韭令人增病"的说法，《饮膳正要》中也有"韭不可与酒同食"的记载，这主要与食物药性有关。白酒甘辛微苦，性大热，有刺激性，能扩张血管、加快血流，并能引起胃炎和胃肠道溃疡复发。韭菜又名壮阳草，性也属辛温，能壮阳活血。饮白酒时吃生韭菜，无异于"火上加油"，久食动血。

⊙温馨提示

韭菜与白酒不能同食，凡胃及十二指肠溃疡有过出血或穿孔病史者，以及肺结核咯血、鼻衄、胃中虚热等患者更要加倍注意。

第五章

饮食习惯与健康

饮食应讲究比例

有的人一日三餐不讲究比例，认为只要吃饱就行，遇到可口的食物时还会暴饮暴食，这种做法实际上不利于身体健康。

因为人机体活动所需要的营养物质多种多样，但最讲求的是全面均衡，而不是某一种营养物质的过量。如果摄入的营养不全面、不均衡，会造成营养不良，表现出反应慢、耐力差、体力下降等症状。而过多摄入某些营养也对身体无益，不光浪费了大量营养物质，还可能因此出现肥胖、高血压等"富贵病"。

因此，在日常饮食中，我们要有意识地调整饮食结构，保证营养摄入比例的协调。只有这样，才能保证我们拥有健康的体魄。

⊙温馨提示

标准日营养摄入比例为：碳水化合物∶蛋白质∶脂肪为1.2∶1.0∶0.7。具体要求是主食 0.30～0.35 千克，奶制品 0.5 千克，豆制品 0.1 千克，蔬菜 0.5 千克，水果 0.5 千克，鸡、鸭、鱼、肉、蛋共 0.25～0.30 千克。

经常过量饱食有害健康

很多人用"三个饱一个倒"来形容舒适安逸的生活，在饮食上讲求每餐必饱，追求饭后的饱胀满足感，其实这样做有害健康。

首先，经常性地过度饱食，会对消化系统造成很大的压力，使肠胃超负荷运转，极易造成肠胃功能的紊乱，甚至伤害黏膜，造成胃出血。

其次，有研究表明，在过量饱食后，人体大脑中一种名为

"纤维芽细胞生长因子"的物质会成几何倍数的增加。它能够使毛细血管内侧细胞增加，增厚血管壁，易导致动脉粥样硬化的发生。而且长期地过量饱食，会引发脑血管硬化，导致大脑早衰和智力衰退。曾经有过这方面的调查，发现大部分老年痴呆症患者青壮年时期食欲都很旺盛，并有不同程度的暴饮暴食的习惯。

⊙温馨提示

有句老话叫"饭吃七分饱"，还是很有道理的。

常吃方便面有害无益

在快节奏的生活中，许多人常吃方便面，甚至把它当成主食，其实这样是十分不利于健康的。

因为方便面中的营养成分十分不均衡，基本上是由碳水化合物、食盐、味精以及香辛料搭配而成的，而人体所必需的各种维生素和矿物质，在方便面中的含量则极少。尽管现在很多方便面中都搭配有营养包，其中有一些干化的蔬菜及肉类，但是这些含量是远远不能达到要求的。

另外，方便面中还含有一些对人体有害的物质，如食品色素和防腐剂等，炸制方便面中的油脂也极易在保存过程中产生变质酸败，食用后会导致对人体消化酶系统的破坏。因此，人如果长期食用方便面，对身体健康的危害是巨大的。

⊙温馨提示

在食用方便面时最好能够搭配一些肉、蛋及蔬菜，使营养丰富全面一些。

方便面不宜久放

许多人喜欢一次性大量购买方便面一类的方便食品，认为方便面中没有水分，可以长时间保存，想吃的时候煮一下就可食用，省时省力。但这实际上是一个误区，是对方便面不了解导致的。

方便面中的水分虽然不多，但是作为油炸食品，其中含有大量的油脂，如果放置时间过长，密封性又不是很强的话，其中的油脂就极易发生氧化反应。而氧化脂质对人体健康是有危害的，食用后可能引发食物中毒，出现头晕恶心、腹泻等症状。

⊙温馨提示

方便面不宜久放，在购买时要看清出厂日期及保质期，以免变质。有哈喇味的方便面及类似油炸食品不要食用。

常吃碗装泡面危害大

碗装泡面是方便面的一种，它由于直接附带有容器，因此更方便食用，是人们居家生活及外出旅行时的常备食品。但是，常吃碗装泡面是十分有害的，比经常食用袋装方便面对人体健康的危害更大。

这是因为，碗装泡面的容器的材料多为聚苯乙烯，这种物质加热会变形，制造商为防止变形，往往在其中加入酸化防止剂BHT作为稳定剂。而这种BHT会溶解于热水中，人体大量摄入后可以致癌。

而且，制造商为防止容器透水，还会在容器的内壁上涂上一层蜡质（我们用手触摸碗的内壁时，能够感觉到的那层滑溜溜的物质）。这种蜡可食用，但不易消化，因为长期食用碗装泡面会导致肠胃功能的受损。

以上两点仅仅是容器对人体的危害，再加上方便面本身又营养匮乏，并含有有毒物质，会侵害人体健康，因此，碗装方便面不宜常吃。

⊙温馨提示

现在市面上有许多新种类的方便面，比如纸杯面等，声称材料无毒无害，其实其中也不可避免地含有化学物质，消费者购买时须谨慎。

常吃盒饭对健康不利

随着工作节奏的加快，现代都市白领对饮食健康越来越无暇顾及，尤其是中午，经常没时间回家吃饭，大多就近买盒饭对付一下。这给人们的健康带来了很大的隐患。

专家指出，经常吃盒饭容易患"盒饭综合征"，会出现咽痛、痰多、口腔溃疡、口臭、口干、牙痛、腹胀、便秘、尿黄、痔疮出血等症状。这是因为盒饭饭菜简单，多是米饭加火腿肠或炖肉、炒菜等，蔬菜和汤水缺乏，维生素含量低。此外，有些经营盒饭的摊点卫生条件较差，做饭使用的原料达不到卫生标准，对身体健康很不利。另外，在盒饭制作过程中，对一些不新鲜的肉品多采用炸、煎方式，长期食用容易患肠胃不调等疾病。

⊙温馨提示

午餐时应尽量少吃盒饭，可以向附近饭店订饭菜或自带饭菜。

午餐需要常吃盒饭的人，在早餐和晚餐时要多吃些蔬菜和水果，以补充体内所需的维生素和胡萝卜素等，还要多喝茶水或白开水，以促进通便泻火。

早餐不可只吃鸡蛋

鸡蛋是营养丰富的食品，很适宜用来当作早餐，但是有些人早餐只吃一两个鸡蛋，这样所提供的营养和热量是远远达不到要求的。

据研究表明，一个从事中等强度工作的男性，一天饮食所应摄取的热量为12 600千焦左右，而早餐应当占到30%的比重，约为3 500千焦。而两个鸡蛋所能提供的热量则远远小于这个数，因此，早餐只吃一两个鸡蛋的人，上午会很快感到饥饿。此外，当鸡蛋提供的热量不足以维持正常所需时，其蛋白质成分就会被用来"燃烧"以应急，这样会造成蛋白质的浪费。

那么，早上多吃几个鸡蛋，使热量达到所需量是否合理呢？

答案也是否定的。因为人在早上起床后，身体缺水，这时应当补充水分，但鸡蛋恰恰性质干热，吃多后会让身体更加缺水，不利于血液的流动和体内杂质的排出。

不吃早餐危害大

许多人早晨起床较晚，赶着去上班上学就往往不吃早餐，他们认为早餐吃不吃关系不大，饿一点的话中午饭补回来就可以。这种想法实际上是错误的，不吃早餐对身体健康的危害很大。

因为一般人的晚餐时间大概在下午6~7点，假设晚餐完全消化需要4个小时，那么至第二天早上8点，你起码已经有10个小时没有进食了，此时身体代谢、机体活动所消耗的能量，早已处于"入不敷出"的状态之下。而如果再不吃早餐，则势必会损耗人体器官的功能，久而久之，会对人体健康造成极为严重的危害。

此外，科学研究显示，早餐可以加速血液循环，增强代谢功能，有利于清除体内杂质，降低胆固醇含量。而如果不吃早餐，血液黏稠度高，流动缓慢，会出现沉积淤塞，长此以往对血管及心脏将造成严重影响，甚至可能诱发高血压和心脏病。

再次，营养丰富的早餐，对提高人的工作学习效率也极有帮助，尤其有助于提高记忆力。所以，不吃早餐就投入工作学习，实际上效果会很不好。

⊙温馨提示

早餐不但必须要吃，而且应当尽量吃好，做到营养全面吸收。

牛奶加鸡蛋并非理想选择

在现代生活中，牛奶加鸡蛋越来越以其快捷方便的特点成为很多人的理想早餐。但是，科学研究表明，牛奶加鸡蛋并不是完美的早餐选择。

因为，牛奶与鸡蛋中尽管都含有丰富的蛋白质，但是其中碳水化合物的含量极少，而碳水化合物恰恰是提供给我们能量的主要物质，并对蛋白质的吸收以及在体内的代谢有一定影响。所以，如果早餐只吃牛奶鸡蛋，而不吃一些碳水化合物食品，会很快感到饥饿，并且牛奶鸡蛋中的营养成分也不易被充分吸收，造成浪费。

人体在营养需求方面讲求全面，尤其是早餐影响到一上午甚至是一天的精力，更需要充分全面地摄入各种营养物质。

⊙温馨提示

1份营养早餐食谱：牛奶250毫升，鸡蛋50克，面包100克，清淡小菜25克。

早餐常吃油条不可取

早晨时间紧张，许多人上学上班习惯于在油炸摊上吃两根油条充当早餐。不过从健康角度考虑，油条可以偶尔食用，但不宜常吃。

首先，油条一类的油炸食品需要高温烹制，在高温条件下，其中的营养成分会受到很大程度的破坏，营养价值大大降低。所以，尽管油条吃起来十分香脆可口，但是其实营养含量并不高。

第二，油炸食品的用油都是经过高温反复加热的，这些油长时间受热会发生化学反应，产生出醛、低级脂肪酸和内脂等多种有害物质。这些物质被人摄入后，会破坏人体中的酶系统，长期积聚，则还可能产生癌变。

第三，油条在炸制前，面团中往往会加入明矾，目的是使炸制出的油条更松脆。但明矾是一种含有铝的无机物，长期食用会造成铝在人体中的沉积，形成铝中毒。铝中毒会使人记忆力下降、反应迟缓，甚至造成痴呆。

⊙温馨提示

油条不宜常吃，每星期食用不应超过2次，每次不要超过100克。

孕妇尤其禁忌常吃油条，因为常吃油条会对胎儿发育造成严重影响，会导致痴呆儿发生率的增加。

早餐只吃干食对健康不利

早餐只吃干食对健康不利。因为人经过一夜的睡眠，体内大量水分通过代谢会以气体形式散失，所以人在早晨刚起床时体内是缺水的，需要适量补充。而如果早餐只吃干食，不进行水分的补充，会使人体更加缺水，不利于杂质废物的排出。另外只吃干食会导致血液流动缓慢，胆固醇类物质无法有效代谢，也易于造成血管壁增厚，提高动脉粥样硬化的发生率。

⊙温馨提示

早晨起床后饮 1 杯温开水有益健康。

早餐不宜只吃干食，要搭配饮用牛奶等流体食物。

午餐吃得过饱有损健康

很多人认为经过一上午的工作学习，体力精力耗费大，同时又要面对下午的工作学习任务，因此午饭必须要吃饱吃好。午饭吃饱吃好是没有错的，但是有一些人午饭吃得过饱，就会过犹不及，不但影响下午的工作学习，还可能对健康造成危害。

因为如果午饭吃得过饱，脑部的血液就会大部分转移到胃肠等器官去帮助消化，导致大脑中缺氧缺血。而中午的休息时间又相对较短，很多人甚至是午饭吃完后便直接继续工作，脑部得不到充分的血液和氧气补充，在这种情况下，人往往会感到疲乏欲睡，工作效率由此会相当低下。

而如果午饭吃了过量油脂性强的食物，消化时间会更加延长，脑部缺氧缺血的情况就会更加严重，甚至导致头昏、头痛。长期下去，会有损人的健康。

晚餐不宜过晚

人们常说"好饭不怕晚"，但其实并不是这样，饭菜再丰盛，也不能吃得无规律，尤其是晚餐不宜过晚。

因为如果晚餐过晚，饭后不久就要上床睡觉，胃部就会进入不活跃状态，胃酸分泌减少，难以对食物进行充分的消化吸收，这样不但会造成营养的浪费，而且食物存留在胃中过久，还会造成腹胀，影响睡眠质量。

另外，据调查显示，人的排尿高峰一般集中在饭后 4 ~ 5 小时，如果晚餐过晚，排尿高峰期时人正处在睡眠状态，这样尿液在膀胱存留过久，容易引发尿道结石。

⊙温馨提示

晚餐的时间最好在晚上 6 点左右。

晚餐不宜过于丰盛

由于工作和学习的压力，白天时间紧张，很多人早餐和午餐吃得都比较随便，只有到了晚上才有相对充裕的个人时间，于是大家往往在晚餐上下一番功夫，尽量做得丰盛一些，给自己和家人"补一补"。其实这种做法存在着一定的误区，反而会不利于自己和家人的身体健康。

因为晚上人们的活动量通常较少，而且很快就会上床睡觉，身体的各个器官都会进入不活跃的状态，消耗的能量也会减少。所以如果晚餐吃得过于丰盛，身体无法吸收如此多的营养物质，过量的营养就会以脂肪的形式存留在体内，久而久之就会造成肥胖，影响生活质量。

其次，晚餐吃得过好，还会加大胃肠消化系统的负荷，使之在夜间也得不到充分的休息，时间长了会导致肠胃功能的损伤，甚至造成胃及十二指肠溃疡等消化系统疾病。另外由于在消化时，脑部的血液和氧气也会转移到胃肠协助消化，必然会增加大脑血液和氧气的转移量与转移时间，从而造成脑部的长时间紧张，久之就可能引起大脑代谢的紊乱，继而引起脑组织萎缩，导致人出现早衰。

晚餐过于丰盛对心血管也有不利的影响，尤其是当晚餐中含有大量油脂类物质时，由于消化不好，极易刺激肝脏合成大量低密度蛋白。这种蛋白会把过多的血清胆固醇运载到动脉壁上堆积起来，由此可能引发动脉硬化等心血管疾病。

因此可见，晚餐吃得过于丰盛，对健康是有极大危害的。

⊙温馨提示

晚餐以清淡为佳，多吃蔬菜，少吃肉类。

冰箱中的饭菜不能直接拿出来吃

有的人为图方便，从冰箱中拿出的饭菜不经回锅处理就直接吃，这其实是一种很不正确的做法。

这是因为，饭菜暴露在空气中，必然会受到细菌和寄生虫的污染，放入冰箱后，冰箱冷藏室的低温并不足以杀灭大部分细菌，最多只能抑制其繁殖和蔓延，但这些细菌和寄生虫却始终是存在并存活着的，如果人直接食用这些饭菜，就会受到细菌寄生虫的感染，滋生疾病。

另外，在有的家庭里冰箱的卫生条件也比较差，经常是生熟混杂、荤素不分，在这种条件下冷藏的饭菜，不但无法杀灭或抑制细菌，反而会更加受到细菌和寄生虫的侵蚀，就会对人体造成更恶劣的影响。

⊙温馨提示

从冰箱中取出的饭菜应当进行回锅加热后再食用。

一些凉菜，在冰箱中保存时，应当附上保鲜膜，以确保不被污染。

只吃菜不吃饭不足取

有很多人为了减肥或保持体形，在进食的时候只吃菜不吃饭，认为这样就可以少摄入糖分，达到瘦身健美的目的。实际上这样做是相当不明智的。

日常饮食中的米饭、馒头、面条等主食，其中含有的主要成分是淀粉，淀粉经过消化酶的作用会分解为碳水化合物，即我们所熟悉的糖。摄入过量的碳水化合物，而且不注意锻炼的话，的确会使糖在身体里积聚并导致肥胖。但是并不能因害怕肥胖就拒绝淀粉类食物，因为淀粉类食物能够提供给我们维持机体活力所必需的热量，如果没有热量，我们便完全无法维持正常的生命活动。

进食时只吃菜的话，也可以提供一部分热量，但是并不足以达到我们所需的量，人在进食后很快就会再饿，长久下去，就会把身体弄得很虚弱，健康都谈不上，健美就更无从谈起了。

食物不宜过热食用

许多人都喜欢趁热吃饭，认为这样吃得痛快，对健康也有利。实际上这是一个误区。

因为人的肠胃是很敏感而脆弱的，尤其是肠胃黏膜易受到各种伤害。饭菜一出锅，温度还比较高，这个时候如果直接"趁热吃"，虽然口腔能够承受这种温度，但是肠胃却未必可以承受得了，很容易造成灼伤，胃功能可能因此受到损害，并引发各种疾病。有调查显示，经常吃热食的人群，消化道癌的发生率明显要比不吃高温烫食的人群高，尤其是食管癌的发生率更高。

而且在趁热吃饭时，多会感觉头皮发紧发痒，这是头部汗腺因食物过热而受刺激的反应，因此经常吃热食的人，出现脱发的比率也会高一些。

⊙温馨提示

任何食物都不宜过热食用，因为这样对口腔、食管及其他消化器官都是有危害的。

不能饿了才吃饭

生活中许多人有不饿不吃饭的习惯，他们觉得饿的时候吃饭才吃得香，营养也吸收得充分。这其实是一个误区，会对身体健康产生不利的影响。

因为饥饿感主要来自脑垂体及下丘脑的相关刺激和胃的收缩。在人吃完饭大概四五个小时后，胃中的食物就会完全消化干净，之后食物如果得不到及时的补充，人体就会以"燃烧"脂肪等多种方式产生并提供热量。而由于这时热量仍能有效提供，大脑就不会发出饥饿的指令，胃部也不会出现收缩，所以人还不至于产生饥饿感。但是当饥饿感突然来临时，其实胃中早已空空如也。如果长此以往，胃壁及胃黏膜组织就极易被分泌的胃酸"自噬"，造成对胃部的损害，影响人的健康。

⊙温馨提示

一日三餐的进食应当有规律，并形成"进食兴奋时段"，因为按时吃饭才能保证健康。

吃饭狼吞虎咽有损健康

不少人工作学习压力大，时间紧张，所以在吃饭的时候总是狼吞虎咽的，以节省时间。实际上这种习惯对健康的损害是很大的。

因为按照正常的消化顺序，食物应该首先在口腔中经过充分咀嚼，并接受唾液淀粉酶的初步分解，然后再进入胃部进行进一步的消化吸收。但是如果吃饭狼吞虎咽的话，必然会减少食物在口腔中的存留时间，食物无法经过充分咀嚼粉碎和淀粉酶的分解就直接进入胃部，容易造成消化不良，并损害胃功能。而且，由于食物中的营养物质得不到有效吸收，久而久之，人就会因此营养不良，容易引发各种疾病。

有研究表明，吃一餐饭的时间应当保持在 20～30 分钟，吃一口饭在嘴里经过 20 次以上的咀嚼最有利于人体的吸收。

吃饭不宜一边偏嚼

生活中有不少人由于一侧牙齿缺损、有蛀洞、牙组织发炎、局部黏膜溃烂及吃饭塞牙等，逐渐养成了使用一侧牙齿嚼东西的习惯，医学上把这种方式称为偏嚼。这是一种对身体有害的不良习惯。

青少年的面部和颌骨正处于旺盛的生长发育时期，如果经常使用同一侧咀嚼，该侧颌骨及面部肌肉过度发达，会形成功能性肥大；而经常不用或少用的那一侧因缺乏锻炼而发育不良，咀嚼肌及颌骨会发生萎缩。这样一侧肥大、一侧萎缩，就会造成面部左右发育不对称。

平时咀嚼时，食物对牙面的摩擦和唾液的持续冲洗对牙齿有清洁作用。偏嚼时，用不到的一侧牙齿得不到清洁，容易使牙齿间堆积牙垢、牙石，从而引起龋病及牙龈炎。

此外，长期偏嚼还会使两侧的颞下颌关节活动不协调，导致关节功能紊乱，而出现关节弹响、肿痛、张口受限、不能进食、头痛及颞下颌关节脱位等症状。

⊙温馨提示

为防止养成偏嚼的习惯，应积极治疗各种牙齿疾病，有缺失的牙应及时镶配，错位牙应及时矫治。平时要保持良好的口腔卫生，养成健康的用牙习惯，最好每半年去医院检查一下牙齿。

饭前、睡前不宜吃糖

有些人认为，饭前吃糖能增长食欲，睡前吃糖能使人快速入睡。其实这种做法是不对的，饭前、睡前吃糖对健康都是不利的。

饭前吃糖会降低食欲，还会抑制消化液的分泌，引起消化不良。特别是饭前吃糖过多，血糖必然升高，饥饿感就会消失，进食量减小，影响正常营养素的吸收。此外，饭前吃糖过多，大量的糖留存在胃内，会使胃酸过多，导致反酸、腹胀等肠胃不适。

睡前吃糖，会使口腔内的酸度增高，导致牙齿的釉质脱钙，引起乳酸杆菌大量繁殖，对牙组织进行腐蚀和溶解，从而发生龋齿。

⊙**温馨提示**

饭前、睡前都不宜吃糖。如果在睡前吃糖，一定要认真刷牙。

吃饭时不可看书看报

有人觉得吃饭时读书看报是对时间的一种充分利用，其实不然，这种做法对身体健康有害，是得不偿失的。

因为在吃饭时，消化系统的运转需要大量氧气和血液的帮助，脑中的氧气和血液会下行到胃部协助消化。而在吃饭时读书看报，则由于精力的集中和思维的活跃，会导致大量的氧气和血液依旧汇集在脑部，消化器官的血氧含量则相对减少，这样不利于消化，可能导致消化不良。

吃饭时不可吸烟

吸烟本身对人体健康就有巨大的危害，而在吃饭时吸烟，更是一种对自身健康极不负责的行为。

因为在吃饭时吸烟，首先是烟中大量的有害物质会附着在食物上，被人一同摄入体内，直接危害人体。有调查表明，在吃饭或饮酒时吸一支烟，人所摄入的尼古丁含量基本上相当于正常吸 10 ~ 20 支烟的水平，尤其是酒精还可以溶解烟中的很多致癌物质，直接被肝脏吸收，危害更大。另外，在吃饭时吸烟，还会降低味觉的灵敏度，导致消化液分泌的失调，时间久了，势必会造成肠胃功能紊乱，导致肠胃疾病。

蹲着吃饭不足取

在很多的农村地区里，人们都有蹲着吃饭的习惯，如今在城市里，许多从事户外工作的人由于工作繁忙和条件有限，也习惯于蹲着吃饭。这样是不利于身体健康的。

因为蹲着吃饭时，腹部处于受挤压的状态，胃肠的蠕动不能正常进行，经常会造成上腹部胀满，从而影响正常的消化吸收。同时，胃肠在进行消化时需要大量的血液和氧气的协助，而蹲着吃饭，下肢和腹部受到压迫，血液不能运行顺畅，胃肠部的血量就会相应减少，也不利于消化过程的进行，易于导致消化不良。

另外，蹲着吃饭，饭菜还容易受到污染。因为近地面的位置，浮尘往往较多，随着周围人的走动，扬起的灰尘会落到饭菜上，人食用后可能会因此得病。

⊙温馨提示

吃饭的最佳姿势是坐着，且凳子不应过矮。

用矮桌吃饭有损健康

用矮桌吃饭，和蹲着吃饭一样，都不利于身体健康。

因为在矮桌前吃饭时，人势必要坐得很低，且上身前倾，这种姿势会对腹部造成挤压，不利于肠胃的蠕动。另外这种姿势也会使血液流动受到阻滞，造成肠胃部血液含量相对不足，食物由此不容易消化吸收，可能导致消化不良。

⊙温馨提示

韩日式的跪坐用餐也并不科学，不宜采用。

剩米饭不宜吃

日常生活中，有些人为了避免浪费，经常会将剩下的大米饭重新加热后再吃。这种做法虽然节约了粮食，但对家人的健康却很不利。

米饭中的主要成分是淀粉，淀粉在加热到60℃以上时会逐渐变成糊状，此过程称为"糊化"。这种糊化的淀粉分子较容易被人体的消化酶水解，从而为人体所吸收。但是，糊化的淀粉冷却后会发生"老化"现象，其分子会重新排列并排出水分。这时无论如何加热，淀粉分子也无法恢复到"糊化"时的结构。而这种老化淀粉很难被人体消化和吸收。所以，长期吃重新热过的剩米饭容易引起消化不良，严重者会导致胃病。

另外，含淀粉的食品最容易被葡萄球菌污染，造成葡萄球菌大量生长、繁殖。因此，吃剩米饭容易引起食物中毒，轻者会出现恶心、呕吐、上腹部疼痛和水样便，重者会出现剧烈腹泻、脱水甚至休克。

⊙温馨提示

淀粉类食物不能放置过久。

要有计划地做饭，每天的米饭吃多少做多少，尽量不剩或少剩。

过夜的剩米饭最好不吃，尤其是消化功能不良的人，实在要吃的话应加热至100℃并持续20分钟以上。

吃饭时不宜说笑逗闹

有些人非常健谈，即使坐到了餐桌旁，仍然不忘天南海北地高谈阔论，甚至经常在吃饭时说一些令人捧腹的笑话。这种习惯不仅有失雅观，而且还会影响食物的消化吸收，对身体健康不利。

边吃饭边说笑逗闹必然会分散吃饭的注意力，咀嚼时漫不经心，咽下时囫囵吞枣，这样容易忽视饭菜的色香味，导致食欲降低，消化液分泌减少，不利于食物的消化吸收，还会增加胃肠负担。同时，说话多，特别是兴奋时，米粒、硬的食物渣屑、骨刺等很容易误入气管或卡住喉咙，发生呛食，令人十分痛苦，严重者还需用气管镜取出异物。

乘车、走路时不宜吃东西

很多人为节省时间，习惯于在乘车和走路的时候吃东西，这种做法尽管往往是迫于无奈，但是对于它的危害，我们应当有比较清醒的认识。

因为人的进食和消化吸收，是受到大脑有意识的控制的，并由其提供相应的条件。而在乘车和走路时吃东西，一方面环境嘈杂，大脑高度紧张，另一方面身体其他器官的运动也会降低大脑对进食的注意力和控制能力，从而影响消化过程的正常进行，易于造成消化系统的紊乱和消化不良。

另外，在乘车和行走时，周围人多车多，空气中的有害物质和杂质成分也相当多，这些物质十分容易附着在食物上被一起吃进肚子里，最终导致各种疾病的产生。

饭后不宜马上吃水果

吃水果有益健康，大家也经常喜欢在饭后接着吃上一点水果，认为这样既增加营养又会有益消化。其实，这是一种误区，饭后马上吃水果，不但不利于营养吸收，还会对健康造成损害。

因为水果正常的消化吸收过程简单快速，并不需要复杂的消化液的处理，就可以直接经由胃部和小肠吸收。而主食如淀粉和脂肪等的消化过程则相对要复杂和漫长得多，往往需要经过几个小时。如果在饭后立即吃水果，水果和主食混杂，就会被这些主食"堵"在胃里，迟迟得不到消化吸收，胃酸在这个过程中会破坏水果中的维生素等营养成分，造成营养的浪费。

而且，水果中含有大量的果胶、糖等成分，如果长时间不能被消化吸收，就会在人体中发生变质，产生腐烂，形成胃气，对胃肠壁造成刺激和破坏，产生不良的后果。

⊙**温馨提示**

饭后吃水果比较理想的时间，是在饭后半小时之后。

饭前吃一点水果会比较好，一方面空腹食用有利于水果营养素的充分吸收，另一方面可以防止正餐吃得过饱。

饭后不宜马上饮茶

不少人喜欢在饭后饮茶，一方面是一种休闲，另一方面也认为这样可以清口去脂，帮助消化。这种认识其实是不科学的，饭后不宜马上饮茶。

首先，饭后胃部正在进行紧张的消化，这时喝进茶水，会降低胃酸的浓度，增加消化难度，加大胃部负担，还容易导致消化不良。

其次，茶叶中含有的茶碱，会妨碍人体对铁元素的吸收。有调查显示，饭后饮用 15 克茶叶冲泡的茶水，会导致有机体对铁的吸收降低 50%。

另外，茶叶中还含有一种名为单宁酸的物质，会同胃中没有来得及吸收的蛋白质成分产生反应，生成一种人体无法分解的凝固物，从而降低人体对蛋白质的吸收，造成营养浪费。

⊙温馨提示

最好是在饭后 1 小时饮茶。

饭后松裤带有危害

饭后松裤带不但是一种不雅观的行为，而且对健康也有一定危害。

因为在进食后，肠胃会进行有规律的蠕动以促进消化。而如果此时突然松开裤带，腹部自然下垂，腹腔内的压力就会突然减小，造成胃部的下坠，使肠胃蠕动产生紊乱，影响消化，使人产生腹胀、腹痛等症状，长此以往还可能会导致胃下垂。

⊙温馨提示

饭后如果感到饱胀难受的话，可以适当散散步。

饭后立即睡觉有损健康

在用餐过后，因为脑部血液下行到肠胃帮助消化，人会产生嗜睡感。很多人在这个时候选择立即睡觉，这样做其实不利于身体健康。

因为在睡眠的过程中，人体消化器官的活动会变得不活跃，尽管肠胃还在消化食物，但是胃酸分泌会明显减少，营养成分的吸收也缓慢下来，食物迟迟得不到分解吸收，这样就会对肠胃造成比较大的压力，导致超负荷运转。如果经常吃饱就睡，不但会因消化不良造成营养的缺失，而且还可能导致肠胃功能的受损。

另外，进食后，脑部血液和氧气含量减少，如果这个时候睡觉，睡眠质量将得不到保证。因此，很多人会发现，饭后马上睡觉，起床后会感到很疲惫，甚至头痛。

⊙温馨提示

饭后不要倒头就睡，最好先进行适当的运动以促进消化。

饭后不宜立即排便

饭后立即排便不是一种好习惯。

因为在排便的时候，屏气收腹会使腹压升高，胃部会受到挤压，黏膜和腺体组织被压迫就可能导致分泌紊乱、胃壁血流减少，从而造成消化不良。

⊙温馨提示

一般在饭后 1 小时左右，人最容易产生便意，此时排便可以有效地排出体内毒素，对人体健康是有好处的。

饭后马上游泳于健康不利

夏季不少人喜欢一吃完饭就进泳池游泳，觉得这样既可纳凉消暑，又能够帮助消化。实际情况不是这样的，饭后马上游泳是一种不良的习惯。

因为在饭后，胃肠道血管扩张，消化系统血液流量增加，这样有利于对食物的消化与吸收。可是如果饭后立即游泳，四肢等运动器官活动频繁，血液就不得不流向这些身体部位去满足运动的需求，从而减少了消化器官的血量，不利于消化，可能导致消化不良和肠胃疾病。

另外，游泳时，一方面冷水会刺激胃肠收缩，另一方面水的压力也会给胃肠带来压迫，致使胃部的供血不足并产生蠕动紊乱，可能导致胃痉挛、呕吐和消化不良。

饭后马上干活有危害

饭后马上干活的危害主要有两点。

首先，在饭后，胃肠在中枢神经的调节作用下，开始了紧张的消化吸收活动。这时，消化道的血管会发生扩张，血流增多，消化液也大量分泌，以保证消化活动的顺利进行。而如果此时从事体力劳动，中枢神经就不得不将血液转移到手脚等运动器官上去，消化系统血流量减少，消化液的分泌也会受到限制，从而影响对食物的正常消化吸收。

其次，饭后胃中充满食物，这个时候干活用力，很容易对肠胃造成拉扯、震动和扭转，这样不但不利于消化，还会对肠胃造成损害，引发腹痛、胃下垂等症。

⊙温馨提示

饭后1小时内不宜从事劳动。

饭后的运动和锻炼也要适当，活动量不要过大。

饭后不可立即唱卡拉OK

在酒店宾馆等很多宴请场合，都设有卡拉OK一类的设备，很多人在酒足饭饱之后往往喜欢高歌几曲娱乐一番。殊不知在娱乐的同时，这种做法也会对健康造成不利的影响。

首先，在大声唱歌时，膈肌下移，会使腹腔内的压力增大，压迫胃部，导致肠胃蠕动紊乱，可能引发消化不良。

其次，饭后口腔、声带和食管由于食物酒水的刺激，会产生充血水肿，容易受损。而此时唱歌势必会加剧其充血、水肿的严重性，可能由此引发急性咽喉炎。

用白纸或报纸包装食物不卫生

随着环保意识的增强，塑料袋包装受到越来越多的质疑，于是很多人开始热衷于用纸制品包装食物，但是需要注意的是，对纸制品包装的卫生要求不能放松。

白纸看似干净卫生，其实不然，它在生产过程中会用到多种化学制剂及漂白剂，其中有很多化学原料具有毒性，所以尽管在白纸成型后会经过消毒处理，但是还是不适宜用来包装食物。

至于用报纸包裹食物，其危害则会更大，因为在报纸上本身就印刷有大量油墨和其他有毒物质，而且又可能经过人的翻看而附着大量细菌，这些物质和细菌用来包裹食物时会沾染到食物上，造成对食物的污染，人食用后很可能会中毒。

⊙温馨提示

用纸包装食物时，必须使用专门的食品包装纸。

生日蛋糕上插蜡烛存在健康隐患

过生日吃蛋糕吹蜡烛，是大家都习以为常的一种习惯，围坐在燃着小蜡烛的蛋糕旁，既温馨又浪漫。但是，这温馨浪漫中却隐隐潜伏着对健康的危害。

首先，我们在往蛋糕上插蜡烛的时候，蜡烛本身并不能保证清洁，这样就有可能把一些致病物质弄到蛋糕上，被人吃进肚子里去。

其次，蜡烛在燃烧过程中所产生的蜡油，也会滴在蛋糕上，现在专门制作的生日蜡烛虽然对人体没有什么毒害，但是吃入这种无法消化的腊油毕竟也不是好事，有可能会造成胃部的不适。

不过最可怕的其实还不是来自蜡烛，而是来自人自身，大家在一起吹灭蜡烛的时候，唾液势必会飞溅到蛋糕表面，造成对蛋糕的污染，而如果有人患有流感一类的传染性疾病，就很可能通过蛋糕传染其他人。

鱼刺卡喉不宜喝醋

吃鱼的时候被鱼刺卡住喉咙的事情在生活中经常发生，比较传统的法子就是喝醋，一般认为醋既然能软化钙质，就当然可以把鱼刺软化下去。其实这种做法是错误的，而且对健康有一定的危害。

醋能软化钙质是不错，但是并不是说用醋浇一下，骨头就立刻能软化下去，因此鱼刺卡在喉咙里，喝醋几乎不能起到任何效果。而且如果大量喝醋，还可能因此灼伤食管及胃黏膜，造成炎症。

⊙温馨提示

鱼刺卡喉后，不要饮醋，更不要试图强行就饭吞咽。可以一点一点喝热水，如果鱼刺小的话会很快顺水下去。但如果鱼刺较大，或刺得较深，就应当及时寻求医生的帮助。

腌制食品不宜常吃

腌制食物味道香辛，的确具有开胃的功效。但是，腌制食品由于经过长时间的腌制保存，其中的营养物质大部分被破坏，尤其是腌制的蔬菜，其中的维生素成分几乎丧失殆尽。而且，腌制食物相比其他食物也含有较多的有害物质，不宜多吃。

首先，腌制食品里含有大量的盐分。有机体的运转虽然离不开盐分，但高盐饮食会增加患胃癌的危险，世界卫生组织建议每人每日食盐摄入量应在 6 克以下。可是，如果嗜食腌制食物，盐分的摄入量势必远远高于这个数字。

其次，化验表明，腌制食物中还含有亚硝胺和多环芳烃类化合物，亚硝胺可变价为致癌物质亚硝基吡咯烷，而多环芳烃类化合物本身就具有很强的致癌作用。

吃哈喇味食物对健康不利

有的人生活比较节俭，食物放置时间过长，最后都生出了哈喇味也不舍得丢掉，觉得吃这种食物没有什么，只不过是口味差一点。其实不然，吃哈喇味食物对健康相当不利。

食物的哈喇味，主要是由于放置时间过长，油质发生氧化酸败而导致的。酸败后的食物，不但营养价值明显下降，而且其中还会产生多种有害人体的物质，比如说脂肪的变质氧化后会形成一种过氧化脂质，这种物质经过动物实验表明，能损害动物肝、心、肾等脏器，使动物出现脂肪肝及水肿等病症，还可使幼小动物发育受阻、体重减轻甚至早衰早亡。人食用后则会导致早衰的发生，还可诱发癌症。

另外，这种酸败后发出的哈喇气味，本身就会使人产生许多不适症状，在加热食用后人的反应会更明显，表现为恶心、呕吐、腹泻、头痛甚至造成高热、脱水。

豆制品并非多多益善

豆制品营养丰富，对人体很有好处，是很多人每日必吃的食物。但是，再有营养的东西，食用也需适量，就像食用豆制品也并不是多多益善的，超过适宜的量，就会对人体的健康造成危害。

因为豆制品中有数种抗营养因子，其中有两种与胃肠道有关：胰蛋白酶抑制因子和肠胃胀气因子。胰蛋白酶抑制因子能抑制体内蛋白酶的活性，经常摄入会导致人体对蛋白质吸收能力的减弱，并对肠胃有刺激作用，使人产生恶心、呕吐等症状，这就是为什么生吃豆子会感到恶心的原因。而肠胃胀气因子，顾名思义，会导致胃气的产生，影响肠胃健康。

此外，豆制品中还含有大量的钙成分，且容易被人体吸收，所以常吃豆制品对钙的补充很有好处。但是，研究表明，血液中钙含量不断增加，会影响人体对锌的吸收和利用，从而造成人体内锌含量的不足。缺锌对人体有多种危害，会导致食欲不振、生长停滞，味觉、嗅觉功能减退，皮肤粗糙、伤口不易愈合、性腺发育不良等，甚至还会影响大脑功能。

⊙温馨提示

儿童尤其需要注意合理适量地吃豆制品，以防止出现锌缺乏症。

羹匙、筷子不宜放在饭盒里

现在有不少上班族都经常自带饭菜，而且习惯将羹匙或筷子与饭菜一起放在饭盒内。这样做虽然很方便，但却是极不卫生的。

羹匙的柄或筷子手握的部位经常会带有大量的病菌，在清洗餐具时，如不经过高温消毒，很难将这些病菌完全清除或杀灭。如果将羹匙、筷子等放在饭盒里并直接与饭菜接触，上面的病菌将不可避免地会污染饭菜，同时，饭盒里饭菜的温度又十分有利于病菌的繁殖和生长。当人进餐时，这些病毒就会随食物进入人体，容易引起疾病，对人体造成危害。

⊙温馨提示

羹匙或筷子等餐具不宜放入饭盒里，而应将它们另用干净的纸包起来，使用时再清洗干净，以防病从口入。

烤羊肉串不宜常吃

烤羊肉串吃起来喷香可口、肥而不腻，是许多人所钟爱的小吃，尤其受到儿童的喜爱。但是，常吃烤羊肉串对身体是有害的，吃烤羊肉串应适量。这是因为：

首先，羊肉串、烤肉等一类炭烤食物，在烧烤过程中会产生一种名为苯并芘的物质，这种物质也是香烟中的一种有害成分，过量摄入可能导致癌症。

其次，肉类在反复烧烤过程中，会产生大量的香气，所以烤羊肉串的味道在很远就能让人闻到。不过，这种香气实际上是肉中的蛋白质、维生素和氨基酸成分被挥发的产物，随着烧烤的进行，肉类中的这些营养物质含量会大量减少，所以常吃羊肉串，对蛋白质、氨基酸的摄取也是不利的。

再次，不少人在烤制羊肉串的时候，为了让肉质更鲜嫩，达到外焦里嫩的良好口感，往往不会烤得很熟，这样就会给一些寄生病虫菌以可乘之机。人食用之后，很可能因此受感染而患上囊虫病等寄生虫病。

只吃素食不利于健康

现代生活中，有许多人崇尚素食，认为素食清淡，对身体的代谢压力小，不易使器官老化，能够让人长寿。实际上，这种想法是没有道理的，长期吃素食对营养的摄取十分不利。

因为肉类、鱼类、蛋类等荤食中含有大量的脂肪、蛋白质和氨基酸，这些物质是人体维持正常运转所必需的营养物质。其中，蛋白质是生命的基础，是保证人体正常生命活动最基本的营养素；脂肪是细胞构成的必需成分，能够调节人体的生理功能和保护内脏器官；各种氨基酸对人体激素的分泌、代谢的形成以及消化吸收过程都起着举足轻重的作用。

而这些营养物质，虽然在蔬菜米面等素食中也存在，但其含量则远远不能满足人体日常的需要。长期只食用素食，对人体营养的全面补充是极其不利的，不但不能长寿，甚至可能导致身体器官功能的衰竭。

成长发育期的儿童，尤其要注意不能只吃素食。

适量吃糖无损健康

很多人认为吃糖和各种心血管疾病、高血压以及肥胖症都有直接的关系，因此对吃糖很忌讳。其实这完全不必要，糖非但不是健康的杀手，而且还是人体必需的营养成分之一。

营养专家指出，糖是人体中最经济、最安全、利用率最高的能源物质，糖在人体的代谢过程中，经过"燃烧"产生能量，供人体运动及生长需要，具有不可替代的作用。人的脑组织则完全依靠葡萄糖供能，如果完全不吃糖，体内糖分供应不足，人往往会出现冒冷汗、心慌、眩晕、血压下降等症状。

另外，糖还是人体重要的结构物质，参与人体多种生命活动，它可以与体内的其他物质结合构成酶、抗体、激素等，对调节人体的生理功能十分重要。

吃糖可能导致肥胖，这是因为吃得过量。其实，饭后适量吃糖，糖和纤维食物结合后生成的有机酸甚至有减肥的效果，它能够减慢肝脏中脂肪的制造，减少脂肪的沉积。

⊙温馨提示

日常生活中糖的摄入是必需的，但需适量。有高血压、高血糖、糖尿病等症的患者，确实需要少吃糖。

吃糖无助于戒烟

不少人用吃糖果、口香糖、巧克力的方法戒烟。其实，这样做并不能从根本上戒除烟瘾，而且大量吃糖反而容易适得其反。

因为糖是一种酸性的食品，大量食用后会使体液由弱碱性变为酸性。而酸性体液恰能够加速人体对尼古丁的代谢，促使尼古丁从人体里排泄出去；但是一旦尼古丁排除干净，人由于烟瘾的作用，很快就想再接着吸烟。因此，吃糖不但不能有效戒烟，反而还会加重烟瘾。

⊙温馨提示

　　吃糖无助于戒烟。但是如果没有烟瘾，吃糖则会有一定好处，可以减少尼古丁在人体中的存留量，也使人不易沾染烟瘾。

糖尿病与吃糖没有直接关系

　　很多人一听到糖尿病这个名字，就会联想到糖，进而认为糖尿病是由吃糖引起的。这种认识其实没有一点科学道理，是望文生义造成的误区。

　　糖尿病分为I型和II型，两者都与遗传因素和感染等多种因素有关，但最主要的致病机理就是胰岛受损，胰岛素活性不足。正常人的血糖之所以保持在正常范围，是因为有充足的胰岛素进行调节。如果胰岛素分泌失调、活性不足或相对不足，就会影响对糖的调节，从而引起血液中血糖水平升高。当每100毫升血液中的血糖升至 160 ~ 180 毫克，即超过肾小管吸收糖分的能力时，尿液中的糖分就会增加，这就出现了糖尿病。

　　由此可见，糖尿病与多种因素有关，却跟吃糖与否没有直接关系。但是，吃糖可以导致肥胖，而肥胖又可能诱发糖尿病，这种间接关系还是有的，所以，吃糖不应过量。

⊙温馨提示

　　虽然吃糖与糖尿病没有直接关系，但是糖尿病患者吃糖还是一定要慎重，因为糖尿病患者无法调节血糖水平，糖吃多了会造成危险。

油腻食物易增肥的说法不科学

　　许多爱美的女性对油腻性的食物十分抵制，认为吃这类食品会增肥。这种认识实际上没有什么科学道理。

　　因为油腻性的食物虽然所含的脂肪多，但是这些比较单纯的脂肪物质在人进食后很快就会被消化吸收，转换为热量，而不容易产生沉积。相反，一些脂肪含量少但是糖分比较高的食物在食用后，其中 30% 的碳水化合物却会被转化为脂肪沉积下来。因此，很多喜欢吃甜食的人虽然对油腻食物摄入甚少，但是体重却在直线上升。

⊙温馨提示

想要减肥，首先要少吃糖。

吃糖与龋齿并没有直接关系

很多患有龋齿的人都有爱吃糖的习惯，于是大家想当然地认为糖是造成龋齿的罪魁祸首。其实实际情况不是这样的，吃糖和龋齿并没有直接关系。

龋齿又称"虫牙"，不过并不是有虫子在牙里作怪，而是牙体的硬组织崩坏所致。据研究，形成龋齿的原因主要有这么几种：一是牙齿排列不齐，导致食物残渣存留发酵，产生酸性物质腐蚀牙齿。二是口腔中经常存在大量的有脱钙作用的产酸细菌，这些细菌可使进入口腔的碳水化合物很快发酵产酸，并使牙齿脱钙，易于崩坏和产生龋洞。三是和唾液的量和酸度有关，唾液有杀菌作用，可以保护牙齿，但如果唾液较少或酸度过高，则可能伤害牙齿。四是铅中毒也与龋齿有关。

⊙温馨提示

虽然吃糖跟龋齿没有直接关系，但过量的话，还是会导致口腔酸度增加，损害牙齿健康。

吃过糖后要及时漱口或刷牙，以降低口腔酸度。

酸性食物不宜多吃

有的人比较喜欢吃酸性食物，这样虽然可以刺激胃酸分泌，增进食欲，但是如果多吃，则对健康不利。

这是因为，人体在正常情况下是呈弱碱性状态的，而如果大量食用酸性食物，则会中和碱性，破坏身体的酸碱平衡，甚至造成酸性体质。这对人有多方面不利的影响，慢性症状表现为经常性的手脚发凉、易感冒、皮肤脆弱、伤口不易愈合等；如果长时间保持酸性体质，就可能影响大脑和神经的功能，导致记忆力衰退、思维能力下降和神经衰弱等严重后果。

⊙**温馨提示**

所谓酸性食物并不全是味道发酸的食物，其实肉类、鱼类、海鲜类、啤酒、白糖甚至米面也是酸性食物。碱性食物包括水果、蔬菜、豆类、牛奶、茶等。要保持人体酸碱平衡，这就要求我们在日常生活中要做到饮食的合理搭配。

荤油与植物油皆应适量

许多人认为荤油（动物油）中的脂肪含量高，用它炒菜做饭会对健康不利，于是在烹饪中一般都使用植物油。这其实是一个误区。

因为动物油中含有较多饱和脂肪酸，虽然摄入过多会导致动脉硬化，但是它又含有对心血管有益的脂蛋白、多烯酸等，可以强化血管结构，起到抵抗高血压和预防脑中风的作用。动物油中的脂质，还是组成皮下脂肪的重要成分。

植物油虽然是从植物中提取出来的，但是其中的脂肪物质含量也很高，食用过量同样会对心血管健康构成威胁。而且植物油中所富含的不饱和脂肪酸会刺激体内过氧化物增加，并与人体蛋白质结合形成脂褐素，然后在器官中沉积，促进人的衰老。

所以，不管是植物油还是动物油，都不应该吃得过多。做菜时要根据菜品适量放油。

大炖菜不宜常吃

大炖菜是我国北方尤其是东北一带居民所喜爱的一种名吃，它是把青菜、粉条、肉等多种食物一起炖制，在寒冷的季节吃大炖菜，能让人感到又痛快又暖和。不过，大炖菜虽然美味，但是在营养方面却稍稍逊色。

因为，大炖菜经过反复炖煮，高温加热，菜和肉中的大量营养物质就会受损，尤其是其中的维生素和蛋白质。它们还可能与其他物质发生化学反应，不但使原来的营养成分大大减少，还会生成有害物质。经检验，蔬菜在经过半个小时以上的炖煮过后，其中的维生素含量会损失90%。

不宜过多食用含胆固醇的食物

很多人对胆固醇谈之色变，认为它是健康的大敌，是导致心血管疾病的罪魁祸首。在饮食上，他们则对含有胆固醇的食物退避三舍。实际上，这种做法是存在误区的，是对胆固醇的"偏见"。

因为，胆固醇是人体所必需的物质之一，它在细胞构成、激素分泌、协助消化吸收等方面的作用是无可替代的。首先，人体中的细胞成分中，多有胆固醇的"身影"，尤其是在肝、脑、肾等器官的细胞组成中，胆固醇占据了很大的比重。其次，人体中分泌的多种激素，也是以胆固醇为原料构成的，比如性激素、肾上腺皮质激素等。另外，人们往往认为胆固醇不利于消化吸收，实际上恰恰相反，胆汁中能够参与对脂肪的消化吸收的胆汁酸，其主要成分也是胆固醇。

此外，现代研究表明，生物信息的传递、免疫反应的形成等，与胆固醇也有极为密切的关系。

不过，人们对胆固醇的戒备，也并非毫无根据，因为胆固醇的确对人体有危害作用，过量摄入会与蛋白质结合，并沉积在血管壁上，造成血管粥样硬化的形成，危害人的健康。

因此，对于胆固醇，我们应辩证看待，既要防范，又不能盲目排斥。

第六章

患者饮食与健康

感冒初期不宜吃西瓜

不少人在感冒初期大量吃水果，认为通过摄入大量维生素，可以增强体质，防止感冒加剧，也能够增加体内水分含量，有益于排毒解热，使感冒症状尽快消失。这种想法是不错的，但是在感冒初期并不是什么水果都能吃，比如西瓜就需慎食。

因为西瓜水分大，有很强的利尿作用，食用西瓜会使体内水分置换频繁。而在感冒初期，病毒主要分布在体表，并没有深入体内，如果此时大量吃西瓜，体内正常的水分就会因其利尿作用而排出，病毒则因此由表入里，会使病情加重或延长治愈时间。

⊙**温馨提示**

糖尿病患者、口腔溃疡患者、慢性肠炎患者和肾功能不全患者等均不宜常吃西瓜。

感冒时多吃补品无益于病情好转

有人认为感冒后人体质虚弱，正应该多吃补品养养身子。其实这种认识是不正确的，感冒时吃补品不但起不到增强体质的作用，反而会加重病情。

因为从中医的角度讲，感冒属外感风寒风热，服用补品会不利于寒湿排出，使寒湿滞留在体内，加重感冒症状。而且补品对体内的病毒菌也有营养作用，反而会促进细菌病毒的繁殖。

另外，感冒时人体消化代谢功能下降，营养吸收能力降低，吃补品的效果也不会好。

不能把补品当药用来治疗感冒，如果留意，你不难发现很多补品的说明上都注明有"感冒发热者忌用"的字样。感冒了还是得咨询医生，对症吃药最有疗效。

发热患者不宜吃鸡蛋

鸡蛋营养丰富，很多人生病或体虚时都喜欢多吃鸡蛋，认为这样能够补身子。不过，需要提醒的是，发热患者不宜吃鸡蛋，因为这样做无异于"火上浇油"。

鸡蛋是一种高蛋白食品，人体对鸡蛋的吸收效率很高，能够达到99%以上。人吃了鸡蛋之后，鸡蛋中的纯蛋白质物质会产生出大量的热量，而对于本来就在发热的患者来说，这种热量则会是一种负担和危害。

发热时应少吃高热量食物，多吃蔬菜和水果，多喝水。

发热患者不宜吃荤腥

发热时不宜吃鱼肉等荤腥的食物。

这是因为，患者在发热时，身体消化代谢功能下降，肠胃蠕动缓慢，消化液也分泌得少，饮食上应该以清淡易消化的食物为主。如果在发热期还吃大鱼大肉这些高蛋白、高脂肪的食物，则极易导致食欲下降，并造成消化不良，从而危害人的健康，不利于病情的缓解。

除荤腥外，辛辣等口味重的食物，也不宜在发热期间食用。

发热患者喝浓茶不科学

发热往往是由细菌、病毒感染而引起的，患者在发热期间，大都伴有血管扩张、大量出汗的症状，因此易口渴，要多喝水。很多人在这个时候选择大量饮茶，这其实是不科学的。

因为喝茶尤其是浓茶会使大脑处于兴奋的状态，人喝浓茶后往往脉搏加快，血压升高，导致人体温上升，烦躁不安。茶叶中的茶碱还会刺激人体的体温中枢，加剧发热，对病情缓解不利。

另外，浓茶中的成分还可能与药物发生反应，会阻碍药物充分发挥效力。

由此可见，发热患者宜多喝白开水，但不宜饮茶，尤其是浓茶。

哮喘患者不宜吃味精

哮喘患者在饮食上需要注意的一个重要方面就是要少吃或不吃味精。

这是因为味精在被吸收之后，可影响中枢神经活动，引发支气管的收缩，摄入过量可能会导致哮喘病发作。如果在空腹时吃含味精的食物，则更易导致急性发作。

⊙温馨提示

市场上售卖的鸡精或牡蛎精，其中不但含有味精成分，而且还含有大量的盐，哮喘患者尤其不应该食用。

哮喘患者不可多吃盐

哮喘病是支气管哮喘病的简称，是一种以间歇发作性呼吸困难、并伴有哮喘为特征的常见病。哮喘病患者在饮食上有许多需要注意的方面，其中，忌多吃盐就是很重要的一个方面。

研究人员发现，通过低盐饮食，可以使支气管的高反应性得到缓解。这是因为，人的支气管平滑肌高度敏感，但对钠却是可渗透的，而钠对支气管具有强收缩作用，过多摄入会使支气管产生很大程度的收缩变窄，因此，哮喘患者多吃盐是很危险的。

肺结核患者应慎吃鱼

肺结核患者不宜吃鱼。因为肺结核患者在吃鱼尤其是无鳞鱼时，极易发生变态反应，发生危险。症状较轻者会有头痛、恶心的感觉，并伴有皮肤潮红、眼结膜充血；重者则会出现心悸、口唇及面部麻木、血压升高、呼吸困难的症状。

⊙温馨提示

在服用肺结核治疗药物期间吃鱼，变态反应发生的概率会更大，所以一定要谨慎。

肺病患者切忌饱食

吃得过饱，是肺病患者的饮食大忌。

因为人吃得太饱，胃部体积膨胀，就会将膈肌向上方推挤，压迫肺部。由于胃部食物过多，消化缓慢，这种压迫会持续较长时间。而肺病患者的肺部本来就供氧不足，在经过长时间的挤压后，人就会感到呼吸困难，出现气喘、脸色涨红等反应，甚至会因为过分缺氧导致心跳停止，十分危险。

另外，吃得过饱，消化系统负荷过大，胃部就需要更多的氧气来协助消化。而这样也会影响肺部的氧含量，威胁健康。

⊙温馨提示

肺病患者吃饭以七八分饱为宜，也可以少食多餐。

胃病患者不宜喝啤酒

胃病分为多种，有胃炎、胃溃疡等，不良的饮食习惯、生活不规律、工作压力大等多种因素都可能导致胃病的产生。由于胃是主要的消化器官，因此患胃病后，特别需要注意饮食的科学调理，而不要喝啤酒就是其中一个重要的方面。

因为，据研究表明，胃黏膜可以合成一种名为前列腺素 E 的物质，这种物质可以抑制胃酸的过量分泌，以保护胃黏膜。而啤酒则会减少前列腺素 E 的含量，同时抑制胃黏膜合成前列腺素 E。这样就会导致胃酸分泌的失调，由此会对胃黏膜造成损伤。

而胃病患者本身胃黏膜就有炎症或损伤，如果再喝啤酒，势必会造成病情的加重和恶化。因此，很多胃病患者在喝完啤酒后，会感到腹部胀满，并伴有灼烧感，这就是胃黏膜受损的表现。

胃病患者适量吃辣椒无妨

不少患有胃病的朋友很忌讳吃辣椒，认为辣椒会伤害胃黏膜，导致胃病加重。这种认识并非完全没有道理，但是并不全面，胃病患者其实可以适量地吃辣椒，这样不但不会加重病情，反而会有一定的治疗效果。

因为据研究表明，辣椒中的辣椒素可激发胃动力，增加胃黏膜血流量，并能促进溃疡愈合。消化不良的人吃辣椒，会刺激唾液和胃酸的分泌增多，提高消化能力。对于慢性胃炎患者，吃辣椒能保护胃黏膜，使之不受阿司匹林之类对胃黏膜有刺激作用的药物的损害。胃下垂患者，吃辣椒可促进胃运动，改善胃部功能。在寒冷的冬天吃辣椒，还能够起到暖胃、防冻的功效。

中医学关于辣椒的功效也早有研究。《食疗本草》中指出吃辣椒可以"消宿食、解结气、开胃口、辟邪恶、杀腥气诸毒"，起到温中散寒、健胃消食的作用。所以，有胃病的人，并非不可以吃辣椒。

当然，胃病患者也应当根据自己的病情，科学合理地食用辣椒。

⊙温馨提示

胃病患者可以食用辣椒，但需适量，且一旦感到不适，应立即停止食用。

有一些过于辛辣的辣椒或辣椒制品，胃病患者不宜食用。

胃病患者应慎吃大枣

中医上讲大枣有补气益血、健脾胃之功效，因此很多胃病患者有吃大枣的习惯，甚至把大枣当作药物来吃，认为这样能够减缓甚至治愈胃病。这种认识其实是不全面的。

大枣中含有丰富的营养成分，如蛋白质、糖分、有机酸、多种维生素和矿物质，对脾胃气虚、腹泻和消化不良等消化系统疾病有很好的功效。但是，并非所有胃病都适合吃大枣，比如对肠胃饱胀、积滞，疳食等热性胃病的患者来说，吃大枣就不会有疗效，反而还会加剧病情，因为大枣食用后会使热证和腹胀加重，不利于胃胀消退。

⊙温馨提示

尽管大枣对寒性胃病有一定疗效，但也只是一种保健食品，不能当作药物服用。

胃及十二指肠溃疡患者应少饮茶

患有胃及十二指肠溃疡的患者，在日常生活中要尽量少饮茶，尤其是浓茶。

因为茶在进入人体后，会作用于胃黏膜，促使胃黏膜分泌胃酸。胃酸分泌过多，会对抗酸药物产生抵消作用，不利于溃疡部位的愈合。对于十二指肠处的溃疡而言喝茶的伤害也非常大。

肠胃溃疡患者不宜饮用咖啡等饮料

肠胃溃疡的形成主要有两方面的原因，一是胃黏膜组织受损，二是胃酸酸性过高。这两方面结合会使溃疡面久久不能愈合，并且加重病情。因此，治疗肠胃溃疡，首先应当控制胃酸的浓度和酸性不要过高，另一方面要保护肠胃黏膜不再受到物理或化学损害，促使溃疡面愈合。这就需要在饮食上十分注意，对很多饮品应当忌口，其中包括咖啡、碳酸汽水和酒等。

第一，咖啡中的咖啡因会促进胃酸的分泌，增强胃酸浓度，从而刺激溃疡面，可能造成溃疡面出血，危害肠胃健康。尤其注意不要饮用浓咖啡，也不要空腹饮用咖啡。

第二，碳酸汽水中含有大量的二氧化碳气体，在进入胃里后会造成胀气。胃里气压增强，气体就有可能从溃疡处渗出。常喝碳酸汽水，不但会使溃疡面不易愈合，而且还可能导致肠胃穿孔，十分危险。

第三，肠胃溃疡患者不但不宜喝高度酒，就是葡萄酒、香槟这一类的低度酒，也应尽量少喝。因为在低度酒中同样含有酒精，酒精一方面能够促进胃酸分泌，使胃酸浓度长时间维持高水平，刺激溃疡面，使之不能愈合，另一方面又会溶解肠胃黏膜外层的脂肪蛋白质，使黏膜失去保护层，更易受到损害。

肠胃溃疡患者不宜喝牛奶

牛奶营养丰富，含有大量蛋白质，蛋白质可以中和胃酸，降低胃酸的浓度。另外，牛奶中还含有乳酪蛋白，对溃疡面的修复愈合也有较好的疗效。因此，牛奶一直被认为是肠胃溃疡患者的最佳饮品。

但是最近的医学研究表明，牛奶对溃疡患者也并非绝对安全。当牛奶刚刚进入胃部时，的确能够稀释胃酸，缓解对溃疡面的刺激，使上腹部的不适得以缓和。但是在经过一段时间之后，牛奶开始被消化吸收时，它就会变成刺激胃酸分泌的因素，从而产生更多的胃酸，使病情进一步恶化。

因此，肠胃溃疡患者不宜大量喝牛奶，尤其不要空腹喝。

⊙温馨提示

肠胃溃疡患者要喝牛奶的话，最好选择在餐前并少量饮用。这样分泌的胃酸由于有食物的混入就不至于浓度过高而对胃造成危害，而且人体又可以吸收牛奶的营养，增强体质。

肠胃溃疡患者不可吃糯米食物

在我国，糯米食物大多独具风味，为许多人所喜爱。但是，患有肠胃溃疡的患者对糯米食物的危害应当有清楚的认识。

粽子、年糕等糯米食物，黏性大，不易消化，吃后往往会滞留在胃中较长时间，这就会刺激胃黏膜不断分泌胃酸，造成胃酸浓度过高。溃疡患者在食用后，往往会加剧病情，导致溃疡面加深扩大，疼痛加剧，甚至可能导致胃出血和胃穿孔，对健康的威胁极大。

肠胃溃疡患者应少吃粗粮

吃粗粮对正常人的健康有益，能够均衡补充营养，但是对于肠胃溃疡患者来说，则应以少吃粗粮为宜。

因为粗粮的植物纤维粗糙，不易消化，在胃中往往要经过长时间的停留，在 4 ~ 5 个小时之后才能被完全吸收，这样会增加胃部的负担，并刺激胃酸的分泌，对溃疡面愈合十分不利。而且，粗粮在消化过程中，还容易造成腹部的胀气，增加胃部压力，可能引发溃疡部位的穿孔。

⊙温馨提示

肠胃溃疡患者不仅不宜吃粗粮，而且一些高纤维蔬菜，如菠菜、扁豆等也不宜多吃。

肠胃溃疡患者少食多餐弊大于利

不少肠胃溃疡患者因为担心加重病情而每餐吃得很少，但很快就容易饥饿，于是过不久就会再进食，久而久之，就会产生少食多餐的饮食习惯。这种饮食习惯对于溃疡患者其实弊大于利。

因为少食多餐时，虽然每餐吃得少，不会给胃部带来负担，有利于消化吸收；但是一天进食多次，胃部也就要重复多次消化活动，频繁分泌胃酸，胃部的胃酸浓度就会始终保持在一定的高度上，这样会持续对溃疡部位造成刺激，不利于溃疡面愈合，还可能导致溃疡面出血。

另外，每餐吃得少，饿得也就更快，如果没有来得及及时进餐，胃酸就会对胃壁黏膜造成伤害，不利于黏膜的保护，并可能因此扩大溃疡面。

⊙温馨提示

肠胃溃疡患者其实没有必要特意控制饮食，日常饮食保持七八分饱就可以。重要的是要形成并遵守饮食规律。

腹泻时不宜吃花生

胃脾虚弱的人容易发生便溏和消化不良，还会出现胃酸过多的症状。有的腹泻患者以为多吃花生可以缓解这种症状，其实不然。

花生中含有 50% 的油脂，具有润肠导泻的作用，但不利于消化。吃花生后，不但不利于病情的好转，反而会使原来的腹泻症状进一步加重，对身体健康造成更大的损害。

⊙温馨提示

腹泻时应该吃一些减少肠胃负担的软性、没有油脂的食物，如白米粥、小米粥、小咸菜、烤馒头等食物。

腹泻患者不宜吃鸡蛋

鸡蛋营养丰富，蛋白质含量很高，且极易被人体吸收，因此对健康很有好处。但是，正因为鸡蛋的蛋白质含量超高，腹泻患者反而不宜食用。

这是因为人在患腹泻时，体内消化液分泌减少，消化酶的活动能力下降，体内脂肪、蛋白质和碳水化合物代谢紊乱，对于鸡蛋这种高蛋白食物的消化会很不顺利，这样不但将导致营养成分的浪费，而且还会造成消化不良，甚至加重腹泻。

腹泻患者应多吃富含维生素的流食，如小米粥等。

腹泻患者不宜喝牛奶

牛奶中不仅含有大量的蛋白质，还含有脂肪成分，腹泻患者不适宜饮用。

这是因为，在患腹泻期间，人体消化系统运转不正常，消化液分泌得较少，消化酶活动能力也会降低。在这种情况下摄入高蛋白质高脂肪的食品，无疑会不利于消化，导致消化不良，由于牛奶是液体，这就更容易加重腹泻。

腹泻患者吃大蒜会加重病情

不少人认为吃大蒜可以杀菌消毒以治疗腹泻，这种想法是错误的。大蒜的确可以杀菌消毒，但对腹泻却无能为力。而且，腹泻患者吃大蒜，反而会加重病情。

因为腹泻大都是由于受凉或吃进受病菌污染的食物所导致的，会使肠道组织局部水肿，肠腺体分泌亢进，大量体液进入腹腔。在患腹泻期间，肠腔已处于饱和状态，如果再食用大蒜，大蒜素就会加重对肠壁的刺激，促使肠壁血管进一步充血水肿，从而加重腹泻。此外，由于腹泻往往可能损害肠胃黏膜，此时吃大蒜，也会对黏膜造成刺激，甚至引发溃疡。

⊙温馨提示

虽然腹泻时不宜吃大蒜，但吃蒜对于预防腹泻还是很有帮助的。

腹泻患者不宜饮酒

不少人认为饮酒可以杀死腹中的细菌，治疗腹泻，其实不对。因为饮酒和吃蒜一样，都会对肠胃产生强烈的刺激，加速其蠕动，这样反而加剧腹泻。

腹泻患者不宜吃的食物包括：鸡蛋、牛奶、花生等高蛋白食物；大蒜、酒、辣椒等刺激性食物；香蕉、生梨、无花果等有润肠通便效果的食物。

腹泻患者不宜多吃蔬菜

有的人认为腹泻是自己吃东西太多太杂导致的，所以应当吃得清淡一点，因此在腹泻后，往往选择只吃蔬菜。这实际上是一个误区。

这是因为，许多蔬菜，即使是新鲜蔬菜都会含有一定量的硝酸盐，硝酸盐会转变为有毒的亚硝酸盐。如果肠胃功能正常，人就可以抵抗和解除它的毒性，但是当人腹泻时，消化功能失调，胃酸分泌减少，肠胃的抵抗力和解毒能力下降，此时多吃蔬菜就有可能导致中毒反应。

⊙温馨提示

腹泻时口味宜清淡，以稀粥等流食为宜，蔬菜可以吃，但不宜多吃，更不能只吃蔬菜。

肝病患者不宜饮酒

肝脏患者饮酒，会对肝脏造成直接的损害，威胁健康。

因为酒中的主要成分是酒精，它进入人体后会对肝细胞的生理功能造成严重损害，促进肝内脂肪的生成和积蓄，引发脂肪肝，导致肝细胞坏死和肝炎病情迅速恶化。饮酒还可能会引发急性酒精性肝炎——正常人大量饮酒都极易引发，原来就有肝病的人引发的概率就更大了。

肝病患者不应常吃葵花子

葵花子是很常见的食品，兼具美食和休闲的作用，为许多人所喜爱。但是，需要提醒的是，肝脏功能不好的人，不应该常吃多吃葵花子。

因为葵花子中的油脂含量很高，大约能够占到50%，富含不饱和脂肪酸。肝病患者如果大量食用葵花子，不饱和脂肪酸摄入过量，就会给肝脏带来很大压力，会直接导致脂肪代谢障碍而在肝脏形成堆积，使肝病患者的病情加重严重的还可能导致脂肪肝。

肝病患者多吃小麦、土豆等食物不利于疾病恢复

肝病患者不宜多吃小麦、土豆等食物。

研究发现，小麦、土豆等食物中含有少量天然二氮类物质，肝功能不全者摄入这种物质的话，由于功能障碍，有机体不能将其分解清除，就会造成在体内的积聚。当积聚达到一定量时，肝病患者就会出现肝昏迷的症状，临床上表现为嗜睡、木僵、意识障碍和昏迷。

在许多肝病晚期患者的血样中，发现了大量的天然苯二氮氧化合物的物质，这就说明小麦、土豆中含有的二氮类物质对肝病的恢复是十分不利的。

肝昏迷患者切忌多吃高蛋白食物

肝昏迷是肝病发展到比较严重的程度后出现的一种症状，临床上表现为嗜睡、意识障碍、行动失常以及昏迷。肝昏迷患者的肝组织损害都很严重，在饮食上要格外注意，切忌多吃高蛋白的食物。

因为蛋白质食物在人体内经过消化分解时，会产生少量的氨。这对正常人是无害的，但是肝昏迷患者由于肝组织受到严重损害，对氨的消化分解能力大大降低。所以，肝昏迷患者如果食用大量的高蛋白食物，势必会造成体内血氨含量的上升，从而加剧病情。

⊙温馨提示

肝昏迷患者切忌多吃高蛋白食物，包括蛋类、肉类、牛奶以及豆制品。

肝昏迷患者饮食要以碳水化合物为主，多吃蔬菜水果，保持口味清淡。

肝炎患者吃糖会加重病情

肝炎患者"高糖低脂"饮食的观点曾经是医学界一致的共识，认为多吃糖会促进肝糖原的合成，从而起到保护和强壮肝脏的作用。然而现代医学证明，吃糖不但不利于肝炎患者的健康，反而可能加重病情。

因为，糖类在人体中进行消化吸收之后，有 30% ~ 40% 会转化为脂肪类物质，大量吃糖会促进脂肪堆积，甚至会使患有脂肪代谢障碍的肝炎患者产生脂肪肝和动脉硬化，从而加重病情。

另外，当肝脏受损时，多种酶的活动就会失常，导致糖代谢发生紊乱，人体糖耐量也随之降低。若再吃过多的糖，很容易使血糖升高，加重肝脏负担。

肝炎患者不宜吃肥肉

肝炎患者在饮食上一定要注意低脂肪，忌吃很油腻的食物，如肥肉就应严格限制食用。

这是因为，肥肉中的脂肪含量超高，且易被人体吸收。吃多后，多余的脂肪会产生沉积，使血管壁增厚，增高血液黏稠度，减慢血液流动速度，因此不利于肝脏供血，可能加重病情，导致肝脏的器质性病变，引发高血脂和脂肪肝。

⊙温馨提示

肥肉属高脂高热食物，摄入过量对健康有多方面的危害，普通人也不宜食用过多。

肝炎患者切忌吃羊肉

羊肉的营养价值高，中医说它是助元阳、补精血、疗肺虚、益劳损之妙品，是一种良好的滋补强壮食物，对人体大有裨益。但是，肝炎患者需忌吃羊肉。

因为，羊肉性温，属大热，过多食用会促进病灶的发展，加重病情。羊肉中的脂肪和蛋白质含量也比较高，而肝炎患者，由于肝脏的病变而导致代谢功能受损，摄入过量的脂肪和蛋白质就会增加肝脏的负担，可使病情进一步加重。

⊙温馨提示

羊肉和萝卜一起炖会降低油腻程度，肝炎患者可适量食用。但是羊肉温热的属性不会改变，所以也不能多吃。

肝炎患者不宜吃甲鱼

甲鱼大补，许多人在生病时都会选择喝甲鱼汤补身子。但是对于肝炎患者来说，甲鱼还是以少吃不吃为宜。

因为肝炎患者往往由于胃黏膜水肿、胃酸分泌不足、小肠绒毛变短变粗、胆汁分泌失常等多种原因导致消化功能的衰退，常伴有消化不良等症状。而甲鱼中含有丰富的蛋白质和其他营养物质，肝炎患者摄入后不但不容易消化，还会导致食物在胃肠道内变质腐败，造成腹胀呕吐，而且还会使肝脏的负担加重，严重时可能造成肝细胞大量坏死，肝脏解毒代谢能力下降，体内毒素无法排出等危险情况，甚至能够造成肝昏迷，极大地威胁人体健康。

⊙温馨提示

有消化道疾病如胃肠炎、胃溃疡等症的患者，也不应过多食用甲鱼。

肝炎患者不宜吃蛋黄

蛋黄是鸡蛋中营养成分最高的部分，脂肪和胆固醇含量很高，所以对于肝炎患者来说，蛋黄也不是一种适宜的食物。

因为胆固醇和脂肪进入人体后，都要经过肝脏的代谢处理。而肝炎患者的肝功能本来就不健全，如果再摄入大量的胆固醇和蛋白质，就会加重肝脏的负担，使病情加重，不利于肝脏功能的恢复。

肝炎患者吃大蒜要限量

不少人认为大蒜能杀菌解毒，应当对肝脏的炎症会有一定的疗效。其实这种认识是错误的，患有炎症尤其是肝炎的人吃大蒜一定要适可而止。

这是因为，大蒜不但不能杀死肝炎病毒，而且过量的大蒜素会刺激肠胃，抑制消化液的分泌，影响食物消化，降低食欲，容易导致患者的厌食，这对营养的补充和肝脏功能的恢复是不利的。

另外，研究表明，大蒜的挥发性成分还可以使血液中的红细胞和血红蛋白减少，过量食用可能引发贫血，对肝炎的治疗同样有不利的作用。

⊙温馨提示

肝脏和肠胃有疾病的患者，吃大蒜时可以把大蒜烧熟再吃，这样可以降低其刺激性。

肝炎患者吃生姜会使病情恶化

肝炎患者吃生姜会导致病情的恶化。因为生姜中含有大量的姜辣素，姜辣素刺激性很强，而且可以直接作用于肝部，能使肝炎患者的肝细胞发生变性坏死，导致间质组织增生、炎症加重，使肝功能失常。因此，肝炎患者食用生姜，不但不能使肝脏病变早日康复，反而会使病情恶化。

肝硬化患者不宜吃粗糙食物

吃粗糙食物对肝脏本身没有什么危害，但是却会对由肝硬化引发的静脉曲张造成威胁，可能导致静脉的摩擦和损伤。

其机理是这样的：正常人的静脉血循环是由静脉流经肝脏然

后到心脏的一个循环，而当肝脏发生硬变时，肝脏内大量增生的组织纤维就会阻断静脉血的回流，迫使腹腔中的静脉血改道，经过食管下段静脉而流回心脏。这样，大量血液流经食管静脉，就会使这段静脉发生扩张，变大变粗，严重的话会突破食管黏膜而暴露在食管内，产生静脉曲张。

如果肝硬化患者吃进粗糙的食物，这些食物在经过食管时，就很可能和曲张突出的血管发生摩擦。久而久之，就会造成静脉的损伤，甚至导致静脉出血。因此，肝硬化患者不宜吃粗糙的食物。

⊙温馨提示

肝硬化患者在吃饭时尤其要注意不能不经过充分咀嚼强行吞咽食物，吃一些有骨刺的食物时则一定要小心翼翼，以免食管静脉受到损伤。

肥胖性脂肪肝患者应少吃水果

肥胖性脂肪肝是指由于机体能量严重过剩，肝脏内甘油三酯的合成远远大于分解，从而引起部分脂肪在肝细胞内沉积所导致的脂肪肝。顾名思义，肥胖是导致这一类疾病的主要因素，而肥胖又主要是摄入糖分过多所导致的。所以，患有肥胖性脂肪肝的患者，必须注意严格控制糖分的摄入量。

水果中含有丰富的营养物质，食用有益健康，这是毋庸置疑的。然而不少水果中的糖分含量不少，长期大量食用的话，可能会导致血糖、血压升高，并形成肥胖。肥胖性脂肪肝患者过量食用水果，危害尤其严重，会加重病情。

⊙温馨提示

一些含糖量较低的水果，如苹果和梨，肥胖性脂肪肝患者可以适量食用。

肥胖性脂肪肝患者可以用西红柿、黄瓜、萝卜等蔬菜代替水果，同样能补充维生素及矿物质。

胆病患者应避免高脂肪食物

胆是人体很重要的消化器官，能够分泌胆汁协助消化，促进脂肪燃烧。但是，如果患有胆病，饮食上就必须要注意尽量避免高脂肪的食物。

因为，高脂肪的食物如动物油和肉类，人过量食用后会导致胆囊的收缩，加重胆囊负担，引发疼痛和厌食。原有胆病患者则更容易受到伤害，甚至可能诱发急性胆囊炎。

⊙温馨提示

胆病患者所不宜食用的部分食品：肥肉、动物油、煎炸食物、牛奶、蛋黄、巧克力以及动物肝脏。

胆结石患者多吃糖会加剧病情

多吃糖，可能导致胆结石的形成，而对于已经患有胆结石的患者来说，则会加剧病情。

这个原因我们可以从结石的形成机理中找到：胆结石的形成原因很复杂，不过最主要的成因还是在于胆汁中胆盐与胆固醇的比例失调。在正常情况下，胆盐和胆固醇是维持在恒定比例上的，这时胆固醇处于游离状态并能够排出体外。但如果胆盐过少或胆固醇含量过多，造成两者比例关系失调时，就会导致多余的胆固醇变为固态沉积下来，由此形成胆结石。

而糖分进入人体后，会作用于胰岛，刺激胰岛素的分泌，胰岛素又可以使胆固醇含量增加，致使胆汁中胆固醇比例过于饱和，最终形成结石。

胆结石患者胆汁中胆盐和胆固醇比例本来就不正常，如果再大量吃糖，就会增加体内胆固醇的含量，更不利于病情的缓解。

胆结石患者不宜吃过酸食物

不少胆结石患者都试用过"醋疗法"或"苹果汁疗法"，认为通过饮用酸性饮品，能够促进结石排出。这种认识其实是一种误区，胆结石患者一般不宜吃过酸的食物，所以尝试过这类疗法的患者，治疗效果往往不理想，甚至还会导致病痛加剧。

这是因为醋、石榴、山楂等酸性的食物都具有收敛作用，能刺激肠道迅速分泌缩胆囊素，使胆囊和奥底氏括约肌强烈收缩，能够诱发胆绞痛。

胆囊炎、胆结石患者不可吃螃蟹

螃蟹营养物质丰富，但是胆固醇含量极高，不适宜患有胆囊炎、胆结石的患者食用。

因为胆囊炎、胆结石的产生都与体内胆固醇含量高有密切的关系，尤其是胆结石，如果胆汁中胆固醇含量过于饱和，就会形成沉积，从而造成结石。而螃蟹正是含有高胆固醇的一类食物。患有胆结石症的患者吃螃蟹，会使结石扩大或形成新的结石。胆囊炎患者多吃螃蟹也可能导致炎症的加重。

冠心病患者喝咖啡、吃巧克力不利于康复

冠心病患者不宜喝咖啡、吃巧克力。因为咖啡、巧克力能够提升人体中胆固醇的含量，在食用后，会导致胆固醇在血管中的沉积，增加血液黏稠度，减缓血液流速，能够导致冠状动脉粥样硬化病情的加剧。

另外，咖啡还能够提高血脂。巧克力中则由于含脂肪和糖分较多而容易引起体内脂肪代谢的紊乱，导致肥胖。这些都不利于冠心病患者的康复。

冠心病患者不宜多吃蛋黄、螃蟹

蛋黄、螃蟹等食物中含有超高量的胆固醇，冠心病患者不宜过量食用。

调查表明，人体中胆固醇含量的增加是造成心血管疾病的主要原因之一，尤其是中老年，过多食用胆固醇含量高的食物，会使血液黏稠，流速减缓，并产生胆固醇的血管沉积，导致动脉硬化，产生冠心病。

因此，已经患有冠心病的人就更不宜多吃此类食物，会导致病情加重。

冠心病患者多吃糖于病情不利

糖能够为机体活动提供大量的能量，是人体所必需的营养物质。但是，人体对糖的摄入一旦过量，多余的糖分不能被及时消耗掉，便会转化为脂肪堆积在人体中，不但会造成人的肥胖，而且还会使血液中的甘油三酯含量急剧上升，造成高脂血症，进而影响血小板的凝血功能，不利于冠心病的治疗和病情的控制。

⊙温馨提示

在我们的日常饮食中，米面等含碳水化合物的食物本身就能为我们提供充足的糖分，因此，冠心病患者不需要也不应该再额外吃糖。

冠心病患者不宜多喝可乐等含咖啡因饮料

冠心病患者由于心肌及心脏兴奋传导组织的受损，常易发生心律失常，出现心律失常，从而导致冠心病发作。而可乐等饮料中含有咖啡因，稍微多喝即可引起心悸、呼吸加快和躁动不安，严重者还可能引发肌肉震颤、心动过速以及心跳不规律，从而诱发严重的心律失常，易导致冠心病。因此，冠心病患者不宜多喝可乐等含咖啡因的饮料。

冠心病患者不宜饱餐

冠心病患者不宜饱餐。这是因为，人体肠胃中的血管极为密集，在饱餐后，由于消化吸收对血液的需求，就会增大心脏血液的输出量，从而加重心脏的负担，对冠心病患者不利。

其次，在过度饱食后，胃部会膨胀，从而压迫膈肌向上方移动，这样就会间接压迫心脏，影响心脏功能。

再次，过度饱餐，会使人的迷走神经高度兴奋，从而导致冠状动脉持续性痉挛和收缩，这对于健康人影响不大，但是却能引发冠心病患者出现心肌梗死，造成危险。

冠心病患者不宜多吃水果

水果富含多种营养，适宜患者食用。但是冠心病患者却不宜多吃水果。

这是因为，水果中所含的糖分较多，蔗糖、葡萄糖以及果糖含量丰富，多吃水果之后，如果不能被及时转化和消耗掉，便会转变为脂肪在人体中出现堆积，久之会使体重增加，导致肥胖，加重心脏负担，对冠心病患者的健康恢复不利。

另外，一些水果如山楂、黑枣、柿子、葡萄等，其中含有的鞣酸成分较多，多吃会引起便秘，这同样会增加心脏的负担，使病情加重。

冠心病患者不宜吃菜籽油

冠心病患者需少吃菜籽油。研究表明，菜籽油相比动物油来说，其中含有的芥酸量很高，在成分上，这种芥酸中碳的比重比脂肪酸中碳的比重要高，因此在被人体吸收时所需的分解酶就会更多。如果过多摄入这种芥酸，就会加重心血管的负担，对于冠心病患者来说，容易加重病情，导致心血管壁增厚及心肌脂肪沉积的恶性结果。

⊙温馨提示

日常生活中，冠心病患者宜以动物油代替菜籽油。

冠心病患者切忌吃胀气食品

容易引发胀气的食品，对于冠心病患者的健康不利。

这是因为，患有冠心病的人其心脏对于肠胃的供血能力较低，从而导致消化吸收能力差。因此冠心病患者吃豆子、萝卜等容易引发胀气的食品时，较普通人更容易胀气。这样不但会带来不适，而且腹腔胀气会推动膈肌的上行，压迫心脏，进一步影响心脏的正常功能，久而久之，就会使冠心病的病情进一步恶化。

冠心病患者应控制饮水量

冠心病患者日常需要注意避免过量饮水。这是因为，人体过多摄入的水分就会渗入血管，稀释血液，使血量增加，流速加快，这样会加重心脏的工作负担。对于冠心病患者而言，心脏经常性的超负荷运转，就会使本不健全的心脏功能进一步受损，从而导致病情的进一步加重。

⊙温馨提示

患有心脏病的人要控制饮水量，不宜多喝水。

冠心病患者吸烟会使病情恶化

冠心病患者吸烟是很危险的。这是因为，抽烟时，人体会摄入大量的尼古丁和一氧化碳气体，这对于冠状动脉血管壁和心肌细胞都会造成伤害，并可能引发炎症。另外，尼古丁还有刺激肾上腺素的作用，能够使血管收缩、心跳加快，从而导致血压上升。一氧化碳则会使血清胆固醇的含量升高，使动脉壁缺氧，加速动脉粥样硬化的形成。这都将导致心脏病病情的恶化。

脑血管疾病患者不可吃狗肉

狗肉营养丰富，味道鲜美，而且热量高，尤其在我国北方地区，是特别受欢迎的一种食物。不过狗肉并不适合脑血管病患者食用。

这是因为，狗肉热性大，滋补作用强，食用后会使人气血旺盛，血压增高。这对于一般人而言并没有多少不利影响，但是对于患有脑血管疾病的人，过高的血压却可能导致血管的破裂出血，是很危险的。

脑血管疾病患者不宜吃鹌鹑蛋

鹌鹑蛋是一种既营养又美味的食品，不过同狗肉一样，也不适宜脑血管疾病患者食用。

据营养学家测定，在各种食品中，鹌鹑蛋含胆固醇的比例最高。每 100 克鹌鹑蛋内就含有 3 640 毫克胆固醇，而每 100 克豆制品、鸡蛋清和海参的胆固醇含量为零。其他食品如牛奶每 100 克含胆固醇 13 毫克，瘦猪肉每 100 克含胆固醇 90 毫克，鸡蛋黄每 100 克含胆固醇 1 163 毫克。也就是说，鹌鹑蛋的胆固醇含量是牛奶的 280 倍，瘦猪肉的 40 倍，鸡蛋黄的 3.1 倍。

人体内胆固醇的升高，是引起动脉硬化的主要原因。因此，老年人，尤其是患有脑血管疾病的人，以少食鹌鹑蛋为好。

心脑血管疾病患者不宜多喝茶

有的心脑血管疾病患者认为茶水清淡，可以多饮。其实不然，这是一种认识误区。

茶水中含有茶碱、咖啡因以及多种挥发性物质，这些物质对于中枢神经会有明显的兴奋作用，但在促进大脑皮质兴奋的同时，也会引起脑部血管的收缩，从而造成脑部血流缓慢、供血不足，有可能导致血栓的形成，这对于本就患有脑血管疾病的人来说是十分危险的。

另外，多喝茶，由脑血管运动中枢的兴奋还能够通过交感神经的兴奋性增加而作用于心脏冠状动脉，引起冠状动脉的收缩或者痉挛，从而导致心肌缺血，容易引发心绞痛、胸闷、心悸、心律失常等一系列症状，甚至造成心肌梗死。

⊙温馨提示

患有心脑血管疾病的人可以喝茶，但是一定要有所控制，不可多喝，尤其是不要喝太浓的茶。

高血压患者不宜多吃盐

吃盐过多对人的健康有害，尤其是高血压患者更不应当多吃盐。

研究表明，摄入食盐量越多，高血压的发病率就越高。这是因为，食盐中的钠成分，在内分泌的作用下，能使血管对各种升血物质的敏感性增加，从而引起小动脉痉挛，使血压升高，而且还能够促使肾脏细小动脉硬化的过程加快，这也会导致血压升高。

另外，钠盐还有吸水的作用，如果人体摄入盐分过多，血管中的水分就会增加，从而增大血容量。再加之细胞内外钾、钠的比例失调，使红细胞功能受损，血流黏滞，流动缓慢，也会导致血压的进一步升高。

有调查显示，在吃盐多的人群中，患高血压的发病率10%，而在吃盐极少的地区，其高血压的发病率不足1%。

⊙温馨提示

吃盐过量会导致高血压，因此即使正常人也不宜过量吃盐，本身患有高血压的人就更不应当过多吃盐。

一般人每天的食盐量不应超过6克，高血压患者每日的食盐量应控制在4克以内。

高胆固醇血症患者不宜喝鸡汤

鸡汤是很好的滋补食品，营养丰富，经常被当作"病号饭"。不过，有的患者是不适宜喝鸡汤的，比如高胆固醇血症患者。

这是因为，高胆固醇血症患者血液中的胆固醇含量本来就超标，再多喝鸡汤就会促使血胆固醇的进一步升高，从而易于在血管内沉积，引起动脉硬化、冠状动脉硬化，并继而诱发冠心病、中风等心脑血管疾病。

尿道结石患者不宜多吃菠菜

尿道结石患者不宜多吃菠菜。这是因为，在所有的蔬菜中，菠菜里含有的草酸是最多的。草酸进入人体，达到饱和之后，无法通过正常的新陈代谢排出体外，就会形成草酸钙的沉积。而医学研究发现，草酸钙沉积是导致尿路结石的最主要因素，我国尿道结石的患者中，大约有 90% 是因为草酸钙的沉积引起的。

因此，尿道结石患者不宜多吃菠菜，以避免结石的进一步加重。

⊙温馨提示

平日里吃菠菜的时候，应当先用开水把菠菜焯一下，以最大限度地去除其中的草酸。

尿道结石患者不宜吃糖过多

尿道结石患者不宜多吃糖。研究表明，摄入糖分过多，人体中的钙离子和草酸的浓度都会有所上升，这两者本来就是造成结石的主要因素，其浓度同时增加，则更易结合成为不溶性的草酸钙沉淀，从而导致结石的形成，使病情加重。

慢性肾病患者不宜多吃高蛋白食物

高蛋白食物如鸡蛋、牛奶、鱼肉、虾蟹等，营养丰富，滋味鲜美，但是对于患有慢性肾病的患者而言，却不宜多吃。

这是因为，肾脏作为人体重要的消化器官，担负着处理蛋白质这一类营养成分使之最终消化吸收和完成新陈代谢的使命。但是如果大量吃这些高蛋白的食物，摄入的蛋白质过多，就会给肾脏带来过多的压力，尤其是当肾脏出现病变，存在功能障碍时，再大量吃高蛋白食物，不但营养成分无法被充分吸收，而且还会进一步损害肾脏，导致病情的加重。

肾病患者不宜食用植物蛋白

肾脏是人体重要的消化器官，蛋白质等营养成分都需要通过肾脏的处理以完成消化吸收和新陈代谢。但是如果肾脏出现疾病，肾功能不全，就应当自觉地限制蛋白质的摄入量，以减轻肾脏负担。

植物蛋白作为一种蛋白质，其中所含有的氨基酸并非人体所必需，而且这种氨基酸在人体内也可以随时自我合成，而不需要直接从食物中获取。因此，植物蛋白质对人而言，其实是一种可吃可不吃的食物，而对于肾病患者而言，过多食用则会加重肾脏负担，因此不宜过多食用。

慢性肾衰患者切忌吃哈密瓜

患有慢性肾衰的患者，由于肾功能衰竭，会导致调节排泄功能失调，临床上会出现少尿或无尿的症状，这就会造成体内某些物质的潴留，从而对身体健康造成危害。如果钾元素在人体中形成潴留，含量过高，就会导致高钾血症。

哈密瓜中的钾离子含量相当高，研究表明，大约每 100 克哈密瓜中就会含有约 250 毫克的钾。如果肾脏患者尤其是肾功能衰竭患者吃多了哈密瓜，就会容易患上高钾血症，给心血管带来疾患，导致对健康的损害。

肾结石患者也应补钙

有的人认为补钙会造成结石病的恶化，因此认为肾结石患者不能补钙，这实际上是一种错误的认识。肾结石的形成原因，主要是草酸摄入过多，而并不在钙的多少。草酸摄入过量，就会在肾脏进行消化吸收以及新陈代谢的过程中与钙发生反应，生成草酸钙沉积，从而形成肾结石。因此，防治肾结石的关键是减少摄入含草酸多的食物如菠菜、竹笋、茭白等，只要降低了草酸的摄入量，结石就不会形成。而钙质是人体所必需的营养物质，不可缺少，如果肾结石患者发现自己有缺钙的情况，还是应当及时进行补钙的。

肾结石患者临睡前喝牛奶有害健康

临睡前喝牛奶是很多人的一种日常生活习惯，不过这种生活习惯对于肾结石患者而言，却是有害的。

这是因为，人在进入睡眠之后，排尿减少，新陈代谢放缓，尿液就会变浓，其中的有形物质如果出现沉积，就会导致结石病的发生或加重。牛奶中含有高量的钙离子，如果肾脏患者在睡前喝牛奶，就会使尿液中的钙盐浓度在短时间内增多，而由于人处于睡眠状态，过多的钙盐无法及时排出，就容易导致结石的加重。

⊙**温馨提示**

肾结石患者如果有喝牛奶的习惯，最好在睡前 4 小时饮用，并在睡前充分排尿。

肾炎患者应少吃鸡蛋

肾炎患者应当尽量少吃鸡蛋。这是因为，鸡蛋的蛋白质含量丰富，虽然很有营养，但是肾炎患者多吃鸡蛋的话，就必然会增加蛋白质的代谢产物——尿素。尿素增多会使肾炎病情加重，甚至导致出现尿毒症，这对于肾炎患者而言，是十分危险的。

急性肾炎患者不宜吃香蕉

急性肾炎患者在肾功能不良或水肿而需要禁盐时，不宜吃香蕉。这是因为，香蕉虽然味甜，但是其中却含有较多的钠盐，如果吃进大量的香蕉，那就相当于吃进大量的钠盐，从而使人体血液中的钠含量猛增，导致加重水肿，增加心脏和肾脏的负担，使病情恶化。

糖尿病患者不可多吃木糖醇

有些糖尿病患者误以为吃木糖醇不会导致血糖的升高，因此认为吃木糖醇对自己是无害的。这种认识并不正确，多吃木糖醇，对糖尿病患者也有危害。

木糖醇是从橡木、桦木中提炼出来的一种天然的甜味剂，易于被人体吸收，在代谢初期一般不需要胰岛素的参与。但是，木糖醇和葡萄糖、蔗糖一样都是由碳、氢、氧元素组成的碳水化合物，要完全代谢，还是需要胰岛素的帮助。因此，食用过多木糖醇同样会增加胰岛的负担，当胰岛素分泌不能满足需要，就会导致血糖升高。

另外，木糖醇食用过多还会引起甘油三酯升高，增加患冠状动脉粥样硬化的风险等。

糖尿病患者不宜多吃南瓜

一直以来，有一种说法认为吃南瓜可以降血糖，很多糖尿病患者听信后大量吃南瓜及南瓜食品，结果血糖不降反升，还出现其他一些症状。这都是误信"南瓜降血糖"的后果。

经研究表明，南瓜在常用食物血糖生成指数上属于高指数食物，并不具备降血糖的任何功效，南瓜虽然可以吃，但不能多吃，吃多了反而会升高血糖。另外，早在《本草纲目》里就曾提到："南瓜补中益气。多食发脚气、黄疸。"大量吃南瓜和南瓜食品，不但无法降血糖，而且还会导致出现脚气和黄疸。

糖尿病患者不可多吃水果

糖尿病患者应当慎吃水果。这是因为，水果中含有较多的果糖、蔗糖和葡萄糖，而且能够被有机体充分快速吸收，从而导致血糖升高。因此，糖尿病患者不宜吃过多的水果，尤其是含糖量多的西瓜、香蕉、葡萄、橘子等水果，应当忌食。

⊙温馨提示

　　水果中含有其他丰富的营养，因此，糖尿病患者可在保证血糖水平的前提下，适量吃梨、苹果、桃子等水果。

糖尿病患者不宜饮酒

　　糖尿病患者不宜饮酒。这是因为，酒精是一种高热量物质，每克酒精中含有 14.64 千焦的热量，过量摄入酒精，会引发高脂血症或者造成代谢紊乱，加重肝脏的负担。糖尿病患者在饮酒时，要是同时进食一些碳水化合物的食物，血糖即可升高，使血糖失去控制；但如果饮酒而不吃食物，则会抑制肝糖原的分解，使血中葡萄糖量减少，会出现低血糖症状。

⊙温馨提示

　　糖尿病及肝、胆疾病患者，尤其是正在使用胰岛素和口服降血糖药物的患者，都应当严格禁酒。

糖尿病患者须多喝水

　　一直以来，不少糖尿病患者误认为糖尿病的多饮多尿症是由于喝水过多引起的，只要少喝水，就可以控制多饮多尿症状，于是就盲目地控制饮水量，即使口渴也不愿喝水或尽量少喝水。这样虽然表面上看多饮多尿症状减轻了，但实际上却只是使血容量减少了，血糖值反而因此升高了，病情会更加严重。糖尿病患者多饮水，实际上是对体内失水的补充，而且还有改善血运、促进循环、增加代谢及消除酮体等作用，是对人体失水的一种保护性措施，糖尿病患者不但不能限制饮水，还应适当多饮水。因为糖尿病患者胰岛素绝对或相对不足，处于高血糖状态，会刺激下丘脑的渴感中枢而导致人感到口渴，饮水后可使血浆渗透压下降或恢复正常，起到降血糖的作用，使患者不再口渴。如果限制饮水，就会加重高渗状态，对病情非常不利。控制多尿，要从控制高血糖入手，而不能控制饮水。

⊙温馨提示

糖尿病患者不仅不应当限制饮水，反而应当多饮水。

糖尿病患者不应不吃主食

有的糖尿病患者认为，只要控制了主食的摄入量，就可以控制血糖，防止血糖升高，并以此来治愈糖尿病。这实际上是一种误区，是对身体健康有害的。

这是因为，葡萄糖是人体热能的主要来源，是维持机体运转的根本，而葡萄糖又是主要来自于碳水化合物。如果少吃甚至不吃主食，人体摄入葡萄糖不足，势必会导致人体运转缺乏动能，人的正常生理活动就会受到影响，健康受到危害，更加不利于糖尿病的治疗。

另外，人体葡萄糖摄入不足时，为了应急，身体就不得不分解脂肪，燃烧脂肪酸以获取能量。但是脂肪酸产生过多，就会常常伴有酮体的生成，经肾脏排泄后可出现酮尿，这对于人体健康也是不利的。

糖尿病患者不宜多吃盐

许多糖尿病患者平常只注意控制糖分的摄入量，这固然重要，不过近来的研究表明，糖尿病患者同样也应当控制食盐量。

这是因为，现代医学研究表明，过多的盐，具有增强淀粉酶活性而促进淀粉消化和促进小肠吸收游离葡萄糖的作用，可引起血糖浓度增高而加重糖尿病患者的病情。

⊙温馨提示

糖尿病患者的食盐量，每日应当保持在3克以下。

糖尿病患者不宜服用麦乳精

麦乳精是一种健康食品，也是探望患者的馈赠佳品，但是糖尿病患者不宜服用麦乳精。

这是因为，麦乳精是以奶粉、炼乳、蛋粉和麦精为主要成分，添加可可粉、饴糖、葡萄糖、奶油、柠檬酸、维生素等成分炼制而成的一种速溶含乳饮料。麦乳精中的含糖量极高，一般能够达到65%以上，糖尿病患者食用麦乳精，会给胰岛带来很大的压力，并使血糖升高，对于疾病的控制和治疗不利。

糖尿病患者不宜饮用蜂蜜

有的糖尿病患者听说饮用蜂蜜可以治疗糖尿病，同时具有保健功效，因此大量饮用蜂蜜。这种想法是错误的。

据分析，每100克蜂蜜中含碳水化合物75.6克，蛋白质0.4克，脂肪19克，水分20克，还含有人体所需要的矿物质元素（钾、钠、钙、镁）及维生素和蜂胶、蜡、色素等。由此可见，蜂蜜中的主要成分是碳水化合物（糖类），且含量极高。进一步分析可知，每100克蜂蜜碳水化合物中葡萄糖约为35克，果糖40克左右，蔗糖约2克，糊精约1克。葡萄糖和果糖均为单糖，进入肠道后无须消化可直接被吸收，使血糖升高，蔗糖和糊精略经水解后即可被吸收，因此，蜂蜜的升血糖作用特别明显。从这一点来看，糖尿病患者是不能服用蜂蜜的。

另外，任何一种具有保健功能的食物，需食用一定量和一定时间后才会体现其保健效用。据调查，高血压、胃及十二指肠溃疡患者每天需服用蜂蜜50克以上、持续时间达3个月以上才会显效。假若糖尿病患者如此长期、大量地饮用蜂蜜，其血糖在一天内可能会出现大起大落，这种血糖的不稳定对病情的控制极为不利，所以即便是食用有某些保健功效的蜂蜜，最终也是得不偿失。

糖尿病患者不能只吃粗粮

有一种观点认为粗粮富含膳食纤维，糖尿病患者多吃粗粮有利于控制血糖，因此每天只吃粗粮，不吃细粮。这种做法是不科学的。

粗粮含有较多的膳食纤维，能在一定程度上延缓餐后血糖升高，还有降脂、通便等功效。但是，粗粮是一把"双刃剑"，如果不加控制、摄取过多，就可能引起很多问题：首先，会使胃排空延迟，造成腹胀、早饱、消化不良，甚至会影响下一餐的进食。其次，在延缓糖分和脂类吸收的同时，也会在一定程度上阻碍钙、铁、锌等矿物质的吸收，还可能会降低蛋白质的消化吸收率。对于伴有胃轻瘫的糖尿病患者，大量进食粗粮可能会使病情加重并导致低血糖反应。因此，糖尿病患者进食粗粮也并非"多多益善"，而要适可而止。

⊙温馨提示

科学的做法是粗细搭配，粗细粮的比例一般为 1 ：3 或 1 ：4。这样既能发挥粗粮的功效，又能避免粗粮进食过多产生不良反应。

糖尿病患者须限制植物油

有些糖尿病患者认为，植物油中含有大量的不饱和脂肪酸，比动物油要好，因此，他们大量食用植物油，不吃动物油。这种认识是错误的。

实际上，植物油虽然以不饱和脂肪酸为主，但它和动物油一样都是脂肪。研究发现，1 克植物油和 1 克动物油产生的能量相同，均为 38 千焦。因此，如果大量食用植物油而不加以控制，就容易造成每日总能量超标，引起体重增加，甚至导致肥胖，并严重影响血糖。

⊙温馨提示

对糖尿病患者而言，每日植物油用量应控制在 30 克以下；对肥胖和血脂紊乱的糖尿病患者而言，每日用量应控制在 25 克或 20 克以下。

糖尿病患者不宜多吃豆制品

大豆中含有丰富的蛋白质，而且其所含脂肪多属于不饱和脂肪酸，对血脂代谢有一定的调节作用。此外，大豆中还含有许多对心血管有一定保护作用的功能因子，其所含的低聚糖还有降低血糖的作用，因此一些糖尿病患者认为多吃豆制品有益。其实，糖尿病患者如果过多食用豆制品，会产生一定的副作用。

研究发现，100克大豆可提供1500千焦的能量、16克脂肪和36克蛋白质。如果毫不顾忌地多吃，一方面会因摄入的能量和脂肪过高而对控制糖尿病不利，另一方面过多的蛋白质还会对肾脏造成更大负担。

⊙温馨提示

在控制总能量的前提下，应根据肾功能的情况，合理调整蛋白质的摄入量，适当增加大豆及豆制品的比例，以改善肾功能。

甲亢患者多吃海带会加重病情

缺碘会导致甲亢，而海带中富含碘，因此很多甲亢患者就想当然地认为多吃海带就可以补碘，并治疗甲亢。这种想法其实并不正确，过多吃海带反而会加重病情。

这是因为，在正常情况下，甲状腺摄取碘成分，合成甲状腺激素，从而维持人体正常的生理功能。在这种情况下，多吃海带等含碘的食品，对于促进甲状腺分泌是有好处的。但是，当过多摄入碘，并超过了一定量的时候，就会造成人体的"高碘反应"，会加速甲状腺激素在甲状腺内的合成，促使大量的甲状腺激素释放进入血液，从而导致全身性的代谢亢进，反而加重甲亢病情，延长控制甲亢的疗程，不利于治疗。

痛风患者不可大量进食高嘌呤食物

痛风是一种常见病，多见于中老年男性，其症状一般是半夜或清晨急性发作，有发热、头痛、口干口苦、关节红肿热痛等表现，早期多累及足跟、手指、脚趾等中小关节，晚期则见关节肿大、畸形、僵硬，耳轮、指间、指掌处呈现黄白色或破溃形成瘘管。

人之所以罹患痛风主要是因为尿酸不能够正常地代谢，从而积累在了关节处（尤其是膝关节），之后导致关节疼痛，因为一般发生在寒冷的地区，风一吹就会产生疼痛的感觉，所以才叫痛风。痛风患者如果大量进食高嘌呤的食物，会加剧病情，这是因为过量摄入嘌呤会导致尿酸含量的异常，并加重嘌呤代谢紊乱，加大尿酸的代谢难度，从而给患者带来更多的痛苦。

⊙**温馨提示**

含嘌呤比较多的食物包括：海产品、动物内脏、豆类食品等。

痛风患者不宜喝啤酒

痛风患者应当少喝啤酒。这是因为，痛风与人体内嘌呤代谢紊乱有关，而啤酒中含大量嘌呤及核酸类物质，每饮一瓶啤酒，可使血中嘌呤代谢产物尿酸浓度增加2倍，可诱发痛风急性发作，发生急性关节疼痛、红肿等症状。

痛风患者应多喝水

有的痛风患者喝水少，这是一种有害的生活习惯，容易引发痛风发作和加重病情。

这是因为，痛风主要是嘌呤代谢紊乱所导致，从而引发尿酸排泄不畅，积聚在关节部位，并给人带来痛苦。如果不喝水，尿液代谢少，就更不利于尿酸的排泄，不但会加剧痛风，而且过高的尿酸浓度还易导致尿路结石。

因此，痛风患者不但不应少喝水，而且还要有意地多喝水，增加排泄的次数。

痛风患者日常应多喝水，可以促进尿酸的排泄和避免尿路结石。痛风患者每日的饮水量应在 2000 毫升以上。

贫血患者不能吃菠菜

菠菜中含有大量的铁离子，因此很多人视菠菜为补铁补血的佳品，专门给贫血患者吃菠菜，以期改变贫血的症状。不过这种做法实际上是错误的，贫血患者吃菠菜不但不能补铁补血，反而还会有副作用。

这是因为，人体对于铁的吸收和利用，并不取决于食物中铁的含量，而是与铁的存在形式和物理化学性能更有关系。菠菜中的铁离子虽多，但是能够被人体吸收的部分却不到1%，其余的大部分铁离子都会与菠菜中大量的草酸结合生成不溶性的沉淀物，因此，多吃菠菜并不能有效补铁补血。

而且，过量吃菠菜对健康还有伤害，因为它会干扰人体对锌和钙的吸收，并容易导致结石病的发生。

⊙温馨提示

菠菜并不是最好的补铁食物，很多食物如大豆、小麦以及动物肝脏和鱼类，补铁效果都要胜过菠菜。

贫血患者应少喝牛奶

不少贫血患者认为喝牛奶能够补充铁，增加营养，改善贫血症状。这是一种认识上的误区。

这是因为，牛奶虽然营养丰富，但是其中铁的含量却很低，因此多喝牛奶并不能高效地补铁。另外，牛奶喝多了，不但不会有效补铁，反而还会使体内原有的铁含量下降，这是因为，牛奶是一种高磷和高钙的食品，磷和钙能够与亚铁离子反应生成不溶性的铁化合物，从而会使体内的铁含量更加不足。因此，患有缺铁性贫血的患者应当少喝牛奶。

贫血患者饮茶不利于恢复

有的贫血患者喜欢饮茶，这对于贫血的康复不利，甚至还会加重贫血症状。

这是因为，人对日常食物中的铁的吸收，有一个过程，首先是食物中的铁以高价胶状氢氧化铁的形式进入消化道，然后经过胃液的作用，使高价铁转化为低价铁，从而被有机体吸收。但是如果经常饮茶，茶水中大量的鞣酸就会和这些不稳定的低价铁离子发生反应，结合成为不溶解的鞣酸铁，从而会阻碍人体对铁的吸收，使贫血病情更加严重。

肥胖患者应少吃芥末

芥末是一种有辛辣刺激味道的调味品，用以调制凉菜，别有风味，因此很受人们喜爱。但是应当注意的是，肥胖患者要尽量少吃芥末。

这是因为，芥末中含有一种名为芥末素的化学物质，可以刺激胃黏膜，从而使人体内分泌过多的胃酸，这就更容易刺激人的食欲，增加饥饿感，提高消化吸收功能，使饭量增加，从而导致减肥的失败。

肥胖患者喝咖啡不科学

有的肥胖患者为了减肥节食，就喝咖啡以增加饱胀感，想以此来避免吃主食。这种做法其实并不科学。

这是因为，喝咖啡虽然的确能够增加饱胀感，使人在一段时间内不想吃饭，但是咖啡却能够刺激胃液的分泌，从而加快食物的消化和吸收，当少量的咖啡被吸收殆尽之后，人还是会想吃饭，而且食欲会增大，会吃得更多。另外，咖啡中的脂肪和糖的含量都很高，经常喝咖啡不但不能节食减肥，反而会增加体重，并诱发心脑血管疾病。

关节炎患者忌食肥肉

关节炎是一种临床常见的多发疾病，会引起关节疼痛，导致局部肿胀和活动受限。关节炎患者在饮食上要多多注意，其中忌食肥肉就是一个方面。

关节炎患者要尽量少吃或不吃肥肉，这是因为，肥肉中含有过多的脂肪，会影响脾胃功能，而使人体生湿，中医学上称之为"阴湿"，这对于关节炎尤其是风湿性关节炎的恢复不利，甚至会加重病情。另外，肥肉中过多的脂肪在代谢过程中还会导致发炎物质的增多，这也会加重病情，不利于关节炎的治疗。

关节炎患者忌多吃海鲜

海鲜中含有大量的血尿酸，人如果吃了大量的海鱼、螃蟹、海菜等海味，就会导致体内血尿酸的代谢紊乱。血尿酸过多又排泄不出的话，就会在关节部位形成尿酸盐结晶，使关节炎的症状更加严重，甚至引发痛风。因此，关节炎患者忌多吃海鲜。

癫痫患者不宜多吃盐

癫痫的病因有很多，但多是由外因或内因促发人脑异常所导致的。癫痫有反复发作的特点，难以完全治愈，因此就更应当注意日常的饮食及生活习惯，尽量控制病情。

癫痫患者的日常饮食不宜过咸，这是因为，多吃盐，人体会摄入大量的钠离子，这些钠离子随血液输送到脑部，会对癫痫患者的脑神经产生刺激，并可导致人体神经元过度放电，这极易使癫痫发作。

癫痫患者不宜多喝水

癫痫患者多喝水也是一个不科学的生活习惯。这是因为，实验证明，刺激间脑会引起癫痫的发作，而间脑是水分的调节中枢，如果癫痫患者大量饮水，就会加重间脑的工作负担，从而易于导致癫痫的发作。

⊙温馨提示

癫痫患者总的饮食原则是要做到低盐、少饮水，多食用富含脂肪、蛋白质、钙及维生素的食物。

癫痫患者应少吃含锌高的食物

锌是人体必需的微量元素之一，在体内锌参与多种酶的活动，对人体许多重要生理功能的完成起着举足轻重的作用，因而正常人宜常吃一些含锌丰富的食物，以防因为缺锌而影响健康。

然而，对于癫痫患者则另当别论。有人对癫痫患者进行血锌浓度测定，发现几乎所有癫痫患者血锌平均含量都明显比正常人要高。经长期应用抗癫痫药物治疗后的患者，血锌浓度则比用药前明显下降，有的甚至出现某些缺锌症状。这说明癫痫的发生，与体内特别是脑内锌含量增高有密切关系。据此，有些专家甚至对抗癫痫药物的作用机理也作了新的解释，认为这类药物或其代谢产物有效地与锌离子发生络合反应，降低了癫痫患者的血锌浓度，从而控制了癫痫发作。因此，癫痫患者除重视药物治疗外，在日常生活中应尽量少吃或不吃含锌丰富的食物。

⊙温馨提示

癫痫患者不宜多吃含锌多的食物，如小麦、酵母、猪肉牛肉、牡蛎等。

骨折患者多喝骨头汤阻碍骨折愈合

不少人认为骨头汤里含有充足的钙、磷等成分，因此骨折后喝骨头汤会有助于骨头的愈合。其实不然，这种认识是错误的，骨折后多喝骨头汤，不但无法促进骨折的愈合，反而会使之愈合速度变缓。

这是因为，研究表明，骨折后骨的愈合并不是依靠补充钙质以促进骨骼生长，而是要增加骨胶原，依靠骨膜和骨髓的作用促进骨头逐渐愈合。而如果在骨折后大量摄入磷、钙，就会使骨质内的无机质成分增高，而骨胶原等有机质含量相对减少，这样就会造成比例的不均衡，从而阻碍了骨折的愈合。

⊙温馨提示

骨折后应当多吃一些蔬菜、水果等能够促进骨胶原增多的食物，喝骨头汤对骨折恢复是不利的。

骨折患者应少吃醋

骨折后应当严禁吃醋。这是因为，醋中含有大量的醋酸，对于骨骼会起到软化以及脱钙的作用，对于骨折的部位，其伤害作用就更大。临床发现，有不少骨伤患者在吃醋后感觉骨折处疼痛加剧，并伴有肿胀的现象，而且骨折的愈合也十分缓慢。

⊙温馨提示

刚刚骨折的患者严禁吃醋，处于恢复期的骨折患者则要尽量少吃醋。

骨质疏松患者吃菠菜会加重病情

骨质疏松患者不宜吃菠菜。这是因为菠菜虽然营养物质丰富，但其中含有的大量草酸对钙的吸收不利，它可以和人体内的钙结合成不溶性的草酸钙，这种物质不能被人体吸收，从而会造成大量的钙质流失，人体可能因此缺钙。而缺钙会导致骨质疏松病情的加重。

菠菜不要和豆腐等豆制品一同烹饪，因为豆制品中钙含量最高，和菠菜一起烹饪会产生大量草酸钙，从而造成钙质的严重浪费。

腹部手术患者切忌饮用牛奶

腹部动过手术的患者，应当对饮食严格要求与控制。因为不当的饮食很可能给康复带来很大的麻烦，甚至造成手术的失败。

腹部手术后，患者消化系统功能降低，不能吃一些固体的食物，因此不少人以牛奶作为流质食物来多加饮用，这是不对的。这是因为牛奶中含有的丰富的脂肪和蛋白质，使牛奶不易被很快地消化吸收，对于腹部手术患者而言，消化牛奶就是更加困难的一件事情。另外，牛奶中含有丰富的益生菌，能够发酵产生大量的气体，从而使肠胃的胀气加重，这不但不利于肠胃蠕动的恢复，而且还会对腹部伤口的愈合造成困难。

牛奶不易消化，而且容易引起胀气，不适合腹部手术、肠胃动力不足者饮用。

腹部手术患者不宜喝碳酸饮料

这是因为，腹部手术后，患者的肠胃动力还没有恢复，肠胃蠕动缓慢。而碳酸饮料中又有大量的二氧化碳气体，这些气体进入肠胃，肠胃无法将其及时输送到肠道肛门以屁的形式排出，就会郁积在肠胃中，导致胀气。这对术后伤口的愈合是很不利的，而且也会导致患者的不适与痛苦。因此，腹部手术的患者，在完全康复前，不宜喝碳酸饮料。

第七章

居住与健康

新房不应装修完就住

现在许多家庭在购买新房后急于"尝鲜"，在房屋刚刚装修好后便迫不及待地入住，这种做法是不正确的。许多人在入住新房后不久，便时常感到头晕、恶心，出现食欲不振、睡眠不良、周身乏力等症状，这实际上就是患上了"新居综合征"。

这些现象的产生，据调查研究表明，大部分是源自于新居中大量存在的氡、氨、苯、甲醛等化学物质及多种放射性粒子。而这些物质，主要是在新房装修中产生的。现代家装所使用的涂料、建材、清洁剂等大都含有浓度极高的化学成分，在装修完成后，其中的化学物质并不能迅速散发干净或固化，而是缓慢地向空气中挥发，如果新房装修不久后便急于入住，必然会使自身处于这些有毒化学物质的包围中，对人体产生有害的影响。调查表明，大多数新房中空气的污染程度要比户外的污染程度高出百倍以上，有害物质多达500余种，可对人体血液、肝脏、胃脏等造成损害，诱发心脏病、心血管疾病及多种皮肤病，其中多种物质甚至能够致癌。在这种环境中，仅仅是短期的停留，对人体健康的损害也是巨大的，就更不用说长期的居住了。

⊙温馨提示

家装时要选用合格的环保材料，尽量少用各种涂料、黏合剂、清洁剂等化学物质含量高的产品。

新房装修完毕后，要定期开窗开门通风透气，使化学物质得到最大限度的散发与稀释。

入住前最好进行相应的环境空气检测，确保新房达到了居住条件。

沙发过软对健康不利

不少人在购买沙发的时候，往往是挑最软的，觉得越软越好。这其实是一个认识上的误区，沙发过软，会对人的健康造成不利的影响。

因为如果沙发太过柔软，人一坐就会整个凹陷进去，形成弓腰直腿的姿势。刚坐上去时，人会感到很舒适，可是这种姿势保持久了，人就会感到腰部因为没有支撑而十分疲劳。人久坐软沙发，可能导致脊柱的损伤和退化，有腰椎疾病的人尤其要注意不可长时间坐软沙发。

久坐软沙发对男性尤其有不利的影响。因为男性坐在柔软的沙发上时，整个臀部陷入沙发中，沙发的填充物和表面材料就会包围、压迫阴囊。阴囊受到压迫时间过长，就会出现静脉回流不畅，睾丸附近的血管受阻，瘀血严重时可导致精索静脉曲张，以致影响到男子的性功能和生育能力。

另外，饱食之后坐软沙发还会影响正常的消化活动的进行。因为窝在沙发里，腹部受到挤压，就会对胃肠的蠕动造成阻碍，从而使食物不容易消化，可能导致消化不良。如果人体在沙发里窝的角度过大，甚至还可能造成食物和胃液的上涌，导致对食管的损伤。

⊙温馨提示

沙发一般会越坐越软，因此，软沙发的使用寿命也不会很长。

电视机的高度要适宜

看电视时需要注意的事项很多，除了时间、距离、角度以外，电视机的高度也是很重要的一方面，很多人对这一点平时并不在意，觉得仰躺坐卧都能看电视，这种认识是不正确的。

因为，如果电视机的高度不合理，人在看电视的时候就会造成仰视或者俯视的姿势，这种姿势保持久了，会对颈部产生影响，久而久之，能够造成颈部肌肉的劳损疲劳，严重的还会导致颈椎出现问题。另外，总是仰着头或者低着头看电视，对血液向脑部的输送也有阻滞作用，时间长了，人就会感到头脑发晕、眼前发黑，十分疲劳，这其实就是脑供血供氧不足的表现。

⊙温馨提示

调节电视的高度，应该保持屏幕正中心在观看者水平视线的3～5厘米范围内。

看电视不宜"没有正形"，躺着歪着看电视都是不利于健康的。

卧室里放电视机不足取

看电视是人们日常生活中必不可少的休闲娱乐项目，不少人喜欢把电视机就放置在卧室里，躺在床上看电视。这样的确舒适惬意还方便，不过却忽视了这种做法会对健康造成的威胁。

因为电视机等功率较大的家用电器在使用的时候，都会放射出微量的对人体有害的射线，而且这些电器还往往会形成磁场，对人体造成不利影响。所以，把电视机放到卧室里，人在看电视的过程中以及睡眠过程中，都会受到一定程度的危害。

其次，卧室里的灯光一般偏暗以有利于睡眠，但是如果在看电视的时候灯光偏暗而电视机的光线强烈，就会对人的视力造成伤害，导致视力的减退。

另外，大家一般都是在晚饭后看电视，而如果把电视机放到卧室里的话，不少人就会一吃完饭就躺到了床上，这样是很不利于消化的，如果养成习惯，很容易导致消化不良等消化系统疾病的产生。

⊙温馨提示

电视机应当放置在客厅里，且要与沙发保持一定的距离。

电冰箱、音响、功率大的收音机等电器设备也不要放置在卧室中。

居室早晨开窗换气不科学

不少人认为早晨的空气是最清新的，于是在早上起床之后都喜欢打开窗户，呼吸一口清冽的室外空气，也把室内污浊的空气排出。这种做法其实并不科学，因为早晨的空气并不像大家想象的那么清新。这是因为，早晨近地面的气温比较低，因此空气压强很大，空气中前一天所产生的不良气体和有害微尘大都被大气压在近地层无法升空。所以，早晨尤其是清晨的空气恰恰是一天中最污浊的，这时开窗换气，其实换进来的是会对人体健康造成危害的浊气。

⊙温馨提示

一天中最适宜通风换气的时候是上午的9点～11点，下午的2点～4点。因为这时候近地层气温升高，沉积的有害气体已经升空散去。

夏天室内洒水降温会适得其反

炎炎夏日，不少家庭避暑降温所采用的方法是往地面上洒水，希望通过水汽的蒸发带走房间中的热量，使室内变得清凉。不过这种做法的效果往往并不理想。

水汽的蒸发，的确能够带走部分热量，这是毋庸置疑的。但是在夏季室外温度高、风力小的情况下，室内外空气并不能很好地流通，因此，屋内蒸腾的水汽无法排出室外，而只是处于滞留的状态，最终会使室内湿度不断上升。高温再加上高湿度，会让人感到比平常更加闷热难耐，因此，夏季室内洒水降温不但没有降温效果，还会适得其反。

另外，往室内洒水，还会使地面上的细菌和尘埃随着水汽一同蒸发进空气中，造成室内空气的污浊，会对人的健康造成不利影响。

⊙温馨提示

夏季应当通过房间的通风来降温。

居室里的花草植物并非越多越好

很多人都认为，在室内养花种草，不但能美化家居，陶冶性情，而且由于花草植物的光合作用会释放出氧气，还能够增加室内的含氧量，有益于人体的健康，所以居室内的花草植物是越多越好。其实这种认识并不完全正确。

因为，花草在通过光合作用吸收二氧化碳、释放氧气的同时，也在进行着呼吸，而同人一样，植物的呼吸，也是要消耗氧气，产生二氧化碳的。有研究表明，一株鲜花一天的氧气消耗量，大约相当于在室内吸一支香烟的消耗。尤其是在夜晚，植物的光合作用停止，而呼吸作用却仍在继续，如果室内种植了过量的花草，就有可能导致室内氧气的大量减少和二氧化碳的增多，造成人体缺氧，影响人体健康。

⊙温馨提示

白天光合作用强烈的时候适宜把花草植物放到室内，夜晚则最好搬到室外。住楼房的居民没有这样的条件，但也最好把花草搬到阳台等处，不要和人共处一室。

居室内摆放家具多有害健康

一些家庭房屋空间利用不当，摆放家具过多，这样不但会产生凌乱感，使人的情绪受到影响，而且还会造成对健康的危害。

因为人的健康和空气的清洁程度是有密切关系的，人要想追求健康高质量的生活，就必须注意改善自己居住环境的小气候，尤其是房间内的小气候，使房间经常保持通风良好的状态。而研究表明，通风的时间，是与空间的大小成反比的，一间100平方米的房间，在室内外温度为20℃时，充分换气只需要6 ~ 7分钟；而一间10平方米的小房间，在同样条件下，彻底换气却需要多用10倍以上的时间。由此可见，尽量使居室的空间大一些是相当重要的。

而如果房间内摆放的家具过多，就势必会造成空间的狭窄，这样很不利于空气的流通，许多细菌和尘埃长期置留在室内，就会对人的健康造成危害。

⊙温馨提示

应当根据自己房屋的实际情况，合理安排家具的摆放，尽量留出足够多的空间，让居家生活更舒适。

封闭阳台弊大于利

有些家庭在装修的时候，喜欢把阳台和客厅打通，然后封闭阳台，认为这样既可以增加房屋使用面积，又可以挡住风沙，并能够在冬天起到保温的作用。其实，这种认识是不科学的，封闭阳台的做法，总体上讲弊大于利。

首先，封闭阳台之后，容易造成室内空气不流通，使空气污浊。人呼吸出的各种气体、居家生活产生的油烟杂质以及木质家具或装修材料散发出的有害气体，都在室内混杂。长期生活在这样的环境中，会不利于健康长寿。

其次，封闭阳台还会导致采光出现问题。因为阳台很重要的一个作用就是增加采光，保证室内光照。太阳光的照射，不但能增加房间亮度，而且还可以杀灭大量的有害菌，保护人体健康。而封闭阳台势必会导致阻碍阳光照射，不利人体健康。同时，光照减弱，室内阴暗，还会对人的心理健康造成影响，长时间居住在阴暗不通风的房间中，可能引发"幽闭症"。

再次，很多人封闭阳台后，喜欢把阳台位置当作储藏室，堆放大量杂物，这样不但挡光，更会造成室内的凌乱，滋生细菌，造成对人生理和心理健康的双重危害。

空气清新剂不宜经常使用

空气清新剂是日常生活中常用的喷剂之一，能够起到去除异味，清新空气的功效。不过，空气清新剂对健康有毒副作用，不宜经常使用。

因为现在市场上的空气清新剂，多是由乙醚和芬芳型香精组成，是一种化学合成制剂。它并不是空气清洁剂，不能对空气中的污染物进行有效去除，而只是利用浓郁的香气进行掩盖。所以使用空气清新剂，空气不但不能得到净化，反而会增加更多的化学物质，人长时间待在经常喷空气清新剂的房间里，神经系统会受到刺激和毒害。另外，调查显示，空气清新剂对儿童具有尤为不利的影响，能够导致发育不良，并损伤智力。

⊙温馨提示

室内有异味时，开窗通风是最好的办法。

喷过空气清新剂的房间，人不要马上在里面活动，应当等气味消散后再进去。

一些过敏人群、老人和儿童尤其要慎用空气清新剂。

用鸡毛掸子打扫灰尘不利于健康

不少人习惯用鸡毛掸子打扫灰尘，觉得效果不错。实际上，打扫灰尘是不适宜用鸡毛掸子的，因为这样会对健康产生不利影响。

因为鸡毛掸子虽然能够有效地把桌子、墙角等处的灰尘掸干净，但是它本身吸附灰尘的能力却不强，被掸掉的灰尘除一部分比较沉的能够落到地面以外，大部分却漂浮到了空中，从而污染了空气。人吸入这些灰尘之后，会引发哮喘等呼吸系统疾病。而且，灰尘上还往往附着有大量的细菌，进入人体后也很容易使人产生各种病变。

⊙温馨提示

去除灰尘最好用湿抹布，既有效又不会造成室内空气污染。

如果用鸡毛掸子打扫灰尘，使用者应当戴口罩，且一定要保证室内通风。刚刚打扫完的房间不要直接进去，可以泼上一些水来降低灰尘含量。

用塑料布铺餐桌不健康

许多家庭的餐桌上都铺有塑料布，这样可以防止烫坏或弄脏桌子，收拾起来也方便。不过，这种做法对健康却可能产生危害，因此不应提倡。

因为塑料布的主要成分是聚氯乙烯。聚氯乙烯本身无毒，但在受热软化后，却可分解出游离的有害物质氯乙烯。用塑料布铺餐桌，餐具直接和塑料布接触，氯乙烯就很可能通过餐具进入人体内，使人中毒，导致贫血、心绞痛等症状。

⊙温馨提示

铺餐桌适宜用棉布，且应经常清洗，保持干净。

追求绝对安静的环境不可取

噪音有害人体健康，为大家所讨厌，而有的人过分追求安静，不允许自己生活环境中有一丝杂音，这也是一种不健康的生活习惯。

因为人是自然和社会的一分子，必须要通过与自然和社会的沟通交流才能够获得生存与发展。而自然界中的各种声音，包括人为的声响，在向人传递着各种信息的时候，也在对人的神经系统进行着良性的刺激，从而改善神经系统对身体各器官的调节能力。而如果人的生活环境过于安静，听不到自然界的虫鸣鸟叫，天长日久，就会使人产生孤僻古怪的性格，食欲和各种正常欲求下降，精神萎靡不振，失去对生活的积极态度，造成心理上的不健康，并由此导致产生各种疾病。

不可滥用消毒剂

消毒剂又称"化学消毒剂"，它的主要作用是将病原微生物消灭于人体之外，切断传染病的传播途径。按照其作用的水平，消毒剂可分为灭菌剂、高效消毒剂、中效消毒剂、低效消毒剂。一般家庭用的消毒剂都是灭菌剂。

消毒剂可以高效地杀灭细菌病毒，保障人的健康。但是，消毒剂是化学合成制剂，其中含有大量的甲醛、戊二醛、环氧乙烷、过氧乙酸、过氧化氢、二氧化氯等化学成分，也是有毒的，用消毒剂来杀毒，其实是起到"以毒攻毒"的作用。如果滥用或使用不当，也是会使人体健康受到危害的。

⊙**温馨提示**

各种消毒剂一般都有专门的针对性和禁忌对象，在使用前要仔细阅读说明书。

对于厨用的消毒剂，尤其需要谨慎使用，要做到彻底清除消毒剂残留，以免损害健康。

臭氧消毒不能滥用

现在市场上很多除臭剂和空气清新剂都是以臭氧作为主要成分来除臭的，臭氧除臭的原理是利用其自身的强氧化性，分解产生臭味的物质的分子结构，以达到消灭臭源，消除臭味的效果。与空气清新剂的以香气掩盖异味不同，臭氧除臭往往能够比较彻底，效果会更好一点。但是，臭氧不能滥用，否则会对人产生不良影响。

因为臭氧属于强氧化物，科学研究表明，臭氧吸入体内后，能迅速转化为活性很强的自由基——超氧基，会使不饱和脂肪酸氧化，从而造成细胞损伤，加速人体老化和器官功能的下降。

另外，臭氧还可使人的呼吸道上皮细胞的脂质在过氧化过程中产生的花生四烯酸增多，从而引起上呼吸道的炎症病变、损伤终末细支气管上皮纤毛，削弱上呼吸道的防御功能。因此长期接触一定浓度的臭氧容易引发上呼吸道感染。

⊙**温馨提示**

臭氧气味刺鼻，如果在使用过程中感到不适，应立即停止并到户外呼吸新鲜空气。

杀虫剂使用不当有危害

我们在居家生活中，经常受到蚊、蝇、蟑螂等害虫的骚扰，因此，杀虫剂是必不可少的。不过杀虫剂不同于其他生活日用品，是有毒性的，使用不当会对人体健康造成危害。

因为大部分杀虫剂中的主要成分是除虫菊酯、脱氧酒精和脱氧煤油，其中酒精和煤油大家都知道对人体虽无严重危害但也没有什么好处，而除虫菊酯这种物质对人有比较强的毒害作用，并且还是农药"敌敌畏"的主要成分之一，其毒性可想而知。人如果在喷洒杀虫剂的时候不注意方法或者喷洒过量，就很可能被自己喷出的杀虫剂所伤，出现恶心、呕吐、腹痛、头晕头痛等症状。

因此，使用杀虫剂的时候，一定要注意用法与用量，以免"杀虫一万，自损八千"，得不偿失。

⊙温馨提示

喷洒杀虫剂的正确方法：1.直接对准害虫喷洒。2.如果第一种方法难度太大，可以采用全面喷洒的方法，不过在喷洒前要先把食物碗碟等物品收好，然后紧闭门窗，人在喷洒后马上回避。在喷洒10分钟左右后，要开窗通风透气，待杀虫剂气味完全消散后，人才能进入室内正常活动。

现在市面上出售的许多杀虫剂，很多都标有"低毒"、"环保"、"对人畜无害"的字样，其实有害无害只是一个相对概念，使用不得法，一样会对健康造成损害。

不少杀虫剂中含有易燃物质，不可对着火喷洒，以免发生危险。

杀虫剂要放到儿童不易够到的地方。

地毯应定期清理

地毯对美化家居具有很重要的作用，更能增添家庭的舒适和温馨，因此现在越来越多的家庭都铺上了地毯。但是，对于地毯的保洁，很多人并不在意，很长时间也不清理一次。这种做法不正确，会对自己和家人的健康造成危害。

因为日常房屋中掉落的灰尘、吃饭时掉下的食物碎屑、人脱落的毛发皮屑等杂质，都会掉落在地毯上，并深入地毯深层。如果不经常清理地毯，这些物质就会在地毯中越积越多，一些潮湿和油性的杂质还会腐败变质，不但会影响地毯的寿命，而且更容易滋生细菌和寄生虫。人在地毯上行走，往往是光着脚，一些人还喜欢躺在地毯上休息或者看电视，这样就极易被隐藏在地毯中的细菌和寄生虫感染，引发各种传染病。一些致敏原类碎屑，还会随着人在地毯上的走动飞舞起来，充斥于房间中，人吸入后，很可能会导致哮喘等呼吸系统疾病。

因此，地毯一定要经常清理，不能让自己家的地毯变成一个巨大的滋生疾病的温床。

⊙**温馨提示**

一些人觉得地毯看着很干净，应该没有什么细菌。其实细菌和杂质都在地毯的深处潜藏，表面一般是看不出来的。清理地毯，一定要形成定时定期的习惯。

家里养有宠物的话，不应当让宠物进铺有地毯的房间，否则人容易感染一些人畜共患的疾病。

不要躺在地毯上睡觉、娱乐或吃喝东西。

家用电话应经常清洗

很多人根本就没有清洗电话这个意识，认为有点匪夷所思。不过，从健康的角度考虑，清洗电话不但必要，而且应当经常进行。

因为人的口腔中潜藏着不少细菌，在打电话的时候，人的嘴部距离话筒很近，说话会使这些细菌随着唾液飞沫沾染到话筒上，而话筒内部又阴暗潮湿，十分适宜于细菌的生长和繁殖。因此，如果不注意话筒的清洁卫生，人就很容易在打电话的时候被有害菌感染致病。

另外，人每天拿起电话听筒和按键的时候，手上的细菌和脏东西也会沾到电话机上，造成电话机的污染，成为健康的隐患。

清洗电话机的方法：先用软布蘸酒精擦拭话筒和号码盘，然后再用清洁的软布蘸水擦一遍，即可有效消毒。

平常的时候在话筒上包裹上一块绸布，并保持干燥和经常清洗，有利于防止细菌进入话筒内部。

使用公共场所的电话时，不要把嘴靠话筒太近，以免感染病菌，且用后要及时洗手。

抹布万能，围裙多用不可取

许多家庭把抹布当成万能的，又用来擦炉台锅盖，又用来擦碗碟杯筷，不时还会用来擦擦水果和蔬菜。这种做法看上去好像是"一物多用"，但实际上却是"一物滥用"，会使小小的一方抹布变成危害人体健康的巨大威胁。

抹布平常用来东抹西擦，会沾染不少灰尘和细菌，又由于经常处于潮湿状态，上面的细菌和寄生虫繁殖迅速，数量惊人。如果不注意抹布的使用，不管做什么都使用同一块抹布的话，那么在擦拭餐具或水果的时候，就会造成对餐具水果的污染，进而威胁人的身体健康，造成腹泻腹痛、恶心呕吐等症状及多种传染病。

有的人使用围裙也一样，围着同一块围裙一会儿炒菜，一会儿擦桌布、擦炉台，一会儿又习惯性地用来擦擦手或脸，这样的"多用围裙"也会像"万能抹布"一样，变成传播病菌、污垢的帮凶，给家庭的卫生和家人的健康带来隐患。

由此可见，"抹布万能、围裙多用"是一种不科学、不健康的生活习惯。

家里的抹布、围裙，必须视用途分类，平常使用的时候"各司其职",使用完后洗净晾干,各归其位,这样才能保证健康卫生,不会因滥用而对人造成危害。

某些人群不宜睡席梦思

现在不少家庭在买床时都喜欢买席梦思床,认为席梦思床看着高雅,睡起来也舒服。这种认识其实不全面,很多人就不适宜睡席梦思床,因为对他们而言,睡席梦思床不但不会舒服,而且还会影响健康。

患有腰肌劳损、腰椎间盘突出症的人,就不适宜睡席梦思床。因为患有腰椎疾病的人,都需要限制腰骶部的活动强度,保持肌肉的松弛,但是席梦思床软,弹性大,人睡上去以后会由于重力的作用导致腰部下沉,这样就会导致腰部肌肉在睡眠中始终处于紧张的状态,会不利于腰椎病患者的康复。

儿童和老年人也不适合睡席梦思床。因为儿童正处于身体的发育阶段,骨骼柔软,可塑性强,如果长期睡席梦思床,脊柱处于弯曲状态,久而久之就会使脊柱变形,破坏原有的生理弯曲,导致驼背或胸部下陷,影响正常发育和形体。老年人则由于体弱,睡席梦思床会导致翻身困难,影响睡眠质量,尤其是一些患有心脏疾病的老人,可能有在睡眠中心脏遽停的危险。

另外,孕妇也不适宜睡席梦思床。因为孕妇比较重,睡席梦思床会深陷在其中,不易翻身,影响休息。而且孕妇相比正常人来说,其脊柱的腰部前曲更大,睡席梦思床更容易导致对腰椎的损害。

⊙温馨提示

席梦思床并不适宜所有人,在买床时,要注意因人而异。

长时间吹空调有损健康

随着生活水平的提高,许多家庭都购置了空调,在炎热的夏季,使用空调可以使房间内迅速变得凉爽宜人,使人感到十分舒适，因此很多人已经开始习惯于在夏季紧闭门窗，长时间吹空调的生活。但是，需要指出的是，这种生活习惯是不健康的，使用空调不得当会对人体造成多种危害，导致"空调病"。

因为，空调的工作原理是将室内的空气循环加工制冷，它并不引入新的空气，而只是将室内的原有空气一遍遍地循环利用。如果人一回家就习惯性地打开空调，而从不开窗置换一下空气的话，室内的空气就会相当污浊，而且由于室内空气不流通，氧气却在不停地被消耗掉，其中二氧化碳和杂质的含量就会越积越多，形成一个既污染严重又缺乏氧气的室内环境。人长时间居住在这种环境中，会造成对呼吸系统、皮肤的伤害，还会因缺氧引发神经系统功能的紊乱，导致头晕头痛、胸闷心慌、记忆力下降、健康状况恶化、抵抗力下降等典型的"空调病"症状。

另外，长时间生活在空调制冷的屋内，屋内屋外环境差别（温度、湿度、气流等）悬殊，人进出会颇感不适，容易造成感冒。

因此，在炎炎夏日，开空调虽然不失为消夏避暑的好方法，但是使用空调一定要得当得法，以免对健康造成不必要的损害。

⊙温馨提示

使用空调时间不要太长，以免室内过于干燥。

使用空调时温度不要调得过低，尤其是在睡觉的时候，不要整晚开着空调。

室内要经常开窗通风，以免有害物质积聚。

在狭小的空间里使用空调一定要注意通风，以免产生危险。尤其是不要开着空调在车里睡觉，这样可能会出现窒息。

电风扇吹风不宜过大

在夏季，很多人通过吹电风扇消暑降温，但健康专家提醒，要正确使用电风扇，否则会对健康造成损害。其中的一点，就是电风扇的吹风不宜过大。

因为电风扇是通过风干人体表面水分，借助于水分的蒸发来带走热量，以使人感到清凉舒爽的。要达到这个目的，电风扇的风速不必调到最大，用小风或者中速的风就可以。如果把风速调到最大，能在短时间内让体表水分蒸发，人会感到很爽快，但是时间一久，身体表皮的皮肤血管由于受凉风的刺激就会产生收缩，汗毛孔也会随之发生闭塞，这样就会使体内的热量无法排出，破坏了人体自身的温度调节功能，对健康造成不利影响。

⊙温馨提示

现代科学认为，电扇的风速最好控制在 0.2 ~ 0.5 米 / 秒，尤其是在通风较好的房间和在有过堂风的地方，电扇的风速更不可过大。

复印机对人体有害

很多人虽然经常使用复印机，但是对它的了解却极为有限。其实，经常使用复印机或者待在复印机房里，对健康都是有害的。

这应该从复印机的工作原理说起。复印机是利用充电电极的高压放电使硒鼓带电形成显影而完成复印过程的。由于高压放电，复印机在运行过程中会产生一定量的臭氧，它不仅自身对人体就有毒性伤害，而且还具有强氧化性，能够使空气中的一些物质被氧化而产生有害的氧化物。比如空气中的氮，氧化后就会生成氮氧化合物，这种化合物对人体的呼吸道具有较强的刺激作用，可使呼吸道黏膜受到直接的伤害，从而引发呼吸道疾病；另外，如果臭氧和氮氧化物进入肺部并长期滞留，还可能引发中毒性肺气肿，同时引发神经系统的不良症状。

另外，一些复印机在工作的时候还会产生强烈的光线，可能刺激眼睛，造成视力减退。

由此可见，使用复印机也是十分需要安全防护意识的。

⊙温馨提示

放置和使用复印机的房间必须通风良好，有条件的话，应当安置排风扇。

现在的复印机上一般都配有臭氧过滤系统，但应经常清理，以免失效。

操作完复印机后应当洗脸洗手，以防有害物质伤害皮肤。

加湿器不能滥用

冬春干燥季节，许多家庭中都使用加湿器来增加房间湿度，保持干湿适宜的家居环境。不过，使用加湿器并非一劳永逸，如果不能正确使用，不注意平时的保养，加湿器所增加的可能就不仅仅是湿气，还有对健康的危害。

这是因为，加湿器的工作原理是通过把液态水蒸馏变为气态排出，以此增加房间湿度。如果加入加湿器中的液态水不干净，而由于在蒸馏过程中并不能有效杀菌，那么排出的水汽中就会含有大量的病菌和杂质，被人体吸入后，就会危害人体健康。有的家庭习惯于用自来水，甚至还会用淘米洗菜的水放入加湿器，这样不但对人的健康不利，而且水中含有的碱和杂质还会影响加湿器的使用寿命。

其次，不少人还习惯于把加湿器中的存水一次性用完再加新水，这种习惯也不好。因为加湿器中的存水往往会经过好几天的放置，有的家庭不常用加湿器，其中的存水甚至能够经过几个星期，其中必然会有细菌生长繁殖，如果突然使用，必然会排散出不洁的水汽。

另外，加湿器本身经过长时间的使用，其内部也会滋生细菌和寄生虫，如果不注意对加湿器自身的清洁，任由细菌寄生虫生长蔓延，再使用的时候，哪怕加入干净的水，排出的水汽也会是受过污染的。

因此，切不可忽视加湿器的保养和使用，因为它关系着我们自身的健康。

⊙**温馨提示**

要定期清洗加湿器，保证水汽的清洁卫生。

加湿器中加入的水，应当是蒸馏水或凉开水。

不要在加湿器中加入空气清新剂，因为这样不但会腐蚀加湿器，还会让人长时间吸入化学药剂，受到毒副作用。

用冰箱存放所有食物不科学

有些人习惯把水果和蔬菜等食物买回家后直接放进冰箱，认为这样能够有效地保鲜。其实这种认识是进入了一个误区，并不是所有食物都适合在冰箱中保存。

比如香蕉若在12℃以下的地方保存，就很容易发黑腐烂。西红柿在放进冰箱低温冷冻后，会使肉质散乱烂软，表面失去光泽而干瘪，吃起来没有味道，时间稍长还容易酸败腐烂。动物的肝脏在冰箱中长时间保存，其中的水分会结冰，使脂肪析出，导致肉块松散，肉质变味。巧克力经过冷藏后，其表面会凝结一层白霜，这会降低巧克力的保质期，在取出后容易发生霉变。一些火腿一类的腌制食物，其中的盐分含量本来就比较高，在冷冻后，火腿容易结冰脱水，盐分的比例更高，从而影响火腿的口感和质量，而且可能对人的健康也有影响。

另外，冰箱中存放大量的食物，还容易导致这些食物之间相互串味，影响人的食欲。

新车不应买来就开

不少人刚刚买车就急于"尝鲜"，从车市开出来就直接上路行驶，马上把它融入了正常的生活轨道中。面对现代社会快节奏的生活，很多人新车直接开也是无奈的选择，不过在驾驶新车的时候，还是应当注意健康问题。

开新车的人都会注意到车内有刺鼻的气味，这是由于新车中各种材料及涂料所散发的甲醛及苯等有害物质在作怪。新车出厂后，由于一直紧闭车门，车内空气不流通，因此其中的甲醛和苯的浓度极高，而且会渗入汽车座椅和靠背中，长时间缓慢散发。

人在这种高浓度的毒气环境中开车，容易摄入过量的有毒物质，引起头晕、恶心、头痛、困倦等身体不适，对健康造成影响，严重者还可能因此患上癌症。

因此，购买新车后，如果不是很急用，最好先放置一下，以改善车内的空气质量。

⊙温馨提示

新车除异味小窍门：在车停着不动的时候，在车内放一小桶清水和一些醋，有利于吸附和稳定车内甲醛；苯和甲醛在30℃以上的温度环境中易于挥发，因此新车可以放到太阳底下，打开车窗车门，促进有害气体挥发。

冰箱里不宜混放生熟食物

不少人不太注意冰箱中生熟食物的放置，认为只要不把生熟食物挨在一起就行。实际上，这种认识是进入了一个误区，日常生活中一定要注意不要在冰箱中混放生熟食物。

因为生的蔬菜、水果等食物上附着大量的细菌和寄生虫，在冰箱的低温冷藏情况下，并非所有的病菌都能被冷冻杀死，甚至有部分细菌天性喜寒，在零度以下的环境中，生长繁殖活动会更加活跃。这些细菌在冰箱中能够长时间存活，并污染冰箱内环境，其他的食物放入后，自然也会受到污染。而人们在吃一些熟食的时候，往往加热不充分或者根本不加热就直接食用——这样就极易导致致病物质像接力跑一样，从生鲜食物到冰箱，然后再到熟食，最后传染人体。在食用了冷藏的熟食后，常常会造成腹痛、腹泻、恶心呕吐甚至引发肠炎，这种症状在医学上被诊断为"电冰箱肠炎"，实际上就是由于不注意冰箱内卫生和生熟食物混合放置造成的。因此，对生熟食物的放置，千万不可麻痹大意。

⊙温馨提示

现在市场上的冰箱有很多经过了专门设计以方便生熟分开，比较健康实用。

　　如果家里用的是老式冰箱，空间不方便生熟分开，最好将熟食或剩菜剩饭先放在封闭的容器中，然后再放入冰箱里。

　　从冰箱中取出的熟食，食用前要充分加热。

　　要注意定期清理冰箱，保证冰箱内的卫生。

应注意给厨房用品消毒

　　提起饮食健康，很多人想到的就是食品的卫生和烹饪方法的得当，但却忽视了厨具卫生的重要性。这种忽视是不应该的，因为厨具的卫生与否直接关系到我们的健康。

　　我们在厨房中烹调的各种食物有生有熟，在处理过程中，食品上本身带有的细菌和寄生虫就可能污染厨具，虽然经过烹调，食品中的有害菌和寄生虫可以被杀死，但是如果不进行消毒，厨具上存留的有害物质则会生长和繁殖蔓延，并会反过来污染到其他食品的卫生。有统计显示，在抽样调查的100个家庭中，有将近3/4家庭的厨具，尤其是菜板、刀具、电冰箱、保鲜柜中的大肠杆菌、沙门氏菌以及各种寄生虫含量严重超标，卫生问题严峻。在这种厨房环境中烹饪出来的食物，人吃后会不同程度地受到健康损害。

　　⊙温馨提示

　　厨房用品消毒时，必须注意消毒方法得当，一般的消毒剂、消毒杀菌水不要用在能和食物直接接触的厨具上。

用消毒碗柜消毒所有餐具不可取

　　现在很多家庭的厨房中都添置了消毒碗柜，它使用方便，杀菌彻底，是家庭主妇们的得力帮手，因而颇受青睐。不过，需要提醒大家注意的是，消毒碗柜也不是一个万能帮手，有些东西是不能用它来消毒的，否则它不但无法捍卫家人的健康，反而还会起到反作用。

消毒碗柜的工作原理，一般分为远红外线高温消毒和臭氧消毒两种。高温消毒可以在短时间内使温度升高到125℃高温杀灭细菌，不过有一些餐具，比如装饰有珐琅纹的搪瓷和玻璃器皿，在如此高温条件下，其上的珐琅物质会分解出对人体有害的珐琅铅及铜化物，而且一些餐具上的釉彩还会释放出少量的剧毒物质镉，这些有害物会附着在餐具上，容易被人摄入，导致中毒。另外，一些不耐高温的塑料餐具，在这种情况下还会软化变形，并同样释放出有害物质。

另外，臭氧消毒是利用臭氧的强氧化性来破坏细菌的核酸物质从而杀灭细菌进行消毒的，但是臭氧对人体有很强的毒副作用，如果空气中的臭氧含量超过0.2毫克/立方米，就会导致人中毒。因此，使用臭氧消毒碗柜一定要注意密封，不宜硬塞很多或很大的餐具进去消毒，以免封闭不牢，造成臭氧泄漏。

⊙**温馨提示**

一般高温消毒适合于搪瓷、不锈钢等金属餐具，臭氧适宜于塑料和木质餐具。但是表面有较多油彩装饰图案的餐具，不适宜在消毒碗柜中消毒。

用酒消毒碗筷不科学

酒中含有酒精，而酒精能消毒这是人所共知的，因此很多人就习惯于在吃饭的时候用白酒擦拭碗筷，认为这样能起到杀菌、保证卫生的作用。其实这种认识是错误的。

因为酒中的食用酒精不同于医用酒精和工业酒精，而且浓度大都偏低，在60°以下，这种浓度的酒精是不能有效杀菌的，因此，用酒杀菌不是一种科学的方式。

⊙**温馨提示**

餐具消毒还是应当用正规的方式，一些民间方法往往存在弊端或漏洞。

熬中药不宜用不锈钢锅或铁锅

有的人用铁锅或者不锈钢锅来熬中药，这是不正确的。因为中药中的成分复杂，其中含有多种生物碱及各类生物化学物质，在加热的条件下能够与不锈钢或铁发生化学反应，从而使药物失效，而且也有可能产生一些有害的化合沉淀物，人饮用后不但不利于治病而且还可能会导致中毒。

⊙温馨提示

熬煮中药最好用砂锅，或者也可用搪瓷制品。

铝锅不宜反复擦洗

铝锅使用久了，表面会生成一层黑色的氧化物，不少人为了美观，习惯于用砂纸或者钢丝球将这层物质擦去。这样虽然保证了锅的美观，不过对人体健康却有一定损害。

因为铝是一种很容易被氧化的物质，暴露在空气中不久就会形成氧化层，这层氧化物虽然失去光泽，看上去黑乎乎的，但是却能够保护下面的部分不再继续受到氧化。如果经常性地擦掉氧化层，新的氧化层不久又会形成，这样擦来擦去，对铝锅的使用寿命很有影响。

另外，铝锅表面的氧化层还能够保证在炒菜时，不会有过量的铝析入饭菜中。如果经常反复擦洗铝锅，铝质层暴露在表面，很容易造成饭菜中铝成分的过量，人摄入后，可能会导致铝中毒。

盛菜肴不宜用铝锅

铝的性质不稳定，不仅仅易氧化，而且抗腐蚀能力也比较差，遇到盐、弱酸、弱碱等物质都会发生化学反应，生成不易于消化、对人体有害的物质。因此，不应该用铝锅、铝碗盛菜肴，尤其是酸碱度比较高的菜肴和饮料。

味精、鸡精、酒等调味品和饮料也不应该在铝制容器中盛装，搅拌鸡蛋也不应该在铝碗中进行，因为这些食品都能和铝发生反应。

用塑料菜板切菜不利于健康

有调查显示，塑料菜板上的细菌存活率在各类菜板中是最高的，沙门氏菌、大肠杆菌、葡萄球菌及里斯特菌在塑料菜板上的生长繁殖相当迅速，几乎没有自灭现象，这说明塑料菜板对这些细菌是一个很适宜的生存环境。另外，塑料菜板的清洁又受到限制，因为材料的问题，它不能通过高温消毒，而只能用水清洗，这样也会给细菌的存活和繁殖带来机会。所以，用塑料菜板切菜不利健康。

⊙温馨提示

在各类菜板中，硬木菜板是抗菌卫生效果最好的。

一些颜色较深的塑料菜板可能是用回收的废旧塑料制成的，对健康更有危害，在购买的时候，一定要注意购买合格产品。

生熟食物不分菜刀和菜板易引发疾病

有的家庭在切菜的时候不注意生熟分开，常常切完生鲜食物之后就直接切熟食，这种做法是不科学的，很容易引发疾病。

因为生鲜食物上附着着大量的细菌和寄生虫，这些有害物质在切的时候会沾染到菜板和菜刀上，如果不对菜板、菜刀进行充分的消毒，而继续切熟食，这些有害物就很容易污染食物。而对于熟食人们又往往是切开装盘就直接食用了，如果熟食受到污染，其上的病菌和寄生虫就会毫无阻碍地直接进入人体，极易引发病变。

⊙温馨提示

有的人在切完生鲜食物后，会把菜板用开水烫一下消毒，这会起到一定的效果，但是开水在短时间内并不能够杀灭大部分细菌，还是会使细菌寄生虫存留。因此，最好还是要做到生熟分开，即生熟食物各备置一套菜板和菜刀。

乌柏木不适宜做菜板

木质菜板比较耐用，而且相比塑料菜板来说，其抗菌作用也要更强，因此很多家庭用的都是木质的菜板。但是，木质菜板也分很多种类，消费者在购买的时候应当仔细识别，尤其要记住乌柏木做的菜板不要购买。

这是因为乌柏木本身含有毒性，而且还会散发出一种异味，会污染食物，造成食物在口感上的不佳，长期使用还可能使人致病。

⊙温馨提示

有的家庭自己制作菜板，这就需要选择合适的木料，一些木料如杨木，硬度不够、易开裂，使用久了开裂部分就会藏污纳垢，滋生细菌，因此也不宜用来制作菜板。理想的菜板制作材料是白果木、皂角木、桦木或柳木。

用油漆或雕刻过的竹筷不利于健康

有的家庭餐具讲求精美，喜欢使用有漂亮彩绘的油漆筷子或者雕刻过的竹筷，这种习惯其实不利于健康。

因为油漆筷子表面的漆层不但在使用的过程中容易脱落，而且本身还含有铅、苯等有害物质，能够分解在饭菜中，人食用后健康会受到伤害。雕刻过的竹筷十分精美好看，但是其雕刻的图案部分却往往容易藏污纳垢，在清洗的时候又不能充分清理到，时间久了会滋生细菌，因此也会对人的健康造成损害。

用电饭锅烧水有害健康

现在的电饭锅设计功能越来越多样，蒸饭、炒菜、煮粥、煲汤，几乎无所不能，于是很多人自作主张地用它来烧水。这种做法并不妥当，因为电饭锅烧水有害健康。

这是因为，水中含有大量的矿物质，钙、铁、锌、镉等都溶于水，水在被加热后，其中溶有的物质一部分就会发生沉淀，形成水垢，依附在容器的内壁上。水垢中的成分复杂，有一些对人体是有毒副作用的，平时我们用水壶烧水的时候，水垢存留在壶中，不会被我们喝下。但用电饭锅烧水情况就不同了，因为我们还会用电饭锅来做饭，附着在锅壁上的水垢就会沾在饭上，被人食用后，会导致人的消化系统、泌尿系统以及神经系统发生不同程度的病变。

另外，水垢在电饭锅内壁上积聚多了，还会造成电饭锅导热功能的下降，从而导致使用寿命的降低，蒸饭也很难熟，还会消耗更多的电量。

常用漂亮的陶瓷餐具不健康

现在陶瓷餐具使用广泛，几乎每个家庭都有，其中很多人都比较喜欢那种色彩艳丽、造型奇特的种类。这些餐具虽然外表美观，不过却有可能影响人的健康，因此人们在使用的时候就需要特别注意。

首先，色彩艳丽的陶瓷餐具上，一般都是涂有大量的釉彩，色彩越多越丰富，所用釉彩的种类和量也就越多。而釉彩中却含有多种化学物质，比如奶黄色的釉彩中氧化铅含量较高，红色釉彩中会有较多的镉化物，白色釉彩中则含有大量的锑化物。这些化学成分在一定的温度湿度条件下或在经过长时间放置后，都会有不同程度的析出，如果经常用这种彩色陶瓷餐具吃饭，人就很容易摄入过量的有毒化学物质，造成中毒。

另外，有一些陶瓷餐具追求艺术性，造型比较奇特。这种餐具其实更适合用来观赏而不是盛装食物，因为这种餐具由于造型奇特，有很多地方常常不容易清理到，日久年深，那些清理不到的边角就会成为病菌滋生繁殖的"洞天福地"，再用这些餐具来盛装食物，很容易造成食物的污染，损害人体健康。

因此，不能因为盲目追求艺术品位而忽视了对餐具的健康要求。

⊙**温馨提示**

家庭中的漂亮瓷器餐具更适宜用来装饰。日常饮食则还是用简单大方的普通餐具为宜。如果在过年过节或招待客人时需要使用漂亮餐具，使用前一定要经过充分的消毒杀菌，以保证健康。

用各类花色瓷器盛作料对健康有害

用花色瓷器盛装作料摆在厨房里，既整齐又美观，不过美中不足的是，这样做可能对健康有害。

因为瓷器上的花色一般都是用釉彩涂成，而釉彩中含有多种化学物质，其中有很多是对人体有害的，如铅、镉、氡、铬等。这些瓷器在盛装作料的同时，也在不停地老化，其中的各种化学成分会产生不同程度的析出，而某些作料如盐、味精等，对这些物质又有很强的吸附作用，久而久之，就会使盛装在这些容器中的作料带有毒性，人在食用的时候就很容易由此导致中毒。

⊙**温馨提示**

盛装作料时，最好用玻璃器皿，它既无毒害，又能够防止作料受潮。

用洗衣粉洗餐具危害大

洗衣粉有很强的去污除垢功效，因此很多人在洗餐具时，会用洗衣粉来对付一些比较顽固的油污。不过用洗衣粉洗餐具这种做法是很不科学的，因为洗衣粉对人体健康有很大的危害。

洗衣粉的主要成分是纯碱、元明粉、苯酸钠和磷酸盐等，它们除了能够有效去污，而且本身还具有一定的毒性，动物实验表明，洗衣粉能够使器官功能衰变和导致癌症。因此，用洗衣粉洗餐具是很危险的，如果冲洗不净，残留的有害物质就会随食物进入人体，在血液循环中破坏细胞的细胞膜，并损害各器官，使人体抵抗疾病的能力下降。

⊙温馨提示

清洗餐具应用专门的餐具清洁剂，千万不能使用洗衣粉代替。

切忌用卫生纸擦拭餐具

不少用饭盒打饭的上班族和学生，在饭后习惯用卫生纸把饭盒擦一遍，看上去干干净净，一点油污都没有。殊不知，这种做法恰恰会把大量的细菌沾染到餐具上。

这是因为，"卫生纸"并不一定卫生，尤其是一些非正规厂家生产的卫生纸，不但在生产过程中没有消毒杀菌的工序，甚至连生产卫生纸的原料也是不合格的，曾有媒体曝光过某非正规卫生纸生产厂家，其制作卫生纸的原料竟然是回收上来的废旧报纸。这样生产出的卫生纸，细菌含量严重超标，卫生质量堪忧。其实，就是正规途径生产出的卫生纸，因为在运输、售卖和使用过程中的不注意，也十分容易沾染大量细菌。如果人直接用卫生纸擦拭餐具，势必会导致对餐具的污染，使餐具越擦越脏。

⊙温馨提示

餐具清理时，最好先用清洁剂去除油污，然后再用清水冲洗干净。有条件的话，还应当在消毒碗柜中进行消毒。

平常也不要用卫生纸直接擦脸、手，一是容易导致细菌感染，二是卫生纸干燥粗糙，会挫伤皮肤，可以用湿润的面巾纸代替。

用毛巾擦餐具或水果不卫生

用毛巾擦餐具或水果是一种很不好的习惯。

因为人们平常用毛巾擦脸擦汗，毛巾上会沾染大量的细菌和人体毛屑等杂质。有些人不注意还会混用毛巾，这样会使毛巾变得很脏，携带大量致病菌。如果再用它擦餐具或水果，就会造成对餐具和水果的污染，进而导致病从口入，危害人的健康。

餐具洗过后应当自然放置让水分晾干，需要擦拭的话不要用毛巾，而要用清洁的抹布。

不可直接将清洁剂滴在餐具上

不少人在清洗餐具的时候习惯于把清洁剂直接滴在餐具上，这样其实不对。因为清洁剂有一定的黏性，直接滴在餐具尤其是瓷器、玻璃餐具上，会粘在餐具表面，如果冲洗不够认真或者冲洗时间过短，很容易造成在餐具上的残留，被人直接摄入体内后，会危害健康。

⊙温馨提示

使用清洁剂时，最好是先把清洁剂挤到干净的抹布上，待搓揉出白色的泡沫后再去擦拭餐具，然后再用清水冲掉。

第八章

生活习惯与健康

人需要适时休息

不少人认为只有身体感到疲劳了才应该休息，如果不累就是不需要休息。这种认识实际上是进入了一个误区，不累其实并不代表不需要休息。

因为人脑对疲劳与否要经过反复的试探考察，当身体各器官反映上来的信息表示劳累度的确超过正常的范围时，大脑才会发出指令，使人感到疲劳。而当疲劳感出现的时候，人这时实际上已经到了一种相当疲劳的地步，这个时候再休息，并不能够使人体力完全恢复，人反而会在休息过后感到乏力与肌肉酸痛。而如果经常地不累不休息，过度疲劳，则容易导致积劳成疾，降低人体的免疫力，使各种病毒病菌乘虚而入，使人患病。

因此，工作学习的时候要合理安排时间，做到劳逸结合，不能等到累了才想到要休息，以免得不偿失。

⊙温馨提示

正常情况下，中等程度的体力劳动以不连续超过 1 小时为宜，脑力劳动以不连续超过 2 小时为宜。

不动不等于休息

有人认为休息就是放松身体，保持躺着或坐着不动，这种认识其实不正确。

科学的休息应当是身体与精神的双重放松，一种体脑同休的境界。躺着或坐着不动弹，对人的身体是一种放松，能够恢复机体的活力，缓解身体上的疲乏。但是，仅有机体的休息是不够的，如果在休息的时候，大脑却还保持繁重的思考，精神还处在紧张的状态，这种休息的效果不会好，或者说，根本就不是休息，而只会加重疲劳。

⊙温馨提示

　　不管工作学习任务多么繁重，都应该拿出足够的时间来休息，有良好的精神和身体状态才能取得更大的进步。

　　休息时要注意方式方法，并不一定非要一动不动，主要是要保持精神上的轻松自在，所以有时适当地运动一下反而更有效。

娱乐要合理有度

　　适当的娱乐可以放松身心，愉悦精神，起到良好的休息效果。不过，如果不注意娱乐方式，或者娱乐没有限度，则不但不会有益于休息，而且还会使人更加疲乏。

　　因为各种娱乐项目在愉悦身心的同时，也必然耗费人的精力，如果参加娱乐没有限度，就会在体能上给人带来压力，使人感到疲惫和不适，危害健康。所以，工作学习之余的娱乐，一定要掌握合理的度。

睡眠并非越多越好

　　有的人认为睡眠有益于健康，因此睡眠是越多越好。这种认识是不正确的，适当的睡眠有益于健康，但是如果过度睡眠，则只会对健康造成危害。

　　睡眠是人体健康的调节器，在经过长时间的工作学习之后，人的精神与身体达到高度紧张的失调状态，这时适当的睡眠就会缓解这种紧张，使人回复到正常的生理和心理轨道上来。可是如果睡眠无度，在人体毫无倦怠的时候长时间睡眠，身体处于无活动状态，就会导致全身肌肉张力的减退，使心脏的收缩能力减弱，从而增加心脏负担，影响人体的正常血液循环和新陈代谢。久而久之，就会引发肥胖，并容易导致动脉硬化、高血压、高血糖等疾病，降低人的生活质量和健康水平。据一项调查显示，一天睡 10 个小时以上的成年人，其死亡率比一天睡八九个小时的成年人要高出 10% 左右。

由此可见，睡眠并非越多越好，要养成科学健康的睡眠规律，少睡懒觉。

⊙温馨提示

一天正常的睡眠时间应保持在 8 个小时左右，这样最有益于健康。

面对面睡觉不科学

有的夫妻喜欢面对面睡觉，觉得这种姿势很恩爱，而且会很有安全感，因此睡觉也会更香甜。但这种认识实际上并不正确，面对面睡觉并不是一种科学的睡眠方式。

因为人在睡觉的时候，呼吸活动仍在继续，大脑和神经中枢等器官仍需要消耗大量的氧气来维持正常的工作。但是在面对面睡觉的时候，两个人所吸入的，大部分都是对方从口鼻呼出的气体，氧气吸入量减少，这样就会使大脑和神经中枢活动因为缺氧而受到抑制，人会感到疲劳，睡眠质量也会下降，出现多梦、睡不深等现象。而且往往在起床后，大脑和神经的这种疲劳也不会消散，导致人出现精神萎靡、头晕头痛等症状。

⊙温馨提示

夫妻睡觉的时候，最好是背靠背，这样两个人都能保证在睡觉的时候呼吸到充足新鲜的空气。

如果患有感冒或传染性疾病，一定不要面对面睡，因为人在睡眠中抵抗力会下降，很容易造成传染。

不能等困了才睡觉

很多人睡觉没有固定时间，困了才睡，他们认为人感到困，这就是要睡觉的信号，不困则说明身体没有进行睡眠的要求，早睡觉是浪费时间。这种认识是对睡眠的一种误解，是不正确的。

人的睡眠是对身体的调节，是有机体活动、劳逸结合的一种表现，睡眠应当是一种自觉行为，而不能靠身体极度疲劳产生的不适去"催促"。当人感到困倦的时候，其实是有机体已经达到了相当疲劳的地步，大脑才不得不作出反应，发出困乏思睡的信号以对人进行催促。这个时候再睡觉，往往不能充分缓解疲劳，而且还会因为机体疲劳过度而产生多梦、失眠的现象，严重影响睡眠质量。

⊙温馨提示

睡眠应当养成良好的规律，到时间自觉上床睡觉，这样不但能避免过度疲劳，而且还能提高睡眠质量，睡得香睡得好。

晚睡觉有损健康

现代社会中，工作学习压力大，很多人白天的时间不够用，于是就挤占夜晚休息的时间，把睡觉时间推到很晚。这种做法，虽然是可以理解的，但是习惯性地晚睡觉，对健康是很不利的。

这是因为，人体在白天所造成的精力和体能的消耗，必须要通过夜晚的睡眠来弥补，尤其是身体中的各种激素，有25% ~ 40%是在睡眠中产生的。如果睡眠不足，势必会使身体的消耗得不到及时的补充，人体失调的状态就会一直保持，长期下去，会导致健康状况的恶化。

另外，在心理健康方面，睡眠不足会让人产生焦躁、抑郁的不良情绪，不但影响工作效率，降低人的记忆力、反应能力，还会造成生理上的影响，引发消化不良、食欲低下，并有可能加重失眠，导致恶性循环。

再次，睡觉过晚还会加速人的衰老。因为据调查显示，在晚上10点到凌晨2点这个时间段内，是人体旧细胞坏死、新细胞生成的最活跃的时间，如果这段时间不保持睡眠状态而继续工作，就会使细胞的代谢活动受到影响，人因此容易衰老。

由此可见，晚睡觉是一种不科学、不健康的生活习惯。在有条件的情况下，还是应当保持早睡早起的作息习惯。

睡前做好准备活动

所谓睡前做准备活动，主要是指人在睡觉前要充分搞好个人卫生，这不但对睡眠有利，而且对身体其他多方面的健康都有利。有的人不太注意这一点，习惯于倒头就睡，这是不科学的。

睡前应当作好的准备活动主要有以下几点：

（1）刷牙洗脸。刷牙能够清洁口腔、牙齿，防止蛀牙，也能保证口腔中酸碱度的适中。洗脸可以洗去一天中沾染到面部的灰尘和杂质，还能够有效杀灭细菌、螨虫，为皮肤补充水分，有利于美容。

（2）洗脚搓脚。睡觉前用一盆热水泡泡脚，并搓揉一下脚心，有利于缓解疲劳，促进血液下行，提高睡眠质量。

（3）洗头梳头。睡觉前洗头梳头，不但有利于保养头发，补充水分，而且能够疏通头部血管，放松头皮，使头部血液流通，防止睡眠中脑血栓的形成。

（4）喝水喝奶。入睡前喝水喝奶，有助于促进血液活动和稀释血液，能够防止因血液黏稠、流动缓慢而导致的动脉硬化、血栓等的形成。

（5）排大小便。睡前要排空大小便，不能憋着入睡，否则容易形成便秘，憋尿则容易导致男性前列腺疾病。

（6）开窗通风。睡前要尽量使房间内空气保持新鲜，这对睡眠有利。

这些准备活动，并不会占用太长时间，只要能够养成习惯，一定会获得满意的健康收益。

夜晚睡觉不应把门窗关严

有的家庭夜晚为了安全起见或者因为害怕着凉生病，在睡觉时候总是关严门窗，这种小心谨慎本身没有错，但是关严门窗对健康会有不利影响，这一点不能不注意。

因为在睡觉的时候，人不断吸入房间中的氧气，呼出大量的废气，如果把门窗紧闭的话，外面的新鲜空气进不来，房间内的氧气含量就会越来越少，空气也会越来越污浊，这对自己和家人的健康都是不利的。如果房间比较小，这种危害就会更大。

⊙温馨提示

夜晚睡觉时，最好把窗户打开一点，保持室内通风。

在过于狭小的房间或车内睡觉时，一定不要封闭门窗，以免发生危险。

午睡时间不宜过长

中国人一般都有午睡的习惯，这本身也没有什么不好，而且能够使人保持充分的精力投入到下午的工作中去。不过如果午睡时间过长，则不但会耽误时间，还会造成人体的不适。

这是因为，睡眠是一个由浅入深，再由深到浅直至醒来的过程，一般从浅睡期进入深睡期大概要经过 1 个小时的时间，这 1 个小时也是午睡的极限时间。因为如果进入深睡期，大脑和神经就会对机体活动进行一系列调整，比如大脑皮质进入抑制状态，血流速度逐渐减缓，身体的代谢过程逐渐变慢等。这个深睡期的时间会比较长，一般要在 5 个小时左右后，人体进入浅睡期时，身体各部分机能才能再慢慢回复至适合人体活动的状态。而如果在刚刚进入深睡期不久就醒过来，大脑和神经就会一时难以调节，发生神经功能的紊乱，从而造成人体的不适，使人感到更加的疲劳，甚至还会感到头痛胸闷。

因此，午睡不能无度。午睡的时间要合理掌握，最长不要超过 1 小时。

午睡应注意姿势

有人觉得午睡既然时间短，那就只是一个休息，而不能称为睡眠，因此午睡的姿势不必过于讲究，于是很多人中午习惯于趴在桌子上或靠在椅子上睡觉。这种做法是不正确的，尽管午睡的时间短，但是也一定要注意姿势。

这是因为如果坐着或趴着睡，经常会造成对血管的压迫，造成血液运行不畅。中午尤其是午饭后，脑部血液下行到肠胃部协助消化，大脑就会处于暂时缺血的状态，如果睡姿不正确，不利于血液向脑部输送，就可能导致脑部供血不足，在醒来后人往往会觉得腿软、乏力，并出现头晕、耳鸣等一系列不适症状，十分影响下午的工作学习效率。

其次，有的人午饭后直接就趴着睡觉，对胃部形成挤压，阻碍胃部蠕动，这样对消化也有十分不利的影响，容易导致消化不良。时间久了，还可能造成胃溃疡的产生。

再次，趴着睡觉的人，还会对胸部、臂部和眼部造成压迫，会影响呼吸，使双手双臂发麻酸痛，并导致眼球受压，眼神经受到损伤。

⊙温馨提示

中午睡觉还是应当尽量创造条件平躺午休，如果时间过短或者实在没有条件，则不如努力克服午睡的习惯。

蒙头睡觉不健康

在寒冷的冬季，许多人喜欢蒙头睡觉，觉得这样又暖和又舒适。其实这是一种不健康的睡眠习惯，既不卫生，也未必舒服。

因为蒙头睡觉，被窝里的空气污浊，氧气含量低，人睡久了容易导致胸闷、憋气，往往睡到半夜时会被憋醒，感到头昏脑涨，睡眠质量不高。另外，有的人被子不常洗晒，上面会存留有大量细菌和寄生虫，直接蒙在口鼻上，还容易引起呼吸道的疾病。

健康的睡眠方式，首先应当保证在睡眠中能够呼吸到新鲜充足的空气。另外在睡觉的时候，身体也是需要呼吸的，尽量不要把被子卷成一个筒状，把自己包裹起来，而应当留出适当的空隙，让被窝中也有空气流动。

不可吹着电风扇睡觉

有的人喜欢在睡觉的时候吹着电风扇入眠，这样虽然能够睡得舒爽一些，但是睡醒后人常会感到腰酸背痛，尤其是靠近电风扇的一侧身体器官，甚至会出现中风、肌肉麻痹、失去知觉的症状，这就是吹风扇无度造成的结果。

因为在睡眠中，人体对于外界伤害的抵抗力降低，正是最易受到侵害的时候。人体表皮血管松弛，毛孔张开，体表温度也会下降，如果在这个时候久吹电风扇，首先是容易使凉气侵入人体，导致着凉感冒。

其次，人在睡着后不经常翻身，靠近电风扇一侧的身体就会始终受到风吹，加速表皮水分的蒸发，从而带走大量的热量，使这一侧的体温明显下降；而背风一侧的身体则由于没有受到风吹而始终保持较高的体温。这样就会导致人体内部冷热的不均衡，破坏人体自身的温度调节功能，容易造成神经和内分泌的紊乱，因此就会出现肌肉疼痛、疲乏无力的症状。

另外，电风扇对着一部分身体器官直吹，时间久了会导致身体局部的血管收缩，血液流动不畅，造成局部神经缺氧缺血，产生水肿、麻痹等症状。如果是对着面部直吹，很容易引起面部神经受损，造成面瘫。

⊙温馨提示

吹电风扇时间不宜过长，以 30 分钟至 1 小时为宜。

电风扇不能直吹人体，人也不要近距离久吹电风扇。最好使用能摇摆的电风扇，在适当距离多方向地吹风。

儿童和老人及体质虚弱者、感冒、关节炎患者，要尽可能少吹电风扇。

开灯睡觉有损健康

不少人或者害怕黑暗，或者睡前看书懒得关灯，于是习惯于开灯睡觉。这种习惯很不好，不但浪费大量能源，还会对自己的健康造成危害。

因为人的作息是有规律的，人的生物钟是在长期的自然选择中形成并继承下来的，"天黑睡觉"是一种生活的常规，如果破坏这个常规，人体就会感到不适，产生功能的紊乱。开灯睡觉，由于光线的刺激，人在睡眠中也会感到光的压力，会影响人体正常代谢功能，包括正常的体内生理生化反应，甚至使人体的心跳、脉搏、血压异常，导致疾病发生。

其次，研究发现，长时间开灯睡觉还能够引发体内一种名为"褪黑激素"的物质分泌，能够使人体的免疫功能降低，使人更容易罹患各种疾病。

另外，开灯睡觉还会对人的视觉系统形成持久刺激，造成伤害。尤其是儿童，长期开灯睡觉，对视力的发育很有害。

开着空调睡觉危害大

夏日炎炎，热浪袭人，经常到夜里还热气不退，于是有些人就习惯开着空调睡觉，一直到次日早晨起床。殊不知，这样做很容易得空调病，对健康危害极大。

人们在开空调时一般都要把门窗关闭，而久闭门窗会导致房间里的有氧成分越来越少。在这个环境中睡觉，呼进呼出的尽是废气，容易导致氧气缺乏，使人出现昏迷症状，严重影响睡眠质量，早上起床后会出现头痛、疲惫无力感。由于血液中的氧饱和度不够，还会使人患其他疾病。另外，开空调睡觉还容易引起面部神经麻痹。

⊙温馨提示

吹空调的时间应该适当，不要通宵开空调，最好的方法就是采取空调定时。

当室内温度到达一定程度后，应当开窗透气，以保证室内氧气充分。

夏天睡凉席有讲究

凉席是人们夏天睡觉的好伴侣，能带给人们清凉与舒适。不过不少人在睡凉席的时候不太讲究，觉得舒服凉快就行，这种想法是不正确的，因为这关系到人体健康，马虎不得。

首先，在选购凉席的时候，人们往往没有一个参照的标准，觉得效果都差不多，于是就挑拣那些价格便宜的，用苇、草编制而成的凉席，这就为受到病菌的侵害埋下了隐患。因为用苇、草编制的凉席，不便于洗刷，上面经常会滋生细菌和螨虫，人睡在上面很容易受到传染而生病。另外，有一些过敏体质的人，睡在用苇、草编扎的凉席上，还会产生过敏反应，出现皮肤红肿、瘙痒，严重的还可能导致溃烂。

另外，一些人贪图凉快，喜欢直接赤身睡在凉席上，这样身上的汗液会渗入凉席的缝隙中，时间久了，就会滋生出大量细菌、真菌和寄生虫。人再继续赤身睡在这种凉席上，就容易导致有害菌直接侵入身体的毛囊组织，造成皮肤病的产生。而且，赤身睡在凉席上，还容易着凉感冒，并引起腰背酸痛。

因此，在睡凉席享受凉爽与舒适的时候，我们还必须要养成良好的习惯，保护自己的健康。

⊙温馨提示

购买凉席时，最好选择以竹、藤等材料的凉席。

要注意保持凉席的清洁，做到一天一擦，一周一洗一晾晒。

夏天光着上身睡觉易致病

炎炎夏日，不少人在家里喜欢光着上身睡觉，认为这样最凉快。实际上，这种认识是一个误解，光着上身睡觉，人不但不会感到很凉爽，而且还容易致病。

这是因为，在炎热的气候下，人的体表会分泌并蒸发大量的汗液，以排散体内热量，在蒸发的过程中，体表温度往往偏低，大概在25℃左右，这就是为什么大夏天触摸自己的皮肤会感到冰凉的原因。而当周围的气温高于表皮气温的时候，人体表皮就会从空气中吸收热量，因此如果光着上身睡觉，身体就不但不会降温，反而会吸收更多的热量，让人感觉更加闷热。

另外，虽然身体皮肤的温度可以调节，但是内脏器官的温度却是常年保持均温的。因此，光着上身睡觉，如果不注意保暖，还是会使肚子受凉，导致腹痛、腹泻。

⊙温馨提示

睡觉的时候，最好能穿上睡衣，不但吸汗，而且可以防止腹部受凉。

冬天盖被不宜太厚

有些人冬天睡觉时怕冷，就盖上好几条被子，殊不知盖被太厚不但会影响睡眠和休息，还会影响身体健康。

首先，仰卧睡觉时盖太厚的棉被会压迫胸部，从而影响呼吸，减少肺的呼吸量，而人在吸入氧气较少时容易做梦，从而影响睡眠质量。其次，盖被太厚，会使被窝温度升高，机体代谢加快，能量消耗大大增加，汗液增多，从而使人烦躁不安，起床后会感到疲劳困倦、头昏脑涨。再者，夜里盖被太厚，由于人体散热量增加而使毛孔大开，而冬季早晨室外气温较低，起床后容易受风寒而患上感冒。

因此，冬季盖被不宜太厚，能适当保温即可。

电热毯不能整晚使用

冬季寒冷，有些人睡觉的时候就喜欢用电热毯来保暖。电热毯保暖的确很有效果，不过一定要注意正确的电热毯使用方法，不能整晚使用。

因为电热毯持续散热，人躺在上面，体内的水分就会不断蒸发，时间长了，会刺激皮肤，造成过敏和瘙痒，或者产生大小不等的小丘疹，抓破后出血结痂，容易导致皮炎。因此，使用电热毯时，一定要防止时间过长或者温度过高。

⊙温馨提示

使用电热毯的正确方法是：睡前通电加热，把被窝捂热，睡觉的时候就把电源关掉。

对老人和婴幼儿等体质比较虚弱的人群来说，使用电热毯需要更加注意。

选床有讲究

床家家都有，但不是每个家庭在挑选床的时候都注意到了床对睡眠、对健康的重要作用，他们往往认为睡眠质量和床褥舒适度的关系更密切，床则够躺就行。这种认识是错误的，必须予以纠正。

首先，床的大小对人的睡眠质量影响最大。床过小，人会睡不开，不舒服，但是，也并不是床越大越好，床过大，人睡在上面也会感到很不适应，没有一种安全感，往往也睡不香。因此，买床选择大小适中的种类，是最需要注意的问题。

其次，很少人会注意床铺的高低，其实这也很重要。最适宜睡眠的床，其高度应当以略高于使用者的膝盖为宜。如果过高，人上床不方便，下床的时候由于睡得迷迷糊糊，还容易摔跤；过矮的话，则不但会给人造成不便，还会因为靠地面太近而易受潮湿，容易引发腰腿疾病。

再次，还需要注意床的软硬度。有些席梦思床的床垫过于柔软，人睡上去会深深地陷下去，没有一点支撑力，这样的床睡久了，很容易造成腰椎颈椎的疾病，青少年还容易造成骨骼发育的畸形。而如果床过硬，人睡在上面就会感到硌得慌，同样不利于睡眠，对健康也没有好处。

夫妻同被共眠对健康不利

不少夫妻认为，同被而眠能够增进夫妻感情。不过从健康角度看，这种做法是不好的。

因为除非被子特别大，否则夫妻共用一床被子肯定会造成空间的紧张，为了避免着凉，夫妻就不得不往一块挤，这样经常会导致呼吸不畅，还容易因为压迫血管和神经造成肢体麻木，从而影响人的睡眠质量。其次，人在睡眠中呼出的废气对人体健康也是有害的，夫妻同被而眠，会使夫妻双方都吸入不少污浊的空气，容易引发疾病。

另外，在夜间人们少不了要翻身、起身上厕所等，如果夫妻同被而眠就会影响对方的睡眠，对身体健康不利。

"高枕"并非"无忧"

古语讲"高枕无忧"，主要是用来形容一种平安无事、悠然自得的心态，我们不能望文生义地认为就是指把枕头垫高，睡起觉来就很舒服自在，其实恰恰相反，"高枕"不但不会"无忧"，反而会有害。

习惯用高枕头睡觉的人，颈椎病的发病概率普遍要高一些，有人曾经对一些颈椎患者做过调查，发现其中多数患者都有用高枕头睡觉的习惯。这是因为用高枕侧卧或仰卧时，颈部会呈弯曲姿态，时间长了，就会使颈部的韧带以及颈椎间纤维发生老化坏死，造成颈椎失稳，容易导致椎间盘的突出或脱出。这样就会压

健康常识全知道

迫神经，导致出现头昏、眩晕、四肢疲软无力，严重的还会导致大小便失禁甚至瘫痪。

另外，用高枕头睡觉，还会阻碍血液向脑部的供应，导致血流量降低，脑部供血不足，使人睡眠质量不佳，起床后会感到疲劳乏力，时间久了还会造成记忆力和思维能力的下降。

⊙温馨提示

专家指出，一般人以枕 6 ~ 7 厘米高的低枕头为宜，有益于身体健康。

睡觉时枕头也不宜过低，否则容易出现头部充血，使人感到不适；另外，还容易落枕，影响正常生活。

枕头的使用方法也有讲究，也即"枕颈不枕头"：将枕头大部分枕于颈部，小部分枕于头部，使颈部处于最舒适的状态。

醒后不宜立即起床

不少人觉得睡觉醒来立即起床是一种意志坚定的表现，会给一天的工作生活开一个好头。这种做事麻利的想法是好的，不过在早晨起床的时候，我们还是建议适当地赖一下床。

这是因为，早晨刚刚醒来的时候，大脑皮质还暂时处于抑制状态，新陈代谢、心跳、呼吸等各项生理活动也在维持着缓慢运行的状态。人体从这种抑制状态转入常态是需要一段过渡时间的，如果一醒来就立即起床，身体各器官都会一时"反应不过来"，尤其是心脏，各器官的用血要求猛然上升，对它会产生巨大的工作压力，造成超负荷的运转。如果心血管本来就患有疾病，则很容易导致心血管疾病的突发，造成危险。据调查显示，清晨是心血管疾病的高发阶段，尤其是刚刚醒来的一刻，最需要保证动作不要过快过急，不要立即起床。

⊙温馨提示

清晨醒来后，不要立即起床，应当赖床 5 ~ 10 分钟。患有心脑血管疾病的患者要采取仰卧姿态，进行心前区和头部的按摩，并进行深呼吸、伸懒腰、打呵欠等动作，然后慢慢起床。

睡回笼觉不利于健康

一些人在清晨出去锻炼完后感到有些疲劳，往往喜欢睡一个回笼觉，这种习惯其实不好，会对健康造成危害。

因为在晨练后，人心跳加速，精神亢奋，心肺功能活跃，如果此时再钻进被窝睡觉，就不能使心肺功能慢慢回复到平静的正常状态，这不但会使晨练效果大打折扣，而且还会损害心肺功能。

另外，人在晨练活动后，往往会出不少汗，有机体热量升高，如果再重新钻进被窝，随着汗液的蒸发，人会感到寒冷，从而造成体内的冷暖不调，容易使人罹患感冒。

⊙温馨提示

如果晨练后感到疲劳，不妨看看报、听听歌，或者喝一点温牛奶或咖啡，都是很好的休息。

看完电视就睡觉不健康

日常生活中，有的人十分爱看电视，而且往往看到很晚，然后直接就上床睡觉。且不说看电视到很晚本身就不正确，单就看完电视直接睡觉这个习惯来说，就很值得商榷。

首先，刚刚看完电视，人的精神往往还维持在比较亢奋的状态，这个时候睡觉，没有一个平和的心理状态，很容易导致睡觉时失眠多梦，影响睡眠质量。

其次，长时间看电视，无论是保持坐姿还是躺着，都会对血液循环造成阻滞，使血液运行不畅通，人的手脚可能因此产生麻木或肿胀。如果此时睡觉，血液流动减缓，会使肿胀不易消退。

另外，看电视的时候，荧光屏表面静电吸附了大量的细菌灰尘聚集在电视机前，也会有很多微生物附着在人的面部，如果看完电视不洗脸直接睡觉，很容易对皮肤造成伤害。

因此，看完电视不宜直接入睡，应当作好充足的睡前准备。

睡觉时张口呼吸有害健康

有些人在睡觉时喜欢张口呼吸，这样做对健康有一定的害处，应予以纠正，正确的呼吸是应该用鼻呼吸。这是因为鼻孔中有鼻毛，可以阻挡部分灰尘污物，能对吸入体内的空气起到过滤的作用。如果张口呼吸，不仅空气中的灰尘容易吸入呼吸道，而且由于气流在口咽往返，人醒来后会出现口干咽燥、咽部发炎充血红肿及其他呼吸道疾病。此外，口腔对吸入的冷空气有一定的加温作用，如果张口呼吸，很容易使气管、肺部及肋部受到冷空气的刺激。而且，闭口睡眠是保养元气的最好办法，如果张口呼吸，不仅损伤元气，还容易引起面色失润、头晕目花、四肢清冷等症状，并且还会引起牙齿不固及过早脱落，因此应予以高度重视。

⊙温馨提示

夜晚睡觉时最好闭口呼吸，如果是由于鼻息不够畅通而被迫张口呼吸的，要及时去医院检查治疗。

睡觉时不宜将手机放枕头边

有的人为了通话方便，或为了利用手机闹铃提醒自己按时起床，经常会在晚上睡觉时将手机放在枕头边。这种做法是不可取的。

手机在开启和使用的过程中，会释放大量不同波长和频率的电磁波，这些电磁波会形成一种电子雾，对人的中枢神经系统等器官组织的生理功能造成损害，引起头痛、头昏、失眠、多梦和脱发等症状，有的人面部还会有刺激感。研究表明，长期手机辐射还会诱发细胞癌变。在美国和日本，已有不少因手机辐射而导致脑瘤的案例。

睡觉时不要把手机放在枕头边，最好放到床头柜等离身体有一定距离的地方。一般认为，要防止手机辐射，手机离开身体的距离应在20厘米以上。

戴着夜光表睡觉于健康不利

为了晚上看时间方便，有些人会带着夜光表睡觉。这样方便是方便，不过对健康却不好，因此，并不提倡这种行为。

夜光表之所以能发光，奥妙就在于它表面所涂的一层发光材料，一般是由镭和硫化锌混合而成的。镭是一种强放射性元素，能够发射强烈的 α、β、γ 射线，进而激发硫化锌发光。不过镭的这种放射性对人体也是有害的，尽管夜光表中镭的含量很小，释放出的放射线也不多，但是如果戴着睡觉，长时间受到这种辐射，也会对身体造成很不利的影响，久而久之，甚至能够造成人体的局部细胞癌变。

因此，不要在睡觉的时候戴着夜光表，也不要把夜光表压在枕头底下。

做梦对身体无害

有的人觉得睡觉做梦有碍健康，是身体不正常的一种表现。其实只要不是多梦或者噩梦连连，导致严重影响睡眠，做梦就对身体完全无害。

因为做梦是一种正常的生理现象，是人对欲望、思维以及潜在心理的自我调节，有缓解精神压力、减轻疲劳的功效。总体上来说，做梦还是对人体健康有益的。人们晚上做的梦，一般都与白天的经历有千丝万缕的关系，有的看似扯不上关系，但也是白天积累的情绪的一种抽象表达，通过梦境，人们可以不受任何的束缚和限制，将深深埋藏在心底的东西吐露出来。所以可以这样说，梦是人在白天活动的继续，是人一天活动的真正收尾总结阶段，是大脑健康的表现。

⊙温馨提示

做梦是很正常的生理现象，不要因为常做梦就认为自己睡眠质量低下。有些人起床后感到做梦太多而疲劳，其实大部分人是由于心理作用自我暗示导致的。

睡眠时打鼾不健康

打鼾是一种很普遍的现象，很多人尤其是比较肥胖的男性，打起鼾来声若雷霆。因此一些人不但把打鼾视为平常之事，甚至还认为打鼾打得响说明人身强体壮，而且会让睡眠更香甜。这其实是一种错误的认识，打鼾不但不是健康的标志，反而会严重影响健康。

因为在睡觉的时候，人的呼吸道肌肉张力减弱，加之仰卧，舌根会向呼吸道后坠，会导致呼吸道短暂堵塞，造成气管狭窄而发出声响，打鼾由此形成。打鼾严重的人，舌根会被吸入呼吸道内，就像塞子一样完全阻塞呼吸道，造成短时间的窒息。如果窒息时间长，人的中枢神经就会启动应激机制，刺激打鼾者醒来，使呼吸恢复顺畅。而一旦人再次入睡，这种情况又会发生，这个过程重复循环，会让打鼾者睡眠质量极为低下，苦不堪言。而如果是过于肥胖或呼吸道天生比较狭窄的人，则有在睡眠中因为呼吸道严重堵塞出现窒息死亡的危险。

另外，打鼾对心脏也很不利。因为在窒息过程中，人的血液中缺氧，有机体就需要更多的血量，这就会促使心脏加速工作，久而久之，心脏会因为工作压力过大造成超负荷而引发疾病。

因此，必须要认识到打鼾的危害，把它看作一种疾病，及早治疗。

打鼾者注意事项：

（1）积极减肥。

（2）治疗鼻塞、鼻炎等影响呼吸的疾病。

（3）睡觉的时候尽量采取侧卧的姿势，并把枕头适当垫高。

（4）睡前不要饮酒。

整夜点蚊香睡觉有损健康

夏季睡觉的时候，无处不在的蚊子很讨厌，既扰人睡眠，又传播疾病，因此很多人为了驱赶蚊虫，彻夜点着蚊香睡觉。这种做法其实是弊大于利，虽然驱赶了蚊虫，但是对自己的健康也有损害。

这是因为，蚊香的主要成分是具有杀虫作用的药剂，其中包含了苯、苯酚和二甲苯等物质，人吸入过量后会导致障碍性贫血甚至白血病。另外，蚊香燃烧后，还会产生不少香灰，其中除了草木灰的成分外，还包括了少量的铅、镉等重金属，这些香灰散入空气中，被人吸入呼吸道，会引发多种呼吸道疾病。

⊙温馨提示

点蚊香的最佳时机，并不是在睡觉的时候，而是在傍晚时分，因为这个时候蚊虫最活跃，也最易驱赶出去。

早晨不宜长时间赖床

冬天的时候，很多人早上醒来后往往极不情愿从暖烘烘的被窝里爬出来，而是在被窝里赖上一阵。从健康角度讲，适当的赖床是必要的，可以防止心脑血管疾病的突发，但是如果醒来后迟迟不起，长时间赖床，则是对健康不利的。

因为赖床看似是一种享受，实际上也在消耗能量，人醒来后大脑会首先恢复功能，如果长时间地在床上赖着不起，在半睡半醒之间，大脑就会漫无边际地想一些事情，起床后人往往会感到头昏脑涨，比较疲劳，十分影响上午的工作效率。其次，半睡半醒的状态还会导致内分泌的失调，扰乱体内生物钟的节律，同样会使人精神萎靡不振，养成赖床习惯后，久而久之，会使大脑的兴奋与抑制功能失调，造成人生理活动的紊乱。

笑也要讲方式

俗话说，"笑一笑，十年少"。笑，对人体健康的确具有良好的功效，它能够使人心情愉快，消除疲劳和抑郁，还能够行气活血、防病去疾，可谓百病良方。不过，如果不注意掌握笑的分寸，却可能使笑变成健康的杀手，尤其是那些患有疾病的特殊人群，更要特别注意。

在笑的时候，人体面部、胸部、腹部肌肉都参与活动，而且呼吸、血液流速和内分泌也会发生相应变化。如果笑得过猛，就会使以上机体活动突然发生急剧的变化，最常见的是肌肉承受能力超负荷，人们在大笑之余常常会感到"笑得肚子疼"就是这个原因，如果笑得过于剧烈，甚至可能会产生抽筋。

对于一些患者来说，大笑是很危险的。比如高血压患者，突然的大笑会引起血压骤升，易于诱发脑溢血。患有疝气症的患者大笑，可使腹腔内压增加，导致疝囊增大，使病情加重。心肌炎患者大笑，会加剧心肌缺血，引发心力衰竭。孕妇大笑，也会使腹腔增压，可能导致早产或流产。还有，刚刚做完手术进行术后缝合的患者，也不能大笑，以防止出现伤口迸开。

另外，在日常的生活中，吃饭喝水的时候笑，也会因为气息控制不好导致被饭和水噎住或呛到，尤其是老人和小孩，很容易发生危险。

由此可见，笑的学问也很多，应当充分注意，不要让"乐极"导致"生悲"。

并非任何人都适宜饭后散步

人们常说"饭后百步走，活到九十九"，是说饭后散步对身体健康有好处。这种说法有一定道理，但也不是绝对的，并不是说任何人饭后散步都有益处。

首先，患有高血压等心脑血管疾病的患者，饭后就不宜运动，因为饭后肠胃活动增加，用血量增大，而脑部血液下行协助消化，自身的血流量就会相应减少。如果此时进行散步等运动，容易因为脑部缺血而引发中风。

其次，肠胃有疾病的人，尤其是胃下垂患者，饭后也不应散步。因为饭后采取直立姿势，会使胃部下坠，不利于肠胃蠕动促进消化，胃下垂患者更会因为直立活动，加重胃部负担，造成病情加重。

⊙温馨提示

胃下垂等胃部疾病患者，饭后应当平卧以促进消化。

心脑血管疾病患者饭后需要注意活动量和动作不宜过大，同时也不宜躺卧。

饭后吸烟不利于健康

"饭后一支烟，赛过活神仙"这句由来已久的俗语是一个不折不扣的误导，让无数的人在茶余饭后，损害着自己的健康。

这是因为，饭后人体会分泌大量消化液来进行食物的消化和吸收，而烟中的成分恰恰能够与消化液发生反应，破坏其中的蛋白质和重碳酸盐，从而影响消化的进行。另外，烟气还会对胃及十二指肠造成直接的刺激和损害，养成饭后吸烟的习惯，会使胃功能紊乱，容易导致溃疡的发生。

⊙温馨提示

饭后吸烟还会导致对尼古丁的生理依赖增强，使人的烟瘾增大。

吸烟并不能提神

不管是否吸烟，人们似乎都有一个共同的认识：吸烟提神。因此不少人工作的时候，习惯于点上一支烟吸着，认为这样能够防困解乏。而实际上这是一种误解，吸烟其实并不能提神。

烟中含有尼古丁这种化学成分，它可以作用于人的中枢神经，使人感到轻松愉悦，产生舒适感。但是这种作用是短暂的，医学研究人员指出，烟对中枢神经系统的影响，主要是先兴奋，后抑制，在抽烟所产生的短暂快感过后，人很快会感到疲乏和困倦，而要再消除这种疲乏困倦，就只有再继续吸烟，由此成瘾。研究表明，长期吸烟的人，会导致思维能力和智力活动受到损害，出现神经衰弱、头痛、失眠、记忆力减退等不适症状。

用冷水洗头不足取

有些人加班工作时，为了驱赶睡意，习惯用冷水洗一下头来提神。这样虽然能够把自己一下激醒，但是冷水对头部强烈的刺激会对健康造成危害。

因为人的困倦感的产生是由于机体疲劳、脑部供血不足所导致的，是大脑的一种保护性抑制反应，这本身就是身体已经极度疲劳、需要休息的信号。如果这个时候不但不休息，反而用冷水洗头，就会对大脑和神经造成很突然的刺激，使头部血管剧烈收缩，虽然能够"提神"，但对脑细胞和神经系统的伤害是巨大的，会导致脑细胞过度消耗以至于引起脑功能下降，神经的兴奋与调节紊乱，会让人产生头痛、头晕、眼前发黑的不适症状，甚至还可能因为脑血管的猛烈收缩导致血栓发作。

因此，困倦时应当及时休息，补充体力脑力，以利于高效率工作，尽量不要疲劳工作，更不能为了提神而用冷水洗头。

⊙**温馨提示**

疲劳时喝一杯热咖啡或者用毛巾蘸热水敷脸几分钟，都可以有效提神。

跷二郎腿对身体不好

跷二郎腿不但会给人轻佻的感觉，而且对身体也不好。

调查显示，长期习惯性地跷二郎腿会造成腰椎与胸椎的压力分布不均衡，容易引发脊椎的老化和变形，造成椎间盘突出等脊椎病，并会压迫脊椎神经，导致腿痛、坐骨神经痛。另外，长期一侧跷腿，还会使另一条被压的腿血液循环受阻，容易形成腿部静脉曲张，给人的生活带来诸多不便。如果青少年养成了这种不良的习惯，会对正在发育中的骨骼造成严重影响，引起脊椎的畸变。

⊙温馨提示

人在坐着的时候应当双腿等高平放，不宜跷二郎腿，也不应一条腿高一条腿低。

使用洗面奶有讲究

洗面奶的洁肤保养功效要比肥皂、香皂好，副作用也少，因此越来越受到大家的青睐。不过，使用洗面奶也应该有讲究，不能滥用，否则反而会对皮肤造成伤害。

首先，在使用的次数上，一般早晚各用一次即可，没有必要频繁洗。因为如果洗脸的次数过于频繁，一方面会把脸上必要的油脂成分洗掉，造成皮肤细胞外露，容易导致皮肤失水干裂；另一方面洗面奶对皮肤的刺激作用虽不如碱性肥皂强烈，但是毕竟也是工业合成品，也会对皮肤造成伤害。

其次，在使用洗面奶洗脸的时候，注意不要让它们在脸上停留时间过长。有的人总认为这些物质保持在脸上的时间越长，营养保湿去污的效果就会越好。其实不是这样的，时间过长反而会导致对皮肤油脂层的进一步破坏，而且还会使洗面奶渗入毛孔，不易清洗，会造成皮肤过敏和发炎。

洗面奶的主要作用还是去除污垢、清洁皮肤，不能把洗面奶当作营养滋润品使用。

用肥皂洗脸不足取

肥皂具有碱性，能够有效去污，还可以杀菌，因此有些人觉得用肥皂洗脸效果好。这是一种错误的观点。

因为人面部皮肤表面分泌有一层油性的皮脂，能够起到保护皮肤的作用。而如果用肥皂洗脸的话，肥皂在杀菌去污的同时，由于自身的碱性，还会造成对这层酸性皮脂的破坏，并进一步对皮肤产生伤害，使皮肤紧绷、刺痛甚至过敏。

⊙温馨提示

肥皂只适合用来洗衣物，人洗脸洗手还是应当用对皮肤刺激性小一点的香皂或洗面奶一类产品。

牙膏不宜用来洗脸

很多人相信用牙膏洗脸可以美白，这是一种十分错误的认识。人的皮肤和牙齿的保健要求是不同的，牙膏虽然可以美白保养牙齿，但是却绝对不能用来洗脸，否则会对脸部皮肤造成伤害。

首先，为了在口腔的酸性环境中有效杀菌，牙膏都含有较强的碱性，如果用来洗脸，就会使皮肤表层的皮脂层受到破坏，并直接导致皮肤细胞受到刺激，长期使用牙膏洗脸，会使皮肤变干变硬。

其次，经试验表明，牙膏还具有较强的吸水性，能够吸附皮肤中的水分，用来洗脸的话，不但不能保养皮肤，还会使皮肤进一步失水，造成粗糙老化。

再次，使用牙膏洗脸可能导致暗疮的生成。这是因为牙膏中含有氯化物，会刺激皮肤，造成皮肤增厚，坏死的皮脂细胞无法脱落，就会阻塞毛孔，从而形成暗疮。

牙膏不宜用来洗脸，皮肤干燥、过敏者尤其忌用。

刷牙时要注意牙膏沫尽量不要留在嘴唇上，万一留下了要尽快擦去，否则容易导致嘴唇脱水，造成干裂。

用毛巾有讲究

洗完脸后用毛巾擦脸，是大家日常生活中再普通不过的事情，很多人从小就习惯了这种洗脸方式。不过，习惯未必是科学的，美容专家提醒，用毛巾擦脸会对皮肤健康产生影响，这种习惯应当改正。

这是因为，首先，毛巾比较粗糙，用来擦脸会对脸部皮肤造成损伤和刺激，尤其是喜欢用毛巾大力搓擦的人，很容易使脸部产生细纹，加速皮肤的老化。其次，毛巾一般使用时间都比较长，很多人在用完毛巾后都没有立即清洗毛巾的习惯，以至于造成细菌在上面的滋生，洗完脸后再用这种受了污染的毛巾擦脸，又会很快受到传染。

另外，有皮肤病或者长有青春痘的人用毛巾擦脸，还会使致病菌反复感染皮肤，造成病情的反复和蔓延。

⊙温馨提示

正确的擦脸方法是：洗完脸后，取干净的毛巾，将面部水分按干，而不是擦干，这样可以防止搓擦对皮肤的伤害。

用完毛巾后要注意及时清洗并晾干，防止细菌滋生。

要养成毛巾分开用的习惯，防止疾病的交叉感染。

洗脸方式很重要

不少人洗脸很勤，每天洗的次数很多，可是总也起不到保养皮肤的效果。这主要是因为洗脸方式的不正确。

正确的洗脸方式，应当采用热冷水交替的方式，即先用温热水清洁面部，涂抹香皂或者洗面奶，适当搓揉之后再用凉水洗去，然后再用凉水扑打面部几次。这样热冷交替，能够激发皮肤表层血管的收缩与扩张，增强皮肤的呼吸，促进面部血液循环，从而起到保养和美容的功效。

慎用公共香皂洗手

在饭店、机场、车站、厕所等公共场合一般都设有洗手池，方便了大家的需要，不过要注意的是，应当慎用公共场合的公共香皂。

这是因为香皂虽然是用来清洁的，但是它本身也会受到污染，尤其是其中的皂基和脂肪油成分，很容易成为细菌的滋生地。公共场合的人员流动性大，公共香皂会有许多人使用，人手上本来就带有细菌，在洗手的时候，部分细菌就会沾染在香皂上，使用的人越多，香皂的污染也就越严重。如果再使用这种香皂洗手，香皂就会由清洁用品成为细菌传染的媒介，不但不能起到清洁的作用，反而会使人受到细菌的感染。

因此，尽量不要使用公共场合的公共香皂洗手。

⊙**温馨提示**

在公共场合，科学的洗手方式应当是用洗手液搓揉，然后用流水冲干净。

忌用汽油洗沾满油污的手

从事车辆维修等工作的人手上经常会沾染各种油污，只用水洗很难洗干净，于是有的人就用汽油擦洗。用汽油虽然可以把油污比较彻底地洗掉，但这样做会损害皮肤。

汽油是一种无色、易燃、略带臭味的液体，它能溶解脂肪，具有去脂作用。而人体的皮肤表面有一层皮脂，对皮肤具有滋润和保护作用。如果用汽油洗沾满油污的手，就会将手部皮肤表面的皮脂脱去。手部皮肤没有了这层皮质的保护，就会变得粗糙、干裂，甚至会发生皮炎和湿疹。另外，汽油含有脂肪族烃类，这类物质会损害人体血液系统和中枢神经系统，所以用汽油洗手对人体健康也有害。

⊙温馨提示

手上沾满油污后忌用汽油擦洗，可以找一些锯末（最好是细松木末），向其中加入一些洗衣粉并搅匀，洗手时捏上一小撮即可将手洗净。

不宜用过冷、过热的水刷牙

刷牙是人们的日常习惯，这是一种文明健康的生活方式。但是日常生活中，很多人并不讲究刷牙的方法，其中重要的一点就是有些人不注意刷牙的水温，用过冷或者过热的水刷牙。

这是因为牙齿看似坚固，但是实际上牙神经十分敏感而脆弱，很容易受到损害。用过冷或过热的水刷牙，会对牙神经造成强烈的刺激，导致牙痉挛和牙龈的损伤出血，这对牙齿的健康是不利的。长期用过冷或过热的水刷牙，就可能造成牙齿的提前脱落，严重影响生活质量。

正处在换牙期的青少年，尤其要注意不要用过冷或过热的水刷牙。

⊙温馨提示

刷牙的水温一般应保持在 35℃左右，即以既不感到凉，也不会感觉水温过热为宜。

饭后不应立即刷牙

有些人主张饭后立即刷牙，认为这样能够在牙齿缝隙中的食物残渣开始分解发酵之前就将其清除，能够最有效地保护牙齿和口腔。其实这种认识是不科学的，饭后不应该立即刷牙。

因为，研究人员指出，牙齿的表面附有一层釉质，对牙齿能够起到保护作用。但是在饭后，尤其是在吃了酸性比较大的食物如酸奶、乳酪之后，这层物质会变得松软易脱落，如果这个时候刷牙，很容易对其造成破坏，久而久之，会对牙齿造成不利的影响，使人易患牙本质过敏症，出现牙齿酸痛等症状。

⊙**温馨提示**

专家提示，在饭后 1～2 小时刷牙最好。

早上刷牙并不是最好的

大部分人都有早上刷牙的习惯，而且往往认为早上刷牙最有利于护齿。其实不然，从健康角度讲，早上并不是刷牙的最佳时间。

研究发现，人在吃过东西后，大约经过 3 分钟左右细菌就会在牙齿上形成牙菌斑，进而使牙齿脱钙软化，并逐渐形成蛀洞。在白天由于有舌头、面部的运动，再加上唾液的清洗，细菌的破坏作用会受到抑制。但是如果晚上不刷牙，在长时间的睡眠过程中，细菌就会活跃起来，腐蚀牙齿，等到早上再刷牙，实际上所起到的保护牙齿的作用已经比较小了。

⊙**温馨提示**

晚上睡前必须刷牙。

最好养成早晚各刷一次牙的习惯。

牙膏并非泡沫越多越好

在选用牙膏时，很多人喜欢挑选刷起来起泡沫比较多的那种，认为泡沫越多，牙膏的质量就越高，使用效果也就会越好。这种认识，实际上是一个误区。

我们首先需要了解牙膏的成分和各成分的功效。牙膏主要是由摩擦剂、洗涤剂和芳香剂 3 种成分组成，其中，摩擦剂起着最主要的去垢作用，能够通过机械摩擦把牙齿上附着的污垢去除；芳香剂除释放香气，使口腔变清香外，还有一定的杀菌功效；而制造泡沫主要是洗涤剂的职责，它通过泡沫起润滑作用，使刷除下来的牙垢和细菌不再和牙齿发生粘连，易于清除。产生泡沫多的牙膏，一般就是因为洗涤剂的成分偏高。

洗涤剂的作用虽然重要，但是也不是越多越好。因为洗涤剂本身并没有除垢杀菌作用，而只是起到润滑功效，如果它的含量偏高，必然会使其他成分的含量降低，牙膏杀菌除垢的效果也就随之降低。另外，洗涤剂的原料主要是皂片，它的碱性比较大，含量过多的话，还会对牙齿和口腔造成伤害。

⊙温馨提示

牙膏的质量主要取决于摩擦剂的质量，现在的摩擦剂主要有二水合磷酸氢钙和碳酸钙两种，前者性质优良温和，形成的膏体洁白、细腻、光润；后者则比较一般，膏体会比较粗糙，有时还会形成颗粒。优质的牙膏，一般都会采用二水合磷酸氢钙作为摩擦剂。

牙膏要常换

不少人会对某一种牙膏比较满意，使用惯了就不愿意再换别的品种。这种习惯其实不健康，应当戒除。

这是因为，每种牙膏所含的成分都是相对固定的，对口腔和牙齿的保健作用也会有一定的针对性，如果长时间使用，口腔中的细菌就会对这种牙膏产生抗药性，从而使牙膏的效果大不如前。另外，现在很多品种的牙膏都含有一些药物成分，短期内使用会对口腔、牙齿的疾病有比较好的疗效，而如果长期使用，就可能对口腔中的有益菌群造成破坏，使菌群失调，降低唾液的消化及杀菌能力。

如果习惯了长期使用比较劣质，或者含有生物碱、色素等成分的牙膏，则不但不会对口腔和牙齿产生保健作用，而且还会造成伤害，容易引起口腔黏膜炎症，并使牙齿失去光泽，使用寿命降低。

所以说，牙膏要常换新的品种，这样才能保持口腔健康。

牙刷应定期更换

生活中，不少人因为节俭或者因为根本没有意识到更换牙刷的重要性，以至牙刷都用得卷了毛了，也不换新的，他们往往认为牙刷没有用坏就应该接着用，否则是一种浪费。殊不知，这是一种不当的"节俭"，是会对健康造成危害的。

这是因为，用牙刷刷牙时，虽然口腔得到了清洁，但是一部分口腔细菌却附着在牙刷上，时间久了，可能滋生细菌。据研究显示，一支新牙刷在使用4个星期以后，上面就会含有大量的溶血性链球菌、白色链球菌等多种病菌，如果继续使用，细菌就会通过牙刷进入口腔，并感染人体。那个时候，刷牙不但起不到应有的保健作用，反而会危害人体健康。

⊙温馨提示

每月换1支新牙刷，可以避免因牙刷污染而引发的疾病。

牙刷在使用后，应当用清水彻底洗净甩干，刷头毛向上放置在干燥通风的地方，以防止细菌滋生。

左右横着刷牙不科学

很多人在刷牙的时候不太注意方式，怎么舒服怎么来，养成了左右横着刷牙的习惯。这种习惯其实很不科学，对牙齿的保健十分不利。

这是因为牙齿上的污垢和食物残渣一般都藏匿在牙缝、牙龈和牙槽中，左右横刷的方式不利于对这些物质的清除，往往在刷完牙后还会有物质残留，效果会很不好。另一方面，也是这种刷牙方式危害最大的一方面，就是左右横刷会对牙龈和牙齿的釉质造成损伤，容易导致牙龈与牙齿的剥离和牙齿的老化弱化，长期采用这种方式可能致使牙齿过早脱落。

刷牙的正确方法应当是"竖刷法",也称"顺刷法",即牙刷顺着牙缝的方向,上牙由上到下刷,下牙由下到上刷,牙槽和牙的咬合面来回刷。这样看起来很麻烦,不过形成习惯后就会很自如,而且效果最好。

药物牙膏并非人人适用

现在市场上的药物牙膏很多,种类多样,有消炎类、脱敏类、除臭止血类等等。不少人认为虽然没有口腔疾病,但是用药物牙膏既可以洁齿固齿,又能够预防疾病,用一用总没有坏处。其实,这是对药物牙膏认识的一种误区,药物牙膏并不是人人适用的。

这是因为,人的口腔中所含有的细菌,并不都是对人体有害的,有许多菌群,对人分泌唾液、消化食物以及增进食欲都很有帮助。而药物牙膏中含有比较多的药性成分,有很强的灭菌功能,经常使用不但会杀灭一般的细菌,而且也能够杀死有益菌,造成口腔内有益菌群的失调,从而影响人的健康。

另外,药物牙膏往往刺激性也比较强,经常使用对口腔黏膜也有一定损害,甚至会造成牙龈炎、口腔炎、舌炎等口腔疾病。

因此,药物牙膏不能等同于普通牙膏来使用,没有相关口腔疾病的人,不宜盲目使用药物牙膏。

普通牙膏中一般都含有薄荷、冰片等保健成分,已经能满足牙齿的保健需要,因此,盲目使用药物牙膏不但没有必要,还会造成不良影响,有弊无利。

口腔有疾病的人,也不应长时间固定选用一种药物牙膏,应当经常更换牙膏品种,以免细菌产生抗药性。而且在口腔疾病痊愈后,就应当恢复使用普通牙膏。

一支牙膏全家用不可取

不少家庭习惯共用一支牙膏，这种做法有失妥当，应当予以纠正。

这是因为家庭成员每个人的口腔情况各不相同，有的十分健康，有的却患有这样那样的口腔疾病，需要进行治疗，这就对牙膏的选用提出了不同的要求。而如果全家共用一支牙膏，那么在适合某个人的同时，则不一定能满足其他人的要求，尤其是使用药物牙膏，口腔有病症的家庭成员使用后能够治疗疾病，但是其他的家庭成员使用后则可能导致不适和口腔受损。

因此，使用牙膏也是需要"对症"的，不应当全家共用一支牙膏。

⊙温馨提示

家庭中应当作到每人都有各自的牙具，不宜共用牙膏，更不能共用牙刷、牙缸。

口腔比较脆弱的儿童，尤其注意不要使用成人牙膏或刺激性强的牙膏，而应当专门选用防龋齿的儿童牙膏。

慎用氟化物

氟能够防治龋齿，这已经被科学实验证明。但是因此认为应当多摄入氟化物，这却是一个认识上的误区，必须予以纠正。

氟化物防治龋齿的原理就在于，它能够对口腔中的多种酶物质产生抑制作用，从而抑菌杀菌，减少牙菌斑，降低釉质中羟基的溶解度，从而增加牙齿的抗龋能力。然而正是由于氟化物的抑制作用，它对人体也会产生毒副作用，过量的氟化物对神经系统和骨骼都会造成严重的不可逆的伤害，可以造成人的骨质疏松，影响发育。过多的氟化物对牙齿保健也是有弊无利，容易产生氟斑牙，破坏釉质形成，严重的甚至能造成牙齿的变形、脱落。因此，对于氟化物一定要慎重使用。

现在市场上出售的有防龋作用的牙膏，一般都含有氟化物成分，可以有效防治龋齿，一般不需要再另外摄入氟化物。

定期洗牙有益健康

洗牙并不是一项新兴的牙齿保健，各大医院的牙科一般都有这项业务，在一些大城市也开设了很多专门的洗牙店，技术已经相当成熟。但是它却迟迟不能为很多人所接受，因为大家普遍的想法是只要天天刷牙，就根本没有什么必要洗牙，洗牙既浪费时间，又浪费金钱。其实，这种想法是进入了一个认识上的误区。洗牙，应当是一项人人都要做的常规保健。

我们虽然天天都刷牙，但是这并不能够代替洗牙的功效。因为人在吃进食物的时候，各种食物都会在牙齿上产生残留，这些残留经过细菌的作用，就会形成牙斑，也就是一般人所谓的"黄牙"。牙斑仅仅依靠早晚刷牙是难以清除的，日积月累不但影响美观，而且还会进而形成牙垢，影响口腔健康。要去除牙斑和牙垢，就必须依靠专业的洗牙工序，通过现代的物理和化学方法，才能将其彻底清除。

因此，为了口腔健康，我们必须要转变观念，把洗牙作为一项同体检一样重要的活动，定期来做。

⊙温馨提示

洗牙不用过勤，一年洗 1 ~ 2 次就够了。

洗牙需要相当专业的医生和设备，应当到专业的大医院或牙科诊所进行。

用盐水漱口不可取

当口腔有异味或牙龈发炎时，很多人喜欢用盐水漱口，有人甚至形成了习惯。他们往往认为盐水能够起到消毒、杀菌的作用，用盐水漱口可以保持口腔卫生。其实，这样做非但不能达到预期的目的，而且会对身体健康构成损害。

这是因为盐水在杀灭口腔中的细菌时也破坏了口腔黏膜，而口腔黏膜具有防御细菌生长的作用，这就为细菌的迅速恢复创造了条件。另外，如果长期用盐水漱口，牙齿表面还容易沉积色素和污垢，进而会引发或加重牙龈炎和牙周炎。

⊙温馨提示

用盐水漱口并不能真正达到消毒、杀菌的作用，偶尔为之可以，长期如此则有害无益。

心脑血管病、糖尿病和胃病患者更不应用盐水漱口，以免使全身疾病加重。

用牙齿启瓶盖损害牙齿健康

有的人习惯于用牙齿开启瓶盖，这种做法是十分错误的，对牙齿会造成严重的伤害。

这是因为，用牙齿去咬瓶盖，对牙齿的伤害很大，不但容易造成表面釉质的损伤，使人易患龋齿，而且由于瓶盖边缘锋利且形状不均匀，启咬瓶盖时牙齿的受力就会不均匀，久而久之，轻则会导致牙齿摇动不固，重则会导致牙齿的脱落或者碎裂。

舌头也需要护理

舌头是口腔中的重要器官，不过大家一般很少注意舌头的护理。其实，和刷牙一样，舌头护理，也是人每天应做的工作。

据调查，在人的口腔中，有 2/3 的细菌聚集在舌头上，尤其是舌苔和舌头上的细微孔洞，更是细菌理想的滋生繁衍场所。如果平常不注意对舌头的护理，势必会造成对健康的危害。另外，舌头的清洁程度与口臭也有密切的关系。

舌头护理有多种方法，现在市场上有一种"舌刷"，十分好用，也可以使用牙刷或者刷舌板，重要的是要养成习惯，天天护理。

不能随便刮舌头

舌头需要进行细致的护理，方法虽然多样，但并不等于可以随便刮舌头，如果这样做，不但起不到良好的护理作用，而且还会对舌头和人的健康造成伤害。

因为舌头的表面有人体一个很重要的感觉器官——味蕾，它是由一群感觉细胞集合而成，附着在舌头的表面，平时外部有舌苔的保护。如果随便刮舌头，就会将舌苔刮去，从而使味蕾暴露在外，而且如果刮得狠了或者经常刮，久而久之，就会使味蕾受到损伤，使人味觉功能下降，而且还容易使舌头表面抵抗力下降，极易造成感染，严重的还可能形成溃烂。

因此，舌头的保养应当注意方式方法，切忌随便乱刮舌头。

正确的刮舌方法是蘸上少量牙膏，用舌刷或牙刷轻柔地来回刷舌头表面，然后用清水漱口即可。

不宜用漂白粉浸泡假牙

有的人喜欢用漂白粉浸泡假牙，认为这样不但可以杀菌除垢，而且还能保持假牙的洁白如新。其实，这种做法是错误的，假牙不宜用漂白粉浸泡。

这是因为，漂白粉的主要成分是次氯酸钠，具有较强的腐蚀性，能够使假牙表面的釉质褪色、变得粗糙，也会腐蚀假牙卡环，影响金属卡环的牢固度，经常用漂白粉浸泡假牙，就会损害其使用寿命。另外，次氯酸钠的强刺激性对人的口腔健康也有不利影响，佩戴用漂白粉浸泡的假牙，时间长了，牙龈和基牙都会受到不同程度的损伤。

保持假牙清洁卫生的正确方法是：睡前将假牙摘下，用清水冲洗干净后，再用药用牙膏刷洗一遍，然后放在清水中浸泡。

适量献血有益健康

不少人对于献血有顾虑，是因为觉得献血会影响身体健康。这种担心其实完全没有必要，科学献血不但对健康无害，而且还会有利于激发机体活力，促进健康。

成人的血量大概有4000～5000毫升，占体重的8%左右，其中1/5～2/5的血液平常并不参加血液循环，而是存储在人体肝脏等器官内。人体有很强的自我调节功能，正常情况下，人体失血500毫升也不会出现什么不良反应，而一般的献血只是采血200～400毫升，这就更对人体无害，在两三个小时之内人体循环血量就会恢复到原来的水平，损失的血细胞成分也会在2～3个星期内完全恢复。因此可以说，献血对健康是无害的。

而且，人在健康状态下，适量地放血，能更好地促进血液循环，并激发体内的造血功能运转，让有关机体活动起来，对健康是有益的。

⊙温馨提示

一般的献血量为200～400毫升，不宜超量，两次献血的间隔最好要在1个月以上。

献血后，要注意休息和补充营养，并保证针眼处的清洁卫生。

常去氧吧吸氧不足取

近年来，去氧吧吸氧成了一种时尚，氧吧甚至被称为"健康的加油站"。不过，最近却有医学家发出警告说，经常吸氧不但对身体无益，反而还会有害健康。

专家指出，人体对氧气的吸收是通过血液中的血色素来完成的，在正常呼吸空气的情况下，血色素细胞承载氧气的比率就很高，几乎能够达到99%饱和的状态。所以，即使再在氧吧中吸入纯氧，也并不能增加血色素的氧气运载量，对人体可以说并没有什么额外的益处。

如果吸氧过量，则会导致醉氧，从而破坏机体组织，杀死细胞，阻碍大脑、心脏、肌肉以及记忆功能，严重的话还会引起肺水肿或肺积水。调查表明，连续吸纯氧超过6个小时，就可能造成胸骨后不适；连续吸纯氧超过12个小时，结膜、鼻咽、肺部就均可能出现刺激症状，肺活力会下降；而连续吸纯氧超过24小时，就会导致严重的氧中毒，除严重不适外，还会诱发支气管肺炎。

不可经常清洗大肠

人的大肠是粪便的聚集地，是人体代谢的一个重要"港口"。可是经常会有不少代谢废物和毒素在大肠中滞留，时间久了，这些物质就可能危害人的健康，因此，定期清洗大肠是有益的。不过，有的人把洗大肠当作了一种日常的保健，洗的次数过多过频，这就过犹不及，反而容易对健康造成危害。

人体有比较强的自我保护功能，大肠这样一个容易致病的关键器官，长期以来已经形成了比较稳定的微生物环境，能够抑制病菌和毒素的活动，并进行自我清理。可是如果经常人为地清洗大肠，在清除掉有害物质的同时，也在很大程度上破坏了肠道的正常环境，降低了肠道中有益菌群的数量，使肠道中的菌群失调，从而破坏了肠道的自我清理和保护功能，这样尽管人经常清洗大肠，一旦出现致病菌，大肠还是会很轻易地受到感染，危害人体健康。

而且，经常清洗大肠，还可能造成肛门、大肠肌的功能降低，从而影响正常的排便功能。

大肠一般 1～2 月清洗 1 次即可，不宜清洗过频。

及时排便才有益健康

有些人上厕所是个慢性子，非要等到憋得受不了了才去方便，这种做法对身体很不好。

大小便憋得过久，会在体内造成膀胱和大肠的过度充盈，从而加重这些器官的负担，大便久憋还会形成便秘。另外，粪便本来就是人体新陈代谢出的废物，其中含有大量的有毒有害物质，如果不及时排出，这些有害物质就会重新被人体吸收，从而造成"自中毒"的症状。

应当养成按时排便的习惯，尤其以早上排便为好，此时最有利于排出体内毒素。

便后并不是用纸就能擦干净

世界卫生组织调查显示，大便中的病毒成分有 100 多种，且生命力顽强，有许多可以在大便中生存 1 个月以上。因此，在排便后，应当将大便立即清除，以免造成污染。不过现在很多人习惯的便后清洁方式只是用卫生纸擦，这样其实根本擦不干净。

因为人的肛门部位皮肤褶皱很多，而且有的较深，大便完后用卫生纸擦，很容易把大便擦进这些褶皱中，而且往往擦得越用力，褶皱中积留的大便就会越多越深，不注意清洁的话，病毒就可能导致肛门部位红肿、发炎，形成痔疮。因此，大便后仅仅用卫生纸擦是远远不够的。

大便后正确的清理办法是：先用卫生纸轻擦后，再用流水冲净。

女性肛门、阴道和尿道比较接近，尤其需要注意便后卫生，并要经常用水清洗阴部。

大便后不可用废纸擦

　　一些人为了省钱或者是贪图方便，有用废纸擦大便的习惯，这种习惯是很不健康的。

　　科学研究表明，废纸中不仅仅含有大量的有害微生物，而且一些印刷纸张上还含有苯类物质，毒性很强。人的肛门组织皮肤较为湿润，能够吸附废纸中的各种脂溶性颜料以及苯类物质，这样就会把大量的有毒有害物质摄入体内，不但会对肛门附近的皮肤造成刺激和腐蚀，而且还会引起局部的黏膜溃疡、出血等症状。久而久之，还会导致某些器官和组织慢性中毒，甚至诱发肿瘤。

大便时不宜看书报

　　不少人习惯在大便的时候读书看报，聊做消遣，这种习惯很不好。

　　因为，大便的时候，人的排便动作看似简单，实际上却是一个大脑、神经、肌肉共同作用的复杂过程，大脑皮质的状态对排便的影响十分明显。如果在大便的时候读书看报，大脑就会分散注意力，对排便传导神经的指挥就会受到干扰，从而不仅延长排便时间，而且还容易导致排不净。

　　另外，大便的时候看书报，人被书报情节吸引，也会延长蹲坐大便的时间，时间过长，人不但要忍受污浊的厕所空气，而且还可能因为长时间脑部供血不足，加之空气污浊缺氧，会在突然站立的时候导致昏厥，发生危险。而且，卫生间里，一般灯光也会比较昏暗，在这种环境下看书，对眼睛也很不好。

乘车时看书报有损健康

　　现代生活节奏快，人们对时间都很珍惜，而有的人上下班要在交通工具上度过不少时间，于是往往利用这段时间看看书报，觉得这样能够充分利用起这段时间。其实，这种做法对健康很不利，应当予以纠正。

这是因为，在乘车的时候，由于行驶、转弯、刹车、加速和减速，加上地面的原因，车辆会不断地晃动，乘客这个时候要看清书报上的字，眼球就要随着颤动的书报做急速转动。时间过长，或眼球转动过于频繁，就会造成眼球的过度疲劳，损害视力。

另外，在车上看书，随着车辆的行驶，车内的明暗亮度也是在不断变化的，眼睛为了适应光线的变化，就要不断地调整瞳孔放大与缩小，这更容易引起眼睛的疲劳与胀痛，还会让人产生恶心呕吐感。

⊙温馨提示

在乘车的时候，最合理的时间利用方式就是充分休息，或者闭目养神，或者远看窗外。

不宜在阳光下看书报

在阳光下看书报，光线强烈，即使眼睛不对着阳光，书报的纸张也会反射强烈的阳光，对眼睛造成刺激，久而久之，很容易导致视力的下降。而且，在阳光下看书报，强烈的阳光刺激眼睛，不但字迹看不清楚，而且容易产生嗜睡感，学习效果低下。

⊙温馨提示

看书应该在光线充足，但阳光不会直射眼睛和书本的室内进行。

躺在床上看书报对健康不利

很多人习惯躺在床上看书，觉得又舒适又惬意。其实，这是一种不好的生活习惯。

因为在身体平躺的时候，头部血管血流量增多，眼睛也会随之充血，采用躺着的姿势看书，眼睛会很吃力，而且也容易造成视力模糊。另外，躺在床上看书，光线往往不充足，再加之躺在床上时，手抓持书本会产生颤动，这就更容易导致视疲劳，久而久之，容易造成近视、弱视等眼部疾病的发生。

另外，如果是在睡前看书，也容易导致内心情绪的变化，大脑活动强烈，容易产生失眠。

⊙温馨提示

夜晚看书一定要保证充足的灯光，并采取坐姿。

皮肤瘙痒不宜用手抓

皮肤瘙痒是一种常见病，多是由于皮肤干燥缺水或者不注意个人卫生所导致的，而很多人对付瘙痒的方法是"挠挠"，这并不科学。

因为皮肤瘙痒用手抓挠，很容易导致抓破皮肤，从而使病毒细菌侵入体表，造成继发性感染，不但会使瘙痒更加严重，还可能引发皮肤病。

因此，皮肤瘙痒时切忌用手抓，其他可能伤害皮肤的抓挠器具也要谨慎使用。

⊙温馨提示

治疗皮肤瘙痒正确的方法是增加皮肤水分，平时多吃水果蔬菜，多喝水，少吃辛辣刺激的食物。同时要勤洗澡，勤换内衣，注意个人卫生。

皮肤瘙痒症比较严重的人，可在医生指导下，对症吃药或者涂抹药剂。

桑拿不宜常洗

不少人在疲劳的时候喜欢去洗桑拿，认为这样可以缓解疲乏，其实这种理解是错误的。桑拿虽然舒适，但不应常洗。

这是因为，桑拿房中阴暗潮湿、温度较高，空气又不流通，在这种环境下，最容易滋生细菌和寄生虫，不少人在桑拿房中搓擦身体，掉落的灰泥污物更是增加了细菌寄生虫的数量。经常洗桑拿的人，很容易受到这些病菌的侵害，尤其是在很疲劳的时候，人体免疫力下降，致病菌就更容易乘虚而入。经常在桑拿房中洗浴，水汽弥漫，容易患肺炎和各种皮肤病。

另外，男性尤其要注意控制洗桑拿的时间。男性如果洗桑拿的时间过长，会妨碍精子的正常发育而造成男性不育症。

起床后不宜马上叠被子

不少人习惯于起床后马上叠被子，认为这是一种生活规律的好习惯。但这却并不是一种科学的生活习惯，会对健康造成威胁。

人在睡眠中，尽管机体活动处于不活跃状态，但是皮肤却会排出大量的水蒸气和汗液，其中含有盐分和多种化学成分，对人体有不利的影响。被子吸收了人体排出的这些物质后会不同程度地受潮变湿，如果在早上起床后立即叠被，这些吸附在被子中的物质会被捂在被子里，无法散发出去，在人晚上睡觉的时候就会侵害人体。而且，如果经常不晾被子，被子还会因为潮湿而滋生细菌、寄生虫，更会对健康不利。

⊙**温馨提示**

早上起床后，应该把被子翻转过来，里面向外晾一阵子以散发水分，然后待早饭后再叠上。

被子直接接触人体，对健康的影响至关重要，所以要勤洗勤晾。

冬季天天洗澡弊大于利

现在很多家庭中装有热水器，洗澡很方便，在一天忙碌的工作后又都感到疲惫，所以不少人就喜欢洗个热水澡放松一下，尤其是在冬季，洗澡不但放松身体，而且还能取暖，似乎是一举两得。其实不然，冬季天天洗澡，弊大于利。

这是因为人体皮肤表面有一层角质，能够保护皮肤细胞不受侵害，并保证皮肤有充足的水分，尤其是在寒冷的冬季，它对皮肤的保养有十分重要的作用。而如果天天洗澡，甚至一天洗 2 次澡，则会破坏这层物质，使皮肤细胞直接暴露在外，很容易造成脱水，皮肤会越洗越干燥。而按照中医的说法"燥则生风，风则生痒"，干燥的皮肤不但容易起皱、开裂，影响美容，而且还会引起皮肤瘙痒，甚至造成皮肤疾病。

⊙温馨提示

冬天人一般不出汗，穿戴也严实，所以从卫生的角度考虑，一星期洗 1～2 次澡就可以了，而且应当注意洗完后适当涂抹保湿润肤露。

冬季人容易患皮肤瘙痒，注意不要用手抓，否则会加重瘙痒，正确的方法应当是用毛巾蘸水冷敷，以缓解瘙痒症状。

久淋热水浴不利于健康

淋热水浴既舒适又解乏，很多人往往一洗起来就久久不愿走出浴室。不过，专家提醒，热水浴不应长时间洗，否则会对健康造成危害。

这种危害主要来自于水，因为自来水虽然经过了过滤和消毒，但是其中仍含有对人体有害的物质。其中的两种成分——二氯乙烯和二氯甲烷，在冷水中时挥发度很低，但是到了热水中却极易挥发，尤其是通过淋浴喷头喷洒出来时，挥发率分别高达 80% 和 50%。而人在浴室中淋浴的时候，空间狭小，门窗紧闭，如果时间过长，很容易导致空气中弥散的有害物质过量，对人造成伤害。

⊙温馨提示

淋热水浴时，除了不要时间过久外，也不宜密闭浴室门窗，以防水汽中的有害物质浓度过高，对人造成伤害。

空腹或饱食后洗澡不科学

空腹或饱食后洗澡都是不科学的生活习惯。

空腹洗澡，人体中的热量通过水传导到体外而被消耗掉，身体对能量的需求增高，而此时体内血液中的葡萄糖水平偏低，不能够满足身体对能量的需求，就会产生因血糖低而导致的头昏眼花，甚至出现昏倒、休克。另外，空腹的时候，人对外界温度变化的抵抗力下降，也容易引发感冒。

饱食后洗澡，肠胃的活动增加，为协助消化，大量的血液集中到肠胃部分。如果这个时候洗澡，会使血液大量流向四肢和体表，从而造成肠胃血液的减少，影响消化，并可能引发消化不良。而且，由于脑部血液流量较少，饱食后洗澡还容易导致人体产生缺氧症状，使人出现头晕，甚至昏迷。

⊙温馨提示

患有低血糖病的人尤其需要避免空腹洗澡。高血压、冠心病患者尤其要避免饱食后洗澡。

酒后不宜洗温水澡

有的人喜欢酒后洗澡，认为这样能够醒酒，其实这是一种误解，酒后洗澡尤其是洗温水澡对健康非常不利。

这是因为，洗澡的时候，人体中的大量热量通过水传导到体外而被消耗掉，从而造成血液中葡萄糖含量的降低。而喝过酒后，酒精又对肝脏的正常活动有抑制作用，阻碍了体内葡萄糖含量的恢复。血糖得不到及时的补充，人就会因此感到头晕眼花、四肢无力，甚至可能引发昏迷。

手蘸唾液数钱有害健康

有些人在数钱的时候有一种很不好的习惯，就是用手指蘸唾液数钱。这样做虽然能够防止纸币粘连造成错数，但是对健康却极有危害，应当戒除这一不良习惯。

纸币在流通过程中，会经过无数人的手，人的手上本来就有细菌，会传播到纸币上，经手的人越多，钱上的细菌含量也就会越高，甚至达到惊人的地步。如果数钱的时候，一边用手指蘸着唾液一边数，钱上的细菌就会通过手指进入人的口腔，并危害人体健康，可能使人患上多种传染病。另外，用手蘸唾液数钱，还会将自己口腔中的细菌和病毒带到钱上，从而使钱币遭受更多污染，继续传播病菌，而且这样做也容易引起接受者的反感。

⊙温馨提示

接触过大量钱币后，一定要洗手，以防止钱币上的病菌危害健康。

阳光下裸眼观雪易导致雪盲

雪后大地银装素裹，很多人喜欢走出家门，观赏雪景。不过在观赏雪景的同时，一定要注意对眼睛的保护，防止患上"雪盲"。

雪盲又称太阳光眼炎。雪后的大地一片洁白，对太阳光的反射能力极大增强，人眼直接观看雪景，会受到光线的强烈刺激，尤其是太阳光中的大量紫外线被人眼的结膜和眼角膜吸收后，就容易导致太阳光眼炎的发作，症状轻者一般会感到眼睛的刺痛和产生眼部异物感，严重者则可能出现畏光、流泪等症状，对视力造成很大危害。另外，在雪地里停留的时间长了，人还会由于置身一片白茫茫中，出现视觉眩晕，导致头晕和呕吐。

⊙温馨提示

观看雪景时，最好带上黑色的太阳镜和防护眼罩，以防止紫外线灼伤眼睛。

患有雪盲症的人，可以用鲜牛奶煮沸冷却后滴眼睛，每次5～6滴，每隔3～5分钟滴一次，可以减轻症状。其后要注意眼睛的休息，直至痊愈。

不可经常挖鼻孔剪鼻毛

有的人有挖鼻孔剪鼻毛的习惯，觉得鼻涕、鼻毛这些"脏东西"应当及时清理出来，否则会影响健康。这其实是一个误区。

人的鼻孔中覆盖着一层很薄的黏膜，能够分泌黏液，形成我们通常所说的鼻涕，它和鼻腔中生长出来的鼻毛粘连在一起，从而形成人鼻腔中的一层致密且富有黏性的保护网。这层保护网对人体健康有重要作用，能够暖化、湿化吸入的空气，并过滤空气中的大量细菌和杂质，可以说，它是人体健康的忠诚卫士。如果经常挖鼻孔剪鼻毛，就会破坏这层保护膜，从而使人容易受到外界病菌的侵害，而且还极易使脆弱的鼻黏膜受到损伤，手上和鼻腔中的细菌就会感染损伤处，从而导致鼻炎，出现疼痛、鼻干等不适症状。

⊙温馨提示

感冒或其他原因造成的鼻腔堵塞，也尽量不要用手去挖鼻孔，正确的做法是用清洁的冷水浸泡鼻部几分钟，使血管收缩，以缓解鼻塞症状。

指甲剪不宜混用

人们经常相互借用指甲剪，这看上去是一件无可非议的常事。但是如果使用了甲癣患者的指甲剪，则有可能被感染上甲癣。

这是因为，指甲下藏污纳垢，真可以说是细菌的大本营，引起甲癣的霉菌尤其容易在指甲下潜伏。如果使用了甲癣患者的指甲剪，霉菌就会以指甲剪作为媒介而相互传染，这样很容易使人染上霉菌性皮肤病。

涂指甲油应注意卫生

有些爱美的女性喜欢涂指甲油，这本无可厚非，不过在增加自身魅力的同时，也应当注意健康，如果因为涂指甲油导致对健康的损害，那就得不偿失了。

指甲油是一种化学合成制品，主要是以硝化纤维为基料，配以丙酮、醋酸乙酯、乳酸乙酯、苯二甲酸酸丁酯等化学溶剂、增塑剂以及化学染料混合制成的。指甲油能使指甲润滑，保持光泽和久不褪色。但是由于这些原料大多是含苯化合物，具有挥发性，经常涂抹指甲油，人就有可能受到挥发气体的影响而产生轻度的中毒，出现一些不良反应；而如果在就餐时不经意间把指甲油抹在食物上，有毒的化学物质则会由此进入人体，危害健康。指甲油中毒的症状，轻则引起肠胃不适、食欲减退，重则会出现呕吐、厌食等。

⊙温馨提示

在选择指甲油时，不要购买气味过于浓烈刺鼻的产品。

留长指甲不利于健康

有的人喜欢留长指甲，认为这样可以使手指显得修长，增加美感。但是，留长指甲对健康却有不良影响，不应提倡。

首先，指甲过长，指甲缝里就容易藏污纳垢、滋生细菌。平时用手抓取食物、抓挠身上的时候，细菌就很可能趁机进入人体，危害健康。

其次，指甲过长，过于尖利，也容易在不经意间划伤自己或他人的皮肤，引起不必要的麻烦，而且由于指甲上细菌很多，也容易造成伤口的感染。

再次，指甲过长，抓取东西时也会很不方便，还容易在不经意间把指甲弄劈掉，对指甲的健康也不利。

指甲不宜剪得太短

与喜欢留长指甲的人正相反，有的人特别讨厌长指甲，指甲一长长了就立刻剪去，而且还往往剪得特别靠里，剪得手指光秃秃的。这种做法其实也不对，对指甲的健康有害。

这是因为，虽然指甲容易藏污纳垢，但是它对于手指头也有着不可或缺的保护作用，保护手指不会在劳动中受到过度的磨损。而如果指甲剪得过于靠里，手指光秃秃的，不但会使一些比较细小的活计做起来比较吃力，而且更重要的是手指的皮肤，尤其是指缝中的皮肤很容易受到磨损。这部分皮肤是相当娇嫩的，很容易因磨损而导致感染发炎，而且治疗起来也比较麻烦，会直接影响到指甲的正常生长。

贴仿真指甲不足取

现在不少年轻的女性喜欢贴各种图案或色彩的仿真指甲，以此显示自己的青春亮丽。不过，从健康角度讲，经常贴仿真指甲是不值得提倡的。

在贴仿真指甲前，美甲师一般都会先用锉刀将指甲的表层锉掉，然后再用胶水把仿真指甲贴上，这样一是为了贴得牢固，二是避免直接贴上去太厚而显得不美观。然而，指甲的表层上是一层类似牙齿表层的釉质一样的物质，对指甲能够起到保护的作用。如果把这层物质锉掉，指甲就会失去保护，而且由于锉得很薄，也很容易失去水分，时间一长，指甲就会变得干硬、失去光泽，颜色发黄发黑，甚至造成灰指甲。

不宜经常掏耳朵

不少人喜欢没事的时候用挖耳勺、火柴棍或者牙签等小器具掏耳朵，这是一种很不好的生活习惯。耳朵是人体中一个很重要但又很脆弱的器官，稍不注意就会被损伤。

人的外耳道长度不同，成人的外耳道一般有 7 ~ 8 厘米长，再往内部就是鼓膜，鼓膜是人听声音的核心器官，只是薄薄的一层膜质，如果不慎碰伤或者碰破，就会严重影响听力甚至导致失聪。

因此，不应当经常掏耳朵，以免造成鼓膜的损伤。

另外，经常掏耳朵还容易对耳道造成伤害，一旦挖破耳道的皮肤，并感染细菌，就会造成耳炎或者生出疖子。

因此，掏耳朵的时候一定要慎重，不宜经常掏耳朵，如果不得不掏，也要掌握好力度和掏挖的深度。

⊙温馨提示

耳朵在不是痒得特别厉害或者因堵塞影响听力的时候，就没有必要掏。

掏耳朵的正确方法是：用棉签伸入耳道，转动几下，将耳屎带出。掏耳朵要自己动手，不应让别人帮忙，别人掌握不好掏挖的力度，容易对耳朵造成伤害。

强咽痰液有害健康

在一些公共场所明确禁止吐痰，但假如喉头有痰，该怎么办呢？有些人选择把痰强咽下去，认为反正是自己身体里的分泌物，咽下也无妨。这种做法其实是十分错误的，强咽痰液不但不卫生，而且十分有害健康。

痰主要是由气管黏膜的分泌物构成。气管黏膜分泌出大量的黏液，这些黏液能够吸附人吸入体内的空气中的大量细菌和杂质，同时，黏膜上附生的纤毛组织不停地向喉部方向摆动，把黏附着细菌的黏液不断输向喉部汇集，从而形成痰液，并经咳嗽吐出。

由此可见，痰对身体健康有保护作用，但是由于黏附着大量细菌和杂质，因此本身却很脏。强咽痰液的话，虽然一部分有害物质能被胃酸杀灭，但是残留的细菌进入肠道，还是会引发肠道疾病。如果痰液中含有结核杆菌，则不但会导致肠结核，还可以通过血液传播到肝、肾、脑膜等部位，从而引发更严重的肝、肾结核与脑膜炎。

由此可见，强咽痰液危害极大，是一种很不健康的行为。

平常应在口袋中常备卫生纸，以备吐痰时使用。

不要随地吐痰，这样不但不文明，而且会传染疾病，危害自己和他人的健康。

不应常吐唾液

有的人误以为唾液和痰液差不多，痰液要吐出来，那么唾液也应当常吐。这种理解是不正确的，痰液中黏附着大量的细菌，不吐的话有害健康，但唾液却恰恰相反，对于维护健康有重要作用，是很宝贵的，不应当常吐。

唾液是由口腔中的唾液腺分泌而出，其成分除了大量的水，另外还含有淀粉酶、溶菌酶、氨基酸、黏液蛋白以及少量的钾、钠、钙等矿物质。唾液能起到多方面的保健作用，它能够清洁、湿润口腔，软化食物以便于吞咽；其中的酶类物质可以抑制口腔内细菌的生长和繁殖，并分解淀粉，起到协助消化、除菌灭菌的功效；黏液蛋白可以中和部分胃酸，保护胃黏膜，增加胃黏膜的抗腐蚀作用；唾液中的磷酸钙还能够促进牙齿的钙化，修复微小的龋洞及牙齿损伤。另外，唾液还有消毒、解毒、抗癌和杀灭病毒的功效。

如果经常吐掉唾液，人不但会感到嘴干，而且容易导致消化吸收功能的下降，也更容易受到病毒菌感染，造成"病从口入"。

唇干用舌舔会加剧唇干

冬春季节，天气干燥，人的嘴唇容易失水干裂。有的人习惯用舌头去舔舐干裂的嘴唇，这种习惯不好，不但不会滋润嘴唇，增加水分，反而会加剧嘴唇干裂。

这是因为，人的唾液中含有淀粉酶、黏液蛋白、无机盐等成分，性质黏稠，舔到嘴唇上后会自动形成一层膜。当水分蒸发后，就只剩下酶类和盐类的物质粘在嘴唇上，会引起皮肤的脱水起皱，从而使嘴唇更加干燥。

⊙温馨提示

在冬春季节，唇干是一种很常见的现象，人要注意多喝水，多吃蔬菜水果，并适当抹些保水唇膏。如果干燥很严重，导致唇裂，或者甚至在夏季也有唇干现象，则可能是因为身体中缺乏营养所致，应当及时就诊。

不可完全靠眼药水来缓解眼部不适

时下，随着人们工作学习压力的增大，用眼也越来越多，经常容易出现视疲劳。有的人习惯于使用眼药水，眼部一出现不适感觉就会滴上一两滴，以起到缓解作用。不过，专家提示说，有时滴眼药水并不是最好的解决方法。

这是因为，眼药水一般都具有杀菌消炎作用，适用于由细菌感染所引起的眼部炎症。而通常的视疲劳往往并不是由细菌引起的，主要来自于过度用眼所造成的视调节能力的降低和眼睛充血，使用眼药水，所能起到的作用仅仅是润舒眼部，缓解干涩，却并不能从根本上解决视疲劳问题。而且，频繁使用眼药水，对眼睛也会带来不良的过度刺激，甚至反而会加重眼干症状。

因此，完全依靠眼药水来缓解眼部不适是不正确的。

⊙温馨提示

要从根本上解决经常出现的眼部不适，平常必须要养成科学用眼的习惯，比如保持正确的读写姿势、避免长时间用眼、勤做眼保健操、保持充足睡眠等，以此来降低用眼负担。

长期使用眼药水不足取

很多人误以为眼药水对眼睛具有保健的作用，因此喜欢长期频繁地使用，这其实是一种用药的误区。

这是因为，眼药水尤其是一些有润舒明目效果的眼药水虽然可以缓解视疲劳，并使人感到眼部清爽滋润，但是其对眼睛并不具有保健作用。相反，眼药水因为杀菌消炎的需要，对眼睛还会存在刺激。如果长期频繁使用，久而久之，就可能造成视力下降。

另外，眼药水中还多含有防腐剂成分，该成分对眼结膜的杯状细胞会具有损伤作用，长期使用会导致眼睛干涩。而为了缓解干涩，人又会不由自主地再滴眼药水，这就容易使人对眼药水产生依赖，形成恶性循环。

多滴眼药水并不能增加疗效

有些人认为多滴眼药水可以增加疗效，这是一种误区。

因为，眼药水要在人的结膜囊内存留，才能够起到杀菌消炎的作用，而人的结膜囊的容积，一般要小于一滴眼药水的体积，因此，多滴眼药水，多余的眼药水也会流出来，并不能起到增加疗效的作用。

另外，有的人试图用频繁滴眼药水的方法来增加疗效，这也是错误的。这是因为，眼药水使用不当对眼睛也会起到副作用，比如，长期频繁应用类固醇激素类眼药水，可能会导致激素性青光眼的发生；含有抗生素的眼药水，过量使用会诱发非致病菌性角膜炎、结膜炎的发生。

因此，多滴眼药水，不但不会增加疗效，反而会对视健康造成损害。

灰尘迷眼不可用手揉或用嘴吹

灰尘入眼后，很多人都会习惯性地用手去揉，这样做并不好，不但不会清除灰尘，还容易造成对眼睛的伤害。

因为人的眼睛表面附有一层角膜，灰尘沙砾进入眼睛，会粘在角膜上，从而使人感到不适。此时如果用手去揉，会导致灰尘沙砾对角膜的磨蚀，甚至引发出血，造成眼部更加不适，还会降低视力，甚至引发角膜炎。另外，人的手上本来就附着大量的细菌，用来揉眼，也容易造成眼睛的感染。

还有的人在迷眼后，喜欢叫别人对着眼睛吹气，认为这样就能把异物吹掉，这也是没有根据的。因为人眼表面角膜具有黏性，一般微小的异物是难以被吹掉的，而且由于人眼的构造是球形的，用力吹眼睛，还会使异物滑入眼睛深处，更不易清除。

⊙温馨提示

正确处理眼部异物的方法是：头部自然低下，微微闭合双目，让异物刺激眼睛流泪，用泪水把异物冲刷出来。如果异物嵌得太深无法冲出，则应当翻开眼睑，用干净的棉花棒蘸生理盐水后，将异物轻轻拭去。

经常挤压手关节不足取

有的人喜欢没事的时候挤压手指关节玩，让关节发出"咯咯叽叽"的脆响，认为这样能够活动手指，使其更为灵活，同时似乎还是一种孔武有力的象征。这种认识实际上是错误的。

人的手指关节由关节囊和韧带组成，有一定的弹性。当在挤压手指的时候，关节上的软骨和韧带之间会发生摩擦和碰撞，并由此发出声响。这种摩擦和碰撞会带给关节周围神经以刺激，因此使人感到舒适。但是如果经常性地挤压关节，就会造成关节韧带弹性的减弱，使韧带松动，关节的坚固性大大降低，从而大大增加了手指挫伤的可能性。而且，经常挤压手指关节，还容易造成关节囊发炎，更影响手指的灵活性。

另外，手指关节的韧带弹性越差，关节间的空隙越大，挤压手指所发出的响声也就越大。因此，手指发出声响不但不是有力的象征，反而是一种关节有病的表现。

夏天出汗后不宜立刻擦去

炎炎夏日，不少人习惯在肩头搭一条毛巾，不管是工作还是休闲，只要身上一冒汗，就立刻用毛巾擦去。这样看似能够保持体表的干爽，实际上却并不科学，不但不利于散热，而且会对健康产生不利的影响。

这是因为，人体的散热，主要是依靠排汗来完成的，当人体内产生大量的热时，体表汗腺就会分泌汗液，这些汗液附着在人体表面，并不断蒸发，这样就能够带走大量的热量，从而起到降温散热的作用。

可是如果一出汗人就马上擦去，汗液起不到排热的作用，体内的热量就得不到释放，汗腺也就会继续分泌汗液。因此，习惯擦汗的人会发现，汗似乎总是越擦越多。另外，人体的汗液中除了水分，还含有部分有机盐和维生素，大量排出就会导致人体缺水，还会造成营养物质的流失。

⊙温馨提示

夏季避暑降温，应当让体内的热量通过汗液充分释放，在感到身体凉爽后，再用湿毛巾将汗水擦去，而且注意应当用热毛巾，以防止凉水刺激毛孔收缩，不利于散热。

钥匙也须定期消毒

一般人都没有清洗钥匙的习惯，认为钥匙和健康完全是风马牛不相及的两件事。这种认识其实恰恰给了病菌侵害人体以可乘之机。健康专家提醒，要注意经常给钥匙消消毒。

人们在日常生活中回家总是少不了用钥匙开门，而人在外面工作奔波，或者出门买菜、倒垃圾，手上总是免不了会沾染大量的细菌，而在用钥匙开门前，人们又基本上没有擦手的意识，因此，日久天长，钥匙上势必会沾满了污垢和细菌。如果不注意钥匙的卫生，它就很可能反过来成为传播病菌的媒介，使人在不知不觉中受到侵害而患病。

⊙温馨提示

清洗钥匙有多种方法，可以用开水洗烫，也可以用漂白粉溶液浸泡，最省事的办法是在太阳下曝晒，这些方法都能够有效地杀灭细菌。

看电影不宜坐正中间

人们一般认为看电影的时候坐在正中位置看得最清楚，效果最好。其实，看电影喜欢挑选正中间的座位坐并不好，会对眼睛的健康造成危害。

这是因为，电影的放映都是依靠放映机向银幕上的投影完成的。放映机放置在朝向银幕的正中位置，强烈的光线射向白色的银幕，会产生大量的反射光，反射向银幕正中的前方。如果看电影的时候人恰好坐在正中的位置上，眼睛就会受到反射光的照射，而一部电影2个小时左右，眼睛经受如此长时间的刺激，势必会有不良的反应，容易产生酸胀、流泪等不适。

因此，看电影的时候，应当尽量避免坐在正中，尤其是年老体弱者更须注意。

⊙温馨提示

看电影时位置不要太靠前，因为这样容易引发视疲劳。看电影最佳的位置是在距离银幕20米外，与银幕正中呈15°～20°角的位置上。

看电视时间太长不利于健康

看电视时间过长，对身体是很有危害的。

首先，看电视时，人往往会长时间地保持某一种姿势不动，这样很容易造成对血管、静脉和神经的压迫，使血液回流不畅，容易导致静脉血栓。尤其是长时间坐看电视的人，特别易患"电视腿"，产生下肢麻木、水肿、疼痛等症状。另外，长时间地保持躺、仰等姿势看电视的人，尽管不会阻滞血液流通，但是会对颈椎造成比较大的压力，极易使颈部肌肉积劳成疾，导致颈部软组织劳损和颈椎综合征。

其次，长时间看电视对视力健康也有较大危害。因为，看电视的时候视神经和眼睛周围的肌肉系统时刻保持紧张状态，这样时间长后会导致视疲劳，眼睛出现干涩、流泪、刺痒的症状，使视力下降，引发近视、弱视。

再次，常看电视对肠胃消化吸收的影响也比较大。因为消化活动的进行，不但需要肠胃的充分蠕动，还需要大量血液和氧气的协助。在看电视的时候，人们长时间或坐或躺，这对肠胃的蠕动本来就不利，而电视节目又往往吸引观众的注意力，大脑在随着剧情的进展紧张工作，这样就会使大量血液和氧气充溢在脑部而无法下行协助消化，从而造成肠胃的负担加重，可能会导致消化不良、腹胀腹痛的发生。有的人习惯在吃饭的时候看电视或者刚刚吃完饭就开始长时间地看电视，对肠胃健康更是不利。

另外，长时间看电视的人，还会养成习惯而对电视产生依赖性。经常看电视就会减少与人交流的机会，时间长了，可能使人产生自闭的倾向，性格变得孤僻，出现与人交往的困难。尤其是青少年，长时间看电视会造成心理上的疾病，对成长很不利。

⊙温馨提示

看电视要适当控制时间，以不超过2个小时为宜，并应注意休息，可以看半个小时然后起来活动一下。

在吃饭时间不要看电视，饭后也最好不要立即看电视。

看电视不应距离太近

看电视距离太近，对人体健康有多种危害。

首要的就是对视力的影响。电视机的强光对视力影响极大，有研究表明，一个视力正常的人，连续看电视超过2小时，视力就会暂时性地下降到之前视力的一半水平，而如果长时间近距离看电视，则会造成不可恢复的视力减弱，产生近视，并常伴有弱视。

其次，近距离看电视会造成眼睛的过敏、炎症，这是受到了电视机显像管中紫外线辐射的结果，会导致眼睛红肿、干涩、怕光流泪，有时还会诱使沙眼等其他眼部疾病的发作，对视觉系统健康极为不利。

另外，近距离看电视，对皮肤尤其是脸部皮肤会产生伤害。这主要是因为，电视机由于内部电流的作用，屏幕表面会产生静电，从而吸附周围空气中的微尘和杂质，造成屏幕前区域的灰尘、微生物含量超标。人如果长时间近距离看电视，脸部皮肤暴露在污浊的空气中，就会导致出现斑疮、痤疮、色素沉积等皮肤疾病，不但不利健康，还影响美容。

⊙温馨提示

据相关部门研究，看电视的健康距离，最佳为电视机屏幕对角线的 6 倍距离，也即：12 英寸电视为 1.9 米，14 英寸电视为 2.2 米，16 英寸电视为 2.5 米，18 英寸电视为 2.8 米，20 英寸电视为 3.1 米，25 英寸电视为 3.5 米，29 英寸电视为 3.8 米，并以此类推。

晚上看完电视睡觉前最好用热水洗脸，以免细菌侵害皮肤。

看电视不宜角度过偏

不少人在看电视的时候会注意保持距离，但是却不注意看电视的角度，尤其是在很多人围在一起看电视的时候，会自觉不自觉地坐到偏离屏幕正前方的方向上，从斜角看电视。这种做法对眼睛健康的保护极为不利。

因为传统平面电视机显像都是荧光屏前方光线最强，看得也最清楚，越往两边，越不清晰，还会造成图像的变形和扭曲。人在很偏的角度看电视，不但观看效果不好，而且更易导致视觉的疲劳，造成视力下降。另外，老是在很偏的位置看电视，久而久之，还会造成斜眼。

⊙温馨提示

看电视不能角度过偏，一般不要超过偏离中心线 45。的范围。

看电视也不应当完全正对着荧光屏，因为正方向上的光线最强，也容易对视力造成损伤。因此，最好保证适当的角度。

关灯看电视有害健康

有些人在通过电视看电影、电视剧的时候都喜欢关上灯，认为这样能营造出一种在电影院中的感觉，会更加集中注意力，提高观影观剧效果。这种想法是不错的，但是需要明确的是，这种做法对健康有害。

因为一般传统平面电视机的显像原理是通过逐行扫描成像，闪烁频率高，再加上电视节目的变化，图像时明时暗，对人的眼睛本来就有挺强的刺激。如果再把灯关掉，屋子里一片漆黑，只有电视机的强光作用于人的眼睛，这种与环境的反差会造成人眼的不适应，容易导致视疲劳，出现散焦，使视网膜的调节出现紊乱，不利于眼睛健康。

不过，看电视的时候开白炽灯、日光灯等也是不科学的，会导致视网膜中杆状细胞视紫红质的减少，也同样会使视力受到影响。

因此，晚上看电视的时候，既不要把灯全部关掉，也不要开着光线过强的灯。

⊙温馨提示

晚上看电视时，最好能在电视机上方位置开一盏光线柔和的红色或黄色灯，以保证最佳光线，保护视力。

大量出汗时不宜立即吹电风扇

在夏季，有不少人尤其是年轻人，在外面活动得大汗淋漓后喜欢直接对着电风扇猛吹。这种做法的确会让人感到很凉爽，但是对健康却很不利。

因为在活动后，体表血管和毛孔扩张，人体大量出汗，如果这个时候立即吹电风扇，会导致血管和毛孔的突然收缩，排汗也就会突然停止。而这时人体内的热量还没有充分排出，郁积体内，会造成体内产热和散热的不平衡，破坏人体的温度调节功能。

另外，凉风吹袭后会导致局部防御功能下降，病毒细菌就会趁机侵入，可引发上呼吸道感染，肌肉、关节疼痛，有时甚至引发腹痛、腹泻。

使用耳机要科学合理

现在耳机应用广泛，不仅可用来听收音机、CD机，还可以广泛地用到电视、电脑、音响以及各种易携的音响设备上，它具有灵活方便、保密性高、私人性强的优点，受到大众的欢迎和认可。不过，使用耳机时，必须要考虑到它对听觉健康可能造成的威胁，从而合理科学地使用。

据科学研究表明，人耳对声音的接受能力相当有限，当分贝数超过85时，就会对听觉造成伤害。但是高频率的立体声耳机，其最大音量可以达到130分贝，如果人耳长时间接受这种强度的声音，足以致聋。

另外，用耳机听音乐、广播时，它同人耳接受外界自然声音是不同的，外界的声音虽然有的刺耳，但却不是连续性的，各种各样的声音时高时低，时断时续，这样就会使人耳保持相当的灵敏与警觉性。而用耳机听音乐、广播，其声音是持续不断的，而且强弱也基本都固定，这就会使人耳在长时间的接受过程中失去灵敏性，无法分辨声音的强弱与大小。所以，不少人听上几个小时耳机后，会感到声音似乎变小了，而实际上音量并没有变化；而为了听得更清楚一点，人就会不断调高音量，这样就会形成恶性循环，对听觉系统造成严重的损害，带来听力下降、耳鸣等症状。

同时，过多接受声音的刺激，还可能导致人脑神经的受损和功能紊乱，引发其他一系列病症，如头昏、脑涨、恶心、血压升高、心跳加速、记忆力下降等。

⊙**温馨提示**

听耳机一天不要超过 1 小时，且要注意将音量调节到比较柔和的强度。

在进行户外运动的时候，尽量不要听耳机，以免听不到外界的声音而发生意外。

电子按摩并非人人皆宜

现在市场上的电子按摩产品品种繁多，功能各异，却都冠以保健之名，还宣称可以治疗多种疾病。不过消费者在购买电子按摩产品的时候一定要有清醒的认识，不要被商家的宣传搞糊涂了，因为有很多人本身是不适宜进行电子按摩的。

首先，孕妇不宜进行电子按摩，尤其是针对腹部或者全身的放松性按摩，因为频繁的震动会使胎儿的健康发育受到影响。

其次，颈椎病患者不宜进行颈部的按摩，因为可能因方式不当而造成病情的加重。

患有高血压，特别是曾经脑出血的人，不可以在颈部和头部进行按摩，以免因血液加速运行而导致意外。

有恶性肿瘤的患者，不应该在肿瘤部位进行电子按摩，因为这样可能导致肿瘤扩散和转移。

另外，健康人的按摩也不是随时随地都可以进行的，比如醉酒和饱餐之后就不宜按摩，以免导致消化不良和恶心、呕吐的症状。

⊙**温馨提示**

电子按摩器虽然方便，但是也不宜长时间使用，一般一次按摩以不超过半小时为宜，并且要调节到合理的强度，以免出现肌肉的痉挛和紧张。

男性应避免久坐

调查显示，近年来，男性无菌性前列腺炎的发病人群有年轻化的趋势，这种病本来是中青年男性的多发疾病，但是目前很多还在上中学的青少年也时有出现。专家提示，这与紧张的学习压力和久坐有直接关系。

因为男性在保持坐姿的过程中，前列腺部位受到压迫，容易造成充血，如果坐的时间过长，充血不易及时消散，就会导致局部代谢产物堆积，前列腺管阻塞，腺液排泄不畅，从而引发慢性前列腺炎和无菌性前列腺炎的发生。

前列腺是男性身体中的重要腺体，它分泌的前列腺素和前列腺液是人体所必需的。因此，必须关注前列腺健康，男性要尽量避免久坐。

⊙温馨提示

从事脑力劳动工作或者上学的男性，应当注意坐的时间不要太久，要适时活动。并注意不要憋尿，还要尽量远离烟酒等不良刺激，以免引起前列腺疾病。

男性留胡须有害无益

有的男性认为留上一脸大胡子能够突显阳刚之气，显得威严、庄重，而且还有艺术气息。留胡子这一行为本来无可厚非，不过从健康角度考虑，留胡子过长是有害无益的。

这是因为，胡须本身具有吸附有害物质的特性。人在呼吸时，可排出多种有害的化学气体，而且均可滞留在胡子上；大气中含有多种重金属微粒，尤其在繁华的街道，汽车尾气排放出的多环芳烃、铅也会被胡须吸附；吸烟者，烟雾中苯并芘等致癌物质，也会滞留在胡须上。这些有害物质吸附在胡须上，随着人的呼吸，又会被人吸入口中、鼻中，从而造成了对健康的循环性危害，就好像在口鼻上安置了一个"污染源"。

另外，胡须过浓过密，还会吸附上不少的细菌、灰尘和食物残渣等脏东西，对人的健康也有不利影响。

剃须有讲究

研究表明，剃须有利于面部清洁，使死亡的皮肤细胞脱落，还可增强面部、下颌部的肌肉活力，促进局部血液循环和新陈代谢，有利于消除面部皱纹，使人显得年轻、俊美。不过，在剃须时，也是应当讲究方式方法的。

首先，剃须宜在早晨进行，因为此时面部和表皮处于放松状态。剃须前要先洗净脸部，并用热毛巾敷面，使毛孔和胡须膨胀、变软，便于刮理。敷面3~4分钟后，再轻轻将皂液或洗面奶涂于面颊、唇周，稍候片刻，就会使胡子更软。

其次，应当根据自己不同的胡须和皮肤特点，选择适合自己的剃须工具。有的人喜欢使用老式的手动剃须刀，这种剃须刀锋利，剃须彻底，不过容易刮伤皮肤，造成感染，因此，使用手动剃须刀应小心仔细。电动剃须刀虽然方便安全，不过大部分电动剃须刀的刀头上含有镍，这是一种过敏源，因此有过敏体质的人不宜使用电动剃须刀。

另外，在剃须完毕后，要用清水将胡须和留在脸颊上的剃须膏、肥皂水等清除干净，以免造成感染。

胡须不可连根拔

有些人认为把胡子连根拔除可以去根，破坏毛囊，使胡子不再生长。这种认识是错误的，拔胡须不但不能去根，而且对身体有害。

拔胡须的确可以破坏毛囊，但是并不足以完全抑制胡须生长，反而会改变毛囊的位置，使生长出来的胡子横七竖八，十分杂乱。而且由于破坏了毛囊结构，胡须生长所需的营养跟不上，还会造成胡须过早地变黄变白，稀稀疏疏，十分影响美观。

另外，将胡须连根拔出，也很容易造成细菌入侵，引起毛囊炎、疖子、黄水疮等皮肤病，严重的甚至会引起脑脓肿。

乳晕上的毛不可乱拔

青春期身体开始发育后，很多人会发现乳晕上常有体毛长出来，不少人觉得看着不舒服，就干脆将其拔掉。这种做法是错误的，乳晕上的毛不可以随意乱拔。

这是因为，乳晕是人体上的一个重要的器官，有丰富的腺体、血管、淋巴管和神经，这些组织与人体内部的脏器和体液都有着密切的关系，因此，乳晕的保护必须要得到重视。如果随意拔掉乳晕上的体毛，破坏了表皮组织的完整性，细菌等有害物质就会趁机进入，引起局部感染，造成毛囊炎、淋巴管炎和脓肿等。如果感染继续深入，则可能导致菌血症和败血症，造成相当严重的后果。

另外，经常拔乳晕上的毛，也会导致乳晕及其周围皮肤感知能力的减弱，造成反应的迟钝和麻木。

上厕所时吸烟有害健康

不少人习惯在大便的时候吸烟，认为这样能够除臭，其实这种认识不正确，大便的时候吸烟不仅不能除臭，而且还会对人体健康造成伤害。

这是因为厕所中的臭气，主要的成分是氨，对人体有害。蹲厕所时抽烟，虽然可以用烟味掩盖臭味，但是烟中释放出来的有害气体会造成氨含量的增加，从而对人体造成更严重的刺激，极易使人罹患呼吸系统的疾病。

另外，厕所空间狭小，新鲜空气本来就不足，人在蹲坐的时候，就容易引起大脑的乏氧而头晕眼花，甚至会出现昏迷的现象。

如果再吸烟，就更降低了空气中氧的含量，进一步加剧了心脑血管疾病的突发概率。

过滤嘴香烟危害更大

大家一般都认为相较于不带过滤嘴的香烟，过滤嘴的香烟对人体健康的危害性会小一点，因此，现在抽烟的人大都会选择过滤嘴香烟。不过，据德国新近的一份研究报告表明，过滤嘴香烟的危害其实并不小，甚至会超过无过滤嘴的香烟。

研究者在收集大量资料分析比对后发现，常吸过滤嘴香烟的人，其寿命平均比吸无过滤嘴香烟的人要短 4 年。这主要是因为在装上过滤嘴后，香烟吸抽的阻力大大增加，香烟的燃烧就会更加不充分，一些有毒物质，如苯、一氧化碳等，在不充分燃烧的情况下会大量生成，不完全燃烧程度越高，其生成量也就越多。因此，尽管过滤嘴的海绵物质阻碍了部分尼古丁成分进入人体，但是却大大加重了烟雾中的有害成分的量，因此对人的危害也就越大，另外对周围被动吸烟者的危害也会越大。

另外，香烟的过滤嘴外包纸中，也含有少量的铅和铝等有害金属物质，在吸烟的时候也会被人体摄入，造成危害。

被动吸烟也有害

被动吸烟有害，这早已被科学实验证实。

因为烟对人体的危害，并不仅仅局限于尼古丁的摄入，在吸烟时产生的大量烟雾中同样含有很多对人体健康很不利的物质。这些有害的烟雾弥漫在空气中，极易被他人吸入，这称之为被动吸烟。人如果吸入过量的烟雾，这些有害物质就会溶入血液中，造成人的中毒症状，使人出现头晕头痛和恶心。另外，烟雾中还含有大量刺激性的微粒，能够导致吸入者发生呼吸道疾病。

清晨睡醒时吸烟不可取

有的人在清晨刚睡醒时神志还有些模糊，于是就经常抽上一支烟来使自己迅速清醒。这种做法是不可取的。

人体在睡眠状态时代谢处于较低水平，刚睡醒时，这种低代谢水平还未恢复，呼吸频率较慢、幅度较小，体内积滞的二氧化碳较多，血液中氧的含量相应较低。如果此时吸烟，不但会妨碍人体对氧气的吸入，而且还不利于二氧化碳的排出，容易导致气闷、头晕、乏力、心悸、头痛等不适。

⊙温馨提示

何时吸烟都对身体有害无益，清晨刚睡醒时吸烟对身体健康的影响更大。

女性不宜喝茶、饮酒、吸烟

不少年轻女性或因为追求时尚，或是受到影视节目的误导，把喝茶、饮酒、吸烟看作一种时尚和新潮，这种行为应当受到鄙弃，因为这是在拿健康开玩笑。

首先，年轻女性不应当常饮茶。年轻女性每月来月经，经血中含有大量的血浆蛋白和高铁红蛋白等营养成分，这些成分随着经血排出体外，会造成女性身体里铁元素的流失。如果经常饮茶，尤其是比较浓的茶，其中的鞣酸成分会与食物中的铁元素结合成鞣酸铁盐类，这是一种不溶性物质，无法被肠胃吸收，久而久之，女性身体中长期缺铁，就会造成缺铁性的贫血症。

其次，饮酒过量对男性女性都有害，对女性的危害尤其严重，不但会伤害大脑神经，造成记忆力减退，损害心血管系统，更会对年轻女性的生殖细胞——卵子有严重的伤害作用，年轻女性过量喝酒，可能导致不孕症。

女性吸烟的危害就更大，尤其是在怀孕期吸烟，不但会危害自己的健康，还可直接影响下一代，使胎儿出现各种异常，危害智力发育，甚至造成畸形。

⊙**温馨提示**

女性由于体质的原因，大量喝茶、饮酒、吸烟会受到更大的伤害，因此，不应当为追求所谓的时髦而忽视了对健康的保护。

不宜抑制打喷嚏

打喷嚏是一种人体的应激性自然反应，当鼻腔中吸入异物或过量灰尘，或者因感冒导致鼻黏膜充血、分泌物增加时，人都会不由自主地打喷嚏。

打喷嚏对健康的保护有积极作用，通过打喷嚏，人可以把大量细菌和异物排出体外，并保证呼吸道的畅通。而且在心情抑郁或激动的时候，打喷嚏还具有缓解情绪，使心情舒畅的功效。可以说，喷嚏是人体一种有效的自我调节，好处多多。

而如果有意地抑制打喷嚏，就不但不会起到如上的效果，而且还可能引发鼻出血、鼻窦炎，严重的甚至能够导致鼻骨断裂。

⊙**温馨提示**

打喷嚏不宜抑制，不过打喷嚏的动作不雅，最好用手轻掩住口鼻再打，以免引起他人反感，更不能冲着别人打喷嚏。

打喷嚏尤其注意不能用手捏着鼻子试图抑制，这样可能造成中耳炎甚至耳膜破裂。

不宜抑制叹息

叹息常常表达出一种无奈、失望的消极情绪，不少人认为经常叹息会对自己造成不良的心理暗示，因此总是尽量抑制。这其实是一个认识上的误区，适当的叹息对身体健康是有益的。

因为在叹息的时候，人的气息平缓而绵长地呼出，对于稳定情绪、消除疲劳都是有一定益处的。尤其是当人在十分失意，或者惆怅惘然时，叹息还能够安心定神，使人有胸宽解郁之感。

另外，中医学家指出，叹息时的发音不同，对人体各个器官还会有不同的保健功效。比如，吐"吁"字养肝，吐"呵"字强心，吐"呼"字健脾，吐"泗"字清肺，吐"吹"字固肾，吐"嘻"字可理三焦。

不宜抑制哭泣

自古以来就有"男儿有泪不轻弹"的说法，这句话从培养男子汉的性格修养方面来讲是正确的，但是从生理保健的角度而言，却是不宜的。

曾有一组调查显示，悲伤时懂得释放、会哭泣的人患高血压的概率要明显低于从不流泪的人。虽然不能就此断定血压的变化与哭泣有关，但是人在悲伤的时候哭一哭，对身体的健康还是好的。当在痛苦的时候，人会在精神上自然而然地承受巨大的压力，而且对心理也会造成一系列不良的影响，从而使人的精神处于紧张的状态、食欲减退、内分泌的功能也会失调。这种情感如果得不到宣泄，强行压抑，就会使人体的健康受损。而如果痛快地大哭一场，使悲伤之情得以宣泄，精神上压力减轻，对健康显然也是有益处的。

伤心难过就应及时倾诉

现代社会，人际交往频繁，人们需要与各种各样的人打交道，需要处理各种各样的事情，遇到挫折和坎坷也是在所难免的，因此经常会产生悲伤、忧郁、愤懑等不良情绪。面对这种情况，有的人选择了自我封闭，他们把所有的伤心与难过都深藏在了心底，把所有问题都一个人扛起，只是自己默默地承受所有的委屈。殊不知，这样做对健康是极为不利的。

长期抑郁是健康的大敌。中医学认为，思伤脾、怒伤肝、忧伤肺、恐伤肾。精神刺激引起的抑郁，如果长期得不到疏解，可能导致肝气郁结，轻者可引起神经衰弱、内分泌紊乱，重者会导致精神失常、高血压病及心血管病，并会导致人体免疫功能降低，减损人的寿命。

⊙温馨提示

当心情烦躁、伤心难过的时候，最好找一个与你关系亲密、头脑冷静的朋友或向家人大胆倾诉，把心中的不快完全发泄出来，这样可以大大缓解心理上和生理上的压力。

如果一时找不到倾诉对象或不愿向其他人倾诉，可以自言自语地自我倾诉。

深呼吸不可过度

深呼吸很舒服，而且具有安定心神、缓解紧张的作用。不过不宜过度深呼吸。

这是因为，血液中的二氧化碳对于主动脉体和颈动脉体的化学感应器有刺激作用，能够引起呼吸中枢的反射性兴奋，维持呼吸活动。而如果深呼吸过度，就会使人体内的二氧化碳排出过多，从而减弱对呼吸中枢的有效刺激，便可能导致间歇性的呼吸暂停现象。

⊙温馨提示

呼吸应当是有节律的运动，随意打乱呼吸节奏对身体有害。

不可猛力擤鼻涕

人在患感冒之后，常会出现鼻子不通气，十分难受的症状，此时不少人喜欢两手捏住两侧鼻翼猛力地擤鼻涕。这样做看似擤得很爽快，其实是有害的，很容易引发中耳炎。

这是因为在擤鼻涕的时候，手同时按住两侧鼻翼，这种姿势不但擤不干净鼻涕，反而会堵塞鼻腔，使气体不容易流通。加之鼻涕黏稠，也会对气体排出产生阻碍，这样就会使鼻腔内的压力增大，气体不得不寻找突破口。而鼻腔与耳咽道正好是相通的，气体就会挤压一部分鼻涕进入耳咽道，因鼻涕中含有大量的细菌，长时间滞留在耳咽道中，很容易造成耳咽道发炎，形成中耳炎。而如果擤鼻涕过于大力，甚至还可能会导致耳膜破裂。

⊙温馨提示

感冒后，为缓解鼻塞，可以用冷水浸泡面部，造成鼻部血管收缩，有助于鼻子通气。

流鼻血时不宜用纸团堵鼻孔

当鼻子流血时，很多人会习惯性地用卫生纸堵住鼻孔。这看似简单有效，但是实际上这种做法不但达不到止血的目的，反而容易造成更严重更持久的出血。

这是因为，鼻子中尤其是鼻中隔前下区的血管特别丰富，黏膜较薄，位置又比较偏前，因此格外容易受到伤害。如果随便用卫生纸团塞进鼻孔，就特别容易刺伤这些脆弱的毛细血管，从而造成更严重、更持久的出血。

⊙温馨提示

流鼻血的正确处理方法是，头微微向上仰，用两个手指捏住紧靠鼻骨下方两侧鼻翼的地方，再用毛巾蘸冷水冷敷前额和鼻部，即能很快止血。

青少年须慎做近视眼手术

青少年患近视眼，其性质与成人的近视眼有一定的差别，比较不稳定，近视眼的屈光度会有较大的变化。因此，青少年不宜盲目做近视眼手术。如果一患上近视眼，就用手术方法治疗，即使手术成功，短期内效果较好，但从长远来看，近视眼的症状往往也会有反复和加深。而且由于过早进行手术，眼睛晶状体结构受损，对视力健康是相当有害的。

专家建议，接受近视眼手术的人应当具备以下条件：年龄在20岁以上，近视度数不超过200度且较稳定，没有慢性疾病。

常嚼口香糖不能健齿

不少人喜欢长时间地嚼食口香糖，认为这样能够健齿，还可以去除口腔异味，一举两得，甚至不少人干脆用嚼食口香糖代替刷牙漱口。这种做法其实是不科学的，常嚼口香糖不但不能健齿，还会对健康造成危害。

因为口香糖中含有糖分，尽管嚼食一阵后甜味会失去，但是其糖分实际上已经渗透附着在牙齿和牙龈间隙中，并会在口腔内发酵，产生酸性物质，经常食用口香糖就会导致对牙齿的腐蚀，产生龋齿。

另外，口香糖中还含有防老化剂和增塑剂等化学添加剂，和唾液中的淀粉酶反应会产生毒性物质，吃进腹中会有损健康。

⊙温馨提示

一块口香糖不要咀嚼得太久，过分咀嚼会导致其中化学成分的析出。

市场上标称"无糖"的口香糖，虽然没有蔗糖，不会发酵出酸性物质，但是其中的化学成分要比普通口香糖略高，且含有糖精，常吃对健康也不利。

经常憋屎尿屁危害大

俗语说，"人有三急"：屎急、尿急、屁急。不过有的人就是喜欢和这三急做斗争，习惯于憋屎尿屁，不到最后一刻不进厕所。这并不是一种珍惜时间的好习惯，相反，它还会对人的健康造成危害。

首先，憋屎容易造成痔疮的产生。积存在肠道中的粪便如果不能及时排出，粪便中的水分便会被肠道吸收，从而变干变硬，而干燥的粪团在肠道中停留过久，就会对肠道和肛门静脉产生压迫，导致痔疮。另外，粪便中还含有大量有毒废物，如果被人体重新吸收，将会造成精神萎靡、食欲不振等自中毒症状。

其次，憋尿也不是一个好习惯，而且对人体的健康往往伤害最大。憋尿久了，会使尿液在膀胱中潴留，其中的细菌和代谢废物便趁机生长繁殖，通过输尿管感染肾盂组织，导致人感染急性肾盂肾炎。男性经常憋尿，还可导致前列腺增生等疾病；女性，尤其是年轻的女性，憋尿过久会导致膀胱胀满而压迫子宫，造成子宫发育不良，影响生育能力，还会造成痛经。另外，常憋尿的人，会使尿道括约肌长期过度紧张而失效，久而久之，容易造成排尿困难、尿不净、尿失禁等泌尿疾病。

屁是人肠道产生的气体，比屎尿容易憋住，所以不少人经常憋屁，这也不对。因为在屁中，含有氮、氨、硫化氢、二氧化碳、吲哚等气体成分，如果憋屁不放，这些物质就会被肠道黏膜重新吸收而进入血液和组织中，进一步危害人体，使人出现慢性中毒的症状，如精神不振、食欲消退、消化不良和脸色蜡黄等。

不可把香水洒在皮肤上

香水是一种很常用的化妆用品，正确合理地喷洒香水可以增添人的气质和魅力，给人以好感，不少人尤其是女性对香水情有独钟，几乎是每天都会洒上一点。不过有的人直接把香水洒在皮肤上，这就是一种香水使用的误区了。

这是因为，香水是一种化学合成品，其中含有酒精等有刺激性的化学物质，如果直接将香水洒在皮肤上，对皮肤的刺激将可能导致变态反应，对护肤不利，人也会因此感到不适。

而且，直接将香水洒到皮肤上，和汗液或人体分泌物混合，也容易造成香水气味的改变，效果将会大打折扣。

女性洒香水不宜过多

女性为了增添外在的魅力，大都喜欢喷洒香水，这是无可厚非的。但是，洒香水要掌握适量的原则，过度则不宜。

香水是一种化学合成物质，其中的酒精等成分会对皮肤造成伤害，如果洒过量的香水，容易引起过敏性反应。轻者会导致局部皮肤的瘙痒和灼烧感，重者则可能会起丘疹或小水疱，并引发皮肤炎症。

⊙温馨提示

洒香水应该达到的效果是让人能闻到淡淡清香，但不至于因为气味浓烈而生厌。一般只需在衣领、袖口、手帕等处喷洒一点即可。

玩完电脑应洗洗脸再睡觉

玩完电脑不洗脸就睡觉是一种不健康的生活习惯，对皮肤尤其是面部皮肤的保养十分不利。

这是因为，在使用电脑的时候，人的面部会十分靠近电脑屏幕，并且由于专注，面部肌肉缺少活动，会变得僵硬，导致血液流动缓慢，代谢减速。如果刚刚玩完电脑就接着上床睡觉，这种不良的状态就会一直保持，久而久之，容易导致色素沉着，出现色斑，而且由于代谢缓慢，也会加速皮肤的老化。

另外，电脑屏幕表面由于有静电，也会吸附大量的灰尘和细菌等有害物质，人面部处于这个区域，势必会沾染很多，如果不及时清除，对皮肤的健康也是有害的。

⊙温馨提示

玩电脑时间不宜过长，否则容易引起面部痉挛，对皮肤的保养也不利。

玩完电脑之后不要马上睡觉，应当适当作一下面部的按摩，然后洗脸，洗掉附着在面部的灰尘和杂质，以促进面部血液的流动。

热水洗脚好处多多

双脚离心脏远，血液供应少而慢，加上脚部脂肪层薄，保温能力差，所以脚最易受寒。双脚寒冷会反射性地引起上呼吸道功能异常，降低人体抵抗力。

热水洗脚时，不断用手按压脚心的涌泉穴，能促进气血运行和新陈代谢，加快下肢的血液循环，消除下肢的沉重感和全身的疲劳，既能促进睡眠，又可以祛病强身。

热水泡脚还能达到防病治病的效果。

用热水洗脚可使双脚血管扩张，促进血液的全身流动，可相对减少脑充血，从而缓解头痛。而且对冻疮有一定的预防作用。

用热水洗脚时，不断用手按压脚心的涌泉穴和大脚趾后方足背偏外侧的太冲穴，有助于降低血压。

长期坚持热水泡脚，可以预防风湿病、脾胃病、失眠、头痛、感冒等疾病，还能促进截瘫、脑外伤、中风、腰椎间盘突出、肾病、糖尿病等病的康复。每晚用热水洗脚，能减轻失眠症和足部静脉曲张患者的症状，促进睡眠。

当然，用热水洗脚，水温也不能太高，应根据季节的不同控制水温：冬季以不超过45℃为宜，夏季则可控制在50℃左右。

⊙温馨提示

人的脚由26块大小不同、形状各异的骨头组成，彼此间借助韧带和关节相连，共同构成一个向上凸的弓形——足弓。足弓可以缓冲行走和跑跳时对机体的震荡，保护足底的血管和神经免受压迫。足弓是从儿童时期开始形成的，若常用热水给小儿洗脚或烫脚，足底的韧带就会变得松弛，不利于足弓的形成和维持，容易形成扁平足。

第九章

营养滋补与健康

以补代食不足取

现代生活中，人们工作学习压力大，在饮食方面往往没有什么规律，不少人为了补养身体，都喜欢吃各种补养品，认为通过这些补养品就可以弥补饮食上的不足，而且还可以因此少进食，有助于保持身材。这种认识是错误的，补品不能常吃，更不能代替饮食。

营养专家指出，人维持正常生命活动所需要的营养物质主要有6大类，即：蛋白质、脂肪、碳水化合物、维生素、水和矿物质。这6大类营养物质缺失任何一种，对人体都会有极大的损害。而各类补养品，基本都只是针对某一方面的营养物质进行补充，很少能顾及全面，如果常吃补养品，甚至以补代食，就会造成人体内营养成分的不均衡，久而久之，人就会因此而生病。

另外，人体日常所需要的营养物质不但种类多样而且要求的量也很大。以蛋白质为例，它在一个成人体中的含量能占到体重的15%～20%，每天又会有3%左右的蛋白质需要进行代谢更新。如此大的营养需求量，仅靠补养品显然是无法供应的，即使一种补养品能够全面补充人体所需的各种营养，但在量上也肯定会有所不足，无法真正满足人体需求。

因此，尽管补养品对人体健康有一定功效，但是它毕竟无法替代食物，相信"以补代食"的误导是很危险的。

应根据需要选择滋补品

我们说滋补品对人体健康有益，能够强身健体、延年益寿。但是这个有益健康是有前提的，那就是必须要对症滋补，缺什么补什么。如果选择滋补品没有明确的补养方向，乱补滥用，则不但会浪费钱财，还会过犹不及，对身体造成危害。人体的正常运转需要营养，但是如果营养过剩，则会起到负面作用。比如人参具有大补元气、止渴生津、安神增智和补脾益肺的良好功效，能够增强人体的气血运行和多种器官的功能，对久病体虚、元气亏损的人大有裨益。但是，如果血气旺盛的健康人吃了，却会适得其反，虚火上升，会造成脱发、水肿、口舌生疮、鼻出血、胸闷厌食、二便焦躁等症状，甚至还有导致血压升高的危险。

吃补品应咨询医生

滋补品虽然不是药，但是在服用之前，最好咨询医生的建议，不要自行吃补品，以免因补生病。

这是因为，滋补品一般都是针对某一种营养物质对人体进行补充，而且往往功效强烈，如果人体内正好缺乏这种营养，那么补品就会起到很好的效果，甚至还会有迅速增强体质的奇效。但是，如果人体中这一类的营养物质充足或者本来就过剩，再盲目服用补品，不但是对营养的极大浪费，而且还会造成人体内营养成分比例的极度失调，容易引发疾病或者不适反应。

不可依赖补品

一些老年人或身体虚弱的人，往往需要通过服用补品来维持营养摄入，久而久之，就形成了依赖补品的生活习惯。这种习惯是错误的，完全是本末倒置，对身体健康会造成危害。

因为任何一种补品，其中只是含有一种或几种营养素，而不会包含人体所需要的全部营养。因此，如果完全依赖补品，其危害就相当于偏食，时间久了，势必会造成人体营养成分比例的失调。另外，过分依赖补品，从补品中摄入的营养物质在量上也无法满足人体机能维持正常运转的需要，久而久之，还可能因为只吃补品而导致营养不良，引发多种疾病，反倒使滋补身体的愿望适得其反。

因此，不应当把补品视为药品或食品，盲目依赖。补品并不是万用良方。

⊙温馨提示

增强体质最应当注意的还是日常的饮食和加强锻炼，补品只是起到辅助作用，不应放到最重要的位置上。

重药补轻食补不科学

有些人盲目相信保健品的滋补效果，甚至用吃保健品来代替正常的饮食，如认为服用了多种维生素就可以少吃蔬菜水果，吃了钙片就不用喝牛奶豆浆。实际上，这种重药补轻食补的做法是很不科学的。

人要想健康长寿，光靠吃滋补保健品是根本行不通的，最重要的是要有均衡的饮食、平和的心态和健康的生活方式。碳水化合物、脂肪、蛋白质、矿物质、维生素和水是人体必需的六大营养素，它们主要来源于日常饮食。任何营养品都不可能像食物中的各种营养素那样全面均衡。而且，许多食物也有很好的保健功能，如常吃萝卜可健胃消食、顺气宽胸、化痰止咳，常吃山药能补脾胃。日常食用的核桃、花生、红枣、莲藕等也都是进补的佳品。另外，药补所用的是药，"是药皆有毒"，用时不可不慎，必须对症下药；而食补所用的都是可吃的食物，一般无毒无害，安全可靠，可放心食用。

⊙温馨提示

药补不如食补，如果身体没病，最好不要吃补药。尤其是体质较好的人，更不要吃保健品，以免造成营养失衡。

健康人应慎吃加药食品

为了迎合当下人们追求健康的心理，很多食品厂家都生产加有药品的酒水食物，比如"鹿茸酒"、"人参茶"、"当归糕"等等，其中含有一定量的中草药成分。不少人觉得平常工作繁忙，没有时间锻炼身体，吃这些有药性的食品既可以补充营养，又能够去疾防病，一举两得，何乐而不为？不过，专家提醒，食用加药的食品，一定要慎重，健康人则完全没有必要吃这类食物。

食品不等同于药品。食品能提供给人体所必需的各种营养成分，是人体正常运转、生命活动得以正常进行的基础，科学膳食的人不但能够维持人体器官功能的正常，而且可以保证身体健康，对各种疾病都有较强的抵抗力。但药品则不同，它主要是针对人体中已经出现的病症来给予针对性的治疗和防治，中药的药性和针对性虽然不如西药强烈，同时还有一定的滋补作用，但也应当对症服用。

俗语讲"是药三分毒"，这有一定的道理。药物对疾病的治疗，一般都会对人体正常的活动产生或多或少的副作用，药物过量服用则不但对治疗疾病无益，还很可能转化成为毒害。健康人体内没有疾病而服药，药物的作用无从发挥，就会在体内沉积，对人体的健康危害会更大。合格的加药食品中的药物含量尽管不多，但是如果经常食用，也会影响人体的正常活动，甚至造成药物中毒。尤其是儿童和老年人吃加药食品更容易导致危险。

⊙温馨提示

健康人吃加药食品，有害无益。身体有疾病的人，在选择药性食品时，也一定要注意对症食用，且不能过量，最好能遵循医嘱，科学食用。

进补并不是只宜在冬季

一般认为，人冬季活动量较小，消化道功能受到的干扰少，因此在冬季进补最为有利。这种说法的确正确，不过如果褊狭地认为进补只能够在冬季，则是一种误解。

中医上说："虚则补之，实则泻之。"这就是讲，只要身体中有虚，即某种营养成分缺失的时候，就应当及时进补，而不应当区分季节时令。

另外，针对一些不同性质的疾病，也应当在相应的季节治疗和滋补。比如中医上讲"冬病夏治"，是指一些寒性的疾病如寒体、寒证等，就应该抓住夏天炎热的天气条件治疗，可以起到很好的功效，并且此时选用一些对症的补药进补，也比冬季进补效果要好。

所以，滋补营养应当有缺即补，不应刻板地区分时令。

患病后不宜马上进补

不少人认为患病的时候身体虚弱，需要大量补充营养，增强体质，于是往往在患病后马上进补。这种做法其实是不正确的，反而容易加重病情。

这是因为，在患病后，人体正常的生理功能发生紊乱，会导致出现一系列诸如厌食、乏力和消化不良的症状。这个时候的饮食应当注意调理，慢慢固本培元，使机体功能逐渐平复正常状态，然后才能有针对性地进补。而如果患病后立刻吃补药，这些有补益作用的食物大都性质温热，且含有高蛋白和高脂肪，会对消化和吸收系统器官造成额外的负担，因此不但不利于身体康复，还会导致病情的加重。

⊙温馨提示

患病后的饮食应当以清淡为主，减少对肠胃的刺激，以利机体功能的自我调节与恢复。

补品并非越贵越好

现在市场上的滋补品种类繁多，良莠不齐，人们往往不知如何挑选，于是想当然地认为越贵的补品其效果也就越好，所谓

"便宜没好货，好货不便宜"。这种认识其实是一大偏颇。

选择补品，最重要的是要对症，即身体中缺什么才应该补什么，如果盲目挑选，专拣贵的补品吃，则不但不一定有滋补的效果，还说不定会造成体内营养失调，导致"虚不受补"的不良结果，而且还白花钱。

中医上的滋补，其实可以分为两大类，一是补脏，二为补腑，即对五脏六腑的滋补。补脏以药为主，应当根据五脏的虚亏情况，选择合适的补品，有针对性地长期进补，而不一定非要用冬虫夏草一类的名贵补药。补腑以通为主，只要用药使六腑即肠胃和消化道、泌尿器官保证畅通，就可以达到进补的目的，这就更不需要名贵的补品。而且，如果盲目使用一些高热、高脂肪和蛋白质的补品如人参、鹿茸等，还更容易导致气血虚旺，六腑不通，加重病情。

⊙温馨提示

进补要与辨证辨病相结合，只有辨对了病症，才能正确有效地进补。

不可随意服用药粥

食用药粥在我国有悠久的历史，是食疗的一个重要方法。它是用药物和米面同煮而成，由于粥易被人体消化，药物成分也就会同时高效地被人体吸收。药粥具有增加营养和滋补疗疾的双重功效，深受很多人的欢迎。

但是，药粥之中毕竟含有药物成分，这就决定了药粥不能像普通的粥那样随意食用，而必须要讲究药物的对症原则，不可盲目食用。药粥根据其中所添加药物的不同，性质及治疗的病症也就会有所不同，一般而言，脾胃虚寒的人，宜食用有清补功效的药粥，如枣粥、首乌粥、核桃肉粥等；患有阴虚内热病症的人，则宜服用绿豆粥、百合粥等降火败毒的药粥。如果随意服用，则不但起不到食疗的作用，甚至还可能适得其反，损害健康。

药品与保健品不能混同

分不清药品与保健品是对人健康很不利的一件事，有的人生病后，盲目使用保健品，花钱很多，但收效甚微，不但浪费金钱，而且还很可能耽误了疾病的治疗。

药品与保健品不同。药品的主要目的是进行疾病的治疗，它一般有很明确的针对性，能够对相关疾病起到快速高效的治疗效果。药品的生产及投入市场，每一个环节都有国家有关部门的严格审查，比保健品的上市要困难得多。而保健品并不是针对某一疾病来进行治疗的，它的适用范围比较广，主要是用来补充身体中所缺乏的某种或某几种营养物质的，它的目的是要使人体内营养成分比例达到均衡，以增强人的体魄。服用保健品有利于预防疾病，但是对于某种疾病，其治疗效果远远不及专门的药品。而且保健品的投放市场，是不需要经过严格的临床试验的。

因此可见，药品与保健品的差别巨大，当患有疾病需要治疗时，还是应当对症选择药品，而不能用保健品代替药品服用。

⊙**温馨提示**

现在药店中经常是药品与保健品混杂，给人的辨别带来困难。分辨药品与保健品最保险的方法是看外包装上的字样和说明，正规、合格的药品一般都标有国家食品药品监督管理局的批准文号和"OTC"（非处方药）的标示。

营养药不能当补品

不少人在认识上对营养药和补品没有一个明确的区分，经常认为营养药就是补品，这是不正确的。

营养药虽然具有营养保健的作用，但是本质上来说它还是属于药品，而不是补品，它具有明确的药用方向，并不适合所有人。比如氨基酸是人体必需的营养物质，一些有消化吸收功能障碍的患者可以通过静脉注射氨基酸增强体质，而如果正常人也采用这种方法，则容易造成氨基酸过敏症，反而对健康不利。如果是肝肾功能有损伤的患者盲目注射氨基酸，还容易导致肝昏迷、尿毒症，十分危险。另外，经常性地口服葡萄糖注射液、过多服用维生素 E 等，都会对人体的免疫功能和内分泌、心血管健康造成伤害。

吃补品应适当忌口

补品虽然不是药，但是在吃补品的时候也应当注意适当忌口，不然会造成营养的浪费，甚至出现副作用，损害健康。

首先，吃补品的时候不宜喝茶。因为茶中含有茶碱和鞣酸，茶碱的强碱性能够抑制并破坏补品中的部分营养成分发挥作用，降低药效；鞣酸则能够和补品中一般都含有的皂苷成分发生反应，生成不易被人体吸收的沉淀物，从而导致营养物质的流失。

另外，吃补品也忌讳多吃水果。因为在水果中也含有较多的鞣酸，尤其是葡萄、柿子、山楂、苹果等，水果中的这些鞣酸可以和补品中的蛋白质、钙类发生反应，形成难溶的鞣酸蛋白和鞣酸钙，不利于人体的吸收，甚至还会导致恶心、呕吐、腹痛、腹泻的症状出现。

⊙温馨提示

吃补品有饮食禁忌，只有充分注意到这些禁忌，才能保证补品的功效得到最大的发挥。

冲服营养品不适宜用开水

不少营养品如奶粉、蜂蜜、葛粉等，无法直接食用，都需要用水冲服。而有的人喜欢用开水冲泡，这种做法是错误的。

因为营养品中的营养物质含量丰富，在高温条件下大多容易分解，受到破坏，甚至发生变质。比如蜂蜜中的果糖易于被人体吸收，能很好地补充人体糖分，而且热量低，人食用后不易发胖，还有预防龋齿的功效，是一种极好的营养物质，但是果糖在高温的情况下稳定性较差，很容易分解，从而丧失大部分的营养成分。再如牛奶、奶油、葛粉中大量含有的蛋白质，在高温条件下很容易发生变质，不但会因分解而损失营养，还可能生成有害物质。

因此，在冲服营养品的时候，应尽量避免使用温度过高的开水，以防止营养品中营养成分的流失。

⊙温馨提示

一般冲服营养品时，适宜用60℃以下的温开水。

临睡前不宜服蜂王浆

蜂王浆是一种滋补佳品，其中含有丰富的果糖、蛋白质、维生素和脂类，对健康大有裨益。但是喜欢喝蜂王浆的人应当注意，蜂王浆是不宜在临睡前服用的。

这是因为，蜂王浆中的糖类物质含量丰富，在进入血管后可使血液黏度上升。人在睡眠中心率减慢，血液流动速度本来就放缓，如果在睡前服用蜂王浆的话，可能导致局部血液动力异常，造成微循环障碍，易促发脑血栓的形成。

⊙温馨提示

服用蜂王浆的最佳时间应当是早饭后1小时，或午饭后2小时。

患有高血压、高血脂和心脑血管疾病的人应当慎服蜂王浆。

不宜长期服用蜂胶来保健

蜂胶是一种天然的抗生素，是由工蜂采集树脂后，混入其上颚腺分泌物和蜂蜡等合成的胶状固体物，原本是蜜蜂"盖房子"用的。研究表明，蜂胶具有抗菌、抗霉变和抗病毒的特性，经过加工成为人可食用的食品后，对降低血压、防止胃溃疡、抗辐射、抗肿瘤都有一定的辅助疗效。

但是，蜂胶作为一种天然的抗生素，并不是人人都适宜的保健品，应当严格地对症下药，控制剂量。因为蜂胶中的成分复杂，而且现在的加工工艺也并不成熟，其中含有的大量重金属物质一般都难以根除，如果作为保健品长期服用，将会在人体中形成沉积，对健康有巨大危害。

人参并不是人人皆宜

人参是一种名贵的药材和补品，具有大补元气、止渴生津、安神增智和补脾益肺的良好功效，能够增强人体的气血运行和多种器官的功能，对久病体虚、元气亏损的人大有裨益。但是，人参性质温热，并不是人人都适宜服用的。

正处在生长发育期的青少年生命力旺盛，只要在饮食上注意合理搭配，以提供充足全面的营养，满足成长的需要，就完全没有必要服用人参。如果盲目服用，就像拔苗助长一样，只能导致不良影响。

病中或大病初愈的人往往身体虚弱，这时十分需要休息和平稳的调理，如果服用人参，会对人体产生刺激作用，使人的中枢神经处于兴奋状态，容易导致失眠、心神不安等不利于休息静养的反应，从而对疾病的治疗和病体的康复造成障碍。另外，刚刚分娩不久的产妇如果服用人参，会导致血液流动加快，影响血管的愈合，可能导致流血不止，甚至造成大出血。

患有月经失调的女性服用人参可能导致内分泌更加紊乱，甚至出现血崩、闭经等症状。

高血压患者服用人参还容易造成血压升高，加重病情。

另外，凡是患有中医上诊断为热证的疾病的人，都不宜服用人参来滋补身体。

⊙温馨提示

人参虽然大补，但是性质上过于温热，与许多体质和病症都有冲突，盲目服用不但不能滋补身体，反而可能造成对健康的危害。所以服用人参最好要经过医生的指导，个人不宜随便服用。

西洋参并不是人人皆宜

西洋参营养丰富，四季皆宜服用。不过药无百灵之方，作为补品的西洋参也并不是人人都适合服用的。

中医认为西洋参性寒、味甘、微苦，入肺、脾经，具有补气养阴、清火除烦、养胃生津之功效，通常用于肺虚久咳、口咽干燥、心烦失眠、四肢倦怠、失血气短等症，常用有良好的效果。不过，服用西洋参也有禁忌，患有中医上所谓的阳气不足、胃有寒湿病症的人就不应当服用西洋参，比如患有畏寒、肢冷、腹泻、面色苍白、脸浮肢肿、心跳缓慢、食欲不振等症状的人忌用西洋参。男子阳痿、早泄、滑精等，女性痛经、闭经也应忌用西洋参。此外，小儿发育迟缓、消化不良、感冒咳嗽或急性感染有湿热症者，都不宜服用西洋参。

⊙温馨提示

西洋参与其他药物一样，也会有导致不良反应的副作用，如果服用西洋参出现畏寒、腹痛、腹泻、食欲不振、皮肤过敏、瘙痒等症，或者女性出现痛经、闭经，应当立即停止服用。

吃野味滋补不科学

很多人都喜欢吃野味，认为野味不但味道鲜美，而且常吃野味能滋阴补肾、强健身体。其实这是缺乏科学根据的。

大多数野生动物身上都携带着大量的病菌和寄生虫，卫生检疫部门对此难以进行有效监控。再加上有些病毒、寄生虫寄生在动物的肌肉、血液和内脏里，即使煎、炒、烹、炸、煮，有时也根本难以杀灭。这些病原体进入人体后能引起多种疾病，如狂犬病、结核病、鼠疫、炭疽、甲肝等。一旦染上这些病毒，身上就将出现脓疱、水肿和痈，而且病毒还会侵入人的肺或肠胃，严重者可致人死亡。因此，为了身体健康和生命安全，请远离野生动物。

⊙温馨提示

大部分野生动物的蛋白质与家禽的相似，其营养价值与家禽、家畜并无太大区别，因此根本没必要置自身健康与生命安全于不顾，一味地靠吃野生动物来进补。

不能把天麻当补品

天麻性平味甘，中医上认为它有平肝熄风、祛风定惊的作用，对于人体血管有扩张作用，能够治疗各种因支气管虚弱引发的头痛和眩晕。不过，天麻只是一种中草药，而不是补品，把天麻当作补品来吃是错误的。

据研究表明，天麻的主要成分是天麻碱、天麻醚甙和香草醇等，有祛风定惊的功效。但是，天麻对扶正补虚、增进机体功能、提高抗病能力等方面其实并无直接作用，因此，它并不适宜用来做补药。而且，服用天麻还有一定的禁忌，有头晕、胸闷、气促、恶心呕吐、心跳及呼吸加快、皮肤瘙痒等症的患者都要慎服天麻。

所以，天麻是一味名贵中药材，服用宜遵循医嘱，以免药不对症，造成浪费。更不能用天麻做补药经常服用。

长期服用甘草有损健康

中医上认为甘草味甘，有强心、平喘、祛痰、利尿、解毒等多种功效，而且往往用来做中药中的矫味剂。有人因此认为长期服用甘草会对身体有保健作用，这一认识十分错误。

现代医学研究表明，甘草中的甘草酸，具有类似于肾上腺皮质激素的作用，过量服用会抑制人体自身激素的形成，从而容易造成性欲减退等性功能疾病。另外，由于甘草酸的刺激，还会使尿液中钠的排泄量减少、钾的排泄量增加，这样一方面就容易造成体内钠元素的过量沉积而引发高血压，另一方面又会因为钾的流失引起低钾血症，导致心律失常和肌肉无力，对健康有不利的影响。

胖大海不宜经常饮用

胖大海性味甘凉，具有清肺润燥、利咽解毒的功效，临床上常常用来治疗咽喉肿痛、咳嗽不止以及风热失音等病症。不过胖大海并不具有保健功效，不能长期冲泡饮用。

这主要是因为胖大海的性凉，对于风热病症有良好疗效，可是正常人如果长期服用，就极易造成脾胃虚寒、胸闷气短、大便溏薄的不良反应，从而使人食欲下降、消化不良，并导致身体瘦弱、免疫力降低。

另外，对于咽喉部位的疾病，也不能不辨准病灶就一味用胖大海治疗。胖大海只是对由风热邪毒入侵而引发的咽喉病有效，对于由于烟酒等强烈刺激或者声带受损所造成的咽喉炎症和音哑，则基本起不到什么作用。

由此可见，服用胖大海也须对症，不宜盲目泡饮，更不能当作保健饮料长期服用。

胎盘不能当补药

民间认为胎盘大补，以至于很多人专门到医院高价购买，长期服用。这实际是一种非常不科学的想法，不但可能补不对症，还可能对身体健康造成损害。

胎盘俗称紫河车，是胎儿的胞衣，中医上认为它有大补气血、精液的功效，对于虚损劳伤、气血不足、精液亏乏等症具有良效。但是，如果没有如上虚亏而大量服食，就可能造成气血过旺，容易导致内分泌的失调和人体机能的紊乱。而且，现代医学研究表明，胎盘中的激素是以雌激素为主的，若男性长期服用胎盘，尤其是有性功能障碍的男性经常食用，则会导致体内激素代谢紊乱，甚至使其性功能障碍进一步加重。

另外，如果产妇本身患有乙肝等病症，就会通过母体传染给胎盘，服用了这类受到病毒污染的胎盘的人也容易受到感染。

⊙温馨提示

胎盘的来源往往不正规，很容易受到污染，因此如果没有特殊的需要，勿将胎盘做补药。

补钙不等于吃钙片

有的人对补钙的认识存在误区，认为补钙就是要靠吃钙片，吃的钙片多了，身体里的钙质自然就多。这种认识是有误区的，补钙最重要的不在于吃进多少含钙的食物，而在于人体对钙吸收能力的强弱。

钙的吸收，首先需要维生素 D 的帮助。维生素 D 能够促进小肠对钙的吸收，因此想要补钙，日常饮食中就必须注意维生素 D 的摄入，要多吃乳、蛋、肉、动物肝脏及鱼类等富含维生素 D 的食品。另外，接受充足的日光照射，对于人体合成维生素 D，也大有帮助。

其次，在肠胃中酸性环境下的游离钙质，是最容易被人体吸收的。因此补充钙质也必须保证肠胃的健康，保证充足的胃酸分泌。老年人的胃酸减少，因此往往对钙质无法充分吸收，这就要首先从改善饮食、调理肠胃入手，一味多吃钙片是没有帮助的。

另外，运动也和钙的代谢有密切关系。不经常活动的人，身体缺钙的现象就会比较严重，比如有的人出现尿路结石，这就是一种钙质流失的表现。

由此可见，补钙并不等同于"吃钙"，它是一项系统的健康工程，必须养成合理的生活、饮食习惯，促进人体对钙质的吸收，才能够有效补钙。

⊙温馨提示

补钙要多方面注意，比如加强锻炼，合理膳食。老年人补钙的时候要多吃一些水果，以增进胃酸分泌，改善肠胃功能。儿童除了饮食、锻炼外，还要尽可能多地接受阳光照射，增加体内维生素 D 的含量。

喝肉骨头汤补钙不科学

民间有一种"吃啥补啥"的说法，于是很多人就认为肉骨头熬汤喝能够补钙，对骨骼生长有好处。其实这是一种想当然的认识，并没有科学依据，实际上肉骨头汤的补钙效果并不好。

研究显示，1千克肉骨头熬2个小时后，汤中的钙含量仅有20毫克，这与人每天所需的800毫克钙摄入量相差甚远。而且，骨头汤中的脂肪含量还比较高，容易引发肥胖。

⊙温馨提示

牛奶、豆浆及各种豆制品中的钙含量最为丰富，日常饮食中多食用这些食物对补钙有好处。

多吃钙不会得结石

有人对补钙有所顾虑，认为补钙多了，人容易患上结石病。这种担忧其实没有什么科学依据。

人体中的结石，尤其是泌尿系统结石，的确是由钙质成分组成，但是这与钙质食品摄入的多少并没有直接的关系，而是由于人体对钙的吸收不利导致的。一般来说，钙的吸收与身体中的维生素 D 含量以及肠胃的消化功能有密切的关系，如果身体中维生素 D 成分缺乏，或者消化功能受损，就会导致钙质的流失，从而容易形成结石。

由此可见结石的真正原因并不是吃的钙多，而是吸收不利，流失的钙多。所以有很多结石患者同时还患有钙缺乏的症状。

⊙温馨提示

要从根本上解决结石，必须首先提高人体对钙质的吸收能力。在日常饮食中就要注意多吃乳、蛋、鱼、肉类食物，提高维生素 D 含量，同时还要注意加强锻炼，多参加户外活动。

不是只有老人和小孩需要补钙

小孩正处于发育期，钙的需求量大，容易引起缺钙，应当注意补钙。老年人多患有骨质疏松症，也必须注意钙的补充。这两类人群一般被认为是补钙的主要针对者，不过如果认为只有老人和小孩需要补钙，中青年人则不需要，这就是一个极大的误区。

因为据调查显示，人体对钙质的吸收有一个漫长的变化过程：在青少年时期，人体对钙质的吸收最为高效，而且消耗的少，正是处于大量增加钙的时候；到了中青年时期，人体内钙质的获得与流失量基本持平，但总体含量已经开始慢慢地减少，尤其是在30岁以后，人体内的钙含量将以每年1‰～5‰的速度减少；而进入老年以后，这一减少的趋势将加速进行，人体会更加缺钙，并极易导致骨质疏松。

由此可见，人体中钙质的流失，并不是从人进入老年后突然发生的，而是早在中青年时期就已经开始了的。因此，如果认为只有儿童和老年时期最需要补钙，就很容易错过中青年这个补钙的重要时期，老年再补，往往为时已晚。

⊙**温馨提示**

中青年人更应该注重补钙，尤其是在30岁以后，应当有意识地为进入老年打下一个坚实的身体基础。

补碘须得当

我国很多地方尤其是内陆地区存在着严重的碘缺乏现象，约有7.27亿人处于碘缺乏症的威胁之下。缺碘可能导致甲状腺肿，在胎儿或新生儿时期缺碘则可能引发儿童患呆小病，生长发育迟缓、智力迟钝、运动失调，严重影响人的健康，因此，补碘是一项刻不容缓的任务。现在很多人也十分注意补碘，不过，补碘也须得当，否则还可能引发其他疾病。

医学界研究表明，人每天的碘摄入量应当达到0.1～0.2毫克。

这并不是一个难以企及的数字，相反，居住在沿海地区的居民，在日常饮食中只要注意合理膳食，就很容易达到；内陆地区的居民，日常在饮食中摄入适量的碘盐，也能够达到。而且有很多食物，其含碘量是相当高的，比如1千克海带中，碘的含量达到了240毫克，每千克紫菜中含有18毫克，每千克海参中的碘含量也达到了1.32毫克，只要经常食用这些含碘食品，也可以充分补碘，而没有必要再专门通过药物补碘。

补碘要限量，并不是越多越好，碘摄入过多将会导致一系列高碘症状的发生。长期的碘摄入量大大超过正常的生理需求时，容易造成甲状腺激素的合成增加，以致发生甲状腺功能亢进和甲状腺肿大，同样不利于人的健康。

⊙温馨提示

补碘必须要有度，除个别碘极度缺乏地区的居民或特殊疾病患者需要药物补碘外，一般以饮食补碘为宜。

服用鱼肝油有讲究

鱼肝油中含有大量的维生素A和维生素D，对治疗眼科疾病和促进人体对钙质的吸收都有极好的效果。不过作为一种油性的营养品，鱼肝油往往容易变质，这就需要我们在服用和保存鱼肝油的时候多多注意，不能没有讲究。

首先，鱼肝油虽然营养丰富，但是绝对不能多吃。医学研究表明，过多地摄入鱼肝油，会使人体的营养平衡遭到极大的破坏，从而引发人体不适，甚至可能产生"鱼肝油中毒"，即由于人体维生素D含量过高造成对钙的吸收过多，从而引发血钙含量超标，会让人出现恶心、呕吐、发热、心律失调的症状。

其次，过期的鱼肝油不能吃。鱼肝油长时间放置后会导致其中的营养成分流失，而且还会发生变质和酸败，服用这种鱼肝油后人体不但吸收不到营养，反而会受到危害。因此，那些超过保质期或者颜色变深、出现浑浊或沉淀的鱼肝油制品不能食用。

在保存鱼肝油的时候，要注意不能将其保存在光亮处，尤其不要受到阳光的直射，用后注意密封，防止和空气接触。这是因为维生素 A 和维生素 D 在光照或与氧气接触的条件下，容易分解，由此造成鱼肝油营养价值降低，甚至发生变质，影响食用。

并不是只有女性才能服用阿胶

有不少人提起阿胶，就认为这是女性补血用的滋养品，男性用不着。这种认识不对。

阿胶的功效很多，不但能够治疗月经不调、便血崩漏、经血过多、妊娠胎漏等女性病，而且还具有很好的生血作用，可用于失血性贫血、缺铁性贫血、再生障碍性贫血及年老体弱、儿童、女性的滋补。阿胶还对儿童、青少年的生长发育具有改善作用，对男子不育、女子不孕也有良好的疗效。长期服用阿胶，还可营养皮肤，使肌肤光洁滑润并具弹性。

⊙**温馨提示**

阿胶虽好，不过也有一定的服用禁忌。滥用阿胶会使人出现消化不良、脾胃功能障碍等病症，患有感冒、咳嗽、腹泻的症状或月经来潮时，应停服阿胶，等病情痊愈或停经后再继续服用。

鹿茸不是万能壮阳药

鹿茸是一种名贵的中药，它性味甘咸，有补肾阳、强筋骨、益精髓、养气血的功效，可以用于治疗肾虚腰冷、性功能减退、遗精滑精、阳痿早泄、头晕目眩、面色萎黄、耳聋耳鸣、腰膝酸软、畏寒乏力、虚寒血崩等症，对男性性功能减退有显著疗效。但是，鹿茸也不是百无禁忌、人人适用的。

有些人把鹿茸作为万能壮阳药，一旦发生阳痿、早泄等性功能减退症状，就喜欢服用鹿茸来滋补。殊不知，鹿茸对于肾阳虚衰型阳痿有疗效，但对于湿热下注或阴虚阳亢的患者，服用鹿茸则犹如"火上浇油"，会使人虚火更旺，不但不能治病，反而会使病情加重。

另外，身体健康无肾阳虚的人滥服鹿茸不仅达不到滋补的效果，反而会引起心悸、血压升高、流鼻血等现象，用量过大甚至会造成脱发、吐血以及造血功能障碍等不良后果。

因此，鹿茸并非人人适用，一定要谨遵医嘱，不可滥服。

⊙温馨提示

在服用鹿茸时一定要掌握如下禁忌证：中医上诊断为低热、盗汗、手足心发热、口燥咽干、两颧潮红的阴虚体质者，以及患有高血压、冠心病、肝肾疾病、各种发热性疾病、出血性疾病的患者，均不宜服用鹿茸。

食用芦荟要有讲究

芦荟对人有多种保健作用，药理研究表明，芦荟具有抗溃疡、使细胞复活、抗菌消炎、止痛镇痛以及增强脏器功能、促进心脑血管健康等多种神奇功效，不少人更是把芦荟当作美容良方。不过专家认为，芦荟虽好，但是使用的时候要注意度的掌握，尤其是在食用时，更应当慎重。

首先，芦荟品种繁多，共有 500 多种，其中仅有少数的几种适宜食用。因此，食用芦荟，一定要首先认准品种。

其次，芦荟含有的大黄素有"泄下通便"之效，适量地摄入有利于通便排毒，增进肠胃健康，还能够增进食欲。但是，如果大量食用芦荟，大黄素摄入过高，就可能导致腹泻，危害健康。而且，大黄素还有一定的涉瘾危险，如果长期食用芦荟，哪怕每次的食用量不多，但是也容易导致人体对大黄素的依赖，一旦停用，将会导致便秘、消化不良、食欲下降等不适反应。

另外，不同品种的芦荟，其药性、药效有很大差别，不同体质的人使用芦荟会产生不同的效果。而且，芦荟虽可食用，但不是什么人都可以随便食用的。体质虚弱者和少年儿童不要过量食用；孕妇、经期女性严禁服用，因为芦荟能使女性内脏器官充血，促进子宫运动；患有痔疮出血、鼻出血的患者，也不要服用芦荟，否则，会引起病情恶化。

食用药膳要合理

药膳"食补"，是我国中医学很独到也很重要的一个领域，不少人一直对其深信不疑，但是对药膳的各方面都缺乏科学的认识，只是一味地认为药膳大补，食即有益。这种想法是错误的，药膳虽然能补，但是也需要科学的规范，并不能胡乱食用。

食用药膳，首先应当"因人施膳"。人的体质不同，大体可分为正常质、晦涩质、腻滞质、燥红质、迟冷质和疲倦质6种，而且很多人兼具多种体质，呈现混合质状态。不同体质，对营养物质的要求就不同，如果不辨清体质，盲目服用药膳，很可能造成"食补不补"，甚至"食补反亏"的不良后果。

其次，服用药膳，首先应当"辨证"，即认清病症。不少人服用药膳为的是治病，这就需要首先了解自己的症候是湿热还是阴冷，是体虚还是气旺，然后才能根据病症有针对性地进行"食补"，以免食补不当，适得其反。

再次，服用药膳，还应当注意"因时施膳"。所谓"时"，可分为春温、夏热、秋燥、冬寒，要根据不同的季节选择相应的药膳，分别进行"清补"、"温补"、"平补"和"热补"，以使不同的滋补品对人体达到最佳的进补功效。

⊙温馨提示

服用药膳的讲究很多，如果自己不了解，最好能在专业的医生或营养师建议下进补。

老母鸡大补的说法不科学

人们通常以为老母鸡大补，其实这种认识没有什么科学道理。

事实上，老母鸡由于含有较多的鸡油，因此用来煲汤的话，汤的味道会更加鲜美一点，但是这并不代表其营养价值更高，反而会因为脂肪含量过高而影响人体健康。另外，鸡过老的话，其肌肉纤维和结缔组织老化，尽管汤味鲜美，但是肉质却粗糙，也不易煮烂，口感不好，其中的营养也不容易被人体吸收。

⊙温馨提示

饲养了 1 年左右的鸡营养最为丰富，肉质也最为鲜美。

第十章

运动、减肥与健康

早晨并非锻炼身体的最佳时间

早晨5～7点之间，是人们锻炼身体的高峰时段，人们大多认为早晨为一天之始，空气新鲜，因此此时锻炼最有利于健康。其实，这种认识是一大误区，早晨锻炼身体并不是最佳的选择。

因为早晨近地面温度偏低，大气压强比较高，会使近地面空气中的有害气体和杂质无法升到高空排散，因此，早晨恰恰是一天之中空气污染最为严重的时刻。此时锻炼，在增强体质的同时，人们也在受着污浊空气的毒害，对健康是不利的。

另外，早晨人们如果立即进行比较剧烈的体育锻炼，身体的关节、肌肉以及心脑从睡眠后的放松状态突然进入紧张状态，会一时难以适应，容易受伤或导致急性病的发生。

⊙温馨提示

早晨起来锻炼身体时运动量不宜过大，以步行为宜。

一天中锻炼身体的最佳时间是在上午9～10点，下午2～4点，此时空气质量相对来说最好。上班上学的人早晨进行锻炼是无奈的选择，但是对于老人等有条件选择锻炼时间的人群，最好在这一时段进行锻炼。

空腹晨练

有不少人在早上一起床后的空腹状态下就到户外进行晨练，认为这样能够更有效地减肥。其实这是一种误区，空腹晨练有一定危害。

首先，空腹晨练并不能有效地燃烧脂肪，达到减肥的目的，因为脂肪的分解需要糖分的参与，而早上起床后身体中的糖分含量不足，这样就无法充分燃烧脂肪，反而会使脂肪转化为酮体，溶解于血液，造成酸中毒。

其次，大脑的活动也需要葡萄糖的支持，如果空腹晨练的话，大脑要运转，就不得不增加肝脏的工作量，从肌肉中分解出部分糖分以供机体使用，从而造成了肝脏的工作负担。

⊙温馨提示

早晨起床后，应当适量吃一点糕点或喝一杯牛奶再出门锻炼。

晨练前应先喝水

人经过一夜的睡眠后，身体中的水分通过蒸发和代谢大量散失，身体处于高度缺水状态。这时的血液浓稠，血容量减少，血流缓慢且黏度较高。如果起床后不喝水就到户外进行锻炼，体内废物得不到排泄，血液也处于黏稠状态，很容易引发脑血栓、心绞痛等心脑血管疾病。

而如果起床后能够喝一杯水，就能够有效稀释血液，促进血液流动，而且还能够促使人通过小便排出体内毒素与废物，有益健康。

⊙温馨提示

早晨起床后喝水是一个良好的生活习惯，不管是否晨练，人都应当养成起床喝水的习惯。

晨练后不宜立即进食

有的人早上急着去上班上学，习惯于在晨练后立即进食。这种习惯并不健康。

早上进行晨练时，由于运动和早晨气温较低的缘故，人体血液大都分布到各个运动器官、心肺以及体表，肠胃部的血液相对较少，这就会使肠胃处于不活跃的状态，肠胃的蠕动变缓，消化液的分泌也随之减少。如果此时进食，易患消化不良等肠胃疾病。

⊙温馨提示

晨练后最好过半个小时再吃早餐，之前可以喝一点热咖啡或牛奶，有助于肠胃功能尽快恢复。

清晨在户外不宜做深呼吸

清晨锻炼的时候，很多人喜欢做深呼吸，认为清晨清冽的空气是最洁净的。其实不然，清晨在户外不宜做深呼吸，因为这样做对健康有害。

因为清晨地面温度较低，大气压强比较高，近地面空气中的有害气体和杂质无法升到高空排散，被气压压在近地面活动，因此，清晨的空气往往是一天中污染最严重的。如果在清晨做深呼吸，无异于在大口地吸入有害气体，对健康危害极大。

雾天须避免户外锻炼

雾天应避免进行户外锻炼，原因主要有以下几点：

首先，雾天水汽很重，空气冰冷潮湿，沾到人的皮肤上会使毛孔遇冷收缩，从而导致人体因锻炼产生的热量散发受阻，造成体内的热平衡失调，从而不但影响锻炼效果，而且会让人感到四肢乏力，容易患病。

其次，在雾天的时候，空气中水汽大，不易升空排散，其中的污染物与水蒸气相结合，大部分都会聚集在人们经常活动的高度。而且，一些有害物质与水蒸气结合后，毒性会变得更大，如二氧化硫会变成硫酸或亚硫化物、氯气会水解为氯化氢或次氯酸、氟化物会水解为氟化氢，因此雾天空气的污染比平时要严重得多。在雾天进行锻炼，就会大量地吸入这些有毒有害物质，从而影响健康，得不偿失。

雾天不但不宜进行户外锻炼，而且出门的时候也要注意防止空气污染的侵害，最好戴上口罩。

锻炼应避免严冬和酷暑

"冬练三九，夏练三伏"这个说法由来已久，主要是告诉人们不论做什么事，都应当有持之以恒的毅力。不过很多人单单从字面意义上理解这句话，把它曲解为在三九和三伏天锻炼身体有好处，这就不对了。

三九寒冬进行锻炼的话，低温的环境很容易使肌肉僵硬，毛孔闭塞，使人体热量散发受阻，体内热平衡失调，影响锻炼效果，而且令人倍感疲劳。另外，低温的环境还会使人的兴奋组织兴奋性降低，加强能量代谢，增大耗氧，也不利于锻炼和健康。在伏天锻炼对健康的危害更大，会使人体体温过高，加速脱水，心血管的运氧能力下降，造成神经系统的功能紊乱。

⊙温馨提示

锻炼应当尽量避免酷暑或严冬等极端的气候条件。

不宜在高架桥下锻炼

随着经济的发展和人口的增多，现代城市用地紧张，人们可用来锻炼身体的空间越来越少，于是不少人瞄准了城市高架桥下的空地，把那里当成了健身锻炼的好去处。不过健康学家指出，高架桥下锻炼弊端多。

因为众所周知，汽车的尾气是引起城市空气污染的罪魁祸首之一，尾气中含有大量的碳氢化合物、一氧化碳、甲醛、氮氧化物以及杂质颗粒物，对人体健康有极强的危害。而高架桥恰恰是城市交通的主动脉，车流穿梭不停，其排出的各种有害物质都融入高架桥附近的空气中，加之高架桥附近的建筑物一般都比较高，不利于空气的流通，这样就会以高架桥为中心，在无形中形成了一个高污染的区域。而人在这种环境中锻炼，大量呼吸受到污染的空气，势必会对健康造成严重的威胁。

在树林中晨练不合理

不少人喜欢在树林中进行晨练，认为树林中的空气新鲜，而且安静，最有利于进行体育锻炼。这种认识并不正确。

早晨尤其是清晨太阳还没有完全升起的时候，树木的光合作用还不活跃，释放的氧气含量较少，而且由于在夜间树木只进行呼吸作用，消耗氧气，呼出二氧化碳，因此，清晨的时候，树林中的氧含量很低，而二氧化碳含量则很高。再加之树林中本来就不大通风，空气中的二氧化碳因而会始终保持一个较高的浓度。这种环境是很不适宜人锻炼的，容易导致缺氧，老人和患有心脑血管疾病的人，往往还容易发生危险。

⊙温馨提示

早晨进行晨练时，应当选择开阔通风地带。

夏季不要在直射阳光下锻炼

有些人锻炼十分刻苦，即使烈日当空也仍然坚持锻炼。殊不知，在直射阳光下锻炼很容易导致中暑。如果长时间在烈日下曝晒，太阳光直射头部，会使体温迅速升高，当气温达到32℃以上时就极易发生中暑。中暑多发生在夏季的七、八、九3个月份，又由于午后1～4点气温最高，所以这个时段也最容易发生中暑，锻炼者应格外注意。

⊙温馨提示

夏季体育锻炼应尽量安排在早晨及下午4点以后进行，以避开阳光的强烈直射，防止中暑的发生。

应时常变换锻炼模式

有的人在锻炼的时候，喜欢长期沿用一种锻炼模式，这种做法虽然可以使人养成坚持锻炼的生活习惯，但始终坚持一种模式一成不变，时间久了，锻炼效果将大打折扣。

这是因为，一种单一的锻炼方法，并不能锻炼到人体的所有关节、肌肉和组织，而仅仅是针对某些方面的锻炼。坚持一成不变的锻炼模式，时间久了，容易造成经常锻炼的那部分肌肉和组织劳损，而没有运动到的肌肉和组织则会一直处于被忽视的状态，这样就会使身体出现功能的失调。尤其是青少年进行锻炼，如果长期使用一种锻炼模式和方法，很可能导致身体不成比例的发育，影响健康，也影响体形体质。

⊙温馨提示

锻炼身体，应当在做好做精已有模式的基础上，主动变换锻炼方式，这样身体会得到全面锻炼，人也会因为对新模式的新鲜感而更加热爱锻炼。

酒后运动危害大

酒后运动危害很多，不但容易因为酒后反应迟缓而发生危险，而且对身体健康本身也很不利。

首先，人在喝酒后，大脑皮质会很快进入抑制状态，使人感到疲劳思睡、四肢乏力，如果在这个时候勉强运动，大脑皮质就会不得不重新转入兴奋状态，超负荷运转，从而容易导致大脑功能受损。

其次，酒精可以抑制心肌的收缩能力，使心脏每次跳动所泵出的血量减少，人体为获得充足的血量，心脏就必须加速跳动，导致心脏处于超负荷状态。如果这个时候再运动，机体对血液的需求量进一步增加，无疑会给心脏带来更大压力，使其受到更大的损害。

另外，运动时，大量的血液输送到身体各个运动器官，就会减少对肝脏、肠胃的血液供应，从而影响消化功能，而且也不利于肝脏对酒精的解毒处理，久而久之，容易诱发肠胃溃疡和酒精肝。

并不是运动量越大越有效

有的人在锻炼的时候求成心切，盲目提高运动量，把自己搞得筋疲力尽，认为只有这样才能起到良好的运动效果。其实，这样做不但不必要，而且运动的效果也未必好。

因为人体在人的日常活动中会形成一定的承受度，运动时，人的活动量比日常活动要剧烈些，但同时应当维持在这个承受度以下，这样才能既取得锻炼效果，又不至于对身体造成损伤。如果盲目追求运动量，超过身体所能够承受的限度，就不但不会起到健身的效果，而且还会导致体力透支、周身疼痛，对健康没有好处。

⊙温馨提示

锻炼身体，应当根据自己的实际条件，科学合理地选择锻炼方式和设定锻炼强度，认为运动量大才有效，运动越累越好的观点是错误的。

老人、体弱多病者和刚刚开始锻炼的人，尤其需要注意不要使运动量过大。

空腹运动与健康

不少人担心空腹运动会因体内的糖原大量消耗而引发低血糖，对身体健康造成不利影响，这种担忧有一定道理，但是并不绝对。

研究显示，在午饭和晚饭前适量运动，不但不会导致低血糖，而且还有助于增加食欲，也能够起到减肥的功效。这是因为，午饭和晚饭距离上一次进食的时间都不长，适量运动时，消耗的热量低，体内储存的营养物质足够使用，不会影响健康。而且，由于此时体内并没有新的脂肪酸摄入，因此运动所消耗的都是多余的脂肪，可以有效减肥。

不过，晨练是不宜空腹进行的。因为人经过一夜的营养物质代谢，早晨起床后身体中的糖分含量不足，这样在运动中就无法充分燃烧脂肪，脂肪的不完全燃烧会产生酮体，并溶解于血液，可能造成酸中毒。

因此，对空腹运动和健康的关系，我们要有清醒的认识，以趋利避害。

⊙温馨提示

晨练前一定要吃一点甜点，或者喝一杯牛奶。

午饭和晚饭前1～2小时适量运动有益健康。

剧烈运动后不宜"急刹车"

不少人在剧烈运动后立即休息，结果往往出现恶心、呕吐、眼发黑等一系列不适反应。这就是运动后"急刹车"危害的表现。

因为在运动中，尤其是长跑等比较剧烈的运动，人体四肢需要大量的血液供应以维持活动，同时四肢的血液也在源源不断地回流心脏，心脏搏动形成一定的节奏与频率。如果此时突然停止运动，人体立刻处于静止状态，就会导致四肢血液瘀积，无法及时回流，而心脏却在一定时间内保持原先的快速搏动频率，这样就势必会导致心脏的供血量不足，从而造成一系列的不适症状。

而且，在剧烈的运动中，人体肌肉也保持着高度的紧张，如果突然放松，还容易产生抽筋和肌肉痉挛。

⊙温馨提示

在剧烈运动后，不要立刻坐下或者躺下休息，应当进行5～10分钟的放松活动。

爬楼梯不是一种好的健身方式

现代社会里，人们工作学习繁忙，很多人基本没有时间专门锻炼，于是在上班上学时，喜欢把爬楼梯当作一种锻炼，往往是有电梯不乘，专门爬楼梯，甚至一爬就爬十几层。我们认为，偶尔适当地爬楼梯的确可以当作一种锻炼，但是不应特意地当作一种健身方法。

这是因为，爬楼梯虽然有健身效果，但是对身体各部分的锻炼十分不均衡。人在走路的时候，两条腿分担人上身的体重，在爬楼梯时，上楼下楼却通常都是用一条腿支撑整个身体。这样对腿部是一个锻炼，但是也极易造成腿部的过度疲劳，而且身体的部位所得到的活动机会很少，因此健身效果并不理想。

另外，上下楼时，腿部关节频繁屈伸，势必会造成一定的磨损，如果爬楼梯时间过久，或者直接把爬楼梯当作一种日常的锻炼，人患上关节疾病的概率就会大大增加。

⊙温馨提示

爬楼梯时一旦感到关节疼痛、腿脚酸软或头晕目眩，应当立即停止。

老年人关节老化，腿脚不灵便，爬楼梯时更需要注意安全，最好手扶栏杆，待双脚都踏在同一级台阶上再迈下一步。

快步倒行应注意安全

倒行锻炼简单易学，而且对加强心血管功能、增强腰部力量和辅助治疗肠胃疾病有一定效果，但是，倒行锻炼也有不安全因素，稍有不慎，就可能造成身体的损伤。

这是因为，人在日常生活中习惯于正向行走，如果突然开始倒向行走，身体运动配合不协调，很容易导致磕绊跌倒，或者扭伤膝部、脚踝。尤其是老人，一方面肢体灵活性差，反应较慢，另一方面频繁回转头向后看，容易因颈椎动脉受压迫而造成头部供血不足，导致头晕，因此更容易在倒行的时候发生危险。

因此，虽然倒行可以锻炼身体，不过初学者一定要小心谨慎，以慢为宜。

⊙温馨提示

倒行锻炼时，应当选择平坦开阔、地形熟悉的场地。

老年人或患有颈椎病、高血压的人，倒行尤其需要注意的是不要过快，也不要身体过分后倾和急速转头。

近视患者也应参加体育运动

患有近视等眼部疾病的人，视力较差，一些运动项目的确不太适合去做，可能因为看不清而发生危险。但是，近视患者并非注定与运动无缘。

其实，只要在运动的时候注意选择运动项目和场地，避免发生碰撞、跌倒等意外，近视患者参加运动，不但能够锻炼身体，而且还可以改善眼部肌肉，防止出现视力的进一步下降。比如跑步、游泳、射击、滑冰等活动，对近视患者而言都是适宜的。

⊙温馨提示

近视患者在运动中要注意保护自己，但完全不必要脱离体育运动。

在运动过程中，近视患者最好摘掉眼镜，以免因跌倒等意外对眼睛造成伤害。

长跑不一定适合所有人

很多人进行锻炼都选择长跑，认为这是一种最好的锻炼方法，但往往效果不佳，锻炼也难以持久。

长跑对于锻炼人的耐力、肌肉力量以及心肺功能都有好处。但是人与人的体质不同，长跑运动量大，活动强度高，对人体质的要求较高，如果本来体质就较弱的人勉强进行长跑，不但起不到良好的锻炼效果，而且还容易把自己搞得筋疲力尽，甚至可能造成肌肉拉伤、气管充血肿痛等损伤。

因此，长跑并不一定适合所有人，进行锻炼还是应当从自身身体条件出发选择合适的方式方法。

⊙温馨提示

老人、儿童及患有哮喘、高血压等症的人，应当选择运动量较小的锻炼项目，长跑并不适合他们。

仰卧起坐不是幅度越大越好

仰卧起坐对腹肌的锻炼很有效果，不过不少人进行仰卧起坐锻炼的时候总有一种错误的认识，即认为仰卧起坐的幅度越大越好。这实际上是一种误区。

仰卧起坐幅度太大，不但人很容易疲劳，而且做的大都是无用功。因为仰卧起坐对腹肌的锻炼，主要是在仰起的瞬间完全依靠腹肌的力量支撑，以此在一张一弛中取得锻炼效果。如果幅度过大，其实大部分的体力都消耗在了背部、臂部等部位，对腹部的锻炼反而相对减少。另外，幅度过大，还容易对腰椎造成损伤。

⊙温馨提示

做仰卧起坐的正确方法是：之前应先做一定的有氧运动，如慢跑等，然后平躺在垫子上，下肢固定，上身每次抬起与地面形成30°～45°的夹角，并尽量维持，直到疲劳。初学者每次做仰卧起坐的次数在15～20个为宜，之后再慢慢增加。

变速跑锻炼效果好

有的人认为变速跑一会儿快一会儿慢，运动量不大，锻炼效果不好。其实，这是一个误解，变速跑其实是最有效的一种跑步健身方法。

因为变速跑首先可以缓解人在跑步过程中的疲劳，使跑步持续下去，而且时快时慢地跑，也能够丰富锻炼内容，提高跑步者的兴趣，使人不至于感到乏味，这样就可以在不知不觉间增加锻炼时间、提高锻炼强度，对提高人体功能很有好处。

另外，从生理角度上讲，变速跑可以保证有氧运动和无氧运动的比例均衡，并使身体在锻炼过程中对酸性代谢产物产生适应，并提高血液中的碱储备，使运动时肌肉和血液中的酸碱度始终保持平衡，使人体处于一种十分健康的锻炼状态。

杠铃不能随意加重

有的人练习杠铃贪多求快，随意增加杠铃的重量。这种做法是十分错误的，不但容易发生危险，而且锻炼效果也很不好。

因为举杠铃属于一种强度较大的负重运动项目，对力量的要求很严格，练习者应当循序渐进地增加运动量，增强自身力量，然后再逐步增加杠铃重量，加大锻炼强度。如果盲目加重杠铃，不但可能砸到自己，而且锻炼效果也不好，长期如此还可能造成骨骼的变形。

⊙温馨提示

进行杠铃锻炼时，一定要有计划性，严格按照计划提升重量，增加强度，不可盲目而行。最好能有健身教练进行指导。

自行车车座不宜过高

有的人在骑自行车锻炼的时候，为了充分锻炼腰胯和腿部，喜欢把车座提得很高。这样虽然的确能够起到一定的锻炼效果，但是时间久了，却会对人体健康造成不利的影响。

这是因为，当自行车车座提得过高，与车把齐平甚至高过车把时，骑车人的上半身就必然会向前倾斜，臀部后翘，从而使体重主要分布于两个部位，一是握车把的两只手，二是会阴部。骑车时间久了，双手的掌腕部肌肉就会因为长时间承重而导致压迫尺神经，造成双手的酸软无力及手指活动障碍。而车座与会阴部的长时间摩擦，又极易导致会阴的充血，时间长了，容易对泌尿系统产生伤害，容易导致尿道灼痛、尿频或排尿困难等症状。尤其是男性，还容易因此诱发前列腺炎。

⊙温馨提示

车座的适宜高度一般在车把以下20厘米左右。

冬泳并非人人适宜

冬泳是一项很好的健身运动，坚持冬泳可以提高身体功能，增强身体素质，预防感冒和呼吸道疾病等。但是，专家提醒，冬泳并非人人适宜。

冬泳对人的体质要求很高，冬季寒冷的水温不是一般人可以承受的。所以，如果初学冬泳，事先又不进行充分的准备，贸然下水，势必会造成严重的不适反应，反而容易导致疾病，甚至可能因为突然受到冰冷的水的刺激，出现抽筋溺水的危险。

另外，患有慢性疾病的人，可能会因冬泳运动而导致病情加重。比如患有高血压、冠心病、脑血管病、肾脏病、肝脏病、精神障碍的人及糖尿病患者、过敏性体质者、外伤或有炎症者和酗酒者最好都不要进行冬泳运动。老年人的体质比较弱，全身的器官组织有不同程度的衰退，还经常伴有多种慢性病，因此进行冬泳也应当慎重。

⊙温馨提示

冬泳前一定要做好充分的准备活动，宜选择徒手操、广播体操、慢跑等活动，把肌肉活动开，然后脱衣适应一下寒冷的气温，大约需要5分钟。身上有汗时不要冬泳，要等汗散发，让身体体温降下来，然后走入水中，先往身上擦一些水，再全身入水，这样可以防止发生抽筋。

冬泳禁忌尤多，除忌上述的慢性病外，还忌饱腹游泳，忌独泳，忌酗酒、高热和房事后游泳，忌剧烈运动后立即冬泳。

冬泳前喝酒保暖不科学

不少人喜欢冬泳前喝酒暖身，这其实是不科学的，会对健康造成损害。

因为，尽管喝酒能刺激神经，影响心脏，使血管扩张，喝完酒感觉是会暖和一点，但是由于酒后毛孔舒张，皮肤散热加快，体内热量会大量散失，反而容易加剧身体受寒冷的侵蚀，导致体温调节中枢的功能紊乱。再加上冬泳冷水的刺激，双面夹攻，很容易伤害身体。这也是有的人酒后冬泳感到难受的原因，所以要切忌酒后冬泳。

游泳时间要适宜

游泳是一种很好的保健运动，对人体健康很有益处。不过，游泳也应适度，并非游的时间越长越好。

水是热的导体，人在水中会不断地通过水释放热量，游泳时间不长的话，人体会通过封闭毛孔、收缩血管等保护性反应来保存体内热量，维持机体所需。但是如果游泳时间过长，身体中的热量会大量流失，体温调节功能还会遭到破坏，使皮肤血管出现收缩，小静脉扩张，血液停滞在皮下静脉中，从而造成皮肤青紫、嘴唇发黑，身上出现小"鸡皮疙瘩"，甚至发生痉挛，很容易导致感冒、心动过速和肌肉的劳损。

⊙温馨提示

夏季游泳，一般不要超过2小时。冬季进行冬泳，更加不能时间过长。

随意潜泳危害大

有的人自视游泳技术高超，随意潜泳。这是不正确的，潜泳对人的体质要求很高，如果过于随意，没有做好充分的准备，很可能因此损害健康，甚至造成生命危险。

潜泳时，人需要长时间地屏息，这期间，胸腔的压力会暂时升高，而阻碍了静脉的血液回流心脏。同时，由于心脏向肺部以及全身输出血液阻力的增大，也会造成血液循环的暂时障碍，使头部形成暂时的缺血和缺氧。

另外，潜泳时，由于呼吸的暂时停顿，肺内也无法进行充分的气体交换，如果时间过长，可使血氧的饱和度明显下降，从而造成身体各部分组织器官和头部的缺氧。

因此，如果没有做好充分的准备活动或者体质较差，是不宜随意潜泳的。

⊙温馨提示

有心脑血管疾病的患者，切忌潜泳。

潜泳前要做好充分的准备活动，包括活动四肢、深呼吸等。

锻炼后大量补水不科学

在进行体育锻炼后，人往往会因大量出汗而感到口渴，不少人于是大量喝水，这其实是一种不科学的做法，会对身体健康造成危害。

首先，因为汗液中有大量的盐分，所以在大量出汗后，人体不但缺水而且更缺盐。如果运动后大量补水，而盐分得不到补充，就容易导致体内水分和盐分比例的失调。人体缺盐，人就会感到疲乏无力、头晕眼花、食欲下降，甚至出现四肢和腹壁肌肉疼痛等热痉挛症状。

其次，锻炼后大量喝水，容易导致肠胃功能的紊乱。因为在运动后，体内血液主要分布在四肢及身体运动器官，肠胃中的血液流量相对较少，这就抑制了肠胃的蠕动和消化液的分泌。如果此时立即大量喝水，肠胃吸收不了，就会造成水在肠胃中的积聚，因此有的人运动后喝水，过了一会儿一走动还能听到肚中的水声。

这种情况如果经常发生，势必对肠胃造成刺激，从而引发肠胃功能的紊乱。

另外，锻炼后大量饮水对心脏也有不利影响。水分被大量吸收入血液中，会使血液循环量大大增加，从而使本来在运动中已经疲劳的心脏得不到休息，继续超负荷运转，增加心脏负担。

⊙**温馨提示**

锻炼后感到口渴，应当先少量喝水，或喝一点含盐的饮料，过半小时等身体功能恢复正常后，再根据需要补充水分。

运动前后不宜多吃糖

有些人在运动前后喜欢大量吃糖，认为这样有助于补充能量。这种做法其实没有必要，而且对身体健康和体育运动都有不良影响。

糖分是供给人体热量的重要物质，它分解、消化和产热的速度都很快，是最主要和最经济的能量来源。不过在一般的情况下，人体内的糖原储备完全能够满足运动的需要，因此并不需要额外再摄入过多的糖分。而且，运动前后人体过多地吸收糖，还会导致血液黏稠度上升，影响血液的正常运行，从而加重心脏负担。另外，吃糖过多，还会使人在运动时出现恶心、头痛等不良反应。

⊙**温馨提示**

在运动后，为了弥补人体在运动中热量的消耗，可以适量喝咖啡或者吃含糖的食品，但是不应该直接吃糖果、巧克力等含糖量较高的食品。

锻炼后不宜立即洗澡

参加体育锻炼后一般会大汗淋漓，这时洗一个澡，不少人认为是理想选择。不过，健康专家建议，锻炼后还是不要立即洗澡为宜。

这是因为，人在剧烈运动时，体内热量不断通过体表散发，所以皮肤血管比正常时要明显扩张，血流量增多，并且在运动后的一段时间内还是处于这种状态。此时，身体其他组织和器官的血流量本来就相对较少，表现为低血压体征。如果此时洗澡，无论冷水还是热水，都会刺激皮肤，使皮肤的血管进一步地扩张，并进一步增加体表的血液流量。这样，其他地方的血流量就会更少，血压会更低，如果情况严重，会引起脑缺血，使人出现头晕的症状，本身患有心脑血管疾病的人还可能发生危险。

⊙温馨提示

锻炼后不应立即洗澡，应该等半小时之后，待体内血液流动恢复正常时再洗。

夏季运动后不宜洗冷水澡

有些人在夏天锻炼出汗后，立即去冲个冷水澡，以为这样可以迅速冲掉汗液、降低体温。其实，这种做法是错误的。

夏天气温高，锻炼时身体产热大大增加，体温升高，人体主要通过汗液蒸发及皮肤血管扩张来散热。锻炼刚结束时，人体仍处于代谢旺盛、产热增加、皮肤表面血管扩张、毛孔放大的状况，这时如果立即洗冷水澡，皮肤受到冷水刺激，会通过神经反射引起皮肤表面血管骤然收缩，毛孔迅速关闭，结果会导致出汗散热受阻，体内大量的热不能散发，反而会使体温进一步升高。同时，机体从热环境一下进入冷环境，来不及适应调整，常容易患感冒或者引起胃肠痉挛等。此外，锻炼后肌肉疲劳、紧张度增加，这时再受到冷刺激，还可能引起抽筋。

⊙温馨提示

夏季锻炼出汗后应适当饮用一些盐开水，把汗擦干，然后适当休息一会儿，做一些准备活动再洗一个温水澡。

节假日补锻炼弊大于利

不少人平日工作繁忙，很少有时间和心思去进行锻炼，为了弥补长期不运动造成的健康损失，他们往往喜欢在节假日中进行大量的锻炼，认为这样就可以增强体质。不过健康专家不同意这种做法，他们认为在节假日适当锻炼是可以的，但不可过量，否则弊大于利。

这是因为，喜欢节假日补锻炼的人一般平日里都不参加什么体育活动，很少锻炼，人的肌肉力量衰退，关节和身体的柔韧性、灵活性下降，心血管的工作能力也长期维持在一个固定的水平上。如果人在节假日突然从事强度过大或者时间过长的体育锻炼，人体就会一时无法适应，很容易造成肌肉关节的拉伤扭伤，引起疼痛，甚至还有罹患心血管疾病的危险。如果本来就患有一些慢性病，节假日过量过度活动，危害就会更大。

⊙**温馨提示**

在假期适当锻炼有益健康，不过应注意强度不要过大，尤其是平日不怎么活动的人更要选择适当的运动项目和运动强度。

假期参加锻炼活动，应具有健身和娱乐的双重效果，既锻炼身体又放松心情，有利于假期结束后继续投入工作，所以尽量不要进行紧张激烈的体育活动。

家务劳动不能代替锻炼

做家务劳动如洗衣、做饭，有时会让人感到劳累，但不少人尤其是家庭主妇却把这种劳累看作是一种锻炼，认为平常多做做家务劳动就可以替代体育运动。这种认识是不正确的，家务劳动根本无法代替锻炼。

首先，做家务劳动时，身体的活动往往是受到局限的，仅仅是一两个身体部位在活动，而其他部位则处于静止状态。比如洗衣服，活动量最大的只是双臂和腰部。这种不均衡的活动，只能增加局部身体组织的供血量，改善局部的营养，而并不能有效促进全身的血液循环，无法得到良好的锻炼效果。而且，做家务过久，始终保持一个身体部位的机械运动，还容易造成肌肉损伤和酸痛。

其次，有研究表明，人在运动时，只有活动达到一定强度才会起到锻炼效果，这个强度因人而异，不过通过脉搏测定，正常人应当达到每分钟心跳 120 次以上，才能够称之为锻炼。而日常的家务活动一般都是无法达到这个程度的，而且往往时间也不长，基本无法达到锻炼的效果。

由此可见，家务劳动无论从方式还是强度上，都无法满足正常锻炼的需要。

⊙温馨提示

要把家务劳动和锻炼区分开来，为了有健康的体魄，在做好家务劳动之余，还是应当适当参加体育锻炼。

胖人并非因为吃得多所以胖

不少人简单地认为发胖的原因就是吃得多，这是不对的。吃得多固然是发胖的一个诱因，但是还有很多因素，可能使吃得不多的人同样发胖。

比如说有些人发胖，就可能是由于体内缺乏某种物质造成的。肥胖主要是由体内脂肪含量过多，在皮下形成堆积所致，不过一般在日常生活中，人体在生成脂肪的同时，也在不断地进行消耗，转化为能量。消耗脂肪需要多种营养物质如 B 族维生素的参与，而一旦体内缺乏这些物质，体内的脂肪就不会转化为能量，而只能积累起来。长此以往，尽管人吃得不多，也可能越来越胖。

另外，研究发现，有的人身体肥胖，还可能和饮水不足有关。饮水不足，体内的脂肪组织就无法进行充分的代谢，而只能留在体内作为补偿的水分，从而使人发胖。

不能简单地把肥胖和吃得多等同起来，但是如果吃得本来就多，又不注意锻炼，肥胖就不可避免。

如果吃得不多却仍在不断增肥，就应当及时去医院检查。

平时的膳食结构要注意科学合理，多吃富含B族维生素的食物如禽蛋、奶、蔬菜、豆类等，有助于防止肥胖。

嗜吃零食易导致肥胖

有些人对吃零食缺乏必要的警惕，认为零食每次吃得少，不会造成肥胖。其实不然，嗜吃零食是造成肥胖的一个重要原因。

吃零食一般没有规律，肠胃对于零食的"突然光临"往往没有充分的准备，这样不但容易导致消化不良，而且还会在体内转化为脂肪，形成沉积。尤其是有的人在休闲比如看电视、看电影的时候吃零食，缺乏活动，能量消耗低，就更容易形成肥胖。

另外，很多零食，特别是巧克力、蜜饯、葡萄干、奶糖等，都含有大量的热量，人过量摄入后，无法及时消耗，也极易导致肥胖。

⊙温馨提示

适当地吃零食可以增加生活情趣，还能够起到防止正餐过饱的作用。但是，吃零食不能养成习惯，更不要以零食代替正餐，因为这样不但极易造成肥胖，而且也无法满足人体的健康需求。

胖了才减肥不足取

一般认为减肥是胖人的"专利"，体形正常的人就没有必要进行减肥。这其实是一个误区，减肥更应当从预防肥胖入手，而不是"亡羊补牢"。

引发肥胖的原因主要有饮食过量、营养过剩、缺乏运动和体内营养物质不均衡等几种。这些肥胖的诱因完全可以在身体发胖之前有意识地进行针对性预防，比如控制饮食、增强锻炼和调理营养，这些都十分有效。而如果在发胖前不进行充分的预防，等发胖之后再去想办法治疗，就可能会十分痛苦和麻烦，而且还会因肥胖影响健康。

⊙温馨提示

体形正常的人，应当养成科学健康的生活方式，完善膳食结构，加强锻炼，防止肥胖。

预防肥胖不应以损害健康为代价，如果体形正常，却盲目节食瘦身，则会损害健康，得不偿失。

靠过分节食减肥不可取

很多人在减肥的时候过分注重节食，每餐吃得很少，甚至不吃。这样虽然会在短期内取得减肥的效果，但是一旦恢复饮食，体重反弹很快，而且这样对健康的伤害也很大，因此，过分节食减肥是不值得提倡的。

节食的初期，人一般都会瘦下来，因为当摄入热量不够的时候，人体自然会动用储备的脂肪。可是慢慢地，人体为了适应这种饥饿状态，自身会作出相应的调节，降低新陈代谢，减少对热量的消耗，这样的结果就是基础代谢的降低。而一旦恢复到从前的饮食，本来可以完全消耗掉的热量，结果随着基础代谢的降低，却容易造成冗余，因此很多人节食减肥后会出现反弹，而且不但反弹，还可能更胖。

另外，过分地节食对健康的危害极大，轻则导致营养不良，使人感到体虚乏力；重则可能因为长期不吃主食而引发酸中毒，并形成神经性的厌食症，甚至出现心脑病变，造成人体生理平衡失调。

因此，过分节食不是减肥的良方，却是健康的杀手。

⊙温馨提示

减肥者在饮食上应当控制热量的摄入，可以多进食低脂、低糖、低盐的食物，如蔬菜、水果、豆类等。

为减肥只吃水果有损健康

不少人为了减肥，以水果作为主要的食物。这种做法是十分有害健康的。

水果虽然营养丰富，富含多种维生素，但是却十分缺乏钙、铁等矿物质成分，其中的脂肪和蛋白质含量更是微乎其微，而这些营养物质则恰恰是人体维持正常功能所必需的。因此，如果只吃水果，时间久了，势必会导致严重的营养不良，并可能引发疾病，弊大于利。

⊙温馨提示

减肥时在适当控制饮食的基础上，必须注意营养的全面均衡，只吃水果、蔬菜或者只吃米面都是不利于健康的。

巧克力不能作为减肥食品

有些肥胖者认为吃巧克力有助于节食减肥，因此为了控制饮食，就用巧克力来代替食物。其实，这种认识是错误的。

我们知道，巧克力是一种高热量食品。在吃饭前半小时先吃几块巧克力，会比较有饱足感，这样虽然可以减少进食量，但摄入人体的总热量并没有减少，甚至会有所增加。因此，巧克力并不能作为减肥节食的替代食品。

⊙温馨提示

肥胖者不宜用巧克力来代替主食，那样不但无助于减肥，还会造成体内营养物质的不足。

吃香蕉蘸蜂蜜不健康

香蕉和蜂蜜都有很强的通便作用，香蕉中富含膳食纤维，蜂蜜可以促进肠胃蠕动，常吃香蕉蘸蜂蜜，热量低，又通便，的确可以快速减肥。但是，应当注意的是，不能因为急于减肥而大量吃香蕉蘸蜂蜜，甚至以此代替主食。这是因为急速的减肥会导致身体出现功能紊乱，导致一系列不良反应，而且，大量吃香蕉，还会导致体内矿物质和蛋白质的流失，对健康有不利影响。

葡萄柚不可吃得过多

葡萄柚又称胡柚、西柚，糖分低、维生素 C 含量丰富，在保证正餐营养全面的同时，适量吃葡萄柚对减肥和健康都很有益处。但是，如果吃得过量，甚至以葡萄柚代替主食，就会导致体内营养的不均衡，有损健康，而且还可能因为酸度过高而影响肠胃功能，引起腹痛。

连续吃苹果餐减肥不可取

苹果餐营养比较全面，而且有良好的减肥效果。不要误认为苹果餐就只是苹果，这是不对的。一份合理的苹果餐，除以苹果为主食外，还要包括富含碳水化合物、蛋白质等多种营养物质的食物，只有这样，才能提供比较全面的营养，不至于造成营养的失衡。

但是，苹果餐也不宜久吃或连续几顿都吃苹果餐。因为尽管苹果餐营养全面，但毕竟以苹果、蔬菜为主，热量还是偏低，吃得时间久了，还是可能导致对健康的损害。

减肥时也不可拒绝所有脂肪类食物

不少人因为减肥而拒绝脂肪类食物，这是一个误区。

脂肪的确是造成肥胖的罪魁祸首，但是脂肪在体内的堆积却与吃脂肪类食物没有直接的关系，而主要是运动量不足、不注意锻炼导致的。而且，脂肪进入人体后，其分解也能够抑制脂肪在体内的合成，因此适量吃脂肪类食物不但不会增肥，还能够有助于保持体形。另外，脂肪类食物耐消化，抗饥饿，摄入后可以减少对淀粉类食物以及零食的摄取，有助于控制食量，对减肥也有积极的作用。

因此，减肥者完全没有必要对脂肪类食物"敬而远之"。而且，脂肪类食物中含有大量人体必需的营养物质，是人日常饮食中不可或缺的。

低脂不等于低热量

现在不少食品上都标注有"低脂"或者"低热量"的字样，宣称能够有助于减肥。很多消费者对这两个概念不清楚，以至于误认为低脂就等于低热量，这是不正确的。

低脂与低热量实际上是两个不同的概念。低脂指的是每100克食物中的脂肪含量低于3克；而低热量则是相对于食品的热量而言的，按照规定，低热量是指100克食物中的热量含量少于167千焦。

而且，低脂与低热量的食物，在减肥上有不同的功效，一般而言，低热量食物更有助于减肥，而低脂只是脂肪含量低，与热量并没有直接联系。

需要注意的是，低脂与低热量食物，都不能常吃或当作正餐食用，因为这样可能会导致营养不良。

减肥餐并非热量越低效果越好

当食物提供的热量超过机体所需热量时，就会在人体中产生堆积，从而造成肥胖，从这个角度讲，常吃高热量的食物的确会引发肥胖。但这也并不是绝对的，只要注意加强锻炼，消耗掉多余的热量，也能够有效防止肥胖。

然而如果为了减肥，盲目追求低热量的饮食，使机体所需能量得不到充分补充，则势必会导致营养不良，对健康所造成的危害将远远大于肥胖的危害，得不偿失。另外，盲目追求低热量，也未必能够减肥成功，因为长时间的低热量饮食会令基础代谢率下降，以后一旦再恢复正常饮食，很容易导致体重反弹。

一日吃两餐并不能减肥

有不少人减肥时喜欢节食，一天只吃两顿饭。这样做其实并不好，不利于健康，而且减肥效果也不好。

这是因为，如果一天只吃两顿饭，会导致血糖水平不稳定，从而增加肝脏的负担，甚至导致糖尿病。而且由于热量摄入不足，人会感到饥饿，这样不但对肠胃不好，而且在吃完饭后，会造成瞬间血糖升高，更容易造成肥胖。

⊙温馨提示

减肥要有合理的饮食规律，要适当控制食量，但不能过度节食。

减肥也不能拒绝营养的摄入

有些人认为肥胖是因为体内营养过剩所致，因此应当少吃营养丰富的食物，才能够有效减肥。这种认识没有任何道理，不吃营养丰富的食物，有百害而无一利。

首先，不吃营养丰富的食物并不一定能够减肥。因为人体只有在维持正常机体运转的能量无法得到满足的时候，才会通过燃烧自身脂肪的方式应急。而尽管不吃营养丰富的食物，但所吃的别的营养不丰富的食物照样也能够满足人体所需的热量，脂肪也就不会得到燃烧分解。

另外，有些肥胖并不仅仅是营养过剩导致的，而可能恰恰是因为营养不足。因为脂肪的分解与转化，需要多种营养素的参与，比如 B 族维生素等，而如果体内缺乏这些营养素，就势必会导致脂肪的转化困难，形成堆积，造成肥胖。

不吃营养丰富的食物，不但不利于减肥，而且久而久之，还会导致营养不良，严重损害人体健康。

减肥时，不但不能拒绝营养，相反还应当努力全面地补充营养，促进体内营养物质的均衡。

饮用咖啡减肥不可取

咖啡具有加速脂肪分解的作用，可以使脂肪酸由脂肪组织游离入血液中。但是，仅仅依靠喝咖啡是不能减肥的。

因为脂肪酸在分离后，如果不依靠有效的运动使脂肪燃烧，很快就又会进入脂肪组织，使脂肪重新聚集，也起不到减肥的效果。因此，在喝咖啡后，必须要进行一定强度的运动，才能够使咖啡真正发挥减肥的功效。

不过，据研究表明，通过喝咖啡减肥要想有明显的效果，每天咖啡的摄入量大概要在 8 杯以上。咖啡具有提神利尿的作用，但是过多饮用会导致失眠和身体脱水，因此，为减肥而大量喝咖啡是有害健康的。

不宜依靠饮用咖啡减肥。不过在饭后喝 1 杯咖啡，有助于消化，对肠胃有保健作用。

饮水不会使身体发胖

经常能听到人说"喝凉水都长肉"，好像多喝水真的可以增肥。这其实是一个误区，多喝水不但不会增肥，而且还可以减肥。

这是因为，如果身体缺水，首先会影响脂肪的分解。因为体内脂肪组织要进行充分的代谢，就必须有充足水分的参与。如果身体缺水，脂肪就只能滞留体内作为水分的补充，从而使体重增加，导致肥胖。

其次，身体缺水，还会导致肝脏和肾脏无法正常发挥作用。肝脏的脂肪分解能力下降，肾脏对体内代谢产物和毒素的处理也无法顺利进行，从而不但不利于减肥，还会造成对健康的危害。

⊙温馨提示

减肥时不但不能少喝水，还应适当多喝水。

如果因为多喝水导致体重增加和增肥，应当及时就医，检查是否是肾脏的排泄功能发生病变，导致尿潴留。

阿特金斯饮食法不利于健康

只吃肉类、鱼类、蛋类等高蛋白、高脂肪食品，而不吃米面、蔬菜和水果，这就是曾经一度流行的阿特金斯饮食法 (Atkins Diet)。用这种方法虽然的确可以快速减肥，但是研究证明，这种饮食方法对健康很不利。

因为这种饮食法实际上是对身体的一种自我戕害。它通过摄入高热量食物来维持机体运转，却很少摄入糖分，这样就迫使身体分解蛋白质和脂肪来提供能量，由此达到减肥的目的。然而由于饮食结构的严重失调，营养失衡，脂肪和蛋白质的大量代谢产物会加大内脏的负担，人体会出现一系列体虚、乏力、恶心、腹泻的不适症状。而且，由于糖分对于大脑的运转具有不可替代的作用，长期糖分摄入量过低，还会导致智力下降和思维迟钝。

另外，长期坚持阿特金斯饮食法的人，由于体内过量的蛋白质能够造成钙质的流失，因此也更容易缺钙，骨折的概率明显高于常人。

总之，阿特金斯饮食法是一种极不合理的饮食搭配，对健康有巨大危害。

以蔬菜代替主食减肥不合理

减肥时用蔬菜代替主食是一种不合理的饮食习惯。这样不但会造成人体营养的失调，降低体质，使人容易患病，而且减肥的效果也不好，体重很容易反弹。

因为蔬菜的热量低，要想吃饱就要大量进食蔬菜，尽管由于蔬菜中的糖分和脂肪含量很低，因此可以快速减肥，但是经常用蔬菜代替主食，人的食量就会在不知不觉间增大，以后一旦恢复正常饮食，将难以降低食量，从而导致体重回升，再度增肥。

⊙**温馨提示**

营养学家认为：减肥最重要的是要控制食量，而不是以低热量食物代替主食。

长期用甩脂机减肥有害健康

甩脂机是现在市场上很流行的一种减肥器具，它利用机器进行剧烈的抖动，带动人体的腰腹、臀部等处发生剧烈颤动，使人体出汗。厂家宣传它有神奇的减肥效果，很多减肥心切的人也对其趋之若鹜。不过专家提醒说，甩脂机并不能"甩脂"减肥，而且长期使用还有害健康。

这是因为，使用甩脂机的时候，人体其实是处于静止状态的，并没有主动运动，心率也没有太大的变化，因此，人体中的热量和脂肪基本没有消耗，因而它起不到有效的减肥作用，并不像广告上宣传的那样。平常偶尔使用甩脂机可以放松腰部、臀部和大腿的肌肉，促进血液循环，缓解疲劳，让人感到舒服，其实这才是甩脂机最大的功效。但甩脂机使用时间不能过长，否则会因为强烈振动对人体造成危害，造成胃痛和对肌肉的损伤，甚至还可能导致脏器移位和神经受损。

腹泻减肥有害无益

很多减肥心切的人，为了达到迅速减肥的效果，往往喜欢用腹泻的方法。其实这种方法不但伤害身体，而且无益减肥。

因为采用腹泻减肥法，虽然增加了排泄，但排出的大都是水分，并不能促进体内脂肪的分解，还会造成身体的脱水，起不到什么减肥作用。而且频繁的排泄还会引发营养不良和维生素的缺乏，容易导致贫血和酸中毒，使身体抵抗力下降，易患各种疾病。一些采用腹泻法减肥的人，短期内的确可以瘦很多，但这主要是由于身体虚弱、营养严重匮乏，加之食欲减退、食量下降导致的结果，是一种自戕式的减肥，得不偿失。而一旦恢复正常的饮食，体重很快就会反弹。

所以，为了身体健康，不宜进行腹泻减肥。

流质饮食减肥法不可滥用

流质饮食减肥法是一种比较成熟的减肥方法，不过专家提醒，流质饮食减肥法只适合那些体重严重超标的肥胖患者，是一种临床上的治疗方法，而不适合所有人，尤其是那些体重并不超标，只是想保持体形的爱美者。如果正常人盲目通过流质饮食法减肥，则可能导致肌肉组织的萎缩和蜕化，还容易产生疲劳、头晕、便秘和头发脱落等不良反应，而且一旦恢复正常饮食，体重还会反弹。

⊙温馨提示

流质饮食减肥法不可滥用，应当在医生的指导下进行。只要不患上肥胖症，一般人不需要也不宜进行流质饮食减肥。

减肥药不能盲目服用

采用药物减肥应当谨慎。药物减肥不同于加强锻炼和控制饮食，而是通过药物在人体中发生化学作用，以达到减肥的作用。可以说，药物减肥对人体都有一定的副作用，而由于人的体质的差异，对不同的减肥药，在药效、用法与用量以及副作用的强弱上都会有所不同。自己选择减肥药，很容易受到广告或传言的误导，如果服用了与自己体质不符的药品，势必会造成对健康的严重伤害，如果本来就患有一些禁忌证，盲目服用减肥药，甚至可能造成生命危险。

另外，现在国家对减肥药也没有明确的标准来测定其安全度，市场上很多的减肥药副作用很大，其中多含有芬氟拉明、利尿剂、麻黄素一类的危险品。患者长期服用可能导致多种疾病。

⊙温馨提示

减肥最好的办法还是依靠运动和控制饮食，药物治疗主要只是针对患有严重肥胖症的患者。如果确有需要服用减肥药，应遵医嘱。

高强度运动并不能有效减肥

有的人认为高强度的运动减肥效果好，其实不然，高强度运动虽然体力耗费大，但是却不能有效减肥。

这是因为，运动减肥主要依靠的是脂肪的燃烧分解，而这个过程必须要有氧气的参与。肌肉只有在利用氧化脂肪酸获取能量的同时，才能有效分解脂肪，达到减肥的目的。如果运动强度过大，人体进入无氧运动状态，脂肪消耗的比例反而会减少。

⊙温馨提示

正确的运动减肥方式应当是进行低强度、长时间的锻炼，比如慢跑、快步行走等。

仰卧起坐并不能有效减掉腹部脂肪

仰卧起坐可以塑造健美的腹部肌肉，不过对于减除腹部脂肪的作用其实不大。

减肥应当是通过全身的有氧运动来完成的，像仰卧起坐、举杠铃和俯卧撑这些身体局部的锻炼，只能够增强局部肌肉的力量，而对分解燃烧脂肪则基本没有效果。

⊙温馨提示

在减肥过程中，做仰卧起坐等局部肌肉锻炼虽然无助于减少脂肪，但是可以强健肌肉，巩固减肥成果。

体重下降不等于减肥成功

有的人把体重的下降看作是减肥有效的唯一标准，这实际上是一种误区。因为人体中的水分占据了大部分的体重，人在剧烈运动或长时间运动后，身体都会出现失水，这时如果称体重肯定会发现体重下降，但这并不表示减肥一定成功，因为导致肥胖的最主要因素——脂肪未必在运动中得到了大量的消耗。而一旦停止运动，恢复饮食，身体会大量补水，体重就又会恢复到原来的水平。

⊙温馨提示

减肥是否成功主要应当看体内脂肪是否得到燃烧分解，不能光看体重，有的人体重变化不大，但是脂肪减少，肌肉结实，同样说明减肥成功。

用电子刺激法减肥不可取

电子刺激减肥法是一种理疗减肥方法，利用电子肌肉刺激器，通过对肌肉的电刺激，使肌肉出现被动性的收缩，从而起到一定的减肥效果。但是，专家提醒说，这种方法一般只适用于临床治疗，即针对运动不便的肥胖患者，而且需要数个疗程，持续很长时间才可能起效，远远不如运动的效果来得好。因此，一般人减肥最好的方法还是多运动。

另外，通过电子减肥法减肥，电的长期刺激也会危害到心脏和器官的正常运转，对健康不利。

快速减肥对身体不利

有的人减肥心切，试图在短时间内通过各种方法迅速减肥。这种做法是不正确的。

首先，过分追求减肥的速度，就可能在选择减肥方法时"乱投医"，使用副作用较大或者不符合自己体质的减肥方法，甚至同时使用多种减肥方法，都可能导致对健康的伤害。

即使减肥方法是科学的，但减得过快，还是对身体没有好处，会有损肌肉纤维组织，导致皮肤的松弛。而且减肥过快，无法及时巩固减肥成果，反弹也会十分迅速。

⊙**温馨提示**

世界卫生组织提出的匀速减肥原则是每周减 0.51 千克。

减肥同时要注意加强肌肉锻炼，巩固减肥成果。

按潮流减肥不可取

现在很多年轻人受到影视、娱乐偶像的影响，一味地追求时尚潮流，仅仅为了外形的美观而减肥，一点都不顾及自身体质和健康，以为越苗条越好。这种想法和做法不但是错误的，而且也是十分危险的，如果丝毫不考虑健康，单纯为了迎合潮流而减肥，对健康简直具有破坏性的作用。据研究表明，体重指数在正常范围以下的人，患高血压、冠心病的危险并不亚于肥胖患者，而且过分减肥还会引发厌食症，导致营养严重不良，从而容易造成多种疾病，抵抗力差，身体羸弱。这样，即使"减肥"减到了自己满意的程度，也只是一种病态，并不能称之为美。

过分束腰减肥危害多

一些爱美的青年女性为了使腰看上去更纤细，喜欢用宽腰带束腰，把腰扎得很紧，这样做对健康有多种危害。

首先，过分束腰会阻碍血液循环。紧束的腰带会压迫腹部主动脉及下腔静脉，把人体的血液循环系统拦腰阻隔为上下两部分，导致心脏在收缩时的前后负荷增加，静脉血回流受阻，脑、心、肺、肝、肾等重要器官因此长期供血不足，影响生长发育，导致记忆力低下，学习成绩差；而且中年以后易发生高血压、冠心病、心力衰竭及老年性痴呆等症。

其次，过分束腰束缚了胃肠道的蠕动。肠道蠕动受阻，上腹部血液循环发生障碍，肠黏膜长期处于充血状态，对食物的消化、吸收能力减弱，易发生营养不良性贫血——俗称"萎黄病"，另外易引起腹胀、消化不良、食欲下降及慢性胃炎、胃及十二指肠溃疡、便秘及肠梗阻等疾病。

　　再次，过分束腰会损害肾功能。两侧肾脏受压后，肾内血流形成障碍，易发生肾萎缩、游走肾等疾患。而且，肾脏因血液不足功能会受影响，血液中尿素氨、肌酐等有毒的代谢产物难以及时排出，从而引发尿毒症。

　　另外，长期束腰还会引起张力性尿失禁及尿道感染。膀胱受挤压后，与尿道的倾斜度增大、变直，造成尿液失控，发生自发性尿液溢出。而且，膀胱与尿道位置变直，细菌沿尿道而上，易引起膀胱炎、尿道炎。

办公室内多伸懒腰

　　一般人都认为，伸懒腰不仅是懒惰的表现，还很不雅观。其实，这种认识并不科学，伸懒腰对身体是有好处的。

　　经常坐着工作和学习的人，长时间低头弯腰地趴在桌旁，身体得不到活动。由于颈部向前弯曲，使进入脑部的血液流动不畅。这样时间长了，大脑及内脏器官的活动便受到限制，使新鲜血液供不应求，产生的废物又不能及时排出，于是便产生了疲劳现象。

　　伸懒腰的时候，人一般都要打个哈欠，头部向后仰，两臂往上举。这样做有不少好处。首先，由于流入头部的血液增多，会使大脑得到比较充足的营养；其次，身腰后仰时，胸腔得到扩张，心、肺、胃等器官的功能得到改善，血液更加畅通，不仅营养供应充足，废物也能被及时排除；同时，伸懒腰时的扩胸动作还能使人多吸进一些氧气，使体内的新陈代谢增强，能提高大脑和其他器官的工作效率，减轻疲劳感。另外，伸懒腰还能使腰部肌肉得到活动，这样一伸一缩地锻炼，可以使腰肌更发达，并且能防止脊柱向前弯曲形成驼背，对维护体形的健美有一定作用。因此，每伏案学习一段时间伸伸懒腰，对身体是有好处的。

坐久了可多伸懒腰，这是给"办公室一族"的忠告，也是在春天保持旺盛精力的"法宝"。

锻炼平衡荡荡秋千

荡秋千涉及复杂的人体平衡。人能够感知头、躯干、四肢所处的位置和运动的变化，除视觉和关节、肌肉的本体感觉之外，主要是靠内耳的前庭功能。前庭功能障碍或过于敏感的人，头部位置和运动速度的突然变化，会引起眩晕、恶心、呕吐，影响身体的平衡。然而，当一个特定的刺激反复作用于前庭器官时，一段时间后，前庭反应会逐渐减弱，前庭功能的稳定性会因主动的训练而得到加强。这一现象叫作前庭习服。

荡秋千是一种增强前庭功能的稳定性、建立习服、提高人体平衡能力的最简便、最经济的训练方法。

荡秋千时，人随秋千板来回摆动，运动的方向和速度、所具有的势能和动能、距地面的高度不断变化，身体处于超重和失重的急速变化之间，耳腔内气压忽大忽小。这样，前庭感受细胞会受到内淋巴流动和耳石重力不断变化的刺激。膜电位大小变化所产生的神经冲动，会使前庭器官受到急性和慢性交替的安抚。这可以提高感受细胞的适应能力，增强其稳定性。

经常荡秋千者很少发生晕车、晕船的毛病。荡得越高，时间越长，习服的效果越好。

荡秋千的健身效应是全身性的。在不断克服紧张和恐惧心情的同时，可以增强心理承受和自我控制能力；在四肢和头部受限的情况下，骨骼肌有节律地收缩和放松，还有利于肌纤维体积的增大。

荡秋千时，身体随着秋千前后摆动，在快速变化中腰部受到反复刺激，腹部肌肉也有节律地收缩、放松，不知不觉中就增加了腰腹部力量，腰痛的毛病往往就能不治而愈了。

⊙**温馨提示**

　　荡秋千要讲究方法，两手握绳，手心相对，与胸同高。两臂自然弯曲，荡千秋者可站在或坐在板上。由后上方向前摆时，屈膝下蹲，前摆过垂直部位时，两腿蹬板，并逐渐伸直，向前送髋，挺腹；由前上方向后摆时，屈膝下蹲，后摆过垂直部位时，臀部向后上方提起，逐渐蹬直双腿；双手随前后摆荡而用力。

　　注意，有心脏病、高血压的患者，千万不要尝试荡秋千。

第十一章

老年人保健

人老不等于脑老

相比年轻人，老年人更容易忘事，思维能力也似乎要差，于是很多人甚至老年人自身都认为"人老脑就老"，有时还会用"上了年纪"来作为记忆力和思维能力差的理由。不过，现代研究表明，认为人老脑就老是没有根据的。

实际上，人的大脑功能与人的年龄增长并没有十分密切的关系，暮年老人和处于壮年的青年相比，脑容量相差基本不大，其功能并没有出现人们所认为的那样大的退化。

不过，老年人的脑力的确是不如青壮年，这主要是有两个原因：首先，是由于某些疾病导致神经和大脑的敏感度下降。其次，也是最主要的原因，是老年人用脑的水平大大低于中青年人，老年人在退休后，一般就很少进行主动学习，大脑长期处于闲置的状态，久而久之，就会"生锈"，甚至出现退化，以至于脑力下降。

研究表明，人的大脑是越用越灵活的，只有多刺激大脑，才更能增加大脑的活力。认为"人老脑就老"，需要休息养脑的老年人，往往会越养脑力越差。

⊙**温馨提示**

老年人也要多动脑，多学习。只有"活到老，学到老"，才能保证大脑的永不衰老。

老年人不宜过多食用脂肪

脂肪能够提供给人体热量，还有着保护脏器、维持体温、促进消化吸收的作用，为人体所必需。不过，人在上了年纪之后，就应当尽量地少吃脂肪含量丰富的食品。

这是因为，老年人活动量较少，摄入脂肪后不容易分解消耗，如果食用过多脂肪类食物，容易导致高脂肪症的发作，引发高血压、冠心病、动脉硬化等，影响健康。

老人并非越瘦越好

俗语讲"有钱难买老来瘦"，因此很多人认为人老之后越瘦越好，越瘦越能长寿，这其实是一种由来已久的误解。

人进入中老年后，过于肥胖固然不好，容易引发多种心脑血管疾病，也不方便进行运动锻炼。但是不是越瘦越好呢？答案是否定的。曾有一项健康调查显示，体态在中等偏胖，即形体丰满的中老年人，健康状况最好，也最长寿。

这是因为，丰满的人营养状况一般都会比较良好，对疾病和恶劣环境的抵抗力、免疫力都较强。而如果人过瘦，虽然心血管的压力小，但是营养状况比较差，机体免疫力不高，就容易患有疾病，而且瘦人的耐力和恢复能力也比较差，患有一些小病如感冒等不易康复，还容易诱发其他疾病。

⊙温馨提示

中老年人应当全面补充多种营养，增强抵抗力，不能简单用胖或瘦来衡量健康状况。

中老年人标准体重的计算方法为：男性标准体重（千克）= 身高（厘米）-102；女性标准体重（千克）= 身高（厘米）-105。

老年人应少吃甜食

尽管糖分是提供人体热量的主要能量来源，是人体不可或缺的营养物质，但是过多食用就会促使肝脏产生过量的中性脂肪，并进而转化为皮下脂肪，使人产生肥胖。而肥胖是引发多种心血管疾病、糖尿病的一个重要因素，老年人心血管功能本来就大大降低，又比较缺乏锻炼，多吃甜食就更容易引发肥胖，导致疾病。

因此，老年人应当尽量少吃甜食，并保证清淡的饮食。

⊙温馨提示

老年人少吃甜食，但并非不能吃甜食。有的老年人完全不吃甜食也是不对的，这样会导致对大脑的供能降低，同样损害健康。

老年人饮食宜清淡

老年人的味觉退化，吃东西总感到没有味道，喜欢多放盐，这是不对的。盐分是人体必需的营养成分之一，不过老年人的饮食，应当尽量保证清淡，不宜过咸。

中医认为：盐入肾经，适量可补肾，为人所必备；而多食则伤肾损肾，使人早衰。食盐过多会导致多种疾病，如心脏病、肾脏病、高血压、肝硬化等。老年人肾功能降低，多吃盐更容易损害健康，会引发水肿和加重心肾负担，更易患上以上疾病。

因此，老年人应当慎吃咸食，尤其是患有脏器疾病的人，更以少食盐为宜。

⊙温馨提示

"少盐益寿"，老年人每日的盐分摄入量应当在 4 克以下。

老年人适量吃鸡蛋有好处

由于鸡蛋中胆固醇含量较高，所以很多人都认为老年人不能吃鸡蛋。其实这种说法是没有科学根据的。

首先，体内胆固醇的含量只有在长期超过正常水平的情况下，才会对人体产生危害，如影响血脂、危害心血管系统等。只要摄入量适当，一般不会造成不良影响。

其次，胆固醇在人体内发挥着重要的生理作用。胆固醇是生物膜的重要组成部分，同时也是合成肾上腺素、性激素的主要原料，并参与维生素 D 的合成。

再次，除了胆固醇外，鸡蛋中还含有其他多种人体所必需的营养成分，如优质蛋白、多种维生素、矿物质等。而且，鸡蛋中含有丰富的卵磷脂，对维持记忆力、分析及思维能力具有重要作用；鸡蛋中还含有光黄素和光色素，可预防癌症和老年痴呆症。

⊙**温馨提示**

适量吃些鸡蛋有益于人体健康。正常人每天吃1个鸡蛋为宜，以免蛋白质和胆固醇摄入过量；血脂偏高的老年人、糖尿病或心血管病患者每两天吃1个鸡蛋比较合适。

老年人不宜过多食用蛋白质

蛋白质是组成人体细胞的基本物质，占人体体重的15%～20%，可以说，是人体所需的最重要的营养物质之一。不过，在平时摄入蛋白质的时候，还是要注意适量的原则，而且老年人尤其需要注意。

蛋白质对人体一般没有什么直接损害，但是有两点间接的影响，却可能损害健康。其一，摄入蛋白质过多，会造成体内钙质代谢的增加，从而使人缺钙。老年人本来就存在钙质不足的问题，如果大量食用蛋白质食物，容易引起骨质疏松症，还可能导致骨折。

其二，过量蛋白质的消化吸收，会对肾功能造成一定的压力。老年人肾功能减退，再过多摄入蛋白质，会给肾脏带来比较大的压力，从而容易引发肾脏疾病，导致肾功能进一步受损。

⊙**温馨提示**

老年人一般通过正常饮食就能够满足身体对蛋白质的需要，不宜再额外食用蛋白质含量高的食物。

老年人不宜多喝酒

有些人喜欢饮酒，进入老年后，这一嗜好仍然保持，并且由于空闲较多，经常自斟自酌，自得其乐。不过健康专家提示，老年人常喝酒、多喝酒对健康不利。

这是因为，酒精对人体有一定的伤害作用，对老年人尤甚。它可以使血压增高，心跳加快，增加心脏的耗氧和负担，容易引发心肌缺血，使人出现心绞痛、心律失常和心肌梗死等病症，还可能导致体质较弱或患有心脏病的人发生心脏衰竭。另外，酒精还会加剧钙质的流失，从而加重老年性骨质疏松和骨质钙化减少。

老年人多喝啤酒危害更大，因为啤酒中尽管酒精含量较低，但是却含有一定量的铝成分，过量喝啤酒，会造成铝质在体内的堆积。老年人肾功能下降，排毒能力弱，就更容易受到铝的毒害，导致精神异常和痴呆。

老年人多喝咖啡对健康不利

有的老年人由于年纪大了，记忆力明显下降，老是忘事。为了使大脑保持清醒，并使精神振奋，就经常喝咖啡。其实，喝咖啡对老年人的身体健康十分不利。

研究表明，人在一生中都面临缺钙的问题，尤其是到了老年时期缺钙更加严重。这主要是由于老年人消化功能衰退，而且每餐进食量很少，每天从饮食中吸收的钙不多，但机体对钙的需求量却逐渐增多，从而导致体内的钙远远不能满足机体代谢的需求。

咖啡中的咖啡因有利尿作用，会增加钙的排泄，而且会阻止胃对钙的吸收，可将人体吸收的钙减少一半。如果老年人经常喝咖啡，就会加剧体内钙的缺乏，加速骨质疏松症的发生，引起骨硬度下降，容易发生骨折。据有关统计资料表明，经常喝咖啡的人容易在 55 岁之后发生各类骨折，其中 60 岁以上的女性约有25%患有骨质疏松症。

⊙温馨提示

老年人不宜多喝咖啡，想要提神醒脑，可以多喝清茶，同时要注意多吃含钙量高的食物，如豆类、牛奶、海带等，以避免骨质疏松症的发生。

老年人应注意清晨饮水

有的老年人不太注意清晨饮水，认为早上刚起床，也不口渴，没有必要喝水。其实不然，早晨起床后喝一杯水，对老年人的身体健康具有重要的意义。

这是因为，老年人随着年龄的增长，体内固有的水分含量越来越少，皮肤干皱，肌肉萎缩，本来就有生理性的脱水现象。而在经过一夜的睡眠之后，由于新陈代谢的作用，通过呼吸和体表蒸发，身体又会丧失大量的水分，就会使身体的脱水现象更加严重。这就会导致血液黏稠度上升，流动缓慢，很容易造成血管的堵塞，形成血栓和粥样硬化，从而引发心脑血管疾病。有调查显示，早晨7点钟左右刚刚起床的时候，是心脑血管疾病的"高发期"，也是老年人一天中最危险的时期。

而起床后喝一杯水，就能够相当有效地稀释血液，降低血液黏度，促进血液的循环，防止心脑血管疾病的发生。

另外，清晨饮水，还有助于排泄，促进肠胃蠕动，能够缓解便秘，并通过排泄大小便尽快将代谢废物排出体外，避免对身体造成毒害。

老年人不宜睡眠过多

老年人体质较弱，平常活动少，所以不少老年人喜欢没事就在床上躺着，认为多睡觉、多休息对健康好。这其实是一个认识上的误区，老年人不宜睡眠过多。

因为久卧不利于新陈代谢的进行，并会使血流减慢、血液的黏稠度增加，从而容易诱发脑血栓、心肌梗死等心脑血管疾病，危害老年人的健康。而且，睡眠时间过长，相应地就会减少运动的时间，缺乏锻炼会使本来就弱的体质健康状况更加不好，容易导致各种疾病的发生。

另外，老年人睡眠时间太多，睡眠质量就会不好，还容易造成全身酸懒、精神不振，起床后会无精打采。这种精神状况，对老年人的健康也是一个隐性的伤害。

⊙温馨提示

"久卧伤身"，老年人更不宜久卧，要加强锻炼，保持健康的体魄和精神状态，才能拥有高质量的生活。

老年人睡觉时不宜仰卧

老年人睡觉时仰卧是一种不正确的睡眠姿势。

这是因为，人上了年纪，口腔中咽喉处的软组织就会变得十分松弛，在仰卧睡觉时，就会随着人的呼吸气流堵塞呼吸道，从而导致出现呼吸困难。老年人在睡眠中处于这种缺氧的状态，不但影响睡眠质量，而且会使动脉壁的内皮细胞通透性增强，血管壁内膜下的脂质沉积，促使动脉粥样硬化的形成，从而会使高血压、冠心病的发病概率增加。

⊙温馨提示

老年人正确的睡眠姿势是侧卧，而且最好是右侧卧。

老年人不适宜饭后锻炼

在饭后进行适当的锻炼，对于普通人来说的确有助于食物的消化和吸收。不过对于老人，尤其是心血管功能不太好的老人，这句话却并不适用。

这是因为，在饭后人体中的血液有很大部分聚集到胃部协助消化，而大脑中的血量则相对减少，在饭后人们往往感到疲劳思睡就是这个原因。老年人的心脏功能减弱，血管硬化，血压调节功能会出现障碍，因此在饭后容易引发血压降低。如果在这个时候立即活动，就很容易发生低血压性症状或者因为脑部供血不足而昏厥，发生生命危险。

老年人最好在饭后 1 小时左右进行活动。

老年人不适宜晨练

很多老年人有晨练的习惯，认为这个时候锻炼身体效果最好。其实不然。

老年人早上锻炼身体的危害，一方面来自于早晨的空气。因为早晨近地面气温较低，大气压强较高，污浊的空气和杂质无法散入大气而被气压压在近地面，这个时候锻炼身体，会吸入大量的有害物质，影响健康。

另一方面则来自于老年人自身的身体特点。老年人随着年龄的增长，身体中的水分含量本来就在逐渐减少，而经过一夜的睡眠后，体内水分大量流失，早上起床时，身体更是处于极度的缺水状态，这个时候血液的黏稠度最高，流动性最差，血压也最高。而如果此时进行晨练，很容易造成血栓形成，引发心脑血管疾病。

⊙温馨提示

老年人应当改变晨练的老习惯，最好把锻炼时间调整到晚上，并根据自身的身体状况选择合适的运动项目。

老年人早晨醒来后，一切动作都要掌握"慢字诀"，切忌动作幅度过大。

早晨起床后，喝一杯温开水或牛奶，既有益于促进新陈代谢，又能够起到稀释血液的良好作用。

高龄老人应拄拐杖

拐杖是老年人的"第三条腿"，是老年人常备的辅助用品。不过有的老年人认为拄拐杖是服老的表现，而且不利于下肢的锻炼，因此拒绝拄拐杖。这种做法其实不利于健康。

老年人上了年纪，腿脚会不太灵便，经常容易摔倒，从而造成骨折,不但会导致生活上的不便,而且对整个体质都会有很大的损害,因此老年人防摔防骨折是很重要的。而平常行走的时候拄拐杖的话,三点着地,能够很好地增强稳定性,从而有利于防止摔倒。

另外,拄拐杖并不会有碍锻炼。因为手拄拐杖,只是增加了一个辅助行走工具,并不影响双腿的正常行走和全身的运动,而且,在过一些崎岖不平的地方的时候,依靠拐杖支撑,还能够锻炼臂力。因此,拄拐杖和锻炼身体并不矛盾。

⊙温馨提示

高龄老人出门,应当带上一根拐杖,以协助行走,起到保护的作用。

选择拐杖有一定的讲究,应当根据老人的身高,选择大小合适而且重量轻,质地坚硬的竹、木、藤质拐杖。

老年人应避免回头太猛

老年人回头太猛是一种很有危险性的行为,应当有意避免。

这是因为,人在回头太猛的时候,颈椎动脉会因为头部的突然猛烈转动而变得狭窄细小,颈部的交感神经也会受到刺激,从而导致脑血管发生痉挛。这样就会使脑部的供血量突然减少,流速突然变缓,这对正常人及青年人都会有一定的危害。而老年人血管脆弱,不少人还患有心脑血管疾病,这种动作的危险性就更大,轻者可能引发暂时性的脑缺血,使人出现头晕、恶心、呕吐、耳鸣等症状,重者则可能形成椎动脉血栓,形成偏瘫。

⊙温馨提示

老年人要回头时,应当先站住,然后慢慢转过身来,头随身子一起转过来。

老年人不应常穿平底鞋、拖鞋

老年人不宜常穿平底鞋或者拖鞋。这是因为,人在上了年纪以后,足部的韧带和肌肉会发生相应的退行性病变,足弓的弹性和弧度降低，以至于形成平足，全脚掌着地，防震能力大幅度下降。这样，如果常穿平底鞋或者拖鞋，行走久了，就会对腿脚关节、脏器以及大脑产生震荡影响，会给身体健康带来伤害。

另外，平底鞋和拖鞋对脚腕、脚踝的保护功能也很不好，老年人腿脚不灵便，平衡性不好，容易摔倒，穿着平底鞋或拖鞋，很容易导致脚腕、脚踝的损伤或骨折。

⊙温馨提示

老年人穿鞋，一定要选择软底带后跟的鞋，以减少行走时产生的震动。另外，还要充分考虑保暖、防滑等因素。

老年人不应忽视无痛性疾病

一般疾病都会有一定的症状表现，使人感到疼痛或者不适，也往往只有这种有明显症状的疾病能够引起人的重视，而对于那些症状很不明显的无痛性疾病，人们大都不太在意。其实，这是很危险的。

老年人是这类无痛性疾病的最大受害者。这是因为老年人由于生理功能的衰退，对疾病的反应也会变得迟钝。有一些病症，在早期是无痛性的，但到了中晚期就开始引发人体的不适，而由于老年人痛感的消退，等到意识到这类疾病时往往已经进入晚期，治疗难度已经比较大，贻误了治疗的时机。

因此，老年人应当提高警惕性，一旦身体出现异常，应及时到医院检查。

⊙温馨提示

老年人应当定期检查身体，确保对疾病早发现、早治疗。

老花眼突然不花不是返老还童

有的老年人带了一段时间老花镜后，忽然发现摘掉眼镜一样能看得清楚，由此往往误认为这是返老还童般的奇迹，十分高兴。其实不然，这不但不是返老还童的标志，反而可能是老年性白内障的信号。

老年性白内障有比较长的潜伏期，一般在中年以后发生，并逐渐加重。在早期的时候，它不易被察觉，向中晚期过渡的时候，反而还会出现视力暂时提升的现象，这是由于白内障会引发晶体吸水膨胀，晶体增厚之后，本身就能起到老花镜的作用，因此人会感到视力"突然好了"。然而很快，膨胀的晶体会把虹膜向前推，使前房变浅，前房角变窄，并伴生青光眼，最终可能导致失明。

⊙温馨提示

当发现老花眼突然不花时，不要盲目乐观，应认真对待，及时到医院检查。

老年人也可以过性生活

有人认为，进入老年再继续过性生活会导致精力衰竭，影响健康，因此主张老年人"绝性"。这其实是一种错误的认识，老年人过性生活不但对健康无害，反而还会有利于身心的健康。

人在进入老年后，身体功能的确会出现一定的衰退，但是性欲作为人的两大欲求之一，并不会消失，而且人的性功能在进入老年后衰退的速度也是相当缓慢的。就男性而言，睾丸的萎缩速度很缓慢，而且精子的数量与成活率仍很高，性能力与青年人相比，也只是勃起缓慢，硬度稍差而已；而在女性方面，由于绝经后可以不再担心怀孕，往往性欲还会更强一些。

而且，老年人定期过性生活，并不像有些人担心的那样，会导致精力耗竭，相反会激发老年人的生命活力，使精力更加充沛，也有益于心理的健康和增添生活的快乐。

⊙温馨提示

一些人在进入老年后，性功能下降很快，这并不是生理因素，而是心理因素在作怪。老年人应当放下心理包袱，认识到性爱是正常的也是必要的。

老年人不宜大量服用利尿药物

人进入老年后代谢功能下降，为了促进排泄，有些老年人大量服用利尿药物。健康专家提醒，这种做法是不科学的，利尿药物可以服用，但是不应过量。

这是因为，大量服用利尿药物，尿液排出量增多，就会使体内水分流失严重，血液浓缩，由此可能导致血栓，诱发心脑血管疾病，对老年人的健康极为不利。

⊙温馨提示

老年人体内生理水分含量低，时常处于失水状态，因此老年人日常应当多饮水以缓解机体失水，这也有利于新陈代谢的正常进行。

老年人骨质疏松不能只补钙

骨质疏松是老年人的常见病，它是由于缺钙引起的，因此很多老人在患上骨质疏松之后，往往认为只要大量补钙，吃钙片，就可以缓解病情。这实际上是一个误区，单纯补钙并不能有效治疗骨质疏松。

这是因为，人体对钙的吸收是否充分，并不仅仅在于摄入钙质的多少，而且还需要维生素 D 的参与。人体中只有含有了丰富的维生素 D，才能够促进小肠对钙的吸收，维持人体内钙的正常浓度，并进而促进钙在骨骼中的沉积，增强骨质。如果维生素 D 缺乏，即使服用再多的钙片，也只会造成钙质的大量流失，补钙效果不显著。很多老年人正是因为营养不均衡，缺乏维生素 D，才导致骨质疏松。

因此，老年人治疗骨质疏松，不但要补钙，更要注意维生素 D 的补充。

⊙温馨提示

维生素 D 可从乳品、蛋类、动物肝脏食品中摄取。

定时进行日光浴和加强户外锻炼，对体内维生素 D 的合成也很有帮助。

老年人便秘吃泻药不足取

老年人活动量少，肠胃蠕动缓慢，食物和残渣不易向下推进，故而容易发生便秘。有的老年人习惯通过吃泻药来缓解便秘，这其实不利于健康。

这是因为，尽管吃泻药可以暂时缓解便秘，清空肠胃，但是老年人的身体中水分含量本来就少，如果常吃泻药，随着排泄的增多，最终排出的大部分都是水分，这就会造成体内水分的进一步损失，使肠胃更加秘涩，从而更会加重便秘，导致恶性循环。

⊙温馨提示

老年人治疗便秘应当从根本上着手，平时要注意生活应该有规律，饮食有节，并注意多喝水，保证身体水分充足。另外还要加强锻炼，促进肠胃功能，并养成定时排便的习惯。

老年人不宜坐着打盹

春天容易使人犯困，尤其是老年人，爱闭目养神，经常坐在椅子上就打起盹来。这种习惯对老年人是极为不利的。

老年人坐在椅子上打盹时心率变慢、血管扩张、血流缓慢，流入各脏器的血液相对减少，很容易导致脑供血不足，醒来后会感到全身疲倦、头晕、腿软、耳鸣、视物不清，这时如果马上站起来行走，很容易因上身失去平衡而跌倒，甚至发生意外事故。另外，坐着打盹入睡后，体温会比醒着时低，极易引起感冒，进而诱发其他疾病。

⊙温馨提示

老年人要注意不能坐着打盹，有睡意时，应平卧或侧卧休息。

白天打盹可补充夜间睡眠的不足，有利于健康，但打盹的次数不宜多，时间也不宜太长，一般白天打盹 2 ～ 3 次，每次 10 ～ 15 分钟为宜。

老年人不宜经常染发

不少老年人为了看上去年轻一点，喜欢经常去染发，以此保持"青春"。这种不服老的心态可以理解，但是需要注意的是，染发有害健康，不宜经常染发。

染发的危害主要来自染发剂。染发剂中含有多种化学物质，其中一种名为对位苯二胺的氧化物质，可以和头发中的蛋白质发生反应，形成完全抗原。常染发的人，常常会由于这种抗原效应而发生皮肤过敏，导致头皮的红肿、刺痒，严重者甚至会造成头皮和脸部肿胀，并引发化脓感染。有的人长期经常性地染发，还可能导致细胞增生，发生癌变。

⊙**温馨提示**

人老发白是一种正常的生理现象，没有必要过分掩饰，身体的健康和精神的矍铄，才是老年人更应当追求的。

老年人不宜滥补营养

现在送礼都兴送健康，逢年过节，家里的老人都会收到很多补品，儿女们往往认为老人吃补品越多，补充的营养就越多，身体也会越健康。实际上，这可能是好心办了坏事，老年人多吃补品未必对健康有利。

这是因为，尽管补品对人体健康有益，能够强身健体、延年益寿，但是这个有益健康是有前提的，那就是必须要对症滋补，缺什么补什么。如果选择滋补品没有明确的补养方向，乱补滥用，则不但会浪费钱财，还会对身体造成危害。比如人参具有大补元气、止渴生津、安神增智和补脾益肺的良好功效，能够增强人体的气血运行和多种器官的功能，对久病体虚、元气亏损的人滋补大有裨益。但是，如果血气旺盛的健康人吃了，却会适得其反，虚火上升，会造成脱发、水肿、口舌生疮、鼻出血、胸闷厌食、二便焦躁等症状，甚至还有导致血压升高的危险。老年人体虚，体内营养本来就不太均衡，如果乱吃补品，很可能适得其反，危害健康。

另外，老年人身体各器官功能减退，尤其是消化吸收功能，进补的时候也须注意循序渐进地缓补，而不是补品吃得越多越好。因为如果吃得太多，但消化吸收不了，即使补品对症，进补的效果也未必好，反而过犹不及。

老年人适量吃坚果有好处

榛子、杏仁等坚果含有高脂肪、高热量，一般老年人都会敬而远之。不过营养专家指出，实际上，老年人适量吃坚果，不仅不会造成脂肪、热量过剩，还可以健脑、减缓视力衰退，对健康很有益处。

一般把杏仁、腰果、榛子、核桃、板栗、开心果、花生、葵花子等坚果类食品统称为"八珍"。"八珍"中含有大量的不饱和脂肪酸和十几种重要的氨基酸，还有对大脑神经细胞有益的 B 族维生素，另外，维生素 E 及钙、磷、铁、锌等的含量也较高，这些物质对缓解脑细胞衰老，改善健忘症状都很有帮助。

另外，咀嚼对保护视力也有一定的作用，老年人通常都吃一些较为柔软的食物，面部肌肉力量变弱，睫状肌对眼球晶状体调节功能降低，视力会随之下降。所以，食用坚果，并长期坚持对食物进行充分咀嚼，可减缓老年人的视力衰退。

⊙温馨提示

老年人适量吃坚果对健康有好处，不过毕竟坚果中的脂肪含量较高，不宜多吃，牙不好的老人也不宜经常食用。

第十二章

性保健

生完孩子后也可以过性生活

有的人认为过性生活就是为了生育，既然生了孩子，就没有再过性生活的必要。这种认识是十分错误的，这样做不但会失去人生中的一大乐趣，而且还会对健康产生不利的影响。

首先，性成熟期的男女，只要心理生理正常，就会有性的要求和冲动，过性生活不但是性欲的释放，也是心理和生理上的一种放松与释放。如果因为害羞或者别的什么原因而拒绝性生活，不但生理欲求得不到满足，心理上的需要也不会得到抚慰，长此以往，就会导致对生活的悲观和厌倦，心理上出现抑郁、消沉。

其次，据调查显示，长期不过性生活的人，其平均寿命比定期享受性生活乐趣的人要低。这份调查报告显示，在 25 ~ 40 岁的人群中，无性生活的人，其死亡率比性生活正常的人高 5%，而且其宫颈癌、肝硬化、脑出血、冠心病等病的发病率也明显要高于同龄的性生活正常者。

由此可见，性生活是人的一种正常生理活动，它的作用并不仅仅是生育后代，更是维持家庭关系、保持生命活力、维护身心健康的重要纽带。那种认为生了孩子就不过性生活、禁欲健身的观念都是错误的。

⊙**温馨提示**

性生活需要夫妻双方的全情投入才能美满，夫妻双方要确立性生活平等的观念，共同享受性的美满。

性生活应注意性反应周期

性生活不是一个人的泄欲，而应当是夫妻双方增进感情，共同获得快乐的美好时刻，因此，在性交过程中，就必须重视性的反应周期，了解对方的性感受，共同促成性生活的美满。

总体上说，男女的性反应周期都可以分为兴奋期、平台期、高潮期和消退期4个阶段，但男女在各个阶段的反映和表现是不同的。

兴奋期，男性阴茎充血勃起，女性阴道分泌物增多，乳头凸起。这一阶段是性交前的准备阶段，夫妻双方应当在这一阶段做好"前戏"，比如以甜言蜜语或热情的拥抱、互相亲吻、抚摸对方性器官和性敏感区等方式激发对方的性冲动。一般在这个时候，男性总是先于女性进入性兴奋状态，所以男性一定要耐心等待女性兴奋的来临。

在平台期，男女双方开始进行性交，这是整个性生活中持续时间相对最长的一个阶段，此时男女性器官充血显著，性感觉更加强烈。

高潮期是在经过平台期的性交后，快感达到高峰的阶段，也是最短的一个阶段，男性在此时期开始射精，女性阴道发生阵阵收缩，同时分泌物明显增多，精神高度兴奋。

消退期，男性阴茎迅速地疲软收缩，而女性的消退则缓慢一些，所以男性这个时候不要自顾自地倒头睡去，而是应当给伴侣以充分的爱抚和拥抱，让整个性交过程获得一个圆满的收场。

⊙温馨提示

了解双方的性反应周期，夫妻双方才能很好地配合，共同把性生活过得和谐、美满。

禁欲有利健康的说法不科学

民间历来有"一滴精，十滴血"的说法，认为男性性交射精会大伤元气，因此有的人主张禁欲，认为这样有利于延年益寿。

实际上，这种说法没有科学道理，禁欲不但不能延年益寿，而且还会对人体健康有害。

因为性生活是人的正常生理欲求，性生活得不到满足，性欲无从释放，对身心都是一种压力和负担。时间久了，人会因为无从排遣而感到抑郁和苦闷，形成消沉压抑的心理状态，对身体健康也会造成危害。

另外，有的人也过性生活，但是在未达到射精阶段的时候就停止性交，认为这样又释放了性欲，还保留了元气。实际上，这种做法的伤害更大。因为仅从生理角度看，性交而不射精，会给整个生殖系统带来压力，因为不射精，生殖器中的充血就不易消退，大脑皮质和脊髓仍长时间处于兴奋状态，这种状态保持长了，人就会感到十分疲劳，甚至比射精之后还疲惫。而且积血不能及时疏散，就可能进入前列腺和精囊，从而引发无菌性前列腺炎和血精等症，对健康产生严重的损害。

因此，禁欲有利于健康的观点是错误的，它不仅会损害夫妻感情、家庭关系，而且对禁欲者本身健康也是不利的，可谓有百害而无一利。

⊙温馨提示

要树立起积极科学的性观念，破除传统观念的束缚，在美好和谐的性生活中追求健康与快乐。

绝经并不意味着性欲终止

有的人认为绝经后的女性性激素分泌减少，性欲也就会随之降低和终止。这种认识其实是错误的，绝经并不是性欲消失的标志。

这是因为性欲是人与生俱来的一种生理欲求，从婴儿期到垂暮老年，只要人的生命活动不终止，性欲就像食欲一样，会伴随终生。性激素的分泌的确可以刺激性欲，因此处于性激素分泌高峰期的年轻人，性欲会格外强烈。但是性激素并不完全左右着性欲，人是一种高级动物，精神的需求与刺激更能激发性欲，因此，认为绝经后性欲终止的观点是错误的。

不少中老年女性在绝经后，性生活明显减少，这其实并不是性欲在消失，而是心理上的作用，认为人老了就不应该"风流"，不应该再过性生活，久而久之，就形成了一种心理暗示，从而抑制性欲，克制性生活。这种做法是不正确的，不但会使后半生失去生活中很大的乐趣，而且长期不过性生活，还会导致性器官的"失用性萎缩"，又反过来促进心理衰退，形成这样一个恶性循环，对人的健康是很不利的，容易导致衰老加速。

⊙温馨提示

对于性生活，首先要在心理上摆正位置，才能充分享受性爱。

中老年人同样需要性爱，这对健康生活是有重要意义的。

子宫切除对女性性征没有影响

有些人对女性生理不了解，认为子宫是女性最重要的性器官，切除子宫后女性的性征就会改变或消失。因此，在需要做切除子宫手术的时候，这些人往往十分顾虑。实际上，这种想法是由于知识的缺乏导致的，是进入了一个误区。

我们首先需要了解子宫的生理功能。它处于女性盆腔的正中位置，形似一个倒挂的梨子，其中中空，上部为子宫体，下部狭窄处为子宫腔，通过子宫颈与阴道相连。子宫壁分为3层：浆膜层、肌肉层和子宫内膜。子宫的主要功能就是在受孕期接受受精卵，使之着床、发育胚胎、孕育胎儿；此外，在非受孕期，子宫内膜每月脱落一次，形成月经。

由此可见，子宫与女性性征没有任何关系。其实，真正对女性性征起最重要作用的是卵巢，它负责分泌性激素和卵细胞。

性交时间并非越长越好

有些男性认为性交的时间越长，就越能让女方满意，也越能体现自己的男性"雄风"。这种认识其实是不正确的，性交时间并不是越长越好。

因为性交是男女双方共同的行为，如果男性只为了显示自己的男性"雄风"，一味延长性交时间，甚至延续到女性性高潮结束后，事实上这不但不能让女性得到快感，反而会产生不适，并心生厌倦，这样就会丧失性交应有的夫妻身心融为一体、增进感情、获取快乐的本来意义。

另外，性交时间过长也未必就代表男性性功能强。因为除了阳痿、早泄等男性常见病，迟泄和不射精也是男性可能出现的症状，如果性交半个小时以上还没有射精，甚至没有射精冲动，男性就应该及早进行相关检查。

一夜重复性交对身体有害

新婚夫妇往往因为对于性的好奇和追求快感，仗着自己身体强健，一晚上重复性交多次，这种纵欲的做法是不科学的，哪怕身体再强健，也会受到伤害。

因为进行性交对男女双方体力和精神的消耗都很大，进行完一次后，人就往往感到疲劳思睡，而如果重复性交多次，势必会影响到正常的学习工作，造成精神萎靡、腰酸背痛，记忆力、思维能力也会下降。

另外，重复性交还会对性功能造成影响。首先会加重男女性控制神经中枢和性器官的负担，造成透支性性支出，容易引发性疲劳，导致性功能衰退。其次，男性多次性交，会导致性器官的持久反复充血，容易引发前列腺炎、精囊炎等病患；女性盆腔长时间充血，会诱发盆腔综合征，引起腰酸腰痛和下身不适等症。

因此，过度性交对健康是不利的，也会妨害性生活的持久幸福。

健康常识全知道

新婚夫妇一般性交次数会高于普通人，但也要有意识地控制，一般应保持在 2 ~ 3 天性交一次，不宜一夜反复性交。

清晨不宜过性生活

有的人认为在清晨，人刚刚起床，精力旺盛，这个时候过性生活能够提高性生活的质量，是性交的好时机。其实不然，这种认识是错误的，清晨过性生活，对健康有害无益。

因为在性生活过程中，全身组织都处于兴奋状态，精神高度集中，势必会消耗大量的精力和体力。而在清晨性交后，人们得不到充足的休息，很快就要投入到工作学习中去，久而久之，就会导致身体的疲弱，容易患病。

另外，清晨刚起床的时候，人体内血液流动缓慢，血液黏稠，如果此时性交，身体器官在神经的刺激下迅速充血，会给心脏带来巨大的负担，不利于心脑血管的健康。

⊙温馨提示

性生活应当在晚上过，不但可以立即休息，恢复体力，而且夜晚温馨浪漫的气氛也更有利于性爱。

增加性交次数不能提高受孕机会

有些夫妇急于要小孩，就会增加性交次数，每天都性交甚至一天性交多次，认为多射精，女性的受孕概率也会越高。这种认识实际上是一个误解，是对这方面知识的匮乏导致的。增加性交次数，不但不能提高受孕机会，反而可能适得其反。

因为科学研究证明，精子在男性睾丸内发育成熟，一般需要 5 ~ 7 天的时间，也就是说，女性要受孕，起码要接收到在男性体内发育过 5 天以上的精子。而且，男性的精液中精子的数量，也是能否使女性成功受孕的一个重要因素，一般正常的精液中，每毫升大概有1亿个精子。而如果频繁性交，精子往往是在还没有发育成熟的时候就被排出体外，精液中精子的数量和质量都会大大降低，这样女性的受孕机会就会更低。

⊙温馨提示

不必特意增加性交次数以提高受孕机会，夫妻在过正常的性生活时只要不采取避孕措施，一般1年之内都可以使女方受孕。如果长时间无法受孕，应当及时去医院检查。

不可用性生活调节心情

有些人对性生活没有正确的认识，在心情不好、情绪低落的时候，经常借性生活来发泄自己的抑郁。这种做法无论对身体健康还是对性生活本身，都有很不好的影响。

心情不好的时候，人的大脑皮质往往会处于一种抑制的精神状态，在这种状态下性交，人的兴奋感不易被唤起，神经反射迟钝，因而性生活的质量肯定会很低下，甚至出现阳痿、早泄或者不射精的现象。而且，如果养成用性生活调节心情的习惯，总是在一种不良情绪下性交，久而久之，人体会形成一种情景反射，以至于慢慢演化成一性交就情绪不良的状况，势必会导致性生活的质量极低。

而且，性生活是需要夫妻双方共同参与的活动，如果一方带着情绪性交，缺乏对伴侣的爱抚和温存，也会导致伴侣的不快和抵触，由此容易引发婚姻破裂。

洗澡后不宜立即性交

有些人在性交前有洗澡的习惯，认为先清洁皮肤和性器官对健康有益。讲究卫生固然没错，不过洗澡后立即性交对健康却并不利。

这是因为，人在洗澡的时候，无论是洗热水澡还是凉水澡，都会使皮肤表皮血管扩张，血流量增加，人体血液就会有很大一部分集中到体表上来。可是在性交时，人的性器官由于兴奋，也会大量充血，这样性器官和体表的用血就会形成矛盾，从而导致全身血液循环的不平衡，由此不利于性健康，可能导致男性阳痿、射精无力和女性性冷淡等症状。

⊙**温馨提示**

患有心脑血管疾病的人尤其应当注意不要洗澡后立即性交，避免因血液循环异常而导致危险。

环境不良时不宜过性生活

有些年轻夫妻在过性生活时，有时会忽视周围环境的情况，这样对双方都可能造成伤害。

夫妻如果在不良环境中过性生活，会因缺乏安全感而提心吊胆。在嘈杂、污浊或暴风雷击之时、奇寒异热之中过性生活，会影响双方的精神状态或快感，甚至可造成男性患阳痿、早泄，女性则易患性压抑等病症。在肮脏不洁、杂乱不堪的环境中过性生活，还容易使男女阴部感染细菌而致病。

⊙**温馨提示**

夫妻同房应在幽静、整洁的环境中进行。

饱食不宜过性生活

"饱暖思欲"，有的人喜欢在吃完饭后立即过性生活，觉得吃完饭后体力充足，正是过性生活的良机。其实不然，饱食过性生活，是一种不健康的生活方式。

在饱食后，人的肠胃充血、饱胀，大脑及全身器官供血相对不足。这个时候过性生活，一方面会使肠胃血液充聚到性器官上，减少胃部血量，并妨碍肠胃正常蠕动，不利于食物的消化吸收；另一方面，由于大脑暂时处于缺血的抑制状态，也无法很快激发起性的兴奋，从而降低性生活质量，甚至导致性功能减退。

饥饿时不宜过性生活

性生活是一项体力和精力都消耗较大的活动，在心理和生理都高度兴奋的性交过程中，需要大量的能量提供。但是，在饥饿状态下，人的体力下降，精力不足，维持正常的身体功能运转都比较吃力，根本无法达到过性生活的要求。如果饥饿时勉强性交，不仅不会达到性满足，而且还易使人头昏眼花，四肢乏力，对健康会造成危害。

患病时不宜过性生活

患病时过性生活是一种不健康的生活方式。

因为在患病时，身体功能下降，体能与精力都处于亏损状态，如果此时过性生活，再消耗大量的能量，会使身体变得更加虚弱，导致抵抗力下降，有可能造成疾病的加重。而且，夫妻一方患病，在性交时也可能传染给对方。

另外，由于疾病的影响，还会对精子和卵子的健康造成伤害，而且女方患病后，子宫的内环境也会变得不利于受精卵的发育。如果此时过性生活而怀孕，就可能造成胎儿的不健康，甚至导致死胎、畸胎。

⊙**温馨提示**

性生活是一件浪漫温馨的事，人们应当用健康的机体、充足的精力去享受它，而如果仅仅为了泄欲而过性生活，甚至不考虑身体状况，性生活本身的意义就大为减弱，而且对健康和生育也有不良影响。

性交后不宜立即睡觉

男性在性交过程中精力消耗比较大，因此在性交结束后感到很疲劳，很多人一般都是性交结束后就翻身睡去。其实这种做法会造成性生活中的一个遗憾，那就是忽略了对女性的性抚慰。

这主要是因为男性和女性在性反应周期上有所区别，男性的性高潮来得快，消退得也快，一般在射精后，性高潮也就随之消退。但是女性的性高潮则恰恰相反，往往来得慢，消退得也很慢，从高潮结束到身心回复到常态，往往需要比较长的时间，在这段时间里，女性十分需要男性的温柔抚慰。男性只有充分照顾到伴侣的这方面需求，细心进行完这段"后戏"，整个性生活才能够称之为和谐圆满。

手淫有害健康的说法不科学

"手淫有害健康"的观念由来已久，民间甚至还有"一滴精，十滴血"的说法。不过，这些说法实际上只是一种想当然的认识误区，并不科学。

权威性学专家经过多年的研究发现，手淫与神经衰弱、精神分裂症、人格障碍等生理和心理疾病并没有直接的关系，也没有证据表明手淫对人体发育、智力发展以及性能力有明显的不利。从一些因手淫导致的心理生理障碍病例上看，大都是由于患者受到"手淫有害"的观念影响，又对自己的手淫行为欲罢不能，从而导致精神压力过大、有强烈的心理负罪感而造成的。

实际上，手淫是一种很正常与普遍的性自慰方式，大约有70%的男性和30%的女性都有过手淫的经历。而且，手淫甚至还可以被看作是性生活的"演练"，对提高性技巧和性能力也有一定的帮助。因此，完全没有必要为手淫而背上沉重的精神负担。

⊙**温馨提示**

手淫是正常的，但是，如果手淫无度，把自己搞得很疲惫，显然也是不好的。尤其是青少年，还是应当把精力放在学习活动上，不要过分手淫。

性交后不宜立即洗冷水浴或饮用冷饮

性交后切忌立即洗冷水浴或者饮用冷饮。

这是因为，性交时，人的精神高度兴奋，全身血液流动加快，耗氧增加，身体多处器官处于充血状态。如果这时突然用冷水洗浴或者饮用冷饮，使人突然受到冷的刺激，就会使血管急剧收缩，导致血液流动不畅，或在器官中形成滞留，从而危害健康，也会有损性功能。

另外，尤其是在夏季性交，人会因活动剧烈而大汗淋漓。这个时候突然受到冷水的刺激，皮肤毛孔会收缩关闭，会导致汗液无法排出和回心血量增加，从而增加心脏的负担。

⊙温馨提示

性交后不宜立即洗澡，如果大汗淋漓，可以用热毛巾擦拭，饮用温水，促进热量排出，使身体尽快恢复正常。

夫妻交流性体验有好处

不少人觉得性交是一件很隐秘的事情，自己的性感受更是隐私中的隐私，因此即使是夫妻，相互间也羞于启齿，很少交流性体验。其实这不应该，性体验的交流对于创造高质量的性生活具有重要意义。

因为性交是夫妻两个人的事情，双方都有从性生活中获取快乐的权利，如果在性交后没有及时的性体验交流，夫妻双方都无法准确了解对方对性生活的满意度，就很容易导致一方在性生活中的被动，久而久之，可能产生对性生活的厌恶和逃避心理，从而不但破坏了性生活应有的和谐，也会影响夫妻感情，导致婚姻破裂。

有性洁癖不利于性生活的进行

性生活中要讲究卫生，这是很重要的，有利于生殖健康的保护和性生活的持久和谐。不过，如果这种讲究卫生变成了性洁癖，则对身心健康有害无益。

因为，性洁癖并不是简简单单的过分讲究卫生，而实际上是一种心理疾病，患者多为女性。有的女性认为性交是一件十分"恶心"的事情，觉得精液等体液是"脏东西"，抱着这种心理进行性交，显然会在性生活中处于一种十分被动的地步，导致性生活质量的极端低下，甚至会引发对性交的恐惧，从而不但危害身心健康，而且也不利于夫妻感情，容易引发婚姻破裂。

⊙**温馨提示**

有性洁癖的女性应当及时去看心理医生，以免使自己的生活蒙上阴影，影响夫妻感情。

久别重逢不可急于过性生活

俗话说"久别胜新婚"，夫妻在经过长时间的分离后重逢，往往抑制不住性的冲动，急于过性生活。这种急切的心情可以理解，不过这种做法是有损健康的。

首先，夫妻久别，往往是一方因公外出，在外奔波劳顿，回家后身体还没有完全休整过来，仍处于疲劳状态，此时如果急急忙忙地过性生活，会对身体造成伤害。

其次，男女的性表现也有所不同。久别之下，男性的性要求会越来越迫切，重逢后性兴奋的程度更高，而女性则不一样，性的敏感度不是很高，久别后更需要的往往是男性的抚慰与温存。如果男性不考虑到女性的心理，回来后急于性交，一方面女性的准备不足，另一方面心理上也会存在抵触情绪，从而影响性生活的质量。

⊙**温馨提示**

男女久别重逢之后，男性应当给女性足够的温存与爱抚，使其心理上得到满足；女性也应当考虑到男性性方面的需求，做好性交的准备。

冬季性生活不宜过频

人是自然的一部分，行为举止也无时无刻不受到自然的影响。因此，夫妻双方应当根据自然界的变化调节自己的生命活动。其中重要的一个方面就是冬季不宜性生活过频。

这是因为，冬季阳气潜藏，寒气盛极，这个时候人体需要较多的能量来御寒过冬，如果不太注意控制性生活的次数，频率过高，恣情纵欲，就会使体内的阳气过多地外泄，身体的抗病能力就会下降，因此容易导致气虚肾衰，有损健康。

而且冬季本来就是万物潜匿的季节，人在生理上的各项功能也都不如其他季节活跃，性能力本来就会有所下降，如果再不注意控制次数，可能导致性功能的受损。

⊙温馨提示

冬季过性生活要有节制，最好根据双方的体质找到一个规律。

性生活不宜间隔时间长

有的夫妻认为，性生活的间隔时间越长，就越容易激发性欲，提高性生活质量。这实际上是一个认识上的误区。

因为，过性生活是人正常的生理需求，如果有意地压制性欲，使性欲得不到发泄，久而久之，就会使神经系统受到抑制，性的敏感度和兴奋度降低，不但不会"久别胜新婚"，而且可能导致性冷淡，对性生活失去兴趣。

妊娠期过性生活应多加注意

女性妊娠期是一个很特殊的生理时期，尤其是在妊娠期的前期和末期，这个时期过性生活一定要注意，要考虑胎儿的安全。

怀孕的头3个月，受精卵在子宫内膜着床，胚胎开始发育，但还"扎根不稳"，处于很不稳定的时期，这时如果性交不注意，很容易对子宫形成刺激，导致流产。在妊娠后期，就更需要注意，这个时候胎儿发育成形，孕妇腹部最需要保护，如果性交姿势不对或者用力过猛，则可能造成早产。

另外，在妊娠期过性生活，一定要注意性交的卫生，防止细菌通过性交进入子宫腔，引起感染，危害母亲和胎儿的健康。

⊙温馨提示

妊娠期可以过性生活，但是要有节制，并尤其要注意姿势与力度，不要重压女性腹部。

性交应注意卫生

有些人性欲冲动时就急于过性生活，不注意性交前后的卫生清洁，这是一种不良的习惯，会对健康造成严重损害。

不注意卫生，尤其是忽视对性器官的清洁，在性交过程中就容易通过性器官传染病菌。例如如果男性阴茎上附着有细菌或者污物，就可能带到女性的阴道内，从而造成感染，引发宫颈糜烂等女性常见疾病；而女性如果外阴不清洁，也可能使男性受到感染，引发包皮炎、龟头炎等。

另外，在性交后也应当及时清洁身体，将精液等性交时分泌的大量液体清除干净，以避免尿道感染和引发阴道瘙痒。

女性不可过早发生性关系

有些女性来月经后，就认为自己已经性成熟，发生性关系是正常的生理需要，并不影响健康。其实不然，这是一种错误的认识。

女性的发育较早，一般在十三四岁就会发生月经初潮，之后第二性征发育明显，乳房增大，臀部开始变得浑圆。但此时的女性还处于青春期，内外生殖器并未完全发育成熟。若是过早发生性关系，很容易引发一些妇科疾病。因为性交时势必会或多或少地将一些病原微生物或污垢带入阴道，而这时女性自身的防御机能较差，很容易造成尿道、外阴部以及阴部的感染。如果感染不能及时得到控制，则会向子宫、卵巢、输卵管和盆腔内扩散，引发炎症，甚至会导致终生疾患或不孕症。

另外，过早发生性关系，还会造成处女膜的过早损坏，也会使阴道更容易受到细菌入侵。

因此，女性尤其是青春期少女，一定要自珍自重，爱惜自己。

⊙温馨提示

性生活过早，不但会造成对健康尤其是生殖健康的严重损害，而且也会造成女性心理上的负担，可谓有百害而无一益。

女性在生理和心理各方面都发育成熟，适宜进行性生活的年龄，一般都在 20 岁以后。

中年女性应注意性心理调整

有些女性进入中年，忙于家务工作，对性生活开始抱持一种无所谓的态度，觉得可有可无。这是一种不正确的心理认识，不但会失去性生活的乐趣，而且对身心健康都很不利。

首先，整日忙于家务和工作，操心事多，人往往会感到很疲乏，回到家之后，如果没有性生活或者性生活处于被动，质量比较低，根本起不到调节身心的作用，就会使人感到生活无趣，情绪低落。久而久之，这种低迷的心理状态还容易影响到身体的健康，使人易患各种疾病，并加剧衰老。

其次，中年女性性心理失调，还会反映在外在，表现为不修边幅、衣着邋遢，不注意自己的形象。这对于女性来讲是很可怕的事情，不但会给外人留下不好的印象，工作容易受到阻碍，也很难激起丈夫的性需求，从而导致性生活质量的更加下降。

人到中年，性生活的意义不但没有下降，反而在维持夫妻情感、家庭稳定和个人心理方面，都具有了更重要的作用。因此，中年人尤其是中年女性，千万不能把性生活抛掷一边，这样不但对自己的幸福和健康有害，也不利于家庭关系的维系。中年女性要积极地调整自己的性心理。

中年女性调整性心理时，首先要对性生活的意义有足够的认识。

中年女性应当对性知识有主动的学习，在性生活上经常变换花样，增加性生活的新鲜感，提高性生活质量。

中年女性要注意保持自己良好的外在形象。

人工流产后不宜过早过性生活

人工流产后，不宜过早过性生活。因为人工流产大都采用刮宫和吸宫的方法，使胚胎组织与子宫分离，在这个过程中，阴道和子宫内膜会受到一定的损伤。如果过早过性生活，不但容易造成损伤的加重，延长恢复期，而且也可能因为性生活使细菌侵入伤处，导致阴道炎和子宫内膜炎的发生。

另外，人工流产一般也会给女性在心理上造成一定的伤害，如果过早过性生活，心理上对怀孕的恐惧还没有解除，容易导致性生活时的紧张和被动，不仅会降低性生活质量，还可能造成长期的心理阴影，导致一些反射性的性功能障碍。

人工流产后，最少应当在1个月左右，待恶露排尽之后再恢复性生活。而且性生活的频率也应有所限制，男性的动作要尽量轻柔。

避孕不会影响性生活

有不少人担心避孕会影响性生活质量，这其实没有什么科学道理。

避孕有多种方式，可以采用戴避孕套、服用避孕药、安放节育器等多种方式。其中，戴避孕套是通过阻止精子进入阴道和子宫来避孕，保险性最高，不过毕竟是一层隔膜，性交时的快感可能因此略有降低，但另一方面也能延长性交时间，如果性爱技巧控制得当，还是能够保证性生活的高质量的；服用避孕药、安放节育器的方法，对性快感没有大的影响，不过安全性不及避孕套，可能导致意外的怀孕。这些避孕方法，如果使用得当，都可以说是安全可靠的，使夫妻在享受性交的同时，不必担心怀孕，从而解除了不必要的心理负担和精神压力，不但不会影响性生活，反而会使性生活更加和谐与美好。

⊙温馨提示

如果是单纯追求性爱，而不为生育目的，还是应当采取适当的避孕措施，这样可以使人在性交过程中更放心，更大胆，只要不刻意进行心理暗示，一般是不会对性生活质量造成太大影响的。

哺乳期应避孕

有些女性认为哺乳期停经，不会怀孕，因此在性交时没有必要采取避孕措施。这种认识是不正确的。

这要从生理规律上来寻找原因。进入哺乳期后，由于脑垂体前叶需要分泌大量的催乳素，以促进分泌乳汁，因而相对地抑制了脑垂体分泌卵泡激素的作用，使卵泡功能受到抑制，无法发育成成熟的卵子。因此，在哺乳期，女性都会停止排卵和行经，不会受孕。但是，每个人由于体质的原因，月经的恢复时间都不同，无法确定明确的月经恢复时间，而且，更重要的是，并不是月经恢复后才开始排卵，而是排卵早于月经发生。因此，如果在排卵恢复而月经尚未出现的时候性交，还是有可能在不知不觉间怀孕的。

因此，不能因为哺乳期的停经就放松对避孕的警惕，尤其是产后1个月左右，尽管月经还没开始，但排卵可能已经恢复，此时性交就应当采取规范的避孕措施了。

⊙温馨提示

哺乳期的避孕，应当注意最好使用物理避孕方法，避免因为吃避孕药而影响乳汁的质量，对婴儿生长发育造成不良影响。

女性更年期不可忽视避孕

女性 40 岁之后进入更年期，卵巢功能开始减退，排卵、月经逐渐减少，失去规律，有些女性误认为这个时候已经基本不会受孕，因此在性交的时候忽视避孕。这种做法是不科学的，因为尽管更年期后，卵巢功能呈现衰退迹象，但并不代表排卵就完全结束，而只要有卵子排出，就有可能受孕。而且，调查显示，怀孕的年龄越大，畸形胎儿和葡萄胎的发生率也就越高，进一步向恶性肿瘤转变的概率也就越大。因此女性在更年期忽视避孕，很可能造成不良结果。

口服避孕药不可与常规治疗性药物同服

有的女性服用避孕药的时候不注意药物反应，时常与其他药物同服这种做法是不正确的。

因为避孕药也是一种化学药物，可能与药品发生化学反应，从而降低药效，甚至对人体健康有害。研究表明，含有青霉素、四环素、氯霉素、新霉素等抗生素的药物，会使避孕药的避孕作用降低；服用氢化可的松类激素药物和保泰松等抗风湿药会加速避孕药物在体内的代谢，也容易导致避孕失败；与利福平抗结核药物合用则可导致月经紊乱和阴道出血。另外，避孕药同样也可以使一些药物药效降低，比如服用降血压药、降血糖药时服用避孕药，就会使降压、降血糖的药物失去药效。

⊙温馨提示

避孕药种类多样，但成分与药理都比较接近，应当从说明书中了解或咨询医生相关禁忌药物，防止对健康造成危害。

口服避孕药受潮或变质后不可再用

避孕药受潮或变质后的药效往往会降低，并可能产生一些毒副作用，如果没有足够的认识照常服用，很容易导致避孕失败，还可能导致体内激素水平的突然改变，从而造成阴道出血和月经紊乱等不良反应。所以，一旦避孕药受潮或者变质，就不宜再服用。

⊙温馨提示

　　避孕药品要保存在干燥的瓶内，放在通风处。对于有糖衣包裹的药品，不要用手接触，以防糖衣受潮。

服用避孕药要讲方法

　　有的女性服用避孕药不讲究方法，往往在性交前服用一点，认为这样就能够有效避孕。这其实是一种错误的认识。避孕药的服用，应当严格按照说明书上的用法与用量进行，不可盲目。

　　这是因为，不同的避孕药，其服用方法与用量也会不同，有的避孕药药效较缓，需要长时间连续服用才能起到避孕的作用，如果只在性交前服用一两片，药量不足，很可能导致避孕失败。而有的避孕药却不可过量服用，否则不但可能杀死精子，还会对女性卵巢造成伤害，引起阴道出血等不良反应，严重者甚至会导致不孕。

长效与短效避孕药不可混服

　　有的女性在服用避孕药时，为了保证药效，经常同时服用长效与短效两类避孕药。这种混服避孕药的做法是错误的。

　　这是因为长效与短效的避孕药在药效、性状和服用方法上都有着很大的区别，如果混服，很容易导致用药过量，会对肝脏和生殖器官造成伤害，对健康的影响很大，甚至可能导致出现不孕的严重后果。

避孕不应依赖安全期

　　安全期是指每月女性排卵期以外的日子。这一时期，女性不排卵，精子与卵子没有结合的机会，所以女性不会怀孕。有些夫妻把安全期视为过性生活的最佳时机，认为此段时期绝对安全可靠，不会怀孕，因此放松了人工避孕的警惕，这往往导致避孕失败。

因为由于体质的差异，女性的排卵期并不是固定不变的，而且还会受到生活、环境、精神因素以及健康状态的影响而发生变动，因此绝对意义上的安全期是比较难以测定的。如果完全依赖安全期避孕，还是有一定的受孕可能性，尤其对于月经周期本来就不规律的女性，这种避孕失败的概率就更大。

⊙温馨提示

避孕不应完全依赖安全期，夫妻双方最好还是选择适合自己的最安全可靠的方法避孕，以免意外怀孕。

体外排精有害健康

体外排精避孕是指在性交即将达到高潮，男性马上要射精之际将阴茎随即抽出，将精液释放到体外的避孕方法。从理论上看，这种方法可以避免精子与卵子的结合，似乎的确能够起到避孕作用，但是实际上，这种避孕方法并不保险，而且对身体健康和性功能也有危害。

这是因为，首先，精子一般都是存在于精液中，并随精液一同在射精时排射出体外的，但是在性交过程中，经常会有少量的精液随着阴茎的分泌物作为润滑剂提前流入阴道，这种情况下，很容易导致避孕失败。而且，性交过程中，精神高度亢奋，有的时候男性高潮来临迅速，也可能因为来不及抽出阴茎而发生体内射精的"意外"，这就更容易使女性受孕。

另外，采用体外排精避孕，男女双方在性交过程中的精神都会高度紧张，准备随时抽出阴茎，这样就无法全身心地投入到性爱之中，影响性感受，使享受大打折扣。而且，在这个过程中，男性的精神压力最大，紧张的心理状态很可能影响到性功能，时间久了，就可能出现精神性的阳痿、早泄等症状。

由此可见，体外排精法是一种失败率相当高的避孕方法，而且对人的身心健康都有危害，相当不科学，不宜采用。

不可长期使用子宫帽避孕

子宫帽避孕是一种物理性的器械避孕方法，使用方便，因此受到很多女性的青睐。不过，如果长期使用子宫帽则会对健康造成危害。

这是因为，作为一种避孕器械，子宫帽的安放直接关系到避孕效果，有的女性安放子宫帽方法不对，安放不到位，很容易导致避孕的失败。调查显示，使用子宫帽避孕的意外受孕率在5% ~ 20%之间，可以说，可靠性并不很高。

另外，子宫帽并非无菌器具，在安放子宫帽的时候，很可能同时将细菌带入阴道，导致阴道受到细菌的感染。另外，因为女性的尿道短小，阴道内的细菌容易经尿道逆行侵入而引起泌尿系统的感染，从而引发尿道和膀胱的炎症。

因此，子宫帽不宜长期使用。一般子宫帽不可留在体内超过24小时，在体内停留过久，还可能会引发异味或使阴道分泌物增加。

⊙温馨提示

子宫帽的安放方法：首先，在子宫帽内、外和边缘位置涂上灭精膏，用手把子宫帽压成长形，或把子宫帽扣在导入器上，然后放进阴道内，直至子宫帽完全盖着子宫颈口为止，便可以放手或把导入器取出。

子宫帽保存：取出子宫帽后，应用肥皂及清水洗净及用干毛巾抹干，然后放回存放子宫帽的胶盒内保存。假如存放前想在子宫帽上涂上粉末，可使用面粉或米粉，但切不可用爽身粉或带香味的粉末，以免损害子宫帽或刺激皮肤。

采用尿道压迫法避孕不科学

尿道压迫法避孕是指在即将射精前，用手指压迫住会阴部的尿道，不让精液射出，以此达到避孕的目的。这是一种最不科学的避孕方法，不但失败率极高，而且对人体的危害巨大。

首先，在性交过程中，少量精液会作为润滑剂在射精之前流入阴道，其中的精子就有可能使女性怀孕。而且尿道压迫法十分不易于操作，如果压迫不及时或者压迫得不紧，也会造成精液流入阴道，导致避孕失败。因此，这种方法的避孕效果是很不好的。

其次，通过压迫尿道避孕，会使精液逆行，并潴留在尿道内，会导致尿道憋胀、灼热，容易引发尿道炎症。时间久了，还可能造成逆行性射精，即使不压迫尿道也无精液流出，从而导致不育症。

另外，采用尿道压迫法，男性要随时保持精神的高度紧张，把握压迫的时机，也容易影响神经中枢正常功能的发挥，导致性功能障碍。

忍精不射避孕不可取

不少男性在与伴侣过性生活的时候，为了防止女方怀孕，强忍着不射精。这种做法十分不可取，不但未必能起到避孕的效果，而且对自身健康极有危害。

因为，男女在进行性交的时候，性器官中都会分泌出部分液体以起到润滑作用，方便性交。男性生殖器中分泌出的液体，其中往往会含有少量精子，也有一定的概率能够使女性怀孕。因此，强忍不射精，并不能保证不怀孕。

另外，男性强忍不射精，对自身健康的危害巨大。首先，性交时射精是正常的生理现象，如果强忍不射，就会对射精功能产生损伤，久而久之，可能产生射精延迟、射精不力甚至不射精的症状。其次，强忍不射精还会诱发阳痿和前列腺炎，因为在性交中，男性性器官处于充血状态，正常情况下，在射精后充血情况会渐渐恢复，而如果不射精，就会导致过分充血而对性神经系统和性器官带来负担，易导致阳痿，前列腺也会因为长时间充血而引发无菌性前列腺炎。再次，性交时强忍不射，充血状况不能得到有效缓解，血液还可能进入精囊，并灼伤精囊的毛细血管壁，导致血精，出现精液血红、腰膝酸软等血精病症状，严重影响男性生殖健康和日常生活。

⊙**温馨提示**

　　避孕的有效措施是吃避孕药或戴避孕套，忍精不射是既不合理又不健康的。

第十三章

女性保健

女性不宜剃阴毛

有的女性在夏季喜欢剃阴毛，认为这样有利于保持阴部的干爽。其实不然，剃阴毛是一种不科学的做法。

阴毛作为人体自生的毛发，具有很重要的作用。首先，它作为女性阴部的第一道保护，起着阻挡细菌、杂质进入到阴部的作用，可以有效地避免感染。其次，在性交时，阴毛还能够减缓摩擦，保护皮肤，并起到缓震的作用，保护生殖器官。另外，阴毛能够为女性增添柔美的气质，更增性感。

如果剃掉阴毛，不但不利于阴部的保护，夏天的时候汗液还容易直接刺激外阴，容易引发炎症。

女性使用卫生巾应注意

卫生巾是现代女性日常必备的用品之一，但在卫生巾的使用上，很多女性没有明确的保健意识，这种疏忽是很不应该的。

经期女性的抵抗力较弱，阴道、子宫最容易受到细菌的侵害，而卫生巾在使用时都是紧贴在外阴上的，其卫生程度直接关系到女性健康。有的女性买回卫生巾来不注意存放，喜欢放置在不见阳光的抽屉、柜子里，这些地方大都比较潮湿，很容易繁衍霉菌，污染卫生巾。还有的女性在使用过程中不太注意，在拆封、抚平、粘贴之前不洗手，或者连续使用好几个小时，不注意及时更换。这些做法都可能对卫生巾造成污染，使卫生巾不再卫生，危害女性的健康。

作为一种贴身卫生用品，卫生巾的卫生必须得到保证，女性应当及时纠正一些错误的使用习惯。

购买卫生巾的时候，要注意购买正规厂家生产的产品。对于一些促销产品，应当注意其生产日期及有效期。

女性不宜用药物卫生巾

药物卫生巾是指添加了一定量药物的卫生巾，其中的药物大都能起到杀菌、保洁、保证阴部干爽的作用，可以在一定程度上防治各类妇科疾病。不过，药物卫生巾并非是所有女性都适宜的，因为人的体质各异，有些人的皮肤长时间接触药物，就会发生过敏性反应，从而出现外阴甚至阴道的瘙痒，药物反而起到了不良的作用。

使用药物卫生巾要谨慎，一旦感到不适，应当立即停用。

女性不宜久用卫生护垫

卫生护垫小巧轻薄，很受一些年轻女性的青睐。不过，需要注意的是，卫生护垫不宜久用。

卫生护垫与卫生巾不同，一般都是在月经前后白带比较多的时候使用，以保持阴部的清洁。但是，如果长期使用卫生护垫，则会使外阴局部的湿度和温度都大大增加，尤其是在潮热的气候中更加明显。这样就会给各种细菌和微生物的生长创造适宜的条件，而且还破坏了阴道的酸碱度，降低其局部的保护屏障作用，从而容易导致各种妇科疾病的发生。

另外，久用卫生护垫，还可能因为与皮肤长时间的摩擦而导致外阴部的皮肤产生毛囊损伤，容易引发毛囊炎。

女性阴道的健康需要保持一定的酸碱度和干爽的环境，长期用卫生护垫容易破坏恒定的 PH 酸碱度，并增大温度和湿度，对健康不利。

经期切忌过性生活

不少女性因为性知识缺乏或者难以回绝丈夫的性要求，在经期的时候也会偶尔过性生活，这种做法是不对的。经期过性生活，不但对女性健康有危害，也可能对男性的生殖健康造成影响。

因为在月经期间，子宫内膜处于剥离的状态，子宫颈敞开，而且由于经血的冲刷，阴道内的酸性环境也会被改变，杀菌能力减弱，这个时候，是子宫最为脆弱的时期。如果这个时候过性生活，阴道和子宫将会十分容易被细菌感染，引发子宫内膜炎、输卵管炎等病症。另外，性交时女性盆腔高度充血，也会导致经期延长。

而男性在性交时，生殖器也容易被经血感染而发生尿道刺激症状，影响生殖健康。

女性经期不宜游泳

炎炎夏季，有的女性有天天游泳的习惯，经期也不例外。这种做法很不合理，容易导致对健康的损害。

因为在月经期间，子宫内膜处于剥离的状态，子宫颈敞开，而且由于经血的冲刷，阴道内的酸性环境也会被改变，杀菌能力减弱，全身和局部的抵抗力都有所减弱，极易受到外界的感染。如果在经期游泳，阴道就很容易受到细菌的侵入，并引发子宫内膜炎、输卵管炎等多种妇科疾病。

另外，在经期保暖也是相当重要的，应当尽量避免冷刺激，而游泳池的水温一般都低于人体的温度，下水游泳很容易受到冷水的刺激，导致子宫和盆腔血管收缩，就可能引起痛经或者经血过少。

女性经期可适量进行体育活动

女性来月经是一种正常的生理现象，不过的确会给日常的活动带来一些不方便，因此不少女性往往回避在经期进行体育活动，认为此时运动不利于健康。这种认识并不正确，其实在经期也可以适当参加一些体育活动，而且对健康也是有好处的。

首先，经期适当地活动，能够促进体内新陈代谢，改善盆腔的血液循环。这有助于减轻盆腔充血所带来的下腹胀痛、下坠的不适感。其次，月经期间适当的体育活动，可以调节大脑皮质的兴奋和抑制过程，改善人体生理功能，对经期的顺利度过也大有裨益。另外，运动能够在精神上给人带来快感，使人心情愉悦，有助于调节经期的情绪。

由此可见，女性月经期间并非不能参加体育活动。不过，作为一个生理上的特殊时期，女性在经期运动也应当多加注意，尽量以进行舒缓轻松的活动为宜。

⊙温馨提示

经期的体育活动所应达到的效果是：缓解身体上的疲劳与不适，放松精神，避免引发月经功能性失调。

女性经期情绪波动不宜过大

有的女性在经期情绪不稳定，很容易生气动怒，这不但不利于人际交往，而且对自身的健康也是不利的。

在经期情绪如果波动过大，或者长时间处于兴奋状态，就有可能通过大脑皮质及下丘脑、垂体前叶、卵巢系统对月经产生影响，使月经不稳定，失去规律性，还会导致经血量增多或减少，甚至可能导致闭经的情况发生，对经期健康影响巨大。

⊙温馨提示

女性在月经期间要讲究心理卫生，保持积极乐观的生活态度。对月经要有科学的认识和平稳的心态，不宜过分担忧或紧张。

女性经期捶腰有害健康

女性在月经期间常会感到腰部酸痛无力，因此有的女性总是不由自主地捶打腰部，以缓解这种不适感。不过，健康专家提醒，经期捶腰对健康有害。

这是因为，在月经期间，女性全身和局部的抵抗力降低，子宫内膜处于剥离的状态，宫颈口微张，如果随意用力捶打腰部，对子宫内膜创面的修复不利，也会使宫颈口进一步松弛，从而延长月经时间，也容易使子宫腔受到细菌的感染。

另外，女性月经期间盆腔本来就处于充血状态，如果长时间地捶腰，会加快盆腔的充血，使血流增加，从而导致经血量增多，甚至出现血崩。

⊙**温馨提示**

经期出现腰酸腹坠等不适感是正常的生理现象，不必过分在意，要以平常心对待。

女性经期不宜拔牙

月经与拔牙，这看似是毫不相关的两件事情，其实不然，现代医学研究表明，月经期间拔牙有很大的危害。

这是因为，在月经期间，女性的血液凝固性低，唾液中的纤维蛋白溶解原的前体激活物增加，容易造成拔牙后伤口无法愈合，从而导致大出血。另外，女性月经期的抵抗力比较低，此时拔牙也会因为细菌的侵入而导致细菌感染，从而引发多种口腔疾病，导致面部出现持续性神经痛、局部淋巴结肿大、食欲下降、低热、张口困难、牙槽骨暴露及坏死等症状。

女性经期不宜唱歌

经期唱歌对嗓子的危害很大。

女性在月经期间，由于性激素的分泌发生变化，女性的声带会充血、水肿，分泌物增多，即处于一种比较脆弱的状态，外在表现为声音暗哑沉闷、音调变低，说话易疲劳。如果这个时候不注意对嗓子的保护，长时间地唱歌，就会使声带过于疲劳，导致对嗓子的伤害，甚至可能出现暂时失音的情况。

⊙温馨提示

女性在月经期间要适当调整说话发音的方式，尽量做到轻柔，以保护嗓子，不宜唱歌，也不宜大声叫喊。

女性经期不宜戴隐形眼镜

隐形眼镜轻便、实用，已经成为青年人的钟爱之物。尤其是女性，为了解除镜框对鼻梁和耳朵的压迫或为了保持自然面容，纷纷选择了佩戴隐形眼镜。但有的女性在经期也坚持佩戴隐形眼镜，这样做是不合适的。

因为女性在月经期间及月经将到的前几天，激素分泌会有起伏变化，眼压往往比平时增高，眼球四周也较易充血，尤其是患有痛经症的女性。此时如果戴隐形眼镜，会引发眼部不适，还会对眼角膜造成损伤。

女性痛经应引起重视

很多女性月经期间伴有痛经的症状，表现为下腹阵痛、有下坠感，腰髋部酸痛，随着月经的结束，这些不适反应也随之消失，因此大多数人认为这是一种正常的生理反应。其实不然，经常痛经可能是一种危险的信号，很可能与慢性盆腔炎和子宫内膜异位等疾病有关。

慢性盆腔炎会导致盆腔瘀血，并使输卵管内层黏膜因炎症粘连，严重者还可蔓延至盆腔腹膜、子宫等组织，最终导致这些器官组织广泛粘连，使管腔变窄或闭锁，使卵子、精子或受精卵的通行发生障碍，导致不孕。

子宫内膜异位症是在子宫腔以外其他部位生成的一种病变，它周期性发作，同样会造成盆腔内生殖器官粘连和输卵管阻塞，从而导致不孕症。

这两种病症大都会出现痛经的症状。其危害都比较大，如果前期不注意治疗，可能引发严重的后果。

因此，不能对痛经持无所谓的态度，应当及时就医。

⊙温馨提示

痛经包括原发性痛经和疾病引发的继发性痛经两类，一般人都是原发性痛经。痛经女性应当注意以下几点：注意经期卫生；少吃辛辣食物和刺激性食物；可以适当地运动，但要注意休息。

女性不宜经常冲洗阴道

有的女性比较注意阴部卫生，经常用水冲洗阴道，认为这样有利于清洁。这种注意卫生的意识是值得提倡的，但是这种做法值得商榷。

阴道是有自我清洁功能的，正常情况下，阴道中会分泌酸性物质，使阴道中的环境保持稳定的酸碱值，这种弱酸环境能够杀灭大量的细菌，从而保证阴道的卫生与健康。可是，如果经常用水冲洗阴道，就会破坏阴道中的环境，使酸碱度失调，反而为细菌的侵入提供了条件，结果适得其反。

另外，如果直接用自来水冲洗阴道，更会让自来水中的细菌及漂白粉等化学成分对阴道和子宫造成伤害，对健康的影响就更大。

⊙温馨提示

在大小便后清洗外阴是必要的，但除性交过后外，一般没有必要冲洗阴道。

月经期间，切忌用凉水冲洗阴道。

女性切忌用高锰酸钾洗外阴

高锰酸钾是一种强氧化剂，有杀菌功效，有些女性为了保证阴部的卫生，经常用高锰酸钾溶液清洗外阴。其实这种方法有副作用，因此不值得提倡。

因为高锰酸钾溶液在杀菌的同时，还因浓度的不同而具有一定的刺激和腐蚀性，并能够吸收水分，收敛皮肤。如果控制不好浓度或者经常使用高锰酸钾溶液，很可能就会对外阴皮肤和阴道黏膜造成伤害，而且还会吸收该处的水分，减少分泌物的渗出以及降低阴部湿度，造成皮肤的干燥起皮，使外阴出现干燥、灼热、瘙痒等不适症状。

另外，高锰酸钾溶液会使阴道内的酸性环境受到破坏，会损害阴道的自我保护能力。

⊙温馨提示

清洗外阴用清洁的温水即可，不宜用高锰酸钾溶液。患有阴道炎症的女性更应当慎用。

女性切忌用肥皂清洗阴部

女性在大小便后，应当及时清洗肛门、尿道口及阴部，以防细菌感染。不过，应当注意的是，在清洗的时候，不要用肥皂。

这是因为，肥皂具有强碱性，经常用肥皂清洗，不但会损伤皮肤，造成皮肤的干燥、瘙痒，而且更会杀灭阴道中的有益菌群，破坏阴道的酸性环境，使阴道的自我保护能力下降，女性因此更容易受到细菌的侵害。

⊙温馨提示

清洗阴部时，适宜使用清洁的温水，或者使用碱性较低的香皂，不宜使用肥皂。

女性用普通清洁物品洗乳房不科学

有些女性在清洁乳房的时候不太注意，喜欢使用肥皂或香皂等普通清洁物品。这是很不科学的。

因为在乳房上分布着丰富的皮脂腺和大汗腺，它们大量分泌油脂，形成油脂角化层，以保护乳房，尤其在女性怀孕期间，具有十分重要的作用。而如果经常用香皂类的清洁物品清洗乳房，就会通过机械与化学的作用洗去皮肤表面的角化层细胞，促使细胞分裂增生。如果经常不断去除这些角化层细胞，就会损坏皮肤的保护层，使表皮层肿胀，并引起局部的脱水干化，对乳房的保养不利。

⊙温馨提示

哺乳期的女性要注意用清水洗掉婴儿留在乳头上的唾液，以免酸性唾液对乳晕造成刺激。

育龄女性不宜吃棉籽油

在一些棉花产地，人们习惯把棉籽油当作一种植物油食用。棉籽油可以食用，但是应当注意适量，因为棉籽油中含有对人体健康不利的物质。育龄女性则不宜吃棉籽油。

这是因为育龄女性长期食用棉籽油，其子宫内膜及内膜腺体会逐渐萎缩，子宫也会随之变小，这就十分不利于受精卵的着床，容易引发不孕症。

女性不可盲目服用雌激素

随着年龄的增长，中年女性的雌激素分泌水平逐年下降，生理、心理因此都会受到一些影响，出现我们日常所说的"更年期综合征"。不少女性为了抵抗衰老，提高生活质量，喜欢服用雌激素，认为这样有恢复青春之功效。专家认为，适当地服用雌激素来保持体内激素水平正常是必要的，但是如果盲目服用，造成激素水平过高，则不但无益，反而有害，更不会有所谓的恢复青春之功效。

雌激素对女性有十分重要的作用，它能够促进子宫、阴道和输卵管的发育成熟，促使第二性征出现，维持女性的性功能。年轻女性一般会通过卵巢分泌足够的雌激素，因此不需要额外服用，但是如果一旦通过检查发现雌激素水平偏低，则一定要进行充分的补充。

进入中年的女性，雌激素分泌能力下降，不少人会出现雌激素水平偏低，容易导致衰老加速、骨质疏松和关节炎，性功能也会随之下降。一旦出现这种情况，也需要及时补充雌激素，尽管不能恢复青春，但是对延缓衰老、增强生命活力和提高生活质量都有重要的意义。

但是如果雌激素水平本来就正常，再盲目补充，就会适得其反。有调查显示，体内雌激素水平过量，容易使女性患心脏病和乳腺癌的概率上升，还可能导致痴呆。另外，患有一些妇科疾病的女性，也应当避免雌激素的过量，比如出现绝经后阴道流血、子宫内膜病变等症状的女性，如果服用雌性激素，不但不能治疗疾病，反而会使病情加重。

因此，女性服用雌激素一定要首先经过专门的检查，确定体内雌激素水平低下才适宜进行补充，不可盲目服用，以免对健康造成危害。

⊙**温馨提示**

准备补充雌激素的女性，一般要经过如下检查：宫颈防癌检查、肝肾功能检查、血脂血糖检查、妇科 B 超检查、乳腺检查等。

女性不可长期服用排毒养颜胶囊

排毒养颜胶囊用来治疗便秘、痤疮、色斑有一定的疗效，但是它并不是一种补品，并不能真正地排毒养颜、强身健体，不应该长期服用。

排毒养颜胶囊的主要成分是大黄,这是一味常用药,是许多中成药中的重要成分,它有通便去火的功效,便秘患者服用能够迅速起到利于排泄的作用。但是专家指出,长期服用大黄一类的药物,人容易对其产生依赖性,一旦停用,将会造成便秘、痤疮等病症的反复,甚至加剧病情。

怀孕年龄不宜过小

怀孕年龄过小是不科学的,不但影响胎儿健康,对女性的身体健康和生活幸福也没有好处。

首先,从健康角度考虑,如果过早怀孕,母亲身体不够健壮,就无法为胎儿提供充足的营养,妨碍胎儿的正常发育,并容易出现产程长、出血多、胎盘早剥等临产危险。而且由于孕妇自身还在成长发育中,过早怀孕,腹中的胎儿就会和母亲"争夺"营养,也影响母亲的健康。研究表明,女性的骨骼完全发育要在24岁左右,如果过早怀孕,母体骨骼尚未完全发育成熟,因而容易导致宫缩无力、胎位不正、产后出血等不良后果。

另外,女性过早怀孕生子,由于年轻,缺乏生活和育子的经验,仓促地成为一名母亲,不但影响正常的学习工作,而且也往往不能妥善地处理婴儿抚养和孩子教育的问题,会给今后的生活带来很多麻烦。

⊙温馨提示

过于年轻的女性,在生理和心理上都并不具备成为一名合格母亲的资格,不宜急于结婚生子,而应当珍惜年轻的时光,抓紧学习和工作,为将来的幸福打下基础。

女性的生育年龄,不应小于22周岁。

怀孕年龄过大有不利影响

女性怀孕过早不好，但是不是怀孕得晚就好呢？答案也是否定的。女性怀孕年龄过大，对胎儿和自身健康也有不利的影响。

女性年龄过大，尤其是到了35岁之后，身体功能就会有明显的退化。随着年龄的增长，卵巢功能衰退，卵子也逐渐老化，远远不及年轻女性的卵子健康，甚至还会出现染色体变异的现象。而且，孕妇年龄越大，身体的营养状况也往往越差，因此孕育出来的胎儿健康状况也会远远不及处于最佳生育年龄的女性所生育的胎儿。有调查显示，35岁以上的女性分娩出的孩子，发生先天性缺陷的概率较25～35岁之间的女性分娩的孩子多出2倍以上。

另外，年龄比较大的产妇，骨盆与会阴的弹性会有明显的减弱，骨盆关节灵活性差，子宫收缩力弱，分娩后的恢复期就会较长，也容易因为产后身体虚弱并发多种疾病，对健康不利。

⊙温馨提示

医学界研究认为，女性在24～29周岁之间是受孕生育的最佳年龄。

怀孕分娩要讲季节

国外曾有一项研究，对历史上的著名人物的出生月份进行调查，结果发现其中很大比例的一部分人是在4～5月份出生的，而由此推算他们的母亲都是在上一年的7～8月份怀孕。这一研究结果虽然并不足以表明4～5月份生育的孩子就一定是天资聪颖，但是的确说明4～5月正是分娩的最佳时机，而7～8月则是女性受孕的最佳月份。

7～8月份正是女性身体状态最好，补充营养也最方便的时节，此时受孕，对胎儿的发育非常有利。而孩子在4～5月份出生，此时正是春末夏初，风和日暖，气候适宜，方便新生儿的护理，也可以经常将婴儿带到室外接受光照和新鲜空气。而且此时分娩，母亲的身体也能够比较快地恢复，并为孩子提供充足的有营养的奶水。这一切对孩子的成长发育都是很好的，对于新生儿增强体质，抵御各种疾病都很有帮助。

由此可见，怀孕分娩的时节选择还是有很多讲究的，年轻夫妇们应当注意。

⊙温馨提示

怀孕的最佳时节是 7、8 月份，应当避开初冬或初夏。

婚后不宜急于怀孕

有的年轻夫妇结婚后就急于要孩子，这其实是一个误区。

因为新婚夫妇在结婚前后迎来送往，忙于交际应酬、布置婚礼，往往得不到良好的休息，体力消耗很大，忙得焦头烂额，身体和精神都处于不佳的状态，这时如果怀孕，对胎儿的健康会有不利的影响。另外，婚前婚后的交际应酬中，新婚夫妇都少不了饮酒，如果饮酒过多，酒精会对精子与卵子的健康造成破坏，甚至引发变异、不健康的精卵结合，会导致畸形儿、痴呆儿的出现概率上升。

因此，新婚夫妇不宜婚后立刻要孩子，尤其不宜在婚礼饮宴后的洞房之夜就要孩子。

⊙温馨提示

婚后，夫妻应当经过一段时间的休息和静养，待体力、精力都完全恢复后再要孩子。

旅游中怀孕不利于优生

有的夫妻在婚后的蜜月旅行中，没有进行适当的避孕，导致怀孕。专家提示，这种旅游中怀孕的情况不利于优生，应当尽量避免。

旅游中怀孕的不利条件主要表现在：首先，旅游中人们的体力消耗比较大，同时生活无规律，精神疲劳，容易患病。不良的身体和精神状况会降低精子和卵子的质量，如果此时怀孕，胎儿的健康情况势必会受到影响。其次，旅游中的卫生情况和饮食质量参差不齐，既无法保证身体尤其是生殖器官的清洁，又不能摄入充足的营养，体质下降，容易引发泌尿生殖系统的感染，对怀孕也极为不利。再次，休息不好对怀孕后的母亲和胎儿的健康都不利，加之精神紧张，很可能导致流产。

⊙温馨提示

怀孕对人的体能和精力要求都很高，在受孕时应当保证闲适的心情和充裕的体力，才能确保优生。

吸烟对优生极为不利

吸烟对健康本来就是有百害而无一利，而对生育健康的危害就更大。

女性吸烟对优生有着最不良的影响。因为香烟中的尼古丁有促使血管收缩的作用，孕前吸烟会导致子宫和胎盘血管的收缩，不利于受精卵的着床；香烟在燃烧中还会产生一种名为苯并芘的物质，会导致细胞突变，会对卵子造成伤害，增大畸形胎儿和痴呆儿的出现概率。另外，调查显示，经常吸烟的女性中有46%的人会发生月经紊乱，还有32%的女性会因此提前绝经，这些都对优生有极为不利的影响。

男性吸烟对生育也很不利，香烟中的有害物质会通过吸烟者的血液循环进入生殖系统，以使精子发生变异，也会增大胎儿出现畸形的危险。而且，男性吸烟，妻子往往受到二手烟的危害，吸入大量的焦油和尼古丁，同样会对优生产生影响。

因此，想要孩子的夫妻，怀孕前最好先把烟戒掉。

酒后受孕对新生儿不利

有些年轻夫妇不注意酒后避孕，结果导致受孕，这对胎儿的健康有很大的损害，严重影响下一代的正常发育。

这是因为，酒精进入人体后，会造成精子发育不全和活动能力差，这种精子如果和卵子相遇而形成受精卵，发育出的胎儿就不会健康，甚至出现畸形儿或痴呆儿。

女性饮酒对受孕的危害也很大，会损害卵子质量，可能造成新生儿的智力低下。

⊙温馨提示

夫妻在准备受孕之前，要做好充分的准备，减少饮酒量；准备受孕前1周，要完全戒酒。

停避孕药后不宜立即怀孕

很多通过服避孕药避孕的女性，简单地认为想怀孕的时候，停掉避孕药就可以立即受孕。专家提醒，这种想法不但是错误的，而且还是危险的，很容易对胎儿造成严重的身体和智力伤害。

这是因为，口服避孕药是一种化学药物，它的吸收代谢时间较长，并往往在体内形成残留。研究表明，常服避孕药的女性，体内残存的避孕药物成分，大概需要4～6个月的时间才能从体内完全排除。在这一段时期内，尽管避孕药的药物成分浓度已经降低，无法起到避孕的效果，但是却会对胎儿产生影响。如避孕药中常含有的炔雌醇和炔雌酮类药物，就可能造成胎儿的智力低下，发育迟缓。

⊙温馨提示

准备怀孕的女性，应提早停用避孕药，改药物避孕为物理避孕，最后1次服用避孕药与受孕应当间隔半年以上的时间。

去掉宫内节育器后不宜马上怀孕

有些女性平常使用宫内节育器避孕，想要怀孕的时候就拿掉节育器，并在短时间内怀孕。这种做法也是不合理的，不利于优生。

因为宫内节育器避孕尽管是一种副作用较小的物理避孕方法，

但是它的原理是通过干扰受精卵着床来避孕，长时间放在子宫中，对子宫内膜会有一定的物理伤害，可能导致子宫内膜的受创。如果拿掉宫内节育器后后马上就怀孕，子宫内膜创伤没有完全愈合，会对胎儿的生长发育造成不利的影响，会使胎儿出现缺陷，甚至出现畸形儿。

⊙**温馨提示**

取掉宫内节育器后，女性应该等过2～3次月经后再受孕。

避孕中怀孕应慎重考虑继续妊娠

有的夫妻由于避孕方式不当，意外怀孕，于是选择继续妊娠。这样做其实是不对的。

因为，无论在使用何种避孕方法时意外怀孕，都可能会对胎儿产生或大或小的不良影响。比如服用避孕药，药物中的成分会降低受精卵质量，这样的受精卵发育为胎儿后，很可能导致胎儿出现先天性的不足；用器械避孕，尤其是宫内节育器，也会对子宫内膜造成损伤，可能导致怀孕时出现自然流产、早产、死胎和胎儿发育异常等情况。

另外，避孕中怀孕也是一个很意外的事件，夫妻双方完全没有怀孕的心理和生理准备，这对以后的生活会造成很多麻烦。

所以，避孕中怀孕要确定胎儿一切正常后才能考虑继续妊娠。

接受 X 线照射后不宜怀孕

有的女性在医院接受 X 线照射后，不了解其对生育的危害，很快受孕，这对优生有很不利的影响。

因为尽管医用 X 线辐射强度较小，但是也能够在一定程度上杀伤人体内的生殖细胞。如果接受 X 线照射不久后怀孕，很可能由于不健康的生殖细胞而造成胎儿的先天性缺陷，导致畸形胎儿。

因此，育龄女性应当尽量避免接受 X 线照射，如果不得已接受照射则应当在一段时间内采取避孕措施。

⊙**温馨提示**

怀孕前4周必须避免X线照射。

已经怀孕的女性更不应接受X线照射，尤其是针对腹部的照射，否则会对胎儿造成伤害。

早产、流产、剖宫产后不宜急于怀孕

由于多种原因，有的女性怀头胎时会出现意外，造成流产、早产或剖宫产，但在产后她们又急于再怀孕。专家提示，这是一种错误的做法，对母亲和胎儿都不利。

经过早产、流产或剖宫产的女性，身体功能会出现紊乱，子宫等器官的功能不健全，而且会有损伤。如果不待身体功能恢复正常，在子宫内膜完全恢复健康前就急于再次怀孕，很可能导致怀孕期间发生子宫破裂等危险，再度造成流产。即使没有出现意外情况，由于女性身体功能尚处于紊乱状态，健康情况也不好，因此对胎儿的发育也不利。

⊙**温馨提示**

女性在早产、流产、剖宫产后，不应当急于怀孕，应该安心静养，经过一段恢复期后再怀孕。

孕妇进食不宜过多、过好

女性怀孕后，家人都会对其进行无微不至的照顾，在饮食上往往让孕妇多吃、吃好，认为孕妇是在"一个人吃两个人的饭"。这种做法其实不应提倡，孕妇的确要多增加营养，但并非是吃得越多、越好，对胎儿就越好。

据调查，近年来巨大儿的出生概率越来越高，究其原因，多是由于孕妇在怀孕期间摄入了过量的营养物质，吃得太多、太好，以至于使胎儿在腹中的时候就出现了营养过剩，使身体发胖。巨大儿不但会增加分娩的难度，孕妇容易出现难产、产后大出血等一系列症状，而且胎儿本身也不健康，很容易发生产后低血糖、红细胞增加和高胆固醇血症，在长大后出现肥胖、患心脑血管疾病的概率也比一般人要高。

⊙**温馨提示**

孕妇的进食要合理，一般比怀孕前多吃一点点就可以，不要吃得太多。

孕妇的进食最重要的是要讲究饮食的多样化，全面摄取营养，不可偏食。

对高热量食品和纯营养素如钙片、维生素片等不宜多吃。

孕妇应避免多吃酸性食物

孕妇在怀孕期间，经常会出现恶心、呕吐等妊娠反应，于是往往喜欢吃一些酸性食物来缓解不适。"孕妇喜吃酸"这种说法虽然由来已久了，但是这种做法其实是不利于胎儿正常发育和健康成长的，应当尽量避免过多吃酸。

因为酸性食物的刺激性比较强，大量食用尽管能够缓解妊娠的不适症状，但是却会降低孕妇体内的 pH 值，引起疲劳、无力，甚至罹患疾病，不利于胎儿发育。而且，胎儿发育时期，受到过多的酸性刺激，也可能造成畸变。

另外，有几类酸性食物是孕妇极不宜食用的，尤其是人工腌制的酸性食物如酸白菜、酸萝卜等，它们不但酸性大，刺激性强，而且由于在腌制过程中往往会形成大量的亚硝酸盐，亚硝酸盐在人体内易形成致癌物亚硝胺，因此对母亲和胎儿有巨大的危害。

⊙**温馨提示**

女性妊娠期间喜吃酸，可以适量选择既有酸味又营养丰富的天然食物食用，比如樱桃、杨梅、橘子、草莓、酸枣等，但不宜食用过量。

孕妇吃鸡蛋不宜过多

有的孕妇为了加强营养，大量吃鸡蛋，甚至一天能吃十几个。从健康角度讲，这种做法并不正确。

研究表明，人体对于营养成分的吸收能力是有限度的，并不是说营养食品吃得越多，身体所吸收的营养成分就越多。实际上，每天吃十几个鸡蛋身体所吸收的营养，与只吃三四个鸡蛋所吸收的营养差不多。过多食用，不但会造成营养物质的浪费，而且由于孕妇体质为热性，肠道干燥，体液不足，消化能力降低，而鸡蛋这种高蛋白质食物本身又难于消化，这就容易造成消化不良，并进而导致便秘、肠梗阻等肠胃疾病。

⊙温馨提示

孕妇吃鸡蛋不宜过多，每日 3 ~ 4 个即可。

孕妇吃鸡蛋，最好是将鸡蛋加工成为流质的鸡蛋汤或鸡蛋糕，更利于营养的吸收。

孕妇饮食宜清淡

有的女性口味重，怀孕后也喜欢吃咸。一般而言，妊娠期孕妇虽不需要禁盐，但是饮食也应当尽量清淡，要避免饭菜过咸。

这是因为，食盐摄入过量会增加细胞的外液量，引起水分的潴留，同时还会加重心脏的负担，加重血管内阻力，久而久之，就会使孕妇出现水肿、血压升高症状，甚至还会导致肾性高血压。

尤其是在妊娠后期，孕妇本身由于生理原因就容易出现水肿和高血压症状，如果再吃得过咸，食盐摄入量过大，就会使这些症状更加严重，危害母体与胎儿的健康。

⊙温馨提示

孕妇的饮食要注意清淡，每日的食盐量不要超过 5 克，进入妊娠后期尤其是出现水肿时，食盐量每日应控制在 3 克以下。

孕妇不宜常吃黄芪炖鸡

黄芪是一味有补肺益气功效的中药，同鸡一同炖食，不但美味，而且补益作用更好，适用于体虚病弱者补养身体。不过一些孕妇为了增加营养，也常常食用黄芪炖鸡，这却是错误的。

常吃黄芪炖鸡对孕妇健康不利，而且容易造成难产。首先，黄芪益气，有升提、固涩之功效，经常服用会干扰妊娠晚期胎儿的正常下降。其次，黄芪本身有"气壮筋骨、长肉补血"的作用，再加之鸡肉又是高蛋白的食品，两者协同滋补，会使胎儿的筋骨发育过早，从而容易造成难产。再次，黄芪又有利尿作用，能促进产妇排尿，这就会使羊水相对减少，从而导致产程的延长，也容易导致难产。

孕妇在妊娠早期切忌多吃动物肝脏

动物肝脏营养丰富，因此不少孕妇认为吃动物肝脏补充营养能够更有利于妊娠的进展和胎儿的成长发育。其实不然，最近的研究发现，在妊娠期间尤其是妊娠早期，孕妇食用动物肝脏过量，将会导致胎儿的畸形。

这是因为，研究发现，维生素 A 对于 DNA 合成有干扰作用，会使细胞分裂周期延长，导致细胞的增殖速度降低，从而使人体出现各种组织生长的变异现象，容易造成人体畸形。有大量证据表明，维生素 A 的过量摄入与婴儿唇腭裂有直接关系。而动物肝脏中富含维生素 A，每 100 克肝脏中所含的维生素 A 的量是人体正常摄入量的 4 ~ 12 倍。因此，大量吃动物肝脏，很容易导致维生素 A 的过量摄入，造成胎儿畸形。

孕妇应少吃热性香料

女性在怀孕期间，应当尽量少吃热性香料，包括八角、花椒、胡椒、茴香、五香粉、辣椒粉等。

这是因为，怀孕期女性体质呈内热，表现为体温升高、肠道干燥，水分散失严重。如果此时经常吃茴香一类的热性香料，由于其性大热且有刺激性，就更会加重人体的燥热，消耗水分，并使肠胃腺体的分泌受到抑制，从而容易造成肠道干燥、便秘和粪石梗阻。这些症状不但会给孕妇带来痛苦，而且腹压增大，对胎儿也有不良的影响，易造成胎动不安、羊水早破、流产、早产等严重后果。

孕妇不宜多吃罐头食品

罐头食品食用起来很方便，而且味道不错，很多人喜欢吃。但是罐头食品毕竟是一种方便食品，不能作为主食，孕妇就更不宜过多食用。

现在市场上的罐头产品多种多样，但每种罐头所能提供的营养却很单一，如果多吃罐头食品，妨碍了食用主食，就会导致营养摄入的不全面和不协调，不但对孕妇本身的健康无益，更无法满足胎儿生长发育的需要。另外，有的罐头食品为了确保食物不会变质，会在其中加入一些防腐物质，这些成分对母亲和胎儿的健康也是有危害的。

孕妇应少吃油炸食品

油炸食品滋味诱人，为不少女性所喜爱。但是，如果怀孕，女性就应当自觉地少吃或者不再吃油炸食品，因为它对胎儿有不良的影响，会伤害胎儿智力。

研究表明，油炸食品中含有的丙烯酰胺是一种有致癌作用的化学物质，对人体有多种危害。如果孕期女性摄入过多的丙烯酰胺，不但危害自身健康，对胎儿也不利。而且由于丙烯酰胺极易溶于水，并在溶于水后毒性增强，而胎儿的体内水分含量很高，因此，丙烯酰胺对胎儿的伤害会更大，可以直接突破尚未发育完全的血脑障壁，进入胎儿脑部，从而对智力构成伤害。

孕妇不宜多吃桂圆

桂圆是很好的食物佳品，能够安心养神，补益心脾。但是，孕妇却不宜多吃桂圆，对身体会有不良的影响。这是因为，从中医角度上讲，桂圆性质甘温，而孕妇在孕期阴血偏虚，滋生内热，本来就属燥热体质，如果此时再食用桂圆，则非但不会产生补益效果，反而会增加内热，导致出现大便干燥、小便短赤、口干、肝热的症状，甚至会出现动血动胎、漏红腹痛的先兆流产症状，严重者则会导致流产。

孕妇忌吃山楂

山楂开胃消食，酸甜可口，因此很多人都喜欢吃，尤其是妊娠期的孕妇，由于妊娠反应往往更喜欢吃一些山楂或者是山楂制品，以调调口味，增强食欲。但是，专家提示说，孕妇大量吃山楂，对健康不利，也会影响胎儿，甚至可能会造成严重的后果。

这是因为，研究表明，山楂对孕妇的子宫有比较强的兴奋作用，能够促进子宫的收缩，如果大量食用山楂和山楂制品，就有可能刺激子宫的过度收缩，甚至造成痉挛，从而导致流产。

⊙温馨提示

有自然流产史或怀孕后有先兆流产症状的孕妇，要注意忌食山楂。

孕妇不宜喝咖啡和含咖啡因饮料

咖啡中的咖啡因是一种神经兴奋剂，它能刺激交感神经，使神经系统兴奋、心跳加快、血压升高。如果孕妇饮用了咖啡，其中的咖啡因还能通过胎盘作用于胎儿，与胎儿细胞中的脱氧核糖核酸结合引起突变，有可能导致胎儿畸形。临床观察还发现，如果孕妇大量饮用咖啡，将会使自然流产、早产、死胎的发生率明显增加。一项医学研究报告称，每天喝 1 ~ 3 杯咖啡的孕妇，其胎儿的死亡率比不喝咖啡者高 3%；每天喝 4 ~ 7 杯咖啡的孕妇，其胎儿死亡率比不喝咖啡者高 33%；而每天喝 8 杯以上咖啡的孕妇，其胎儿死亡率比不喝咖啡者高 59%。即使她们的胎儿能正常出生，也没有正常婴儿活泼，肌肉发育也不够健壮，体重也往往过轻。此外，咖啡因还会破坏维生素 B_1，使孕妇易患脚气病，并对胎儿发育造成影响。

⊙温馨提示

孕妇在怀孕早期尤其不宜喝咖啡，怀孕后期也应尽量少喝或不喝咖啡，如果实在想喝，每天也不能超过 300 毫升，同时要少喝其他含咖啡因的饮料。

孕妇喝浓茶不利于优生

孕妇喝浓茶是一种不科学的做法，对优生不利。

研究表明，茶叶中含有一定量的咖啡因，浓茶的含量就更高一些。咖啡因具有使人兴奋的作用，孕妇如果饮茶过多，常会出现胎动，这表明胎儿受到了咖啡因的刺激，正在进行"抗议"，而如果长期饮浓茶，势必会影响胎儿的正常发育。

此外，茶叶中还含有较多的鞣酸，它能够与食物中的铁元素结合生成不溶性的化合物，从而导致孕妇的缺铁性贫血，也可能给胎儿带来先天性贫血的不良影响。

孕妇酗酒对胎儿不利

酗酒是一种不良的习惯，对人体健康有很大危害。孕妇酗酒的危害就更大，不但影响自身，而且更对胎儿不利。酒精中的乙醇对生殖细胞会造成损害，从而会使受精卵发育不健全，胎儿发育缓慢，容易引起流产、早产或死胎。即使是足月产，婴儿的身长、体重、头围等生理指数也往往小于正常的婴儿，而且智力会偏于低下，头面部出现畸形。

孕妇不宜大量服用鱼肝油

鱼肝油营养丰富，富含维生素 A 和维生素 D，能够促进人体对钙和磷的吸收。但是如果孕妇过多食用鱼肝油，则不但对自身健康不利，而且还会影响胎儿的正常发育。

首先，服用鱼肝油过多，会造成身体内血钙浓度过高，从而导致出现肌肉疲乏无力、呕吐和心律失常等，还会引发食欲下降、过敏、毛发脱落和维生素 C 代谢失常等一系列不良反应，对胎儿的生长也不利。

另外，据研究表明，如果孕妇体内的维生素 D 含量过多，还会引起胎儿的主动脉硬化，影响其智力发育，导致肾脏损伤及骨骼发育的异常。

孕妇不宜多吃菠菜

长期以来，人们一直认为菠菜中富含铁质，多吃菠菜能够补血。其实，这是一个误区。现代研究表明，菠菜中尽管含有铁质，但是含量并不像人们想象的那么丰富，而且其中含有大量的草酸，会对人体所需的重要营养物质——锌和钙产生破坏作用。

因此，菠菜作为一种人们常吃的蔬菜，并不具有动画片《大力水手》中那样神奇的功效，食用过量同样不好。而孕妇对钙、锌等营养物质的需求量很高，如果多吃菠菜，就会导致钙、锌流失，从而不利于母婴健康。缺钙的胎儿可能出现佝偻病、鸡胸、牙齿生长缓慢，而缺锌则会使孕妇食欲下降，不利于胎儿的营养补充。

⊙温馨提示

吃菠菜前，应当先在开水中焯一下，这样可以有效减少草酸含量。

孕妇补钙要适量

有些孕妇为了使胎儿更好地发育、更健康活泼，也为了防止婴儿出现缺钙现象，就在怀孕时盲目地大量服用钙质食品。殊不知，补钙过多对体内胎儿的生长发育是很不利的。

孕妇长期大量食用钙质食品，会引起食欲减退、皮肤发痒、毛发脱落、感觉过敏、眼球突出、血中凝血酶原不足及维生素 C 代谢障碍等。同时，补钙过度会导致血钙浓度过高，从而引起肌肉软弱无力、呕吐和心律失常等，这些都会影响胎儿的生长发育。此外，有的胎儿在刚出生时就已萌出牙齿，与孕妇在妊娠期间大量服用维生素 A 和过量摄入钙质也有一定关系。

⊙温馨提示

孕期补充钙质是必要的，但一定要适量，不可随意服用含钙制剂。如果因病治疗需要补钙，则要按医嘱服用。

孕妇应少吃火锅

在寒冷的冬季，最受人欢迎的餐饮形式当属火锅了。吃火锅便捷随意，而且火锅的热辣还能够驱散冬天的寒意，因此，就连有些孕妇也加入了吃火锅的队伍。需要提醒的是，为了宝宝的健康，孕妇还是少吃火锅为妙。

现在所用的火锅原料多是羊肉、牛肉、猪肉和狗肉，这些生肉片中大多含有弓形虫的幼虫和家禽家畜的寄生虫，仅凭肉眼是无法看到的。人们在吃火锅时，经常是把鲜嫩的肉片放到煮开的汤中稍稍一烫就拿出来吃，根本无法杀死寄生在肉片细胞内的寄生虫幼虫。进食后，这些幼虫进入人体，在肠道中通过肠壁随血液扩散至全身。孕妇受寄生虫幼虫感染时多无明显不适或仅有类似感冒的症状，但幼虫会通过胎盘传染给胎儿，情况严重者还可能发生流产、死胎或影响胎儿大脑的发育，导致婴儿出生后发生小头、大头（脑积水）或无脑儿等畸形。

⊙温馨提示

为了保证胎儿的健康发育，孕妇最好不吃火锅。偶尔食用时，一定要将肉片烧熟煮透才能进食。

孕妇饮水应适量

有的女性在怀孕的时候，由于妊娠反应时常感到口干，于是大量喝水，这样其实对母亲和胎儿的健康都不利。

水对人的生命活动尤其重要，具有运载营养物质和协助代谢，调节体内组织功能的重要作用。怀孕时，母亲和胎儿都需要水分，因此孕妇的饮水量会比平常多一些，但是决不能过量，如果过量饮水，就会引起水分在体内的潴留，引发或加剧水肿，这对胎儿的生长发育和孕妇的健康都有危害。

⊙温馨提示

一般而言，孕妇喝水一天保持在1.0～1.5升为宜，在妊娠后期，要减少饮水量，以1升左右为宜。

孕妇不能以喝饮料代替喝水

有的孕妇在孕期常以果汁等饮料代替白开水饮用，认为这样既能解渴，又可以增加营养，一举两得。这其实是一个误区。

果汁等饮料中虽然富含维生素，比白开水在营养物质含量上要丰富，但是其中的水分却并不容易为人体吸收，无法高效地补充机体所需的水分。而且其中往往含有较多的糖分、添加剂和大量的电解质，长期大量饮用不但会引起肥胖，还会刺激肠胃，影响消化和食欲，并增加肾脏的过滤负担。另外，大量饮用果汁等饮料，吸收过量维生素也并不是好事，会影响身体对营养物质的吸收，从而造成体内营养的失衡。

⊙温馨提示

白开水是对人体最好的物质，无论是孕妇还是正常人，都不宜用饮料来代替白开水。

孕妇节食不科学

有的孕妇担心怀孕发胖，影响自身的体形，于是经常节制饮食，尽量少吃。这种做法是很不科学的，有害孕妇健康，也不利于胎儿发育。

因为，在怀孕期间，与妊娠有关的机体组织和器官会发生生理性的变化，自动增加重量，子宫、乳房以及周身的脂肪重量都有增加，这是在为胎儿的生长发育做营养上的准备，是女性妊娠所必需的。再加之胎儿与胎盘的重量，孕妇一般要比孕前增重10千克左右，因此，孕妇发胖是一种必然的现象，也是很正常的现象。如果孕妇因为看到或担心自己发胖而节食，则会导致营养不良，不但孕妇自身的健康难以保证，而且还容易导致早产、流产、死胎等严重后果。

⊙温馨提示

一般而言，女性在孕期和哺乳期都会发胖，这是自然的生理现象，没有必要担忧。育后只要加强锻炼，还是能够恢复健美体形的，因而不宜在孕期节食。

孕妇切忌只吃素食

有的孕妇因为害怕身体发胖，加之妊娠反应，特别抵制荤腥食物，平常只吃蔬菜水果这些素食。这实际上是一种错误的做法，不但影响胎儿营养的全面吸收，而且对其视力发育有尤为负面的影响。

这是因为，胎儿的视力发育，与母体所能提供的牛磺酸量有直接的关系，如果在妊娠阶段，胎儿无法从母体摄取足够的牛磺酸，就会出现严重的视网膜退化，甚至导致先天性失明。而牛磺酸主要存在于肉类食物中，如果孕妇不吃荤腥只吃素食，势必会导致体内牛磺酸含量的匮乏，无法满足胎儿成长发育的需要，会导致严重的后果。

孕妇的饮食应当荤素搭配，全面营养。

孕期不能盲目排斥所有药物

女性在怀孕期间，用药需要相当谨慎，因为有很多药物可以通过母体对胎儿造成直接影响，危害胎儿的正常生长发育。

但是，并非在怀孕期间患病就一律不能用药。有一些妊娠并发症和疾病，如果得不到及时的治疗，会对孕妇和胎儿的健康影响更大。因此，怀孕期间用药，最重要的就是要合理和科学，做到既能保证对母亲和胎儿无害，又治疗疾病，而不应盲目排斥所有药物。

⊙温馨提示

女性怀孕期间如果患病，应当在医生的指导下合理用药，而不应盲目排斥所有药物。

孕妇应重视产前乳房护理

产前的乳房护理对于孕妇十分重要，不宜忽视，它不但关系到产后的乳房形态，而且对于哺乳也具有重要意义。

首先，孕妇在怀孕期间，乳房会逐渐胀大，这时不宜穿戴很紧的胸罩，以避免压迫乳房，不利于乳腺的发育。也不应该干脆不戴胸罩，这样会造成乳房的下垂，会对今后乳房的挺拔造成影响。因此，怀孕期的女性，应当穿戴比较宽松的胸罩或有托乳作用的宽松内衣。

其次，孕妇还应当定期做乳房保健按摩，使乳房皮肤光滑，富有弹性，促进乳腺导管发育成熟，并使乳头挺拔，既利于哺乳，又对乳房的塑形有所帮助。不过，应当注意，按摩乳房时，不要过分刺激乳头，以避免其过大增长，给哺乳带来困难。

另外，在很多生活细节上，孕妇也应当注意对乳房的保护。

比如孕妇睡觉不宜长期偏向一边，以避免乳房向一侧下垂过久，对形态美产生影响。

妊娠呕吐无须禁食

孕妇在怀孕期间，经常会出现恶心呕吐的症状，这是一种正常的妊娠反应，但有的孕妇为了减轻不适感，往往采取禁食的方法，这是不科学的。

妊娠期的恶心呕吐等症状，主要是由于增多的雌激素对胃肠内平滑肌的刺激作用所致，与饮食并没有直接的联系，因此，通过控制饮食来缓解症状其实没有什么道理。实际上，禁食不但不能缓解症状，反而会因为胃酸的刺激而加重不良反应，而且，孕妇的营养补充是十分重要的，如果盲目禁食，会使孕妇缺乏营养供给，对母亲和胎儿都不利。

因此，孕妇不宜通过禁食来缓解妊娠反应，而且应当自觉加强营养补充。

⊙温馨提示

当孕妇感到恶心呕吐时，其实少吃一点东西，对缓解不适是有帮助的。最好每天吃 6 次饭，少吃多餐，还可以准备一些饼干，随时吃一点，而且清晨喝杯牛奶更好。吃完饭后，卧床休息 20 ~ 30 分钟，恶心时再吃几块饼干，恶心的症状就会得到缓解。

孕妇不宜长时间戴胸罩

女性戴胸罩有很多好处，比如它能支持和扶托乳房，有利于乳房血液循环，能防止乳腺疾病的发生，还能保护乳头，防止磨伤和碰疼，并且能维持乳房美观，避免下垂。但是，对于孕妇来说，却不宜长时间戴胸罩。

妊娠后，由于内分泌激素的刺激，乳房中乳腺管增生，乳腺泡增多，乳房逐渐增大。这时孕妇如果经常戴胸罩，并且胸罩太紧的话，就会压迫胸部，造成泌乳障碍和乳头内陷，不利于分娩后哺乳婴儿。而且，孕妇经常戴胸罩还容易使乳房内组织发生各种病理性变化。

⊙温馨提示

为了防止乳房下垂，孕妇白天可以适当戴胸罩，而且应选择较大尺寸的胸罩。一般自孕期第 4 个月起，就应该戴专门的孕妇胸罩，而不能戴孕前的胸罩尤其是有厚衬垫底的化纤胸罩。

不论戴哪种胸罩，晚间一定要记得松解。

孕期抑郁症不应忽视

大多数人包括孕妇自己都认为怀孕期是女人最幸福的时光，因此，很多人都对孕期抑郁症没有足够的认识，甚至忽视孕期抑郁症，这是一个认识误区。

其实，孕期抑郁症是一种很常见的病症，多数孕妇都或多或少地存在孕期抑郁症的表征，主要表现在易怒、焦躁不安、情绪起伏大、睡眠不好等。究其原因，主要是由于怀孕期间，女性体内激素分泌水平显著变化，进而影响大脑对情绪神经的调解，也有的是由于外在刺激的作用。

虽然孕期抑郁症基本上是由于一种正常的生理变化导致的，但是如果不加注意，还是会对母亲和胎儿的健康造成影响，不利于优生。一方面孕妇由于精神抑郁，内分泌容易出现失调，导致身体功能处于一种非正常状态；另一方面，由抑郁导致的食欲下降或者暴饮暴食，睡眠质量不高，又会进一步损害孕妇身体健康，不利于营养储备，对胎儿的发育有直接的负面影响。

因此，孕妇自己和家人应当有意识地关注孕期的精神状况，对孕期抑郁症做到及早发现、及早治疗。

⊙温馨提示

当发现孕妇有焦躁、易怒、食欲不振或睡眠不好等表现时，应当去医院做相关检查，不宜忽视。

孕妇应当保持平和的心态，忌情绪波动过大。

孕妇洗澡时间不宜过长

孕妇洗澡时间过长，不利于孕妇本身和胎儿的健康。

这是因为，浴室一般空间狭小，通风不良，湿度很大，尤其是采用淋浴，整个浴室都会雾气弥漫，这样就会降低空气中的氧气含量，使人出现一定的缺氧反应。加之如果用热水淋浴，热水还会刺激人体体表血管扩张，使人体血液进一步集中到体表，从而降低了脑部血流量，更加剧了缺氧的状况。孕妇本来需氧量就大，在这种情况下，很容易导致在洗澡时昏倒。另外，胎儿在体内也是需要通过胎盘接受氧气的，洗澡时胎盘血量也会降低，这样就会造成胎儿的缺氧，如果时间过长，很可能导致死胎或胎儿智力低下的不良后果。

⊙温馨提示

孕妇的洗澡时间一般以不超过15分钟为宜。

孕妇洗澡洗头不应隔得太久

有的孕妇因为害怕感冒，不经常洗澡洗头，这是不对的，不但不利于自身健康清洁，而且也对胎儿有害。

这是因为，在怀孕期间，由于激素分泌的作用，孕妇汗腺和皮脂腺的分泌比较旺盛，头部和身上的油脂分泌物比较多，容易堵塞毛孔，引发皮肤炎症。而且怀孕期间，孕妇的阴道分泌物也呈增多趋势。如果不经常洗澡洗头，不但孕妇的自身清洁状况不好，而且也不利于防病，尤其是如果不经常清洗阴道，还可能造成阴道感染，进而伤害胎儿。

⊙温馨提示

孕妇在夏季应当注意勤洗澡，每天1次，保证清洁与皮肤排泄畅通；冬季也应保证 1 周洗 2 次澡，但每次洗澡的时间不宜过长。会阴部位应当天天洗。

孕妇在洗澡时，要注意不要着凉，防止感冒。

孕妇不宜用坐浴洗澡

孕妇坐浴洗澡是很不科学的洗浴方法，不但会感染阴道，还可能危害胎儿。

因为孕妇腹部隆起，坐浴的时候双腿岔开，阴道呈开口状，洗澡水就能够直接流进阴道，破坏阴道本身的酸性环境，使防病杀菌能力减弱。如果孕妇洗完澡后不注意穿清洁的内裤，阴部很容易受到细菌的侵入。而如果洗澡水本来就很脏，病菌则会更轻易地随着洗澡水进入阴道，引发一系列妇科疾病，对孕妇和胎儿的健康都有很不利的影响。

⊙温馨提示

孕妇不宜坐浴，洗澡还是淋浴比较安全。

孕妇应注意不要到公共浴池中洗澡。

孕妇洗澡水温应适宜

孕妇洗澡水温过高，会影响胎儿的发育。

这是因为，胎儿在子宫中是泡在羊水里的，羊水有保持子宫腔内恒温、恒压的作用，对胎儿的正常发育具有重要的作用。可是如果洗澡时水温过高，热量就会传导到羊水中，使羊水温度随之升高。这种温度的变化对胎儿健康是十分不利的，由于胎儿脑腔壁细胞尚未发育完全，过高的温度就可能导致对胎儿的脑细胞发育造成影响，甚至杀伤脑细胞，从而导致胎儿的智力下降和发育不良。

⊙温馨提示

孕妇的洗澡水温应当保持在 40℃左右，即与人体温度基本持平。

孕期活动量并非越少越好

有的女性怀孕后就不运动了，认为这样有利于妊娠。这其实是一个错误的认识，孕妇保持一定的运动量，对孕妇本身和胎儿都有好处。

首先，适当的运动能够增强孕妇的心肺功能，不但可以降低孕妇因摄入营养过多而引发心血管疾病的风险，还能够保证给胎儿提供充足的氧气，有利于胎儿发育。其次，运动可以增强孕妇全身肌肉的力量，这对分娩有利，尤其是腰腹部的肌肉变得有力，对顺利分娩很有帮助。再次，运动对孕妇增强体质也有好处，能够提高抵御各种疾病的能力，可以保护母亲和胎儿的健康。

如果孕期根本不运动，十月怀胎，很可能导致孕妇出现肥胖、体虚等不健康的身体状况，造成产后恢复慢，并容易罹患各种产后病，留下后遗症。而且，孕妇缺乏锻炼，体内营养过剩，对胎儿也没有好处，可能导致巨大儿。

⊙温馨提示

孕妇应当保证适当的运动，并要经常到户外呼吸新鲜空气，不宜整天闷在家里。

孕妇操、散步、瑜伽等都是孕妇锻炼的好方式，但应注意以不感到疲劳为宜，不要活动过于剧烈。

孕妇可以游泳

一般认为，孕妇是不适宜游泳的，这主要是考虑到受到细菌感染的可能性和运动量过大，会对孕妇和胎儿造成不良的影响。其实，这是一种过分的担心，只要保证游泳池水或河湖的干净，注意游泳方式和时间，孕妇适当地游泳，对自身和胎儿都是有利的。

这是因为，在游泳时，孕妇的身体能够得到锻炼，腰腹和大腿力量增强，这对于分娩都是极为有利的。而且，孕妇在游泳时，胎儿在腹内运动，还能够自动调整胎位。

有研究表明，经常参加游泳活动的女性，如游泳运动员、游泳教练及从事水上工作的女性，或者孕期适当游泳的孕妇，其分娩时都十分顺利，很少出现难产。

⊙温馨提示

　　孕妇适宜参加适当的游泳活动，但要注意以下几点：首先，孕妇游泳，必须要有水性好的人陪伴。其次，对水的清洁程度和水温要严格要求，水温宜保持在30℃左右。再次，孕妇的游泳动作不宜剧烈，可在水中漂浮，以仰泳姿势为佳。

人工流产应选择时机

　　人工流产时机的选择，对孕妇健康有巨大的影响，必须给予高度的重视。

　　首先，选择人工流产，最好是在停经的两个半月之内。因为受孕后胚胎发育很快，人工流产越晚，手术的复杂性和危险性就越大，对孕妇的伤害也就越大。在停经的两个半月之内，子宫和胎儿还不大，妊娠组织也不算多，手术的损伤相对来说会小一点。

　　另外，第一胎不宜进行人工流产。因为怀第一胎的孕妇，其宫颈口比较紧，颈管较长，子宫的位置也不易矫正，因此容易发生手术时的意外损伤和粘连，导致一些后遗症，对再次怀孕可能会有影响，甚至导致不孕。

多次做人工流产危害大

　　有的女性对人工流产的副作用没有足够认识，一旦意外怀孕就选择做人工流产，并把它作为一种经常性的补救手段。多次进行人工流产这种做法是很危险的，对女性健康有很大的伤害。

　　首先，人工流产时，要反复吸宫刮宫，这会损伤宫颈管内膜及子宫内膜基底层，容易使子宫在术后愈合过程中发生宫颈或宫腔粘连，并导致闭经，失去生育能力。

其次，人工流产多次对乳腺的健康也很不利。人工流产会突然中断妊娠，使体内的孕激素水平突然下降，这就会使随着妊娠开始的乳腺发育突然中断，细胞变小。这种突然的变化会使乳腺难以完全复原，容易导致出现乳房肿块和乳房疼痛，进而诱发乳腺炎等乳腺病症。

⊙温馨提示

女性不能把人工流产看作是代替避孕的有效方法，这样做是对自己健康的极端不负责任。

孕妇切忌自服堕胎药

有的女性想要终止妊娠却因为种种原因不愿去医院进行人工流产，而是选择自服堕胎药，这是一种相当错误的做法，甚至可能危及孕妇的生命。

国家明令禁止堕胎药随意买卖，因此，在市场上能够买到的堕胎药有很大一部分是不合格的和对人体有极大危害的药品。自己盲目服用这些药品，往往会因无法控制用量导致受到严重伤害。

另外，在一些农村地区，有的人使用一些偏方如中药斑蝥堕胎，这也是很危险的。斑蝥性味辛寒，有剧毒，虽然有打胎作用，但是剂量难以把握，稍有不慎服用过量就会导致出现明显的泌尿系统和胃肠道的受刺激症状，还会对心脏、皮肤和黏膜造成刺激，出现中毒反应，甚至可能导致血尿、肾功能衰竭的严重后果。

孕妇不宜穿三角裤

三角裤舒适贴身，为许多女性所喜爱，但是一旦怀孕，则不宜继续穿三角裤。

这是因为，怀孕后，由于生理反应，女性阴道的分泌物会增多，穿三角裤不利于透气、通风和吸湿，容易滋生细菌，诱发妇科炎症。另外，女性怀孕后，腹部增大，穿窄小的三角内裤也不利于腹部的保暖。

⊙温馨提示

女性怀孕后，最好穿那种能够把腹部完全遮住的肥大短裤，也不要把裤带勒得过紧。

孕妇不宜穿高跟鞋

女性穿高跟鞋可以突显身材，显得更加靓丽，因此高跟鞋颇受女性青睐。但是对于孕妇而言，高跟鞋还是不穿为妙。

因为，女性在怀孕后，腹部逐渐隆起，体重增加，身体的重心前移，本来就处于失衡的状态，如果此时再穿高跟鞋，很容易摔倒，造成危险。

另外，由于上身重量增加，孕妇的下肢静脉回流常常会受到影响，走路时双脚容易出现水肿。而如果穿高跟鞋就更不利于下肢的血液循环，对孕妇健康有害，也会影响到胎儿的正常发育。

⊙温馨提示

孕妇穿鞋，最好选择软底布鞋或旅游鞋。

孕妇不宜着装过紧

有的孕妇在怀孕后还喜欢穿孕前的衣服，随着腹部的一天天隆起，腰身变粗，衣服也越来越紧，这对孕妇和胎儿的健康都有影响。

这是因为，孕妇在怀孕后，乳腺发育，乳房增大，胎儿也逐渐成长，并开始在腹腔内活动，这些都是需要宽松的空间的。如果着装过紧，就会影响血液循环，制约乳房的增大，也不利于胎儿的活动。另外，胎儿发育需要通过母体获得氧气，如果着装过紧，孕妇呼吸不畅，对胎儿的成长相当不利，严重的甚至能造成痴呆儿。

孕妇穿衣,适宜选择轻便、宽松、舒适的孕妇装。内衣内裤也不要过紧,也不宜束腰。

孕妇不宜涂指甲油

不少爱美的女性有涂指甲油的习惯,即使怀孕了也照涂不误。但是,专家提醒,这种做法是很不对的,是一种没有意识到指甲油对胎儿危害的认识误区。

指甲油是一种化学合成物质,基本上是以硝化纤维为本料,配上丙酮、醋酸乙酯、乳酸乙酯、苯二甲酸酊类等化学溶剂制成。它对人体健康有一定的危害,容易造成慢性中毒,其中一种名为酞酸酯的物质,若长期被人体吸收,很容易对胎儿的组织结构造成破坏,引起孕妇流产或生出畸形儿。因此,为胎儿着想,孕妇应当慎涂指甲油。

其实指甲油不仅对孕妇和胎儿有害,就是对普通女性也有危害,因此,在使用指甲油时,应当注意以下几点:涂指甲油时,注意不要接触到指甲周围的皮肤,如果接触到皮肤,需要赶紧用清水冲洗;最好在开放的空间涂抹指甲油,便于气味的消散;涂用指甲油后,不要用手拿食品,以免把指甲油沾到食品上。

孕妇不宜涂口红

为了保持美丽形象,有些女性在怀孕期间仍然坚持涂抹口红,这种做法是不正确的。

口红中大多含有油脂、蜡质、颜料和香料等。油脂通常为羊毛脂,是一种天然的动物脂肪,由漂洗羊毛的废液中提炼回收而来。它具有较强的黏合性,既能吸附空气中的尘埃和各种对人体有害的金属分子,又能吸附细菌和病毒,并具有一定的渗透作用,能渗入人体皮肤。因此，孕妇涂抹口红后，会将空气中的有毒、有害物质以及细菌和病毒吸附在嘴唇上，并在说话和吃东西时随唾液进入人体内，导致孕妇感染疾病，并能够通过胎盘对胎儿造成威胁。

此外，口红中的颜料也对人体有害，它能破坏遗传物质，引起胎儿畸变。而且，孕妇涂着口红到医院做产前检查，还会掩盖嘴唇的真实色泽，导致一些疾病不能早期发现、早期治疗，从而延误病情。

孕妇不宜染发

女性在怀孕期间染发，是一种很不好的习惯。

这是因为，染发剂中含有多种化学物质，其中一种名为对苯二胺的氧化物质，可以和头发中的蛋白质发生反应，形成完全抗原。常染发的人，常常会由于这种抗原效应而发生皮肤过敏，导致头皮的红肿、刺痒，严重者甚至会造成头皮和脸部肿胀，并引发化脓感染。有的人长期经常性地染发，还可能导致细胞增生，发生癌变。

孕妇如果经常染发，危害更大，不但损害自己的健康，更会对胎儿造成不利影响，导致胎儿的畸变或流产。

孕妇住新装修的房子不科学

有的新婚夫妇买房装修不注意时候，在女性怀孕期间装修，装修完了就直接入住，这是一种很不科学的做法，不但对成人健康有害，对腹中的胎儿也有巨大的伤害。

这是因为，在装修过程中所使用的涂料、建材、清洁剂中都含有浓度很高的化学成分，会向外散发，而且在装修完后，这些物质也不会立刻挥发干净，而是往往要经过比较长的时间，新居才能适合人的居住。据研究表明，大部分刚刚装修完的新居中，存在着大量的氡、氨、苯、甲醛等化学物质以及多种放射性粒子，其污染程度要比户外高出百倍以上。在这种环境下生活，处于有毒空气的包围中，势必会对人体健康造成危害，容易诱发各种疾病。如果孕妇住在新装修的房子中，一方面，自身会受到毒害而不利于妊娠，另一方面腹中的胎儿也会直接受到各种化学毒素的影响，影响发育，甚至导致畸形。

因此，孕妇应当避免在装修房屋中停留过久，更不要说直接入住。

⊙温馨提示

孕妇的居住环境，应当尽量保证新鲜的空气和充足的光照，要避免接触到各种化学物质。

孕妇不宜睡席梦思床

席梦思床虽然柔软舒适，但是孕妇却不适宜睡。

这是因为，在怀孕后，孕妇腹部隆起，体重增加，平躺时对腰肌和腰椎的压力增大。如果睡在柔软的席梦思床上，腰部得不到有力的支撑，容易导致受压变形，破坏正常的生理弯曲，时间久了，孕妇会感到腰背酸痛，容易诱发腰椎病，而且，对胎儿保持正常的胎位也不利，可能对胎儿的发育和孕妇分娩带来影响。

另外，睡在席梦思床上，由于孕妇身子沉，活动不便，也会造成睡眠时翻身不便，影响睡眠质量，对健康也有一定危害。

⊙温馨提示

孕妇睡的床要保证软硬适中，既不过分柔软，又不过硬，应以孕妇舒适、活动方便为标准。

孕妇切忌睡电热毯

在我国农村与中小城镇，每到冬季，人们都喜欢用电热毯来取暖。但是对于孕妇来说，使用电热毯会对胎儿的正常生长发育造成不良影响。

科学家认为，当人们使用电热毯的时候，由于人体和电热毯之间存在着电容，即使电热毯的绝缘电阻完全合格，也会产生40 ~ 70伏特的感应电压，并有15微安的电流产生。这个电流虽然很小，但由于电热毯紧贴在孕妇身下，其所产生的电磁波仍然可危害到胎儿的生长发育，甚至会造成流产或胎儿畸形。而且，电热毯的功率越大，产生的电磁波越强，对胎儿的影响也越大。科学家发现，生育畸形儿的女性中有不少都是喜欢睡电热毯的。

孕妇不宜仰卧或右侧卧

孕妇的睡眠姿势不宜选择仰卧或右侧卧。

这是因为，随着妊娠时间越来越长，孕妇腹部隆起，压力增大，一些不科学的睡眠、躺卧姿势会对孕妇与胎儿产生伤害。比如仰卧时，增大的子宫会压迫下腔静脉，使下肢静脉血液回流受阻，引起下肢及外阴部水肿、静脉曲张；同时，由于回心血量减少，造成全身各器官的供血量减少，从而引起胸闷、头晕、恶心、呕吐、血压下降，医学上称之为"仰卧位低血压综合征"。而且仰卧的姿势还会使子宫的供血量明显减少，影响胎儿生长发育，并可使肾脏血流量减少，肾小球过滤率下降，对孕妇健康也很不利。

而右侧卧也是不对的，这是因为研究表明，孕妇在妊娠过程中，子宫一般都会有一定程度的右旋转，如果睡觉时再采取右侧卧，会导致子宫进一步右旋转，这样就会使子宫的血管受到牵拉，影响对胎儿的供血和供氧，容易导致胎儿的缺氧，严重的甚至能够导致胎儿窒息死亡。

⊙温馨提示

孕妇应当尽量保持左侧卧的睡眠姿势。不过也不应该始终保持这一姿势不变，睡眠时还是要有适当的翻身，短时间采取仰卧或右侧卧也是安全的。

孕妇不宜多做 B 超检查

有的女性怀孕后，动不动就去做 B 超检查，以确定胎儿情况，这种做法不但多余，而且有害。

B 超的临床应用已近 40 年，其安全性基本能够得到保证。但是，从理论上来讲，B 超是一种高强度的脉冲超声波，穿透力很强，正常情况下虽然不会对孕妇和胎儿造成危害，但是并不排除对于处在敏感期的胚胎和胎儿产生不良影响的可能性。曾有国外实验表明，B 超可能对女胎的卵巢有影响，还会进一步影响将来的生育和月经调节功能。

⊙温馨提示

医学界认为，正常的妊娠 B 超检查不应超过 3 次。

最佳的 B 超检查时间第一次应在怀孕 18～20 周，第二次应在 28～30 周，第三次应在 37～40 周。

孕妇不宜做 CT 检查

女性在怀孕期间，不能做 CT 检查。

CT 的工作原理是利用计算机技术和横断层的投照方式，将 X 射线穿透人体的每个轴层的组织。CT 具有很强的密度分辨力，要比普通的 X 射线强 100 倍以上，因此，接受一次 CT 照射，人体所承受的射线照射量要远远高过 X 线照射，所受到的危害也要更大。有研究表明，孕妇在怀孕的头 3 个月内接触 CT 照射，将很有可能会引起胎儿脑积水、畸形或造血系统的缺陷、颅骨缺损的严重后果。

⊙温馨提示

如果是由于治疗需要，必须做 CT 检查，则应当在孕妇腹部放置防 X 射线的装置。

产妇应到医院分娩

一些农村的产妇由于种种原因不愿意到医院分娩，这其实不对，到医院分娩是一种最安全可靠的办法，对大人和孩子都有益。

因为分娩是一个剧烈的运动过程，产妇在分娩时体力消耗大，要承受很大的痛苦，生理负担很重，并有出现难产的危险。如果不在医院里分娩，不接受专业医生的护理，而在家中分娩时又没有相应的条件，一旦分娩过程中出现小小的意外，则可能因为得不到良好的及时护理而使生理过程转化为危险的病理过程，对孕妇和胎儿的生命健康造成威胁。比如分娩中出现的产道撕裂或产后大出血等状况，是在家中分娩所难以应对的。

⊙温馨提示

正确的临产措施是：在预产期前几天产妇就应当住院，以得到精心的护理和产前指导，在分娩后不要急于出院，还应当在医院中再住院观察 1 个星期左右，以确保产妇和婴儿的绝对安全和健康。

产妇入院应注意选择交通工具

十月怀胎，一朝分娩，产妇在进入医院待产的这一段时期，可以说是整个妊娠过程中最重要、需要注意的问题也最多的时期。其中，选择安全合理的交通工具就是一个重要的方面。

很多家庭在选择产妇入院的时机方面本来就不对，往往是在产妇出现腹痛、见红等明显的临产表现的时候才匆匆忙忙地把产妇送入医院。这个时候，如果选择的交通工具不合理，对产妇和胎儿的安全很不利，甚至会导致生命危险。比如说一些农村的家庭会用拖拉机送产妇，拖拉机噪音大，颠簸剧烈，不但无法给产妇一个安静的待产环境，而且还容易出现子宫破裂、胎盘早剥等严重的后果，甚至导致大出血，危及母亲和胎儿的生命。

另外，用马车或大卡车送产妇入院也是不合适的，同样会因为颠簸厉害对产妇和胎儿造成不利的影响。

排除道路等因素，单就交通工具上来讲，应当说送产妇入院的最佳交通工具是平稳性较好、较为舒适的小轿车。当然，如果用医院的专业救护车，安全性会更高。

⊙**温馨提示**

产妇及其家人必须注意选择入院的交通工具，尤其是住得比较偏远、交通情况不便的家庭，更应当及早安排。

在临产前几天就送产妇入院，使其有一个安静温馨的待产环境，又可避免慌乱或发生意外，这不啻为一种最合理的临产应对方法。

产妇入院不宜过早或过晚

孕妇临产入院，其时机也是有讲究的，太晚固然不好，可是如果过早，迟迟不见分娩，就会增加产妇的心理压力，这对优生也是不利的。应当根据实际情况，选择适合自己的入院时间。

一般而言，出现以下情况时，就应当尽快入院。首先，临近预产期，这主要是针对正常的健康产妇而言的，她们平时月经正常，能够大概推算出预产期，时间到了，就应当准备入院。其次，产妇即将分娩时，会出现尿频和子宫收缩增强的反应，这说明胎儿头部已经基本入盆，即将生产，应当立即入院。再次，在分娩前1天，有50%左右的孕妇阴道会排出一些带血的黏性分泌物，俗称"见红"，这是一个很可靠的分娩征兆，也应当立即入院，不宜再拖。

另外，对于一些患有妊娠或内科疾病，或者有过不良生育经历，以及妊娠期出现异常，比如胎位不正等的"特殊"孕妇，入院时间应当适当提前，以做好充足的临产准备。

产妇临产前不宜憋大小便

临产前憋大小便是一种很不好的做法，这对分娩会带来很多不必要的麻烦和伤害。

这是因为，子宫的位置是在膀胱和直肠之间，怀孕后，孕妇子宫会逐渐增大，这就使子宫和膀胱、直肠会更紧密地挨在一起。在分娩的时候，子宫会自动地进行强有力的收缩和律动，以促进胎儿的产出。可是如果此时膀胱和直肠中充满尿液和粪便，就会增大膀胱和直肠的体积，势必会对子宫形成积压，不利于子宫收缩，对于分娩有不良影响。

而且，憋着大小便分娩，对于产妇的膀胱和尿道、肛门括约肌也会有伤害，容易导致产后发生尿潴留和大便困难。

另外，分娩时腹压增强，还可能导致大小便的不自觉外溢，污染外阴，对新生儿和产妇的健康不利，容易造成感染。

因此，产妇在分娩前排空大小便是十分必要的。

⊙温馨提示

孕妇临产前应当养成定时大小便的习惯，小便更应频繁些，并注意饮食上多吃新鲜水果、蜂蜜等，以保证大便的通畅。

产妇临产时不宜常卧床

有的人认为，孕妇到妊娠后期，行动不便，身体沉重，就需要完全的休息，要经常卧床，甚至连走动都要少。这其实是一种十分错误的认识，临产时常卧床，对顺利分娩是不利的。

这是因为，分娩是一个很艰苦的过程，尤其是头一次分娩，对女性的身体和产力要求是比较高的。产力包括腹肌、肛肌的收缩力以及子宫的收缩运动能力，这些肌肉的收缩能力的强弱与日常的锻炼是分不开的。如果临产时常卧床，这些与分娩有重要关系的肌肉就会变得松弛无力，宫缩能力也会下降，就容易造成分娩缓慢，产程延长，出现滞产，这对胎儿和孕妇的健康、安全都是有害的。

另外，临产前常卧床，尤其是仰卧和右侧卧，对胎位的调整也有不利影响，容易导致胎位不正。

孕妇在妊娠期应当保持一定的运动与锻炼，就是在临产期，也应当适当地走动，而不要一味卧床。

产妇应注意保养产力

临产时过分休息，没有运动是不对的。但是，如果不知保养产力，在临产时仍旧进行过量的劳动和工作，没有充分的休息，到了分娩时筋疲力尽，产力不足，也是有百害而无一利的。

在分娩时，尽管有医生和专业器械的帮助，但是最主要的还是产妇自身的产力，这是对顺利分娩作用最大、最根本的动力。产力是指产妇将胎儿从子宫中推出的力量，它是子宫、腹肌和肛肌收缩时共同产生的排挤力和向下的压力。如果产力不足，胎儿就会迟迟不能娩出，产生滞产甚至难产，还容易引发胎头血肿和产妇因局部组织受压而出现的功能异常，导致一系列后遗症。

因此，充足的产力对于产妇生产来说是相当重要的，产妇必须要善于保养产力。保养产力，除了在妊娠后期要注意休息外，还应当加强饮食营养，多食用含蛋白质较高和维生素丰富的食物。临产前，孕妇适宜吃一些热量较高的食物，如巧克力、红薯、鸡蛋等，对于增加产力有帮助。另外，适当的锻炼也是必不可少的，能够增强体质，并预防各种疾病的发生，保证孕妇的健康。再次，孕妇尤其是首次分娩的孕妇，要保持愉悦的精神状态，不可有紧张、焦虑的情绪，这也是保证分娩时产力充沛的重要方面。

⊙温馨提示

产妇和其家人必须对产力的重要性有明确的认识，学会增强和保养产力，以利优生。

产妇分娩时不宜大喊大叫

很多初次分娩的产妇因为疼痛和腹胀，在分娩时都会大喊大叫。这其实是不正确的，不但不利于缓解疼痛，反而会加重疼痛，还会对分娩有不利影响。

这是因为，在分娩时，体力消耗很大，腹部、臀部和子宫肌肉强烈收缩以努力将新生儿推出。如果此时大喊大叫，声嘶力竭，就会额外消耗很多体力，造成产力下降，不利于子宫颈的扩张和新生儿的出生。而一旦造成滞产或难产，则势必会给产妇带来更大的疼痛。

⊙温馨提示

产妇在生产过程中，如果感到疼痛难忍，可以采用深呼吸的方法，并用拳头压迫腰部和耻骨的联合处，还可以在医生的同意和协助下，适当地走动一下，以减轻痛楚。

产妇分娩过程中应适当吃些东西

大部分产妇在分娩过程中身体疲劳，精神紧张，根本没有进食的念头。产妇的家属也往往忽略在分娩过程中对孕妇的营养补充，这其实是不正确的。

这是因为，分娩对于体力的消耗是十分巨大的。一般而言，整个分娩过程会持续 12 ～ 18 个小时，在这一过程中，子宫每分钟会收缩 3 ～ 5 次，这一过程所消耗的能量，大概相当于跑完 1 万米所需要的能量。如此多的能量，如果单纯依靠产妇体内原有的能量储备是远远不够的，如果不在分娩中及时补充，就容易因为产力不足而发生滞产和难产。

因此，在分娩过程中，产妇还是应当适量地吃一些食物，以补充体力，促进分娩的尽快完成。

⊙温馨提示

分娩时宜吃比较容易吸收、且热量高、能够迅速补充体能的食物，如巧克力就是理想的分娩食品。

直立式分娩更先进

在我国，传统的分娩方法是卧位分娩，人们大多对直立式分娩还没有什么认识，因此很多产妇和家庭对直立式分娩持比较抵触的态度，认为这种方法不好。这实际上是一个认识上的误区，是对直立式分娩的误解。

实际上，直立式分娩比卧位分娩更先进和安全，而且有利于降低产妇分娩的痛苦，缩短产程，是一种更科学的分娩方式。这是因为，产妇最痛苦的时候就是子宫颈打开的过程，一般的卧位分娩，这一过程大概需要12个小时左右，且一直伴随着疼痛、腰酸剧烈；而如果采用直立式分娩，则大概可以缩短1/3的时间，其痛苦程度和危险性也会相应下降。

另外，直立式分娩对于优生还有很大帮助：能增强宫缩，增加产力；可延长骨盆径线，改善盆腔和胎儿间的关系，利于胎头和胎儿的通过；还能够避免子宫缺血和胎盘早期剥离，降低分娩危险。

⊙温馨提示

一些特殊情况的产妇不适合直立式分娩，如胎膜早破者、胎位异常者以及产程进展过快的产妇，都不宜使用直立式分娩，还是应当在医生的指导下采取传统的卧位分娩。

产妇不必过分害怕会阴切开

部分产妇分娩时，由于某些原因，需要在会阴部位切开一个小口，以扩大产道出口，利于胎儿的娩出。这是一个比较简单而普通的手术，手术后恢复很快，基本不会影响正常的生理功能，因此，产妇没有必要过于害怕会阴切开。

而如果过分担心会阴切开，拒绝这一手术，则可能对母亲和胎儿造成更大的伤害。对胎儿，可能会使胎头在产道内受到长时间的挤压，出生后易发生窒息和颅内出血；对产妇，则可能因为产道口窄小，胎儿强行娩出，导致会阴部的严重撕裂损伤，使阴道张力降低，严重的甚至会损害肛门、尿道括约肌，使产妇排便的控制功能降低。

⊙温馨提示

一般以下情况的产妇，需要进行会阴切开手术：初产臀位分娩、产钳或吸引器助产者、会阴发育不良者（会阴体过长或者会阴组织弹性差）、胎儿过大以及脐带脱垂、早产者。

剖宫产并不比自然分娩好

有的人认为剖宫产可以避免产道对胎儿的挤压，使胎儿更加健康，还能减轻分娩的痛苦，因此比自然分娩要好。这其实是一个错误的认识，剖宫产是一种非正常情况下不得已选用的助产手段，不但不如自然分娩，而且有不少的副作用。

首先，剖宫产创伤大，出血多，术后恢复较慢，并且易于感染，很容易给产妇带来术后的长时间痛苦。因此，为避免分娩痛苦而选择剖宫产，是很不明智的。而且，剖宫产还往往使用一定量的麻醉药，也可能对胎儿和产妇的健康造成危害。

其次，自然分娩时产道对胎儿的挤压也是有其重要的生理意义的，能够排出胎儿肺部的大量羊水，使其出生后就能够呼吸顺畅，并开始啼哭。而经剖宫产产下的婴儿，则往往不能充分排出羊水，导致"湿肺"，影响其肺部发育。

另外，调查显示，剖宫产女性术后的并发症发生率是自然分娩女性的10～30倍，发病率极高，而且术后易感染，是产妇死亡的主要原因。

⊙温馨提示

产妇不应盲目选择剖宫产，是否采用剖宫产，要由医生决定。

产妇不必害怕剖宫产

剖宫产的效果不如自然分娩，并有一定的副作用和危险性，因此一般不推荐产妇采用剖宫产。但是，在必须进行剖宫产的情况下，产妇也不要过于害怕，要保持平稳心态，配合医生完成手术。

剖宫产是一种特殊情况下的助产手段，主要是为了保证胎儿的安全出生，也为了降低部分产妇分娩时所无法承受的痛苦，并避免发生各种意外。一般需要进行剖宫产的情况包括：产道异常者，即胎儿无法从产道顺利娩出；胎儿过大或胎位异常，无法正常娩出；产妇情况特殊，如产前大出血、高龄产妇；胎儿情况危险，需要立即娩出，如胎盘已经与子宫剥离，胎儿无法得到氧气和血液供应，有窒息死亡危险时，就应当立即剖宫娩出。

在上述这些情况下，剖宫产就成了一种必需的手段，产妇应当权衡利弊，为了自身的健康和胎儿的安全，接受剖宫产。

在现代医学条件下，进行剖宫产的可靠性还是比较高的，产妇在决定进行剖宫产后，应当选择正规的大医院和有经验的医生。剖宫产后，要遵医嘱休养，促进术后又快又好地恢复。

⊙**温馨提示**

剖宫产后的特别注意事项：（1）术后24小时要绝对卧床，伸直两腿，可在护士的协助下每隔几小时翻身一次，但放置在伤口上的沙袋，一定要持续压迫6小时。（2）在术后排气以前要绝对禁止进食。在肠胃蠕动恢复后开始进食，头三四天应以流质食物为主。（3）导尿管拔出后，应当增加引水量，多排尿以避免泌尿系统的感染。（4）剖宫产1周后基本可以拆线出院，并可以适当走动，一开始以每日4~5次下地走动为宜，每次持续10~20分钟，并逐渐延长时间。

产妇应注意产后的第一次大小便

产后的第一次大小便是十分重要的，对产妇的健康有很重要的影响，不可轻视，更不能憋大小便。

产妇分娩后处于卧床状态，大小便会不适应，因此往往憋大小便，直到便意很强了才去厕所，这是很不对的。由于分娩时大量出汗和失血，产妇体内干燥，本来就容易发生便秘，而如果产后不及时排便，就更容易造成粪便在直肠内的干结堆积，导致排便困难。产妇产后阴道和会阴会有伤，如果出现便秘，在用力排便的时候，很可能导致伤口的迸裂，对产后的恢复不利，并容易造成感染。

产后憋尿也是不对的，容易造成尿潴留，对健康不利。因此，产妇产后应当在 6 ～ 8 小时内主动排尿，第一次排尿顺利完成后，以后就会更加顺利。

⊙**温馨提示**

促进排尿可用热水袋热敷小腹或者用手轻轻按小腹下方，促进大便则应当从饮食上着手，多吃一些流质食物和蔬菜水果等对缓解便秘有利的食物。蜂蜜、香蕉都是产后的食用佳品。

产妇没必要过于担心产后的异常现象

产妇在产后身体上多少都会出现一些异常情况，这是正常的生理现象，一般没有必要过于担心。

呼吸和脉搏情况：产后由于腹压降低，膈肌的下降，并由于卧床休息、活动较少的缘故，产妇呼吸会变慢，达到每分钟 16 次左右，脉搏也会相应地降到每分钟 60 ～ 70 次。

阴道分泌物的变化：产妇在产褥期由阴道排出的分泌物称为恶露，其中含有血液、脱落的组织和宫颈黏液等。在产后 3 ～ 4 天，恶露会呈现鲜红色，而且量也较多，即血性恶露；在大概 1 周后，恶露的颜色会渐渐变淡，量也会减少，即炎性恶露；2 周后转为白恶露，此时恶露量更少，呈白色或淡黄色；大概在产后 3 周左右，恶露会结束。恶露的气味初期带有血腥味，随后则慢慢变为无味，如果出现腐臭味，则可能是产后感染的表征，应及时就医。

代谢情况：产妇在产后大都会出现尿量增多、大便干燥的现象，而且产妇产后的排汗量也会大增，这是肾脏在处理体内潴留的水分，属于正常反应。身体中的大量水分从毛孔、尿道排出，大便也自然会干燥。

体温升高：产后的体温升高只是出现在产后 24 小时之内，这是由于分娩时能量大量消耗，产热快于散热造成的。一般在 24 小时内会恢复正常，且最高不会超过 38℃。

乳房变化：产后乳房的变化是比较明显的，头 1 ~ 2 天，乳头会流出少量的黄色稀薄的液体，即初乳；从第 2 ~ 3 天开始，乳房会明显胀大变硬，表皮下静脉充盈，而且伴有腋下的淋巴结肿大；再过 1 ~ 2 天，乳房会逐渐变软，产妇正式进入哺乳期。

产妇多吃鸡蛋不科学

为了加强营养，有的产妇在产后大量吃鸡蛋，甚至当作主食来吃，认为这样对身体的滋补作用好。其实，这并不是科学合理的饮食方式，尤其对于产妇而言，甚至是有伤害的。

这是因为，产妇在刚刚分娩后，体能消耗很大，消化能力也随之下降。在产后的头几天内，应当以流质食物为主，如果大量吃鸡蛋，就会难以消化，不但鸡蛋的营养物质无法得到充分的吸收，而且还会对肠胃造成影响。而且，产妇在产后身体内的水分流失较多，如果大量吃鸡蛋，很容易导致便秘。

产妇在进入产褥期后，饮食基本恢复正常，此时可以适量地吃鸡蛋补充营养，但一天吃 4 ~ 5 个也就足够满足身体的蛋白质需求，同样不宜吃得过多，否则会造成营养不均衡，也会增加肠胃负担。

⊙温馨提示

产妇的营养摄入方面，均衡是最重要的，鸡蛋虽然营养丰富，但是也不宜多吃，同时蔬菜水果是必不可少的。

产后切忌盲目吃醪糟蛋

醪糟蛋性味辛温，有活血化瘀和祛寒助热的功效。产妇吃醪糟蛋，可以加快血液循环，扩张毛细血管，促进子宫收缩以排出体内的瘀血和浊液，并能够修复身体器官，有一定的食疗作用。但是，如果盲目大量食用醪糟蛋，则会过犹不及，对产妇造成不利的影响。

这是因为，醪糟蛋有活血化瘀的功效，如果产妇体内本无瘀血可化，恶露正常，过多食用醪糟蛋，则会使毛细血管发生扩张，从而导致恶露过多，时间延长，流血不止。这容易引发多种产后症，并引起虚烦失眠、口渴、便秘、尿黄、皮肤疮疖等热证。尤其是在夏季或者产妇本身体质阳盛湿热，再多吃醪糟蛋，就更会加重热证，并引起出血。

⊙温馨提示

醪糟蛋最好在产后10天内食用，一天吃2～3个，可以促进子宫的收缩和恶露排出，如果2星期后恶露已经基本排尽，就不应再盲目多吃醪糟蛋。

如产妇有发热症状，不宜食用醪糟蛋。

产后不宜多吃麦乳精

麦乳精由牛奶、奶油、鸡蛋、麦精等营养原料制成，营养丰富，滋味鲜美，是滋补佳品。但是，麦乳精并不适合产妇服用。

这是因为，麦乳精中除含有上述营养成分外，还含有麦芽糖和麦芽粉。这两种物质都是从麦芽中提取的，虽然具有一定的营养价值和药用价值，但是同时还具有回乳退奶的作用。如果产妇在哺乳期内吃麦乳精，则不利于下奶，影响对婴儿的哺乳。

产后应少喝红糖水

产后喝红糖水是我国很多地方的传统习俗，由来已久。红糖中含有丰富的碳水化合物和铁质，能够提供热量，还可以补血，对于分娩后体力和精力都消耗很大的产妇有很好的补益作用，可以说，是一种滋补佳品。

但是，不少产妇喝红糖水不太讲究度，喝得过多，或者长时间以红糖水代替饮水，这都是不对的。因为久喝红糖水对产妇子宫的复原是不利的，在产后 10 天，恶露会逐渐减少，子宫收缩也逐渐恢复正常，如果此时大量喝红糖水，其活血作用就会使恶露的血量增多，造成恶露不止，继续失血。

⊙**温馨提示**

喝红糖水的时间，一般以产后 7 ~ 10 天为宜。

产后应少吃巧克力

有的产妇在产后喜欢吃巧克力，认为巧克力的热量高，味道甜美，对产后的滋补很有好处。但专家提醒，产妇可以吃巧克力，但不能吃多，尤其是产妇开始进入哺乳期后，就要尽量少吃巧克力。

这是因为，产妇在刚刚分娩完后，体力、精力消耗很大，身体也大量失血，此时适当多吃一些巧克力有助于补充能量，还可以补血，对身体是有好处的。但是，在产后 2 周左右，产妇的身体状况基本恢复正常，体能已经得到补充，此时再多吃巧克力，过量的营养成分就会在体内形成堆积，由于产妇本来活动就少，很容易引起肥胖，并影响食欲。

另外，产妇多吃巧克力，对婴儿的发育会产生不良的影响。巧克力中含有的可可碱，会渗入母乳中并在婴儿体内形成蓄积，进而损伤神经系统和心脏，并导致婴儿的消化不良、睡眠不安。

产后应全身补充营养

不少产妇产后都有忌口的习惯，对很多食物都很避讳。这其实不但没有必要，而且对母亲和婴儿的健康都不利。

这是因为，产后女性的身体较弱，需要补充大量的营养物质。而如果忌口过多，食物过于单一，显然是不能满足身体的需要的，对身体的恢复有不良影响。如果体质迟迟得不到恢复，产褥期的女性就很可能落下"月子病"，留下后遗症。

另外，忌口过多对乳汁的分泌也有不好的影响，会降低乳汁的营养含量，甚至导致奶水少，对婴儿的健康发育不利。

⊙温馨提示

产后女性应当尽量全面地补充营养，遵医嘱饮食，不应忌口过多。

产后滋补宜适量

产妇分娩会消耗大量的体力和精力，产后体质虚弱，需要充分的滋补，以促进身体的恢复。但是，有的家庭在给产妇滋补的时候，不注意适量的原则，这就不对了。滋补过量，对产妇健康是没有好处的。

首先，滋补过量，容易引发产妇的肥胖。肥胖不但影响体形和美观，而且还会使糖和脂肪的代谢失调，引发各种疾病。尤其是产后产妇活动较少，因肥胖导致心脑血管疾病的概率将会大大提升。

其次，产妇滋补过多，营养过剩，对婴儿的健康成长也不利，这主要是通过母乳的间接影响。因为产妇滋补过量，也必然会使乳汁中的脂肪等营养成分过量，婴儿吸收之后，容易导致婴儿肥胖症，营养失调，同时也易患扁平足一类的疾病；如果婴儿无法吸收，则会造成脂肪泻，并导致慢性腹泻和营养不良。

⊙温馨提示

在产后 1 ~ 3 天，饮食滋补应以清淡的流质食物为主，1 周后可恢复正常饮食，但注意不要吃辛辣刺激性食物和饮酒。在营养搭配上要合理，不应偏食，也不要暴饮暴食，最好少食多餐。

产后不应急于节食

有的产妇在生下孩子后就急于节食，想迅速恢复自己苗条的身材。这种心情可以理解，但是这种急于节食的做法是不恰当的。

因为，产妇在生完孩子后，并不是就"大功告成"了，而是会很快地进入哺乳期，担负起为孩子哺乳的重任。哺育婴儿是需要大量的营养物质的，如果产妇产后急于节食，则势必会影响到乳汁的质量，甚至造成乳汁不足，从而间接影响到婴儿的健康，容易导致婴儿体质弱，营养不良。

另外，产妇在产后体质也较弱，也必须通过充足的营养补充来提高自己的身体素质，恢复身体功能。而如果盲目节食，营养跟不上，身体将很难恢复到产前的健康水平，甚至留下"月子病"，造成难以挽回的遗憾。

⊙**温馨提示**

产妇产后不但不应急于节食，反而应当多吃一些富含营养的食物，每天摄入的热量不应低于 11 704 千焦。节食应当等到哺乳期结束后再逐步开始。

产后应慎食人参

人参大补元气，产妇在产后可以适量服用，有益滋补。但是如果进补过量，则过犹不及，反而会对健康有不利的影响。

首先，人参大补元气，可以促进血液的流动，加快血液循环。这对一般人是有利的，但是对产妇则不然。因为产妇刚刚分娩，子宫组织和内外生殖器血管多有损伤，服用过量的人参，血液运行速度加快，就有可能影响受损血管的自行愈合，对产妇的身体恢复反而有阻碍作用。

其次，人参中含有多种对人体有刺激作用的成分，如"人参宁"、"人参皂苷"等，对人体中枢神经和心血管都有兴奋作用。摄入此类物质过多，能够使人感到躁动和心神不宁，对于体质比较虚弱的产妇，这种强刺激作用并不好，会导致失眠、烦躁的出现，影响精力和体力的恢复。

另外，产妇在进入哺乳期后，服用过量的人参对乳汁也有影响。人参性热，可能导致孩子因吃奶而出现食热症状，这对孩子也是不好的。

⊙**温馨提示**

在分娩后的1周之内，由于产妇伤口还没有愈合，因此不宜吃人参。在伤口愈合后，可以服用，但也应注意适量。

哺乳期不宜喝茶

女性在哺乳期不宜喝茶。这是因为，茶内含有咖啡因和大量的茶碱，哺乳期女性喝茶后，这些成分会通过乳汁进入吃奶的婴儿体内，从而使婴儿受到这些刺激性物质的影响，出现过于兴奋、难以入睡的反应，进而导致婴儿的体质下降，并容易患病。严重的还可能导致发生肠痉挛和抽搐，甚至威胁婴儿生命。

哺乳期不宜喝酒

女性哺乳期喝酒对婴儿的影响也很大。这主要是由于酒中的酒精成分可以通过乳汁被婴儿吸收，这是一种间接的危害。少量饮酒的影响较小，但是如果母亲大量喝酒或者是长期嗜酒，就会对婴儿健康造成无可挽回的伤害。婴儿受到酒精的影响，最初会出现沉睡、呼吸缓慢、触觉迟钝和多汗等症状，久而久之则可能造成反应迟钝、智力低下，对孩子的健康成长极为不利。

哺乳期切忌吸烟

吸烟有害健康，这是一个常识。有的母亲在怀孕的时候，为孩子考虑，能够主动地戒烟，但是，当孩子生下来后，往往就忽视了吸烟对婴儿的危害。这是不应该的。

产后尽管孩子脱离了母体，但是母亲吸烟对婴儿的危害还是多方面的。首先，研究表明，吸烟可以降低乳汁的分泌量，并减少乳汁的营养含量，这对尚在吃奶的婴儿很不利。其次，香烟中的尼古丁等有毒物质，也会通过乳汁被婴儿吸收，从而对婴儿造成伤害。再次，平常婴儿和母亲在一起的时间最长，母亲吸烟，婴儿势必会受到烟气、焦油颗粒的危害，这对体质柔弱、易受伤害的婴儿是有直接的危害的。

哺乳期应少吃味精

哺乳期的女性少量食用味精并没有什么明显的不良影响，但是由于其中含有谷氨酸钠物质，如果食用过多或者长期每餐必吃，就会导致部分谷氨酸钠通过乳汁进入婴儿的体内。谷氨酸钠进入婴儿体内后会与锌发生异常性的结合，生成无法吸收的谷氨酸锌。这样就会导致婴儿体内锌元素的缺乏，降低婴儿的组织再生和生长发育的能力，还会影响视觉和味觉，出现厌食、智力减退、生长发育迟缓等不良的后果。

⊙温馨提示

哺乳期的女性应当少吃味精，在新生儿出生后的 12 周内，尽量不要吃味精。

产妇坐月子不应只关注饮食

产妇在生完孩子后身体虚弱，体质受到很大的影响，因此充足全面的营养补充是十分必要的。但是，产后健康的恢复也并不是只靠饮食就可以，而是需要多方面的调理。

除了饮食的合理与营养，在产褥期，产妇还应当保证充足的休息、睡眠。一般来说，产后 1 ~ 3 天，产妇都应当以卧床休息为主，而饮食上则注意不要吃太多，应以流质食物为宜。在整个产褥期，产妇都应当有高质量的睡眠和休息，不可从事繁重的体力劳动。

其次，产妇在月子期间也应当注意锻炼。虽然是以休息为主，但是从产后的 10 ~ 12 天开始，产妇最好能每天坚持少量的户外运动，如散步和舒缓的体操等。这样可以活动筋骨、疏通血脉，防止肥胖的发生，既对身体康复有利，对产褥期后尽快投入工作也有帮助。

再次，讲究卫生也是产褥期的女性必须注意的一个方面。这包括两点，一是指产妇自身的清洁卫生，产褥期的女性应当尤其注意阴部卫生，防止细菌滋生，平常要勤于换洗内衣裤和床单、被罩。二是指产妇周围的环境卫生，一个整洁的环境不但可以防止细菌滋生，避免感染疾病，而且对产妇的心情也有很强的愉悦作用，对促进身体康复大有好处。

另外，产妇为了早日康复，也应当保持精神的愉快。这有利于提高食欲和振奋精神，一个积极的心态对健康对生活都是至关重要的。

⊙温馨提示

产妇在产褥期需要注意的事项很多，并不单纯是饮食方面。这就需要全体家庭成员共同努力，为产妇创造一个舒适的生活环境。

产妇捂月子不科学

"捂月子"是不少地区的传统，人们认为产妇在产后容易患病，因此将门窗紧闭、密不透风，也把产妇捂得严严实实，生怕受到凉风的侵袭。这种做法，出发点虽然是好的，但是极不科学，是一种陋习。

因为产妇要恢复身体健康、增强体质和新生儿要健康成长，都必须获得充足的阳光照射，这样也有利于防病。如果将门窗关得严严实实，产妇和新生儿捂在被窝里，得不到阳光的照射，就会处于一种很不健康的状态，产妇体质难于恢复，也容易导致新生儿对钙的吸收能力低下。

其次，捂月子的时候，室内空气不流通，空气污浊，含氧量少，这也不是一种对人健康有益的生活环境，容易造成对母亲和婴儿的伤害。而且在这种条件下，更容易滋生细菌和寄生虫，而产妇和新生儿分别处于身体虚弱和柔弱的时期，抵抗力差，极易患病。

另外，室内捂得过于严实，空气不新鲜、阳光不充足，对产妇和新生儿的精神健康也有危害，并能够影响各方面身体功能和食欲的提高，也对健康和婴儿发育不利。

⊙温馨提示

产妇在产褥期不应当捂得过严，冬天可以适当避寒，但夏季则应当保证门窗敞开，保持室内空气的新鲜和阳光的充足，并应当经常到户外活动，以增强体质。当然，防止感冒着凉等保护措施，还是应当作到位的。

产妇应避风的说法不科学

不少人认为风是导致"产后风"（产褥热）的罪魁祸首，因此认为产妇最应避风。实际上，这是一个错误的认识。

现代医学研究表明，产褥热的罪魁祸首主要是存在于阴道中的致病菌，这主要是因为产后不注意阴部清洁或者因被褥不洁而导致的细菌滋生，与风根本没有关系。因此，那种认为产妇怕风，于是把屋子封闭得严严实实的"捂月子"的做法，不但没有必要，反而更容易促进细菌滋生，更易引发产褥热。

⊙温馨提示

产妇应当转变产妇怕风的错误观念，在产后尤其是夏季，一定要保证室内的通风凉爽，并逐渐增加户外活动。

产妇并不是下床越晚越好

不少人以为产妇体质虚弱更需补养，就让其长期静卧，甚至饭菜都端到床上吃，这种做法并不正确。

这是因为，如果产妇在产后长时间不起床活动，血液流动缓慢，本来就处于高凝状态下，容易发生下肢静脉血栓。同时，如果产后盆腔底部的肌肉组织缺乏锻炼，会托不住子宫、直肠和膀胱，容易引起子宫脱垂、直肠或膀胱向阴道膨出。

而如果产后及早下床活动，则不仅有利于下肢血流增快和恶露排出，也能使腹部肌肉得到锻炼，早日恢复原来的收缩力，从而保护了子宫、直肠和膀胱等器官。

⊙温馨提示

一般来说，产后 24 小时就可在床上靠着坐起来，第 3 天便可下床行走。

产妇不宜睡席梦思床

产妇在分娩后不宜睡席梦思床，这样会对骨盆组织和腰椎造成损害。

在怀孕和产前阶段，女性身体会自动为分娩做出一系列相应的身体调整，此时卵巢会分泌一种名为松弛素的激素，能够松弛生殖器官中的韧带和关节组织，并使骨盆组织的稳定性和密合性降低，呈松散状态，以利于分娩。在分娩结束后，骨盆组织还不能立即恢复完整性，仍处在比较松散的状态，如果此时产妇睡席梦思床，身下的支撑力不足，身体的重量就会对骨盆产生压迫，从而易使骨盆受到损伤，甚至变形。

另外，在怀孕期间，女性的腰骶椎也会发生一定的变形，在分娩后不能及时复原，如果睡席梦思床，对其复位也是不利的。因此产妇睡过席梦思床后，常常在起床时感到腰胯部酸痛，下肢无力，甚至出现腰部扭伤和腰骶部的剧烈疼痛。

⊙温馨提示

产妇在产后最好睡硬板床，上面铺上足够厚度的被褥，以既不影响活动，又不感到太硬为宜。

产妇不应拒绝洗澡

有的产妇在产褥期拒绝洗澡，担心感染受风。传统习俗也认为，在月子里洗澡，风寒会侵袭体内并滞留在肌肉和关节中，日后会出现月经不调、身体关节和肌肉疼痛。其实这种认识是不正确的。

女性产后汗腺很活跃，容易大量出汗，污染皮肤，下身产生的恶露及溢出的乳汁也都会使全身发黏。同时，多种液体混合在一起，不但会散发出难闻的气味，使产妇浑身不舒服，影响精神状态，而且皮肤黏膜上的大量病菌也会乘虚而入，引起毛囊炎、子宫内膜炎、乳腺炎等，甚至发生败血症。因此，产后更应该及时地洗澡。

⊙**温馨提示**

一般产后一周可以擦浴，一个月后可淋浴。

夏天浴室温度保持常温即可，冬天浴室宜暖和、避风。

洗澡水温宜保持在 35～37℃左右，夏天也不可用冷水淋浴，以免引起腹痛及日后月经不调、身痛等。

浴后要迅速擦干身体、穿好衣服，防止受凉。

第十四章

育儿与健康

不宜给新生儿包"蜡烛包"

一些家庭习惯把新生儿包成"蜡烛包",认为这样有利于保暖,而且还能够扳直手脚,防止罗圈腿。这种做法看似科学实际上并无道理,给新生儿打"蜡烛包"是不利于新生儿健康的。

首先,这是因为新生儿的新陈代谢比较旺盛,其体内的水分占体重的 80% 左右。如果把新生儿包裹得过于严实,尤其是在夏季,就容易加快新生儿体内水分的散失,从而造成婴儿出现皮肤发红、口唇干燥、哭闹不安的反应,严重者甚至两眼呆滞,面色晦暗。

其次,认为"蜡烛包"能够拉直新生儿手脚,防止罗圈腿,这也是不对的。因为胎儿在母体中是呈蜷缩状态的,出生后这种状态还应当继续保持一段时间,如果人为地把新生儿手脚顺直,束缚起来,会给婴儿带来很大的不适应,影响婴儿的自由活动,从而妨碍其正常的生长发育,也容易造成婴儿腋下、腹股沟、臀部等处的皮肤糜烂。

另外,这种包裹法还会影响婴儿肺部的呼吸,影响胸廓发育,是导致肺部感染的因素之一。

⊙温馨提示

不要给新生儿包裹"蜡烛包",而应当给他穿宽大舒服的婴儿服,保证婴儿体表干爽和运动自如。

初乳有利于新生儿生长

有的人认为初乳不是乳汁,不适合用来喂养新生儿,因此主张把产妇分娩后几天的初乳放弃掉。这实际上是一种错误的认识,是一种很大的浪费。

初乳是指产妇产后不久所分泌的乳汁，它稀薄似水，呈黄白色，因此很多人误认为初乳不是乳汁。实际上，初乳的营养价值最高，最适合新生儿的消化吸收。初乳中含有丰富的蛋白质、矿物质、少量的糖和脂肪，还含有大量的其他免疫物质，不但对增强新生儿体质有重要作用，而且还能保护新生儿娇嫩的消化道和呼吸道黏膜，使其不受微生物的侵袭，增强免疫力。

另外，初乳中所含有的微量元素还能够促进新生儿的胎粪早日排出，有利于消化和进食。

由此可见，初乳虽然与一般的乳汁有差别，但是其作用更大，营养价值更高，与乳汁相比，它有着许多的特殊功效，是婴儿所不可缺少的营养食物。

给新生儿喂奶不宜过晚

有一种说法认为产妇产后起码要等 1 天之后再给孩子喂奶，甚至有的人主张应当等 2 ~ 3 天之后，待乳房发胀才开始给孩子喂奶。这些认识都是错误的。

给新生儿喂奶过晚，会使新生儿错过了吸收初乳营养的时机，而且会使新生儿感到饥饿，从而不利于孩子的健康。研究发现，喂奶晚的新生儿，一般黄疸较严重，有时甚至还会出现低血糖的表现，从而造成对新生儿健康尤其是对大脑的持续性损害。另外，喂奶过晚，还可能导致新生儿患上脱水热。

其次，喂奶过晚，也不利于母乳的分泌。因为母乳分泌是受神经、内分泌调节和外在刺激多方面影响的，婴儿尽早吸吮乳头，能够促进乳汁分泌，保证充足的奶水供应。此外，婴儿对乳头的吸吮，还可以促进子宫的复原，减少产后出血，对产妇的健康恢复也有好处。

世界卫生组织研究报告主张，新生儿出生后应当立即喂奶或在 2 小时内喂奶。

用奶瓶喂奶不如母乳喂养好

有的年轻妈妈在生产后感到疲劳，不愿意亲自哺乳新生儿，而是用奶瓶代替，这是一种很不正确的做法。

首先，用奶瓶冲奶粉喂养新生儿，会使新生儿由于喝不到母乳尤其是初乳而缺乏营养，对成长发育不利。

其次，即使奶瓶中装的是母乳，也不如直接的母乳喂养，因为一开始就使用奶瓶，容易给新生儿造成"乳头错觉"。奶瓶的橡皮奶嘴大，容易含住，而且开口也大，奶量多，新生儿吸吮起来要比吸吮乳头轻松，这样久而久之，就会使婴儿不再愿意吸吮母亲的乳头。而母亲的乳头得不到经常的吸吮，就会减少对乳头周围神经的刺激，影响泌乳反射和喷乳反射，进而会使乳汁的分泌量减少，造成母乳不足，最终也会影响新生儿的营养摄取。

⊙温馨提示

新生儿应当由母亲亲自用母乳喂养。

新生儿房间不宜过冷或过热

新生儿房间的温度有讲究，过冷或过热都不好，都会对宝宝的健康造成伤害，甚至导致疾病的发生。

这是因为，新生儿的体温调节功能还不健全，对于冷热的适应能力较低，因此室内过冷或者过热都会使新生儿的生理状态发生紊乱，造成不良后果。

新生儿身体的产热能力不强，但散热却较快，加之新生儿体表面积相对较小，因此当室内温度较低时，新生儿的体温就会很快地随之下降。这样容易引发新生儿硬肿症，会造成无法吮乳，甚至可能导致夭折。

而另一方面，新生儿的汗腺发育也并不完全，排汗功能差。如果房间内温度过高，婴儿感觉过热，会哭闹不安，并出现发热、脱水现象，严重者则会导致休克。

由此可见，房间过冷或过热，对新生儿的健康都是不利的。布置新生儿房间，必须注意温度适宜。

⊙**温馨提示**

一般而言，新生儿的房间，在夏季温度应当保持在 22 ~ 25℃，冬季则应维持在 20℃左右。

新生儿房间的温度最重要的是要保持恒温，不能忽冷忽热。

不宜给新生儿睡软床

不少父母觉得给新生婴儿睡软床，会让宝宝睡得更香甜，却没有想到，这样会对宝宝的健康造成损害，甚至可能造成终生的遗憾。

因为新生儿的骨骼发育很不完全，骨骼也都比较柔软，可塑性很强，而且生长迅速。如果睡软床的话，宝宝就可能在睡眠的过程中由于重力的作用下陷，造成脊椎的变形，容易形成佝偻、胸腔凹陷。一旦出现这种变形，在婴儿的成长过程中，是难以恢复正常的。

另外，睡软床还容易导致婴儿在夜里翻身捂住口鼻，发生窒息。

⊙**温馨提示**

新生儿最理想而科学的睡床应当是家庭中的木板床或竹床。

新生儿睡觉应讲方位

新生儿器官和骨骼发育不完全，易受外界影响，因此对于新生儿的生活环境，父母应当多加留意。比如说，在睡觉的时候，新生儿的方位就是一个需要考虑的方面。

新生儿睡觉的合理方位，主要需要注意光线与声音两个方面，尽量避免新生儿睡眠时头部两侧光线与声音不等的问题。这是因为，新生儿能够对光线和声音产生反应，在躺卧睡眠的时候，头部会喜欢向光亮或有声音的一面转动，身体也会随之倾斜。而由于此时新生儿骨骼还很柔软，尤其是颅骨的骨缝还未完全闭合，经常不自觉地偏转头部、倾斜身体，就容易造成颅骨的变形和后天性的斜颈等畸形症状。

另外，当一侧的光线过于强烈时，出于生理性的自我保护，婴儿会自动将偏向强光一侧的眼睛眯起，瞳孔缩小。这样久而久之，还容易形成一侧眼睑下垂和双侧瞳孔调节功能不协调，因而会出现双侧眼裂，导致视力障碍。

⊙温馨提示

新生儿睡觉的方位，要尽量保证两侧光线、声音的均衡与柔和。

新生儿不宜枕枕头

不少人习惯性地认为，新生儿睡觉也应当像成年人一样枕枕头。其实不然，如果盲目给新生儿枕枕头，反而会不利于孩子的发育。

这是因为，新生儿的脊柱不同于成年人的脊柱呈"S"形，而是平直的。新生儿头部较大，与肩平，平睡时后脑勺会与背脊呈一条直线，侧卧时则与肩相平，完全没有枕枕头的必要。如果给新生儿枕枕头，其脖颈就会被高高垫起，头部前探，反而会很不舒服，时间久了还可能对颈椎造成拉伸伤害，妨害新生儿正常的发育。

⊙温馨提示

新生儿不宜枕枕头，当婴儿成长到3～4个月的时候，睡觉时可枕1厘米左右厚的小薄垫，7～8个月的时候，肩部开始增宽，脊柱生理弯曲开始形成，此时可以开始枕3～5厘米厚的枕头。

新生儿也应常洗澡

有些父母认为新生儿的皮肤娇嫩，抵抗力弱，因此不敢给新生儿洗澡，生怕洗坏皮肤或者感冒着凉。这其实不对，不给新生儿洗澡，不但不卫生，而且也会使新生儿因此致病。

新生儿皮肤娇嫩，因此容易受到外界的伤害，灰尘、细菌、大小便、汗液以及奶汁等都会对新生儿的皮肤造成一定的刺激，从而导致发炎，甚至会造成全身感染，严重者甚至会危及生命。另外，由于生理原因，新生儿出生后皮肤表面会覆盖有一层胎脂，起到保护皮肤的物理作用。但是这种物质又容易分解为低级脂肪酸，刺激皮肤而造成皮肤糜烂，尤其是在婴儿的脖颈、腹股沟、肛门等处，如果不及时清洁，经常会因此导致皮肤红肿发炎。

因此，相比成人而言，婴幼儿是更需要经常洗澡的，不宜不给新生儿洗澡。

⊙温馨提示

给新生儿洗澡，需要注意很多事项。首先水温要适中，以不冷不烫为宜。其次是不能猛搓，那样会对婴儿的皮肤造成伤害。而且，在给婴幼儿洗澡的时候，要有重点地快洗，主要把肛门、腹股沟、腋窝、脖颈等皮肤褶皱、容易积聚细菌的地方洗干净，不宜让婴儿长时间浸泡在水中。洗完后，用舒适的干浴巾逐步拭干全身，然后适量涂上一些痱子粉。

不宜给新生儿挑"马牙"

所谓马牙，指的是新生儿牙龈上的一些小白点，还有人称之为"鬼牙"，不少人认为这是不吉利的脏东西，往往要用针挑破。这实际上是一种错误的做法。

这种所谓的马牙，其实并不是牙齿，更不是什么"鬼牙"，而只是新生儿造牙的一种角化物，是黏膜上皮细胞堆积成珠状物所致，一般出现在牙龈或上颌部，为绿豆大小的白色圆形颗粒。这种角化物即使不挑，也不会长时间存在，过几周后会自动脱落。而如果自以为是地将其挑掉，则很容易因此把新生儿的口腔黏膜弄破，引起发炎，甚至会导致败血症。

用大黄给新生儿排胎粪危害大

有的父母为了给新生儿排胎粪，会给新生儿喂食一些大黄。这种做法是十分不妥的，对新生儿的健康极为有害。

大黄的确具有促进排便的作用，但是新生儿刚刚出生，肠道内还是个无菌的环境，胃肠道娇嫩，防御功能差，是无法承受住大黄这种药效很强的泻药的。如果盲目给新生儿喂食大黄，势必会导致新生儿肠道功能的紊乱，从而导致腹泻、腹胀及腹痛，甚至会危及新生儿生命。

⊙温馨提示

正常的新生儿在出生后 1～2 个小时内就会自然排出胎粪。

胎粪主要是由胎儿肠道分泌物、胆汁以及胎儿皮脂组成的，无菌无害，即使新生儿没有及时排出胎粪，父母也不必过于紧张。

切忌挤新生儿乳头

有的新生儿出生后，乳头会有一些肿胀，不少父母不明就里就用手去挤，结果给新生儿健康造成损害。

新生儿乳头的肿胀是一种正常的生理现象，主要是由于胎儿原本通过胎盘接受的两种内分泌激素——母体卵巢分泌的黄体酮和垂体催乳素——突然中断供应而引发的。这种乳头肿胀的现象在新生儿出生后 8～10 天最明显，一般在 2～3 周后即会自然消失，最长不会超过 3 个月，因此父母不必为此担心。

但是如果随意挤压新生儿的乳头，导致皮肤破损，就会使细菌趁机侵入乳腺，造成乳腺感染，发炎化脓，甚至导致败血症，产生严重的后果。

新生儿的囟门可以洗

新生儿刚刚出生后，颅骨发育还不健全，颅缝没有愈合，就会在头顶形成一个菱形的空间，其上只有头皮和头发，而没有头骨和脑膜的覆盖。这个部位，医学上称为囟门。

囟门是新生儿身体上最薄弱的部位，而且由于连通脑部，因此应当十分注意保护。不过，要注意保护囟门并不代表囟门不能摸，甚至是不能洗。如果不洗囟门，不及时清理其上的污垢，就可能形成头皮上的结痂，不但影响皮肤正常的新陈代谢，而且还会引发脂溢性皮炎，引起头皮感染，反而不利于囟门的保护。

⊙温馨提示

囟门可以洗，但是在清洗时，注意动作要轻柔，不要用指甲抓挠。在清洗囟门时，水温和室温都应当适宜，以防止新生儿感冒。

新生儿身上的怪味不可忽视

有的新生儿出生后，身上会散发出一些怪味，没有经验的父母往往会忽视这些怪味，或者简单地认为是汗味或尿味。其实这种怪味有可能是某些先天性代谢疾病的信号，是不应当忽视的。

由遗传导致的先天性代谢疾病，会由于某些结构蛋白和代谢酶的缺失，而造成体内氨基酸等物质的代谢障碍，异常的代谢产物堆积在体内，随汗尿排出，就会散发出一些怪味。比如高蛋氨酸症患儿会散发出煮白菜味，焦谷氨酸血症患儿会散发出汗脚味，枫糖尿症患者会散发出枫糖味等等。这些遗传性疾病如果得不到及时的发现与治疗，将可能会导致小儿的发育障碍和痴呆。

新生儿无尿不可忽视

大多数的新生儿要等到出生后一天半左右才会开始排尿，所以 1 天左右无尿是很正常的生理现象，这一方面是由于新生儿的肾脏发育不全面、不成熟，另一方面也是由于新生儿身体暂时缺水，尿自然也会较少。

但是，如果新生儿长时间不排尿，无尿的时间达到 2 天以上，则应当引起充分的警惕，这可能是肾及泌尿系统疾病的征兆，应当及时就诊，查明情况。

⊙温馨提示

新生儿如果长时间无尿，应当首先给其补充适量葡萄糖水，如果还是无尿，则应当及时就医。

母乳喂养应注意细节

很多年轻的母亲没有哺乳的经验，认为给孩子喂奶，只要喂孩子吃饱就行了，而往往不注意一些细节。其实，这些细节也是不应当疏失的，因为它们很可能对正常的哺乳产生不利的影响。

首先，母亲对哺乳的准备，应当从孕期就开始。比如每天应当用温水擦拭乳房，并用手指轻轻提拉乳头，以促进乳腺的发育，并预防乳头下陷，给婴儿吸吮带来困难。

其次，哺乳时要善于观察婴儿的进食，如出现哭闹不安、吞咽声小、哺乳后睡眠质量低下等情况，要及时查清原因，并加以纠正。而且，哺乳期的母亲应当经常清洁乳头，防止裂伤。哺乳期女性平常穿戴的内衣、胸罩等，材料应当尽量选用棉麻，而不应穿戴化纤衣物，以防止纤维脱落，堵塞乳腺管，造成哺乳的困难。

另外，在哺乳时，母亲也不应当穿着工作服或者是着浓妆。因为这样一方面可能使婴儿受到工作服上的细菌和化妆品中的有毒有害物质的伤害，另一方面，婴儿对母体的气味有着敏感的反应，熟悉的气息能够促进婴儿的食欲和对母亲的认同感，但如果着装不当或化妆过浓，掩盖了母体的气味，则势必会给婴儿带来不适，导致情绪低落、食量下降而影响发育。

婴儿最好的食物是母乳

有的母亲出于种种原因，不愿给新生儿喂母乳，而是靠牛奶或奶粉喂养。这样做不利于婴儿的健康成长，对母亲也有不好的影响。

母乳是婴儿最好的食物，用牛奶或奶粉喂养，无论如何都是不及母乳的。母乳营养丰富，且容易被婴儿消化、吸收；母乳中的含钙量很高，每100克母乳中含钙达30毫克左右，婴儿喝母乳，可以有效预防佝偻病的发生；母乳中还含有能对抗多种细菌、病原的免疫球蛋白，具有促进益生菌生长的因子，还富含多种人体氨基酸，因此具有增进婴儿免疫力、增强体质的作用。

其次，母乳喂养对母亲也是有好处的。给婴儿哺乳，可以预防产妇出现产后出血，有利于子宫的收缩，可促进母体的早日康复。而且还可以减少乳腺癌和卵巢癌的发病概率。

另外，母乳喂养还是加深母子亲情的重要手段，婴儿会感受到母亲的温暖，对母亲产生难以割舍的感情。

躺着喂奶不利于孩子的健康

有的母亲习惯躺着给孩子喂奶，觉得省事又舒服。其实，这是一种很不科学的哺乳方式，不利于孩子健康，并可能发生危险。

这是因为，躺着给孩子喂奶，如果不注意，乳房就可能堵住孩子的口鼻，使孩子无法吸吮，甚至出现呼吸困难，有导致窒息的危险。尤其是躺着哺乳，母亲很容易不知不觉就睡着了，此时极易发生危险。

另外，躺着喂奶，孩子吸入的奶水有一部分可能会逆流到头部和耳道，由于孩子的免疫功能较低，因此，奶水携带细菌侵入中耳，就极易引起急性化脓性中耳炎，如果治疗不及时，则会因此导致耳聋。

⊙温馨提示

正确的哺乳方法应当是：母亲坐着，将孩子抱起，抬高孩子头部呈 45°，使孩子面朝母亲侧卧，嘴和下颌紧靠乳房；母亲用手把住乳房，将乳头、乳晕完全送入孩子口中，缓缓哺乳，并适当暂停，以防止孩子呛到。

定时喂奶不合理

有的父母认为，婴儿吃奶也应当像大人吃饭一样有规律，喂奶应当定时，这样才有利于孩子的健康。其实不然，这是一种哺乳的误区，对婴儿，不应当采取定时喂奶的方法。

这是因为，婴儿每次的吃奶量都很不固定，有时可能吃得少，于是就饿得快。如果盲目拘泥于定时喂奶，甚至婴儿哭闹也置之不理，就很容易饿到婴儿，而当婴儿"饿过劲儿"了，此时再哺乳，婴儿吃得也不会多。长此以往，则将会对婴儿的健康成长不利。

另外，母亲乳汁的分泌也并不固定，尤其是在分娩后的头几天，初乳的分泌时多时少，这也决定了哺乳不可定时。

⊙温馨提示

给婴儿哺乳，应当尽量多次喂养，只要婴儿有食欲，就应当及时哺乳。而且，频繁地哺乳，对母亲也有好处，能够促进乳汁的分泌和产后的恢复。

第一次哺乳前不宜先喂糖水

有的父母在第一次哺乳前先喂婴儿喝糖水，想以此来补充营养。其实，这样做的效果并不好，还会影响新生儿对母乳的正常吸收。

新生儿在刚刚出生后，其实身体中的营养和水分还是比较充足的，完全可以等到母亲初乳分泌的时候。因此，第一次哺乳前喂糖水以补充新生儿能量的做法，是没有什么必要的。而且，刚一出生就喝糖水，会使新生儿对母乳产生一种陌生和抵触感，对今后的哺乳十分不利。

应把婴儿未吸尽的乳汁挤出

有的母亲不把婴儿未吸尽的乳汁挤出，而是让它留在乳房内，觉得可以下次哺乳时再用。这种做法其实不好，会造成乳汁分泌的不足。

因为，奶量的多少是与乳腺接受刺激的大小和强弱有关的。如果每次都将乳房内的乳汁吸挤干净，乳管空虚，乳腺就会受到较大的刺激，从而激发乳汁的进一步分泌，能够形成良性循环，保证乳汁的充足供应。

而如果不把婴儿未吸尽的乳汁挤出，让其滞留于乳房中，则会降低对乳腺的刺激，会慢慢地使乳汁的分泌减少，造成乳汁不足。而且，剩余的乳汁滞留，还可能堵塞乳腺，引起乳房的肿胀和刺痛，甚至导致发生乳腺癌，对女性健康也极有危害。

断奶不宜过晚

有些母亲认为母乳的营养高，对婴儿的成长发育最好，所以迟迟不愿意给婴儿断奶。专家指出，这种做法其实对母亲和婴儿都是有害无益的。

因为，母亲在经过长时间的哺乳后，乳汁已经不像以前那样营养丰富了，量也会不如以前充足，而婴儿的营养需求却是在与日俱增，乳汁已经不能满足婴儿的需求。如果继续用乳汁喂养，婴儿会因为营养缺乏而导致贫血、食欲下降，抵抗力低下。而母亲也会因为哺乳期过长而导致"授乳性闭经"，甚至子宫萎缩。

⊙温馨提示

婴儿的哺乳期为 10 ~ 12 个月，过了这个期限，就应该及时断奶。

断奶前，应当给婴儿补充一些有营养的流质食物，并减少喂奶次数，以达到逐步断奶的目的。

断奶的时间应该避开炎夏和隆冬，因为这两个时期婴儿的消化能力和抵抗力都比较低。

婴儿断奶后不宜久用奶瓶

婴儿在断奶后如果仍继续使用奶瓶，甚至喝开水也用奶瓶，这样不但会给以后再增加一个戒断奶瓶的麻烦，而且如果不注意婴儿吸食奶瓶的姿势，还可能会影响其牙齿的发育。

比如直立使用奶瓶或者奶瓶的位置过高，就会导致下颌骨过高前伸，从而造成面型的凹陷，前牙反咬。而且婴儿如果经常含着空奶瓶吸吮，也会将空气不断地吸入胃内，造成腹胀。因此，婴儿在断奶后就不宜再使用奶瓶喂养。

婴儿腹泻不可服止泻药

有的家长对婴儿腹泻十分紧张，孩子一出现腹泻的症状，就急忙给孩子吃止泻药止泻。这其实是一种不当的做法。

婴儿腹泻的原因多种多样，其中有一种腹泻是婴儿的生理性腹泻，这多见于 6 个月以内母乳喂养的婴儿，多表现为大便稀薄，排便次数多，每日能有 6 ~ 8 次。但是这种排便并不影响婴儿的身体健康，反而会使婴儿精神愉快、睡眠安稳、食欲旺盛、体重增加，没有任何不良的身体反应。对于这种腹泻，完全没有必要给孩子吃止泻药，如果随便使用止泻药，反而对婴儿的身体不好。

另外，即使婴儿是由于其他因素导致的腹泻，比如吃坏肚子，也不应立即给他吃止泻药。这是因为适当的腹泻可以看作是婴儿机体的一种自我保护功能，对于排出体内毒素和有害物质是有利的。

⊙**温馨提示**

婴儿的腹泻未必无益。家长应当弄清楚婴儿腹泻的原因，如果是生理性腹泻，就不宜用药；如果是病理性的腹泻，则应通过适当治疗来控制。

婴儿大便干燥时不宜吃香蕉

香蕉有润肠通便的功效，一般人患有便秘吃香蕉会有一定的治疗效果。但是应当注意，婴儿便秘或大便干燥，是不宜吃香蕉的。

这是因为，香蕉性凉，并且植物纤维很细密，对肠胃的刺激比较大，能够促进肠胃的蠕动，因此对于成年人而言，香蕉可以通便润肠。但是由于婴儿的体质较弱，肠胃功能也不完善，盲目吃香蕉就会对肠胃造成过度的刺激，容易导致滑肠，从而引起腹泻。另外，香蕉性寒，成人吃多了也不利于身体健康，对于婴儿而言，伤害则会更大。

⊙温馨提示

婴儿大便干燥的主要原因是体内缺水，应当多补水。

给婴儿补铁不宜过量

不少家长因为担心孩子出现贫血，同时也为了补充微量元素以利成长，于是在孩子还是婴儿的时候就喂其大量含铁的食物，用心可谓良苦，但是这种做法却值得商榷。

研究发现，多发于 3 ~ 9 个月婴儿中的猝死综合征与婴儿的铁元素摄入过量有关。进一步研究表明，铁元素摄入过多，就会影响和阻碍小肠对其他微量元素如锌和镁的吸收，从而导致婴儿缺锌、缺镁，降低婴儿的免疫功能，容易招致细菌的感染。另外，过量的铁还会引起体内维生素 E 的缺乏，导致体内抗氧化剂的机制失调，使毛细血管膜遭到广泛的破坏，这也是造成猝死的主要原因。

不可用黄连给婴儿清胎毒

民间有用黄连清胎毒的传统，其实，这种做法并不可取，可能对婴儿造成严重的健康危害。

这是因为，虽然黄连具有清热降火的功效，可以对胃肠道感染等疾病起到一定的预防及治疗作用。但是，使用黄连不慎，对婴儿也有极大的危害，容易引起溶血性的贫血症状，主要表现为黄疸加重，会使婴儿出现嗜睡、不吃奶、尖叫及抽搐的症状，如果抢救不及时，甚至会引发婴儿的死亡。而且，黄疸症给婴儿造成后遗症的比率也很高，可能导致智力低下，会给家庭带来永久的遗憾。

给婴儿用中药针剂不可取

给婴儿用药，一般家长都会比较倾向于中药制剂，认为相比西药，中药的毒性要弱一点。其实即使是用中药，也应当慎重地选择，有一些中药制剂同样需要对婴儿禁用，比如中药针剂。

这是因为，大部分的中药针剂中，都含有苯甲醇物质，正常情况下，苯甲醇在体内氧化成苯甲酸，在肝中与甘氨酸结合生成尿酸排出体外。这一过程需要相应的肝脏酶的参与，但是对于新生儿来说，其未发育成熟的肝脏缺乏这些必需的酶，因此无法正常代谢苯甲醇。过量的苯甲醇集聚在肝脏部位，就会对人体产生毒害。

⊙**温馨提示**

婴儿应当禁用板蓝根针、热痛宁针、苦参碱针、复方木通针、金银花针、地龙针等中药针剂。

奶粉不宜冲得过浓

一些奶水不足的母亲，不能母乳喂养婴儿，只能选择用奶粉代替。而有些母亲因为怕婴儿饿着，在冲泡奶粉的时候，认为冲得越浓越好。这样看似营养更加丰富，实际上不然，这种做法并不科学。

这是因为，婴儿的消化吸收能力比较差，婴儿奶粉中的蛋白质、脂肪等营养物质，虽然经过了高温凝固，相对牛奶而言更容易吸收，但是如果冲泡过浓，仍然很难让婴儿消化，还容易造成腹泻。

另外，奶粉中一般都含有较多的钠离子，如果冲泡过浓，钠离子含量过多，婴儿服用后，就会造成钠离子摄入过量，增加对血管的负担，使血压上升，可能引发毛细血管的破裂出血，甚至导致抽风、昏迷等危险症状。

⊙**温馨提示**

　　奶粉冲泡除不宜过浓外，也不宜用凉水冲泡，因为那样不但容易让婴儿喝坏肚子，而且难以使钠离子游离出去。

不宜过早添加辅食

　　有些父母在婴儿初生几周后就急于给他添加辅食，认为固体类的米糕等辅食能够提供更多营养，而且较母乳更抗饿，早点添加辅食是有利于婴儿成长发育的。其实不然，这是一种育儿的误区，过早添加辅食是不利于婴儿的健康的。

　　这是因为，婴儿在早期的消化能力还不完善，对于米面等食物不能够充分地消化吸收。不到 3 个月大的婴儿，其唾液中淀粉酶的含量远远无法满足分解碳水化合物的要求。因此，一方面如果过早添加辅食，婴儿却无法充分消化，就容易导致腹泻、便秘等不良反应；另一方面，由于婴儿吃饱了辅食，对母乳的需求量自然下降，这样不但无法吸收到充足的母乳营养，而且也会使母亲的乳量过早下降。

　　另外，研究表明，米面类辅食中含有的植物酸，对于婴儿吸收铁质也有阻碍作用。如果添加辅食过早，还可能导致婴儿贫血。

⊙**温馨提示**

　　添加辅食不宜过早。一般在 4 个月后，待婴儿身体中消化等功能基本完善，再开始逐步给婴儿添加米面等辅食为宜。

添加的辅食不可过于精细

　　为了给婴儿增加营养，除哺乳外，年轻的父母们往往还会费很大的心思，给婴儿准备精细的辅食。殊不知，这可能给婴儿带来不利的影响。

首先，辅食过于精细，食物品种过于单一，可能造成孩子的营养不良。有的父母害怕孩子吃食物会有不适反应，因此在辅食选择上，往往就是那么几种食品，比如乳糕、米汤等。虽然也是营养食物，但是如果长时间食用，再加之对母乳的摄取量变少，有可能因此导致孩子体内营养的失调，导致营养不良，影响发育。

其次，只给孩子吃精细的辅食，而杜绝粗纤维食物，这样对孩子口腔功能的锻炼也不利。研究发现，只吃流质或过于精细食物的婴儿，往往咀嚼功能和舌头的功能比较弱，并进而影响将来的语言能力。

因此，添加辅食，应当注意多样化，不可过于精细。

⊙温馨提示

对于四五个月大的婴儿，应当有意地增加粗纤维辅食，以增强其体质和消化吸收能力，并锻炼其口腔功能。

切忌给婴儿喂嚼过的食物

很多父母有这样的习惯：把食物先在嘴里嚼碎后，再喂给婴儿吃。他们认为这样能够方便婴儿对食物的消化和吸收，对婴儿有利。实际上，这是一种错误的育婴习惯，这种做法不仅不卫生，而且并不利于婴儿的成长。

首先，食物在经过成人的咀嚼后再喂给婴儿，其上势必会带有成人口腔中的细菌和有害物质。成人的抵抗力较强，因此能够不受这些有害病菌的影响，但婴儿的抵抗力差，受到危害并发病的可能性就会很高。而如果大人本来就患有传染性的疾病，如感冒、痢疾、流脑、脑炎等，则对婴儿的危害会更大，甚至会造成生命危险。

其次，经过咀嚼的食物，其香味和营养成分都会受到一定的损失。再喂给婴儿，婴儿不经咀嚼就囫囵吞下，没有刺激唾液的充分分泌，这样就无法刺激肠胃的运动，反而使食物不易消化，可能加重肠胃的负担，使消化紊乱并造成营养不良。

再次，婴儿老是吃咀嚼过的食物，而不经过自己的口腔加工，口腔肌肉就得不到充分的锻炼和发育，对婴儿咀嚼能力的提升很不利，而且还会抑制牙齿的生长。口腔肌肉无力，甚至还会影响到以后的语言功能。

婴儿饮食不宜过咸

有的父母口味比较重，喜欢吃咸，于是给孩子吃的食物也比较咸，这是不对的，会对婴儿的健康造成损害。

这是因为，婴儿的肾脏发育还不成熟，对盐分即氯化钠的处理能力还比较弱，不能把它及时排出体外。钠离子在体内积存过多就会损伤肾脏，并造成钾离子的流失，从而使婴儿的心脏肌肉衰弱。另外，食盐过多还容易导致高血压。

给婴儿吃鸡蛋不宜过量

鸡蛋营养丰富，是十分有益的保健食品。婴儿应当吃鸡蛋，但是，给婴儿吃鸡蛋不可过量，多则无益。

专家提示说，婴儿消化能力差，如果让他们大量吃鸡蛋，不但容易引起消化不良，而且由于鸡蛋蛋白中含有一种抗生物素蛋白，在肠道中与生物素结合后，能阻止生物素的吸收，从而造成婴儿生物素缺乏，影响他们的身体健康。

⊙**温馨提示**

一般而言，1岁到1岁半的孩子，每天可吃半个或大半个鸡蛋；2岁以上的孩子，以每日食用1个鸡蛋为宜。

不可盲目喂婴儿吃鸡蛋清

不少家长认为鸡蛋清水分多，易消化，因此适合婴儿食用。其实不然，这是一种错误的认识。

这是因为，鸡蛋清中虽然水分比较多，但是其蛋白为白蛋白，分子小，而婴儿的消化器官发育尚不完全，肠壁的通透性强，白蛋白分子就可以经由肠壁直接渗入血液之中。在血液中，白蛋白分子作为一种抗原，会使婴儿的体内产生抗体，而当婴儿再次接触这种异体蛋白时，就会导致过敏与变态反应性疾病，出现湿疹、荨麻疹、过敏性肠炎、喘息性支气管炎等。

⊙温馨提示

盲目给婴儿喂食鸡蛋清，容易导致过敏性疾病，尤其对于6个月以下的婴儿，不宜喂食鸡蛋清。

喂奶不能代替喂水

婴儿期是人体生长发育、新陈代谢最为旺盛的时期，在此时期，人体对水分的需求量很大。尽管婴儿日常所喝的乳汁中的主要成分是水，但是仅仅依靠喝奶有时是无法满足需要的。因此，并不能简单地以喝奶代替饮水，而应当适时适量地补水。

一般而言，未满4个月的婴儿，尚未添加辅食，主要依靠吃奶获取营养，此时期单纯依靠乳汁即可满足其对于水分的需求，而并不需要额外大量摄入水分。但这也并非绝对，在天气炎热、婴儿大量出汗，或者婴儿有腹泻或发热症状时，还是要及时补水的。

4个月后的婴儿，开始添加辅食，消化系统开始正常运作，代谢加速，需水量增加。而且由于此时婴儿已并不完全依靠奶水提供能量，喝奶减少，因此单纯依靠奶水补充水分已经明显不足，这时就应当定时给孩子喂水。4个月大的孩子，一天的需水量在90～120毫升之间，家长应当主动分次给孩子喂水。

⊙温馨提示

要学会观察婴儿的尿液，当尿液变浓变黄时，说明此时身体缺水。

一般而言，给婴儿喂水一天要进行3～4次，水量随婴儿成长而慢慢增加。

给婴儿喝饮料不宜过多

有些家长在夏季为了给婴儿解暑降温，会给婴儿喝饮料。稍喂一点饮料影响并不大，但是如果经常给婴儿喝饮料，甚至使婴儿喝饮料上瘾，则会对健康造成不利的影响。

这是因为，目前市场上所卖的饮料，主要的针对人群还是成年人。其中的很多成分，都是对婴儿不宜的。比如碳酸饮料，其中含有大量的二氧化碳气体，会使婴儿腹胀，还含有一定量的小苏打，会中和胃酸，从而不利于消化，容易导致胃肠的受损；而咖啡、茶叶等有兴奋作用的饮料，其中含有咖啡因和茶碱，会对婴儿的中枢神经系统有强刺激作用，影响大脑的发育；酒精饮料对婴儿的危害更大，会刺激胃、肠黏膜，可造成对肠胃的损伤，影响正常的消化过程，而且还会对肝细胞造成损害，严重时可能使转氨酶增高，危害肝脏。

另外，一些果汁饮料，虽然相比其他饮料而言更适宜婴儿饮用，但同样不能喝得过多，否则也会造成食欲减退，营养不良。而饮料中过量的糖分也会使婴儿产生虚胖。有些饮料中还添加有人工色素和香精、糖精，就更无益于婴儿的健康成长和发育。

⊙温馨提示

对于婴儿来讲，最好的"饮料"就是乳汁和白开水。

在炎热夏季，为给婴儿降温，可以自制饮料，用西瓜、西红柿等水果蔬菜榨汁给婴儿喝。但也应注意适量，防止造成腹泻。

给婴儿穿袜子有好处

有些父母不太在意给婴儿穿袜子，认为婴儿又不会走动，穿袜子没有必要。这种认识不正确，给新生儿穿袜子，这虽然是一个很小的细节问题，但是对婴儿的健康也有一定影响，因此不宜忽视。

首先，婴儿身体内热协调能力还不强，产热能力弱，而散热能力却比较强。因此当环境温度较低时，婴儿身体的末梢循环往往无法充分供热，从而导致脚部温度很低，这样可能造成婴儿受凉患病。如果穿上袜子，则能够有效保暖，避免受凉。

其次，随着婴儿的生长，其活动能力也在逐步增长，小脚经常踢腾来踢腾去。这样就很容易造成脚部皮肤的频繁摩擦，甚至磨破皮肤、挫伤脚趾。穿上袜子，也能够对脚部起到一个物理保护的作用。

再次，婴儿容易受到外界有害物质的侵害，一些致病菌、寄生虫和蚊蝇可以通过婴儿娇嫩的皮肤侵害婴儿健康。脚部就是这样一个比较娇嫩的部位，如果不穿袜子，没有保护，就容易受到感染。而如果脚部有摩擦损伤，则更容易进一步导致发炎。

⊙温馨提示

婴儿穿什么样的袜子也有讲究，最好是透气性能好，又保暖又吸汗的棉袜子。

不宜把婴儿捂得过严

有的家长生怕婴儿受凉，出门时给孩子套上厚厚的衣服，睡觉时也要盖上厚厚的被子，把婴儿捂得严严实实。这样看似是在保护婴儿，实际上恰恰适得其反，会对婴儿健康产生不利的影响。

因为，把婴儿捂得过严，婴儿的身体皮肤无法与阳光空气接触，这样时间久了就会导致婴儿处于一种不健康的状态，使机体缺氧，体内水分过度流失，出现脱水症状，造成高热。而由于婴儿的热协调能力还不强，因脱水而形成的高热就可能给婴儿带来严重的影响，导致对神经系统和内脏器官的损害，表现为大汗、惊厥、皮肤干燥、大便稀薄，双眼凝滞甚至神志不清，严重的还可能造成婴儿夭折。

⊙温馨提示

在夏季或婴儿感冒发热时，切忌把婴儿包裹得严严实实。

婴儿的穿衣盖被，要在避免感冒着凉的前提下，尽可能地通风透气。

应多注意婴儿腹部保暖

有的家长在夏季就不太注意给婴儿腹部保暖，甚至会让孩子光着身子，这是很不对的。

腹部的保暖对于婴儿来讲是很重要的，因为婴儿的抵抗力较弱，一旦受凉就会很麻烦，而腹腔内又多是重要的器官，因此更应当注意保护。如果腹部受凉，婴儿的肠胃蠕动就会加快，内脏肌肉也会呈阵发性的强烈收缩，因而容易引发腹痛，表现为婴儿哭闹不止，进食减少，腹泻便稀。另外，男婴如果腹部受冷，还容易导致提睾肌的痉挛，使睾丸回缩入腹股沟或腹腔内，即人们常说的"走肾"，对婴儿的成长发育不利。

⊙温馨提示

要特别注意婴儿腹部的保暖，不要让婴儿光着身子睡觉、玩耍，夏季可以使用单层的三角巾来保护腹部。

用卫生纸替代尿布不可取

有的父母为了省事，有时会用卫生纸替代尿布给婴儿换用。他们觉得卫生纸是非常"卫生"的，不会对婴儿造成伤害。其实不然，用卫生纸替代尿布是不对的。

这是因为，卫生纸无论制作得如何精细、触感如何细腻，由于制作工艺的问题，其中都不可避免地含有残存的烧碱等碱性物质和漂白粉等氧化物质。少量的碱性和氧化物质对于成人而言不会造成什么伤害，但是对于婴儿则不同，婴儿的皮肤细嫩，少量的刺激性物质长时间接触，也极易造成过敏、红肿等症状。

用卫生纸替代尿布，不但会使婴儿感到难受，哭闹不安，而且一旦把卫生纸尿湿，糜状的卫生纸对皮肤的刺激作用将会更大，会使婴儿肛门周围以及外阴部的皮肤变红，甚至糜烂。

⊙温馨提示

婴儿的尿布，应当常洗常换，以保证婴儿肛门、阴部的干爽卫生。

切忌用洗衣粉洗尿布

很多家庭主妇不注意，经常把婴儿的尿布和衣物一起洗，而且还使用洗衣粉。这样做很不对。

因为，洗衣粉是人工合成的化学洗涤剂，会对婴儿的皮肤造成强烈的刺激。如果在洗尿布的时候使用洗衣粉，就会在尿布上形成残留，再次使用时不仅会引起婴儿皮肤过敏，而且还会出现胆囊扩大和白细胞数目增多等症状，对婴儿的健康十分不利。

⊙温馨提示

洗涤尿布的正确方法是先用温和的肥皂水洗掉污渍，然后再用开水浸泡一下以消毒，最后再用清水反复搓洗几遍，并放在通风处晾晒。

尿布不宜和衣物一起洗，以免受到污染。

婴儿睡前不宜进食

婴儿饮食不规律，因此有的父母在临睡觉前喜欢给婴儿喂喂奶，生怕婴儿营养跟不上。其实，这种做法恰恰是好心办坏事，会给婴儿带来健康上的危害。

因为人在入睡后，肠胃的消化活动就会处于不活跃的状态，消化液分泌减少，肠胃蠕动也会减缓。如果睡前进食，消化往往会比较慢，容易造成消化不良。婴儿的消化系统发育不完善，睡前进食更容易对肠胃造成刺激，还会使婴儿因为吃得过饱而导致睡眠质量的下降。

另外，婴儿的腹腔较小，睡前进食，尤其是吃得比较多的话，还会使胃压迫膈肌上移，导致增加心脏的负担。

⊙温馨提示

不能在睡前给婴儿喂食，最好是在睡前半小时喂奶，这样既不会让其饿着，又不会对消化系统造成不良影响。

婴儿房间夜里不宜开着灯

有的父母为了方便照顾婴儿，夜间喜欢在婴儿房间中开着灯，这种做法是不恰当的。

日落而息，是人类长久以来的生活习惯，而且已经深深地进入人的无意识生活习惯中，并一代代地延续下来。尽管婴儿没有开灯或关灯睡觉的概念，但是遗传的因素还是使婴儿偏向于在黑暗中睡眠。曾经有人做过研究，把两组婴儿分别放在熄灯和不熄灯的房间中，几天之后，其差别就明显显现出来——在熄灯房间中睡眠的婴儿，睡眠时间较长，质量较好，体重增加快，哺乳所需的时间也明显要短。

人在开着灯的情况下睡眠，或多或少会受到一定的"光压力"，时间久了，就可能造成人体功能的失调。成人如此，对婴儿来说，开灯睡觉就更不好了。婴儿长时间在开着灯的环境中睡眠，会表现出骚动不安、情绪不宁，以致难以入眠，睡眠质量不好。另外，长时间在灯光下睡眠，对婴儿的视力发育也大大不利。长期暴露在灯光下睡觉，光线对眼睛的刺激会持续不断，眼球和睫状肌便不能得到充分的休息，这对于婴儿来说，极易造成视网膜的损害，影响其视力的正常发育。

婴儿的生活环境不宜过于安静

有的父母为了避免婴儿受到噪音的干扰，于是让婴儿生活在过于安静的环境中。这种做法实际上是一个育儿的误区，让婴儿生活在过于安静甚至是无声的环境中，对其成长发育不利。

这是因为，婴儿视觉、听觉的发育，需要一定的外界刺激。适量的环境刺激，会提高婴儿视觉、听觉的灵敏性，进一步巩固和发展原始的生理反射，并在此基础上进一步发展出高级的反射，使生理技能、生活技能愈加成熟完善。如果将婴儿置于过于安静的环境中，没有一点点的外界刺激，对其视听感觉的发育不利。

其次，适当的外界环境刺激在锻炼婴儿反应能力和敏感性的基础上，也能够促进其大脑发育，刺激神经纤维的髓鞘化，让突触联系更紧密，使婴儿的大脑功能更加发达，结构更为复杂，对智力的发育也有好处。而过于安静的环境，则难以对婴儿形成有效刺激。

另外，过于安静无声的环境，在心理上也会对婴儿产生不良的影响。经常生活在过于安静环境中的婴儿，容易形成孤僻的性格，而且在适应了安静环境后，对于嘈杂的声音还会产生心理上的抵触，这对于健康的成长发育和长大后的与人交往都会有消极的作用。

⊙温馨提示

在婴儿的生活环境中，不宜过于安静，而且父母还应当适当布置一些能发声的小玩具、小挂件，丰富婴儿的视、听、触环境，给孩子的健康成长创造有利的条件。

睡前不宜摇晃婴儿

很多家长在哄婴儿睡觉的时候，都习惯于不停地摇晃婴儿。这样做虽然有一定的催眠效果，但是从婴儿的健康角度来讲，却是不科学的。

这是因为，婴儿的头部比较沉，大概会占到全身重量的20%左右，但是颈部的骨骼却很脆弱。如果不停地摇动婴儿，摇晃得太厉害，就有可能造成颈部骨骼和肌肉的扭挫伤，使毛细血管破裂，甚至会诱发轻微的脑震荡，还可能造成眼部视网膜的毛细血管充血，这对婴儿的身体、智力以及视力发育都是有害的。

⊙温馨提示

哄婴儿睡觉最好的办法是通过轻拍使婴儿入睡。

抱着婴儿睡觉不可取

有的父母把孩子视为掌上明珠，百般爱怜，甚至连睡觉也要搂在怀里，生怕孩子睡不好。这种爱子心切是可以理解的，但是这种做法却对孩子的健康发育不利。

这是因为，婴儿的一切生理器官与功能发育都处于刚刚起步的阶段，十分脆弱，容易受到伤害。如果在睡觉的时候，父母长时间搂抱着婴儿，睡着后就很可能在无意间压伤婴儿，甚至造成婴儿的窒息。而且，婴儿在父母的搂抱中睡觉，也往往睡得不踏实，由于身体呈蜷缩状态，四肢活动受到限制，还会压迫内脏，造成呼吸、心跳、血流的受限，对内脏发育和新陈代谢的发育都有不利的影响。

⊙温馨提示

应当让婴儿养成良好的睡眠习惯，最好能有独立的婴儿床，这样既有利于婴儿的身体发育，也有助于其养成独立生活、不盲目依赖的意识。

母婴同睡一被窝不科学

有的母亲睡觉时喜欢和婴儿同睡一个被窝，认为这样喂奶方便，又利于保暖，还可以增进母子感情。其实不然，这并不是一种科学的睡眠方式，对婴儿的健康会有不利影响。

首先，婴儿和母亲睡在同一个被窝里，厚重的被子会对婴儿造成压迫。成人的被子是不适合婴儿盖的，过于厚重，对婴儿骨骼和内脏的发育都不好。而且，婴儿睡觉的时候还可能被被子蒙住头脸，从而导致呼吸不畅，甚至出现窒息。

其次，母婴睡得过近，母亲的一些代谢产物也会对婴儿健康造成危害。比如排出的大量二氧化碳、部分一氧化碳、丙酮、苯类物等，一般情况下，这些代谢废物会迅速散失，不会对人体造成明显伤害。但是对婴儿则不同，一方面婴儿与母亲睡得过近，另一方面对这些污染物的抵抗力不足，尤其是母婴捂在同一个被窝里，污染物难以流通，浓度过大，因此容易对婴儿的健康产生危害。

⊙温馨提示

　　母婴睡眠应当分床，婴儿适宜睡在小巧轻便的婴儿床上。

不宜让婴儿睡在大人中间

　　有不少父母为了亲近宝宝，在睡觉的时候喜欢把婴儿放到自己的中间，这种做法是不对的。

　　这是因为，婴儿在睡眠的时候，要求有充分新鲜的氧气供应，这样才能确保睡眠的高质高效。而睡在两个成年人中间，父母夜间的呼吸和代谢恰好会给婴儿制造一个氧气供应不足而又充满代谢废物的睡眠环境，久而久之，不但婴儿的睡眠质量不会好，而且还会因为长期受到代谢废物的影响而使健康受损，妨碍正常的发育。

　　另外，睡在父母中间，虽然不会有掉下床去的危险，但是父母在睡眠中，却可能无意中压到甚至压伤孩子，这也是不宜让婴儿睡在大人们中间的原因之一。

婴儿打呼噜并非是睡得香

　　有的婴儿在睡觉的时候会打呼噜，家长往往误以为这是睡得香的表现。其实不然，婴儿睡觉打呼噜可能与某些方面的疾病有关，应当予以重视。

　　引起打呼噜的原因是多样的，如先天性的巨舌症、悬雍垂过大过长、扁桃体和腺样体肥大、慢性鼻炎、鼻窦炎、鼻息肉、鼻咽部肿胀等，都可能引起婴儿打呼噜。这就需要仔细的观察和及时的诊断。如果婴儿打呼噜只是偶尔为之，则不必过于担心，而如果是经常性的，则应当及时就医。

婴儿打呼噜对健康的影响也比成人要大。由于其打呼噜耗氧量的比例要高于成人，而自身的缺氧代偿能力却相对较差，这样经常性地处于缺氧睡眠状态，就容易造成婴儿体质的下降，并使智力发育迟缓，影响正常的成长发育。而且，打呼噜时，婴儿还容易吸入大量的灰尘和细菌，也容易引发气管和肺部的疾病。

⊙温馨提示

家长对婴儿打呼噜不应当忽视，而要充分重视，尽快确定其原因。如果确是由于疾病导致，应当尽早采取治疗措施。

让婴儿含着乳头睡觉危害多

让婴儿含着乳头睡觉，是一种不正确的育儿行为，主要危害有以下几点。

（1）婴儿的鼻腔狭窄，呼吸的时候都是口鼻共用。如果含着乳头入睡，容易造成呼吸不畅，而一旦母亲也睡着了，乳房很可能把婴儿的口鼻全部堵住，造成婴儿窒息。

（2）婴儿含着乳头睡觉，还容易使乳头开裂，唾液还会对乳头及乳晕部位的皮肤造成损伤。

（3）婴儿如果经常含着乳头睡觉，养成习惯，就会产生依赖性，以后不含乳头则不易入睡。

（4）常含着乳头入睡的婴儿，由于经常性地张着嘴，还容易造成习惯性地流口水，甚至在长大后也会留下后遗症。

父母应及时调整婴儿睡眠姿势

婴儿的睡眠时间长，一天中几乎大半时间都在躺着睡觉。因此，婴儿的睡姿是一个很值得重视的问题，父母应当注意及时调整婴儿睡姿，不应使婴儿长时间保持一个姿势睡眠。

这是因为，婴儿的骨骼柔软，很多骨质还未愈合，脏器也正处于发育阶段，长时间保持一个较为固定的姿势睡眠，对于婴儿的成长发育是不利的。如果长时间仰卧，容易造成颅骨的变形，形成扁平头；侧卧过久，则容易使婴儿头型偏歪，并影响脊柱发育；趴着睡觉则是一种最不好的睡眠姿势，会使胸腔受压变形，妨碍正常的心肺功能和内脏发育，也容易造成呼吸不畅甚至窒息，面部还可能因受压而导致不端正，脸部器官不对称。

⊙温馨提示

一般而言，最适宜婴儿的睡眠姿势是侧卧，但时间也不能过久，父母要经常帮助婴儿翻身，变换各种睡眠姿势。这样既能够保证头型的均匀端正，又有利于婴儿的健康发育。

不宜让熟睡的婴儿起来撒尿

有些父母害怕婴儿尿床，在半夜总是要把孩子弄起来撒尿，即使孩子睡得很熟，也会想办法把他弄醒。专家提示说，这种做法是错误的，会影响孩子的睡眠质量。

婴儿的膀胱容量较小，夜间一般要尿二三次，但夜间叫醒婴儿，不利于婴儿的睡眠。吵醒了婴儿，婴儿会哭闹不安，再次入睡需要较长时间，甚至无法继续入睡，哭闹不止。这样不但危害婴儿健康，而且对父母的充足睡眠也有影响，容易造成精力不足，无法适应第二天的工作学习。

⊙温馨提示

为了防止婴儿夜间尿床弄脏床褥，父母可以在婴儿身下铺垫上有防渗作用的薄垫。

一般婴儿有尿意的时候，会翻来翻去，自己醒来，父母应当抓住机会让婴儿撒尿，而不要把婴儿从熟睡中吵醒。

切忌婴儿通宵使用电热毯

在冬季，一些家长为了确保孩子的温暖舒适，就给婴儿通宵使用电热毯。这是一种错误的做法，对婴儿的健康很不利。

这是因为，电热毯加热速度快，会在较短时间内把被窝内的温度大幅度提升。婴儿睡在热烘烘的被窝里，的确不会着凉，而且一开始也会感到温暖舒适。但是，如果时间过长，婴儿体内的大量水分经皮肤和呼吸道散发，就会使婴儿脱水，从而导致婴儿脱水热症。这对婴儿的健康具有极大的危害，除了会使婴儿的体温骤升外，还会使皮肤失去弹性、口唇干燥、前囟凹陷，容易引发高热，不但有碍生长发育，而且还有可能导致一些永久性的伤害。

另外，通宵给婴儿使用电热毯的危险性很大。婴幼儿对大小便的控制能力不强，容易尿床，而一旦尿液引起电热毯漏电，后果将不堪设想。

⊙**温馨提示**

夜间使用电热毯的科学方法是：在人上床之前先将被褥展开，并使电热毯通电，给被窝加热；待上床睡觉时，则切断电源，关掉电热毯。

要想保证给婴儿持续供暖，可以使用暖水袋。

给满月婴儿剃胎发不可取

民间有种说法，说是给满月的婴儿剃胎发，会使以后的头发长得更浓密和黑亮。这其实是毫无科学依据的，而且，给刚满月的婴儿剃胎发，很容易给婴儿带来伤害。

关于头发的生长，真正处于活跃状态、具有促进毛发生长作用的组织是处于真皮深处的毛囊，而皮肤表层的毛干和毛根都只是已经角质化了的物质，对于毛发的生长没有任何的作用。而剃胎发所剃掉的，就仅仅是表层的毛干组织，因此所谓的剃胎发可以使头发越长越茂盛、越来越黑亮的说法，完全没有道理。

而剃胎发给婴儿带来的伤害却是实实在在的。婴儿的头皮十分细嫩，胎发又往往过于柔软，紧贴着头皮生长，因此在给婴儿剃胎发的时候，很容易碰破头皮，引起感染。另外，新生婴儿皮肤的表面有一层细致的胎皮，是对皮肤起保护作用的，会随着婴儿的生长逐渐蜕去。如果过早给新生儿剃胎发，就会破坏这层胎皮，使细菌更加容易侵入肌肤，可引发头皮炎，导致皮肤病。

⊙温馨提示

给婴儿理发，应当等头发长了，头部皮肤也变结实了的时候再理。而且理的时候最好不要用剃刀，用剪刀或推子较为安全。

不宜用爽身粉给女婴搽下身

一些家长在给孩子洗完澡后，会给孩子搽上一些爽身粉，尤其是在夏季。这样虽然有利于保持身体的干爽，但是需要注意的是，不可用爽身粉给女婴搽下身。

这是因为，女性的盆腔与外界是相通的，女性的卵巢、子宫等内生殖器官可通过阴道和外阴与外部连通。当用爽身粉搽女婴下身时，一些微粒和粉尘即有可能会进入其盆腔，并对内生殖器官造成刺激和伤害。而爽身粉的主要成分是滑石粉，如果将它搽在女婴的下身，粉尘微粒极易通过外阴进入阴道深处，对内部器官形成伤害。有调查显示，长期用爽身粉给女婴搽下身，会刺激她的卵巢上皮细胞的增生，诱发卵巢癌的可能性相比正常人会高出 3 ~ 4 倍。

父母应及时给婴儿剪指甲

不给婴儿剪指甲是不好的，不仅不卫生，而且也容易使婴儿因此致病。

这是因为，婴儿的小手整天闲不住，会东摸西摸，很容易沾染上细菌，使指甲盖中积攒大量的细菌、微生物以及病毒寄生虫。曾有测定显示，一个指甲缝中就藏有 38 亿个细菌，数量十分惊人。而婴儿又经常会吮吸自己的手指，这样容易导致病从口入，很容易引发腹泻或腹中寄生虫的滋生。

另外，指甲长了，婴儿在抓挠乱动的时候，也很容易抓伤自己，会造成皮肤的炎症，甚至感染化脓，严重伤害婴儿皮肤。

指甲长了，家长就应当及时给婴儿剪掉。但是应当注意，婴儿的指甲不宜剪得过多过秃，以免伤害到手指皮肤。

不宜给婴儿吸假乳头

有不少母亲为了让孩子老实安静，喜欢给婴儿吸吮假乳头。这种做法很不好，对婴儿的健康有一定危害。

首先，给婴儿吸吮假乳头，婴儿吸不到乳汁，但是吸吮的动作行为却会刺激肠胃分泌消化液，做好消化吸收的准备。经常这样，肠胃建立起条件反射，却没有奶水可供吸收，就容易导致消化不良和对肠胃本身的损害。

其次，婴儿吸吮假乳头，会吸入大量的空气，使腹部鼓胀，导致反胃、胃酸增多，也会伤害胃肠道。如果是在哺乳后再吸吮假乳头，还容易造成吐奶。

另外，婴儿吸吮假乳头，一旦成为习惯，将比较难以改掉，长大后也总是喜欢叼着东西或者吸吮手指头，甚至会嘴里没有东西就流口水不止。

给婴儿剃光头不可取

一些家长认为给婴儿剃光头会使将来的头发长得好，其实这是一种错误的认识，给婴儿剃光头对健康是不利的。

这是因为，婴儿的皮肤尤其是头皮薄嫩，在理发中他又不懂得与大人相配合，很容易造成头皮的外伤，而婴儿自身的疾病抵抗能力又较弱，解毒能力不强，这就会使大量的细菌乘虚而入，侵入头皮，从而引起头皮的发炎或毛囊炎。这样就不但不会使今后的头发生长得更好，反而由于毛囊受损，将会损害头发的健康，甚至导致头皮脱落。

另外，如果细菌进一步入侵，进入脑血管，从而造成颅内的感染，引发脑膜炎和脑脓肿，还可能引起血栓静脉炎和脓毒败血症等疾病，导致非常严重的后果。

⊙温馨提示

婴儿的发质主要与遗传因素有关，剃头发的影响其实并不大。而如果随意给婴儿剃光头，却可能导致不良的后果。

不应阻止婴儿学爬

爬行是婴儿运动发育的第一个阶段。通过爬行，婴儿四肢的运动功能和协调能力就会得到充分的提高和发展，有利于促进知觉的发育，进而增进智力发育。一般而言，会爬行的孩子，其运动能力和对外界事物的反应能力比不会爬的同龄孩子要好得多。

而且，研究表明，婴儿爬得好，可以说是对今后的成长打下了一个良好的基础。爬得越好，学走就学得越快，学说话和认知、读写的能力也就越强，长大后孩子也往往越聪明。

因此，家长不但不应当阻止婴儿学爬，反而应当积极训练婴儿的爬行。

婴儿学走路不宜过早

婴儿不宜过早学走。这是因为，婴儿从卧到坐、从爬到立大概要 12 个月左右的时间，这是一个自然的过程，并不是婴儿越早学走越好。不满周岁的孩子，骨骼和肌肉发育不健全，如果过早站立行走，足部负荷过重，就会对脚造成损伤，严重地影响脚的结构，出现扁平足，反而不利于今后的行走。而且，学走过早，下肢也会因负担过重而出现小腿变形，还可能形成翘臀，对体形的影响较大。特别是胖孩子，更不宜早走路。

不宜让婴儿久坐

婴儿刚学会坐的时候，一些家长往往喜欢让婴儿多坐坐，认为这样对学习坐有好处。其实不然。

婴儿的骨骼还处于十分柔弱的状态，钙质少，胶质多，质软，可塑性很大。如果久坐，尤其是保持一个姿势久坐，久而久之，就容易引起孩子脊柱的变形，对骨骼的健康成长和发育极为不利。而且，由于婴儿的肌肉组织也比较娇弱，久坐之下还会使肛门肌肉因松弛而引发脱肛。

另外，婴儿的胸腔较小，采用坐姿时，胸腔会更进一步受到挤压，从而也会影响心脏等内脏的发育。

应常带婴儿出门

有的家长生怕婴儿在户外受冷受热，基本不带婴儿出门。这是一种很不合理的育婴方式，对孩子的健康不利。

专家指出，婴儿必须要经常接受一定量的日光和空气，经常晒晒太阳，呼吸一下新鲜空气，这对健康成长有十分重要的意义。日光对婴儿来说主要有两方面的重要作用：首先，日光中的紫外线温度较高，能够提升人体温度，保证体表温暖，促进血液循环，并起到一定的杀菌和增强皮肤抵抗力的作用；其次，日光照射在人体，能促进皮肤中一种名为麦角固醇的成分转化为维生素 D，而维生素 D 是人体吸收钙质和磷所不可或缺的营养物质，对于婴儿骨骼生长和预防佝偻病有重要的意义。

新鲜的空气，对婴儿而言，同样具有重要的意义。婴儿经常到户外呼吸新鲜空气，不仅有利于使皮肤发育，而且还可以增强抵抗力，减少和防止呼吸道疾病的发生，有利于健康。

⊙温馨提示

在阳光强度适中、空气新鲜的天气条件下，应当尽量带婴儿到户外活动，晒晒太阳，呼吸呼吸新鲜空气。

婴儿皮肤娇嫩，注意不要让阳光直射或曝晒，要保护婴儿的眼睛及面部。

　　带婴儿外出时，要注意防止婴儿感冒着凉。

不宜多抱婴儿

　　一些家长喜欢整天把婴儿抱在手上，这看似是对婴儿无微不至的爱护，但实际上对婴儿却是有害的。

　　这是因为，婴儿正处于发育的非常时期，此时身体骨骼和肌肉组织的可塑性非常强。经常抱着婴儿不但会减少他的活动量，使身体和骨骼发育缺乏必要的运动刺激，而且还会使其体内的血液流通受阻，影响各种物质的输送，严重妨碍骨骼肌肉的发育。

　　另外，经常抱着婴儿，大人在走动时还容易使婴儿的大脑受到震动，再加上强烈的光线、色彩和噪音的刺激，婴儿会长时间处于兴奋状态，心肺的负担加重，身体的抵抗力下降，也很容易导致疾病的发生。

⊙温馨提示

　　当婴儿能够蹒跚走动时，应当有意锻炼其运动能力，不应多抱。

切忌高抛婴儿

　　有的人喜欢通过高抛婴儿来逗乐，这是一种很不好的做法，会对婴儿的健康成长带来危害。

　　在高抛婴儿时，婴儿会咯咯直笑，手舞足蹈。但这其实并不是婴儿感到舒适的表现，而仅仅是由于神经受到强烈的刺激，婴儿感到新奇惊险的反应。如果经常高抛婴儿逗乐，久而久之，婴儿的神经就会因受到过度刺激而发生紊乱，从而容易造成小儿惊厥。而且，高抛婴儿，由于婴儿头部较重，在抛起落下时，脑部容易受到震荡，颈部肌肉也容易产生挫拉伤，对成长发育不利。

　　另外，高抛婴儿也有危险性，一旦疏忽失手，摔到婴儿，可能造成十分严重的后果。

亲吻婴儿不可取

为了表示对婴儿的喜爱，很多人见到婴儿都喜欢亲吻其小脸蛋。其实这种做法并不可取，虽然很亲切，但是却不卫生，容易给婴儿的健康带来危害。

这是因为，大人在亲近亲吻婴儿的时候，容易把自己口腔、呼吸道中的细菌、病毒传染给婴儿。这些细菌病毒潜伏在大人的口腔、呼吸道中，由于成年人的抵抗力较强，因而往往并不能给成年人造成什么明显的伤害。但是一旦传染给抵抗能力较弱的婴儿，情况则不同了，它们容易使婴儿感染并患上结核、脑膜炎、感冒等传染病。

另外，有的成年男性胡须坚硬，在亲吻婴儿时，容易扎伤婴儿娇嫩的皮肤，并可能直接导致皮肤的感染。

不宜逗引婴儿大笑

一些大人出于对孩子的喜爱，经常喜欢逗着婴儿玩，让婴儿大笑不止，这虽然能够加深与婴儿之间的感情，但是经常让婴儿大笑，对婴儿的健康成长不利。

这是因为，婴儿的骨骼、肌肉以及呼吸系统的发育都还不成熟，如果过分大笑，时间过长，就有可能导致对呼吸的影响，可以造成瞬间的缺氧、窒息、脑缺血、甚至进而损伤大脑，影响智力，还可能导致孩子养成痴笑、口吃等不良的习惯。另外，过分大笑还有其他很多方面的不利影响，比如会使孩子过于兴奋，影响睡眠；在进食时大笑，会导致噎食和吸入性肺炎；过分张嘴会导致颌关节脱臼等。

捏婴儿脸蛋不可取

不少大人为了表示亲昵，经常喜欢捏一捏婴儿肥嘟嘟的小脸蛋。殊不知，这种充满爱意的举动，却可能给婴儿带来伤害。

婴儿的脸部皮肤娇嫩，肌肉组织也很脆弱，看上去肉乎乎的，却极其容易受到伤害。其中大量的腮腺和腮腺管如果受到经常性的捏挤，其功能就会受到破坏，容易使孩子患上口腔黏膜炎等疾病，并造成经常性地流口水、嘴合不拢等后遗症，产生不良的影响。

不应禁止婴儿啼哭

有些父母因为烦躁或者是害怕孩子哭坏嗓子，总是想办法禁止婴儿的啼哭。其实这并不对，婴儿的啼哭，有时是必要的。

因为，在婴儿啼哭的时候，实际上也是在做一项全身性的健康运动。有力的啼哭可以加快血液循环和新陈代谢的进行；能增加肺活量，有利于肺部的发育；对呼吸系统能力的提高也很有帮助。而且，婴儿啼哭的时候，还往往伴有四肢的动作，全身的筋骨都能够得到锻炼，可增强体质。所以说，婴儿适当地啼哭是有好处的。

而盲目禁止婴儿的啼哭，或者甚至用恐吓的方式制止婴儿啼哭，则是很不对的。这不但无益于婴儿的生理健康，而且对其心理健康也有危害。

⊙温馨提示

一般而言，婴儿哭到一定时候就会因为疲乏而自动停止哭泣，因此没有必要人为干预。如果婴儿的确哭得太凶，家长则应当把孩子抱起来，轻轻拍打其背部，使其尽快安静下来，而不能用恐吓的方式。

不宜用电风扇给婴儿吹风

给婴儿吹电风扇十分不利于婴儿的健康。

这是因为，婴儿的皮肤娇嫩，毛细血管丰富，但体内的体温调节神经中枢发育还不完善，身体温度的自我调节能力较差。如果长时间吹电风扇，热量会迅速从体表散失，造成体温的下降，而婴儿又无法及时产热和调节体温，就容易受凉感冒。

如果是那种固定式的电风扇，对婴儿的伤害会更大。因为这种电风扇会固定地对婴儿身体的某一侧甚至是某一个部位吹风，这样很容易导致婴儿身体的冷热不均，使神经中枢调节和血液循环失去平衡，进而导致神经功能的紊乱和失调，出现恶风症状，可能引发婴儿的抽搐和惊厥。

⊙温馨提示

在炎热的夏季，给婴儿防暑降温，可以采用湿毛巾擦拭的办法。为促进婴儿入睡，父母可以在睡前用扇子给婴儿轻轻扇风。

"恒温" 育儿不科学

一些父母过分地疼爱孩子，生怕孩子热着、冻着，让孩子在夏季里住空调房，冬季里睡暖气屋，出门也过分注意穿着，让孩子始终处于一个基本恒定的温度环境中。这样做，孩子的确不会冻着、热着。但是，这样做就有利无弊吗？答案是否定的。

专家指出，人作为一个生命体，与自然界有着无法割断的联系，人的生命活动，受着自然界的潜在的影响与制约。温度与时令的变化，是自然界的规律性现象，人必须顺应这个规律，而不能违背规律而动。"恒温"环境中养育出来的孩子，尽管可以避免一些伤害和不适，但是久而久之，会导致他们缺乏对于自然环境和天气情况的认识，适应能力低下，而且对于恶劣气候的抵抗力较弱，在季节交替或环境变化的情况下，就往往难以适应，从而更易患病。

而且，这种娇生惯养起来的"恒温"儿童，对于家庭和物质的依赖性极强，独立能力极差，也往往缺乏勇气和拼搏的精神，不但无法适应自然环境，而且显然也是无法适应人类社会的。

父母在育儿时，应当学会把婴儿从"温室"中释放出来，让其充分接触自然界，让其在自然环境中锻炼自己，锻炼身体，也锻炼能力。

预防佝偻病也不应让婴儿多吃钙片

为了防止婴幼儿患上佝偻病，不少父母会给孩子吃很多钙片，认为只要充分补钙，就能够防止佝偻的形成。实际上，这种认识并不全面，佝偻病并不完全是由于缺钙引起的。

研究表明，佝偻病的成因，主要是由于机体缺乏维生素 D，从而引起机体内钙、磷代谢发生障碍的缘故。维生素 D 具有促进人体对钙、磷吸收的作用，并且能刺激成骨细胞对钙的沉积作用。因此，缺乏维生素 D 却单纯补钙，并不能有效完成钙的吸收，反而会使大量的钙质随着新陈代谢流失，降低身体内的血钙水平，骨质所吸收的钙量就会更少。

⊙温馨提示

为了防止小儿患上佝偻病，家长在给孩子补钙时，必须同时给孩子吃富含维生素 D 的食品，比如鱼、蛋和乳类食品等。

给婴儿喂药时不宜捏住他的鼻子

有的婴儿不愿意吃药，于是有的家长就来硬的，捏着婴儿的鼻子给他喂药。这种鲁莽的行为不但会破坏亲情，而且对婴儿的健康也很不利。

这是因为，捏住婴儿的鼻子喂药，婴儿呼吸不畅就会被迫张口呼吸，同时还会哭闹不止，这个时候强行喂药，很容易将药物呛入气管。而气管作为肺部与外界连通的唯一渠道，一旦被异物堵塞，人就会出现窒息。婴儿的气管窄小，就更容易发生窒息的危险，抢救不及时，甚至可能会造成生命危险。

婴儿外用药要有讲究

婴儿的皮肤薄嫩，血管密布，吸收和渗透能力强。因此在使用外用药时应当格外慎重，避免因为用药不慎而对婴儿的健康造成伤害。

例如，应当慎用一些刺激性强的药物直接涂于婴儿的皮肤，如碘酒、水杨酸等，它们容易造成对婴儿皮肤的腐蚀，导致出现水疱、脱皮等不良反应。而且用酒精擦拭身体时，如果浓度过高，则还可能引发中毒，引起婴儿的昏迷和呼吸困难。如果的确需要使用类似药剂时，应当尽量稀释之后再用。

其次，也不应当过多地给婴儿使用胶布和膏药。这些含有药物成分的东西长时间接触婴儿的皮肤，很容易引起接触性皮炎，并可能造成局部的皮肤水肿，在揭除膏药时，也会对皮肤造成损害。

另外，还有一些药物是婴儿忌用的。比如含有皮质激素的外用膏剂，会引起婴儿全身水肿；使用含有新霉素的药膏则可能导致耳聋。

⊙**温馨提示**

给婴儿使用外用药，要注意事前仔细阅读说明书，不可盲目。

给婴儿使用外用药，在药剂浓度和使用涂抹面积上都不宜过大。

不可让婴儿躺着吃药

躺着吃药，是一种错误的服药姿势。尤其是对于婴儿，会有多方面的不利影响。

首先，婴儿躺着吃药，很容易被呛到，水或药剂进入气管，就会引起婴儿剧烈的咳嗽甚至可能造成窒息。其次，躺着吃药，不利于药液药片直接进入胃里，容易滞留在食管上，这样不但会降低药效，造成浪费和贻误病情，而且药物对食管也会产生比较强烈的刺激作用，可能会灼伤食管，对食管的健康大有危害。

⊙温馨提示

在给婴儿喂药的时候，应当让婴儿坐着或半躺着，起码头部要抬起来，不可采取躺卧的姿势。

喂药前后不宜给婴儿喂奶

喂药前后不应给婴儿喂奶。这是因为，喂药前喂奶，会使婴儿处于饱胀状态，不再想吃东西，在喂药的时候，婴儿可能会比较抵触。而在喂药后喂奶，则可能发生吐奶，不但造成婴儿不适，而且药物的作用也会大大减弱，还可能因为药物回吐至食管，而对食管产生刺激和伤害。

⊙温馨提示

喂药与喂奶的间隔最好在半个小时以上。

在服药后，应当喂婴儿一定量的温水，将口腔和食管内的药物送入胃中。

不可把喉片当糖果给儿童吃

喉片是用来治疗口腔、咽喉部疾病的一种药物，往往带有甜味，并能给人以清凉的口感。因此，很多儿童喜欢把喉片当糖果来吃，家长也往往不太在意，认为这对健康是无害的。其实不然。

喉片中的药性物质，比如薄荷脑、清凉素等，对于减轻咽喉部水肿和疼痛有比较好的作用。但是如果在口腔没有炎症的情况下食用，就容易对口腔和食管的黏膜造成破坏，导致黏膜脱水、干燥，容易破损，而且还会降低其抵抗力，易于引发口腔溃疡。

另外，部分喉片刺激作用较强，如果滥用的话，可能会抑制口腔内有益菌的生长，从而导致口腔菌群的失调，对健康也有不利影响。

⊙温馨提示

应当按照用法用量科学服用喉片，不宜滥服。尤其是儿童，口腔、食管黏膜薄弱，更不宜过量食用喉片。

儿童喝小儿止咳糖浆不可过多

不少父母在孩子咳嗽时，喜欢给孩子喝小儿止咳糖浆。由于这种糖浆味道甘甜，因此孩子也特别喜欢喝，这样不知不觉就可能喝过量，从而造成对孩子健康的伤害。

这是因为，小儿止咳糖浆的成分包括盐酸麻黄素、氯化铵、苯巴比妥、甘草等药物，儿童过多服用就会导致不良反应。摄入盐酸麻黄素过量，会出现血压上升、头晕、心跳加快等不良症状；摄入苯巴比妥过量会导致恶心和呕吐；氯化铵服用过量则会导致酸中毒，对健康不利。

用酵母片治疗小儿消化不良弊大于利

在一些地区，对于小儿消化不良，有一种吃酵母片治疗的偏方。这种方法不科学，虽然有时会起到一定作用，但是总体说来弊大于利。

这是因为，酵母片中含维生素 B_1，维生素 B_2，烟酸以及一些氨基酸，其作用基本和 B 族维生素相似。B 族维生素对食欲不振、消化不良等症的缓解有一定的辅助作用，但是作用并不太大。而且，如果食用酵母片过多，还可能会导致腹泻，对于体质较弱、肠胃功能不强的儿童，尤其具有危害。

⊙温馨提示

不宜用酵母片治疗小儿消化不良，对于有腹泻症状、肠胃疾病的儿童尤其不宜使用。

治疗小儿消化不良，应当分清病灶再治疗：如果是因胃肠功能或器质性疾病引起，应请医生进行综合性治疗，不能盲目服药；如果是因食用含蛋白质丰富的食物引起消化不良，则应服用胃蛋白酶片、胰酶片等；如果是因过多食用淀粉类食物引起消化不良，应服用淀粉酶片等来促使淀粉尽快分解；如果是因贫血或肠内菌群失调引起肠胀气、腹泻等，可选服恢复肠道菌群平衡的妈咪爱等药物。

切忌给儿童用成人药

有一些家长不谙儿童用药之道，误认为只要对成人安全的药，小孩也可用，只要减少一点剂量就行了，却不知儿童的生理与成人有诸多不同，对成人安全的药物对儿童未必安全，有的甚至潜藏危险。

例如四环素类药物可影响儿童骨骼生长或沉积于牙组织中变成"黄板牙"，故9岁以下儿童禁用。又如氟喹诺酮类抗菌药可能引起关节病变和妨碍软骨发育，故18岁以下未成年人皆不宜用。再如阿尼利定、索米痛等常用解热镇痛药含有氨基比林成分，易使儿童粒细胞迅速下降，有致命危险。还有的儿童服用感冒通后出现了血尿，后果之严重不言而喻。

由此可见，乱给儿童用成人药，对孩子的健康危害极大。

⊙温馨提示

宝宝是否该用药，用什么，用多少，一定要由儿科医生根据病情和年龄来确定，父母千万别自作主张，以免出错。

不可给儿童服用阿司匹林

阿司匹林作为一种治疗发热感冒的常用药，药性快，药效显著。但是，这种药物并不适合于儿童。

这是因为，阿司匹林的药性强烈，但对于耐药性较低的儿童却有很强的毒性，容易导致儿童患上"雷耶综合征"。这是一种多发于儿童的药源性疾病，主要损害肝功能，会导致出现发热、低血糖、剧烈头痛等症状，并伴随有恶心呕吐、脱水、酸中毒、黄疸、转氨酶升高等一系列肝功能异常反应，危险性极高，死亡率高达40%，并会有5%左右的儿童患者留有神经、精神性的后遗症。

⊙温馨提示

儿童患有发热等症状，切忌使用阿司匹林，如果确实需要用药，可以使用布洛芬等药物，或者及时就医。

不宜盲目用小儿安给儿童退热

有的父母一发现孩子发热了，就会习惯性地使用小儿安类的药物来给孩子退热。专家提醒，这种做法是盲目的，而且会对孩子的健康造成威胁。

我们首先要明白小儿安的药理性质：小儿安的主要成分是磺胺，有杀菌定症的功效，对细菌感染性疾病如支气管炎、肺炎等有比较好的疗效。但是，大部分的发热症状则并非由细菌感染引起，而是由于病毒感染导致，对于这种病毒性的发热，小儿安不但无效，而且用多了还可能会造成肾脏的受损，出现少尿、血尿等症状。

⊙**温馨提示**

对于儿童发热，不宜盲目使用药物治疗，最好使用温水擦浴等物理方法。

儿童早餐食谱须多样化

有的家长在给孩子准备早餐时，肉蛋奶俱全，营养全面，但是食谱却往往单一化，缺少变化，经常就是牛奶、香肠、鸡蛋、面包这些食物。给孩子准备早餐，注意营养全面当然是最重要的，但是也应当尽量避免食谱单一化。

这是因为，孩子的健康观念不强，而且饥饿感也没有成人来得强烈。食物对其最具吸引力的方面，一是美味，二是对于饮食的兴趣，这两点是很重要的。而如果平时的食谱过于单一，哪怕营养很丰富，孩子吃久了，也会心生厌倦，对饮食失去兴趣，久而久之，就会导致食欲的下降。调查表明，在吃饭时，情绪对食物的消化吸收具有十分重要的作用，如果情绪低落，对食物没有兴趣，就会抑制消化酶的作用，饮食的营养吸收效果也不会好。

⊙**温馨提示**

家长在给孩子准备早餐时，要在确保营养的基础上尽量在种类上不断翻新，经常给孩子以惊喜，确保孩子有旺盛的食欲。

应重视儿童的早餐

有很多儿童早上急着上学，因此早餐总是草草地敷衍了事。专家提示，经常敷衍早餐或者不吃早餐，对孩子的生长发育和身体健康会造成相当大的危害。

这是因为，从前一天的晚餐到早餐，其中大概要经过 10 个小时的空腹状态，人体十分需要能量的补充。而如果早餐敷衍或者干脆不吃，身体中的热能无法得到有效的供给，人就会觉得力气不足、头昏眼花、思维迟钝。而上午正是儿童学习和活动的黄金时间，如果没有足够的能量供给，会导致学习效率低下，对身体的成长发育也会有极大危害，甚至还可能造成低血糖性休克，出现生命危险。

⊙**温馨提示**

家长应当把孩子的早餐当作一天中最重要的一餐来充分准备。

不可常给儿童吃快餐

我国的快餐食品发展速度很快，近年来，在所有的大街小巷都出现了快餐食品，很多街道上还出现了快餐店。由于快餐普遍具有高蛋白、高脂肪、高碳水化合物即"三高食品"的特点，因此儿童是不宜经常食用的。

"三高食品"的最大特点是容易造成儿童的营养过剩，营养过剩的结果就是引起儿童发胖。而预防肥胖应该从儿童开始，不然容易导致高血压、糖尿病的出现。

另外，人体必需的各种维生素，大量地存在于蔬菜、水果和粗粮中。快餐在加工制作的过程中，破坏了仅存的维生素，因此，经常吃快餐，还会引起体内维生素的缺乏。

儿童进餐切忌狼吞虎咽

不少孩子因为贪玩，对进食的兴趣往往不大，在吃饭的时候总是狼吞虎咽的，以尽快吃完饭为目的。这是一种不科学的进餐习惯，应当予以纠正。

吃饭狼吞虎咽，看似吃得快吃得多，但实际上由于这些食物在口腔内咀嚼的时间很短，并不能充分地和唾液混合，因此也就不能顺利地被消化吸收，这样很容易造成消化不良，而且其中的营养物质的利用率也往往较低。这样儿童饭后会感到不适，从而更加降低食欲，失去对进餐的兴趣，之后会更加不好好吃饭，这样，久而久之，形成恶性循环，将会导致孩子营养不良。

儿童饭前饭后不宜剧烈活动

儿童好动，而且大部分儿童没有健康饮食的意识，饭前饭后总是喜欢跑跑跳跳，做一些剧烈的活动。这是不正确的，家长要及时予以纠正。

这是因为，饭前剧烈活动，会使人体中的血液大部分流入运动器官，以协助肢体活动，这样肠胃中的供血就会相对减少，消化液的分泌也会受到抑制，这样不但降低食欲，而且也不利于进食后的消化吸收。

而饭后剧烈活动，由于肠胃中充满食物，随着活动的进行，肠胃就会下坠或扭转，不但不利于消化，而且还会造成疼痛，久而久之，甚至可能导致胃下垂等肠胃疾病。

⊙温馨提示

饭前饭后不要做剧烈的活动，但可以做一些活动量小的运动，例如散步等，有利于增强食欲和食物消化。

儿童不宜常吃方便面

方便面食用方便，很多上学的儿童为了节省时间，经常用方便面来充当早餐。这种做法是不对的，方便面偶尔食之可以，但是如果经常吃，对健康就有不利的影响。

方便面是一种油炸食品，其主要的成分是淀粉和脂肪，缺乏儿童成长所必需的蛋白质和维生素。因此，儿童如果经常吃方便面，势必会导致体内营养物质的失衡，蛋白质和维生素摄入不足，影响发育。

另外，方便面中的油脂很容易氧化，形成过氧化物和酮体等对人体健康有害的物质，会刺激消化道和肠胃，使人出现恶心、呕吐等不良的反应。而且，过氧化物还可沉积在中枢神经系统、内脏以及皮下脂肪中，对人有促进衰老的不良作用，甚至可能致癌。

儿童不宜喝咖啡

咖啡作为一种舶来品，现在已经进入了寻常百姓家。不少家庭中的儿童受父母的影响，也逐渐养成了爱喝咖啡的习惯。这对儿童的身体健康和正常发育是非常不利的。

咖啡中的咖啡因对中枢神经系统有很强的兴奋作用，儿童经常喝咖啡容易出现头痛、头晕、食欲下降、失眠、记忆力减退、心率加快、呼吸急促、烦躁不安等症状，会导致学习不专心和学习成绩下降。有关研究还表明，儿童多动症与常喝含咖啡因的饮料也有很大的关系。

而且，咖啡因有较强的刺激性，能刺激胃肠蠕动和胃酸分泌，从而引起肠痉挛。儿童常喝咖啡容易发生不明原因的腹痛，长期下去会导致慢性胃炎。咖啡因有利尿作用，能使儿童的排尿量增加 2 倍，导致钙的排出量也随之增加。因此，常喝咖啡会影响儿童的骨骼发育。同时，咖啡因还会破坏儿童体内的维生素 B_1，引起维生素 B_1 缺乏症。

⊙温馨提示

为了孩子能健康地成长，家长应让其远离咖啡及其他含咖啡因的饮料。

儿童喝饮料不可代替喝水

炎炎夏日，不少儿童喜欢喝饮料解渴，并以此代替水。这是一种不好的饮食习惯，对健康不利。

首先，饮料虽然是液体，但并不是水。无论是碳酸饮料还是果汁饮料，其中含有的物质成分都并不能像水一样被肠胃轻易地吸收。因此，经常以喝饮料代替喝水，会增加肠胃的负担，引起消化功能的紊乱。

其次，以饮料代替水，还会影响孩子的食欲。这是因为，饮料中多含有大量的糖分，而糖摄入最容易给人以饱胀感。而且孩子的胃容量也是有限的，饮料喝多了，也必然会影响孩子的进食量。

另外，饮料中也多含有色素和防腐剂，也会对儿童发育中的大脑造成伤害。有研究发现，色素和防腐剂可能是儿童多动症的病因。

⊙**温馨提示**

夏季口渴，还是应以喝白开水为主。

儿童不可以果汁代替水果

许多孩子喜欢喝果汁，而不喜欢吃水果。有的家长认为果汁是从水果中提炼出来的，因此用来代替水果也未尝不可。这是一种错误的认识。

果汁不能代替水果。一方面，果汁虽然是从水果中提炼出来的，但是在加工过程中，水果中的很多营养成分，比如大量的纤维素等，都被去掉了，这就导致果汁的营养成分远远不如水果全面。另一方面，为了增加口感和方便保存，其中也加入了大量的香精、色素、防腐剂等添加剂，会对身体有一定的副作用。

另外，儿童直接吃水果，还能锻炼咀嚼肌和牙齿的功能，刺激唾液分泌，增强消化功能。而喝果汁则没有这种效果，还可能会影响食欲。

不要给孩子喝浓果汁

有的家长认为果汁的浓度越高，味道也就越鲜美，对孩子健康也越有益。因此在给孩子购买果汁时，往往喜欢选择浓度最高的。这其实是一种认识上的误区，专家建议，不要给孩子喝浓度过高的果汁。

这是因为，儿童的肠胃功能不如成年人强，对糖分的吸收能力相对较弱。过浓的果汁含糖量极高，而且还有很多其他高浓度的物质，儿童饮用后，并不能充分地吸收和利用，而是过早地通过肾脏排出，这对肾脏会有一定的伤害，并容易形成尿液的异化，产生"果汁尿"的病症。

另外，过浓的果汁对肠胃的刺激也很大，会影响儿童的消化功能和食欲。一方面会使儿童因为厌食而导致营养不良，另一方面又可能因为糖分的摄入而导致肥胖。而且，常喝浓果汁的儿童患上腹泻、嗜睡和酸中毒的比率也较高。

儿童食用动物肝脏不可过量

动物肝脏中含有丰富的蛋白质、维生素、脂肪和多种氨基酸、矿物质，可以说，适量吃动物肝脏对人体健康是有好处的。但是，应当注意的是，动物肝脏不宜多吃，尤其是抵抗力和肝肾功能较弱的儿童，更不应多吃动物肝脏。

因为，研究发现，动物肝脏中的有毒成分含量是肉中的好几倍。这是由于肝脏本来就具有过滤血液、解毒的功效，在动物体内的作用就相当于过滤器，因此动物体内的毒性物质会大量地留存于肝脏上，比如铅、汞、镉、砷等金属物质。人如果长期或过量吃动物肝脏，就会使这些毒性物质逐渐积聚贮存在肝肾组织细胞中，对健康不利。而儿童肝肾的排毒功能较弱，因此也更易受到伤害。

适量吃猪肝等动物肝脏食品，可以养血明目，对健康有益。但是不宜食用过量，否则有弊无利。

儿童吃山楂片不宜过多

山楂片酸甜可口，很多孩子都喜欢吃，家长也往往认为其有开胃、助消化的作用，因此常买给孩子当零食吃。不过，需要注意的是，儿童吃山楂片过量，对健康有害。

这是因为，山楂片中的糖分和淀粉含量比较高，会提高人体的血糖水平，从而降低人的食欲。儿童如果经常以山楂片作为零食食用，就会因为没有饥饿感而不好好吃饭。而由于山楂片本身所能提供的营养十分有限和不全面，久而久之，就会导致儿童的营养不良。

另外，从中医角度讲，山楂只消不补，过量食用对脾胃和牙齿都有伤害。

⊙温馨提示

正处于换牙期的儿童不宜食用山楂和山楂制品。

儿童不可大量吃橘子

橘子中含有丰富的胡萝卜素，可以在人体的肝脏中转化为维生素 A，因此，吃橘子是有益健康的。

然而，如果大量吃橘子，过量的胡萝卜素集聚在肝脏中不能够得到及时的转化，就会随着血液在身体中形成大面积的沉积，会对身体产生不良的影响。一般吃橘子过量，会出现恶心、呕吐、食欲不振和全身乏力等症状，身体手、足等部位还会出现泛黄的反常表现，这便是高胡萝卜素血症的表现。

儿童的肝脏功能不强，多吃橘子更容易出现以上不良反应，而且容易导致"上火"，引发舌炎、牙龈炎、牙周炎等口腔疾病。

儿童吃荔枝不可过量

荔枝是一种十分好吃的水果，但是儿童却不宜吃得过多，否则就可能会出现面色苍白、四肢冰冷、大汗淋漓、神志不清等症状，并且伴有抽筋、血压降低和呼吸衰竭，十分危险，也即患上所谓的荔枝病。

这主要是因为荔枝中含有一种能够降低血糖的物质，一般情况下，适量吃一点荔枝是不会有影响的，但是如果吃得太多，血糖就会迅速下降，从而出现危险。儿童的耐受性本来就低，再加之吃多了荔枝，正常的膳食就吃得少，饭量下降，从而更容易引发低血糖。

因此，家长要注意，不要让孩子吃太多荔枝。

儿童吃香蕉不可过量

香蕉不仅美味，而且营养价值很高，据测定，其中含有蛋白质、糖、淀粉、果胶和多种维生素，还含有钾、钙、磷、铁等多种矿物质。不少孩子喜欢吃香蕉，父母也乐于给孩子多吃香蕉，甚至觉得吃得越多越好。其实不然，大量给孩子吃香蕉是一种错误的做法。

这是因为，近年来，科学研究发现，香蕉中含有一种名为"5－羟色胺"的物质，这种物质能大大改善人的情绪，但是过量摄入却能够导致肠胃功能的紊乱。因此，即使是成人，也不宜一次食用大量香蕉，儿童的肠胃功能较弱，就更不能多吃香蕉。

应避免儿童偏食

偏食、挑食是儿童很容易养成的不良饮食习惯之一。儿童如果长期偏食，久而久之，身体就会出现营养不均衡，导致某些营养素过剩，某些营养物质却不足，会给生长发育带来危害。

比如长期不吃蔬菜，会造成维生素 C 的缺乏；只吃细粮而不吃粗粮，会导致身体中 B 族维生素的不足；过分喜欢吃甜食，则容易引发心血管疾病，也容易造成肥胖。这些对健康都是不利的。

⊙温馨提示

为了避免孩子偏食，家长要在孩子婴幼儿时期就培养其对各种食物的兴趣，尽量使饮食多样化。

防止儿童贪食

贪食也是一种儿童经常出现的饮食错误，可以说是偏食的一种。但是与偏食不同的是，贪食的儿童所嗜食的食物往往不是饭菜，而是一些适合自己口味的零食。多吃零食几乎没有什么好处，营养含量低，而且也影响正常的饭量，这样就使身体得不到应该供给的营养成分，导致营养全面缺乏，妨碍身体的生长发育和健康成长。因此，贪食的危害往往比偏食还要大。家长应当提高警惕，防止儿童贪食的发生。

⊙温馨提示

为了纠正儿童贪食，首先应当控制儿童的零食，不能一味迁就。

要养成孩子正常的饮食规律，一日三餐，定时定量吃饭。

如果孩子已经养成了贪食的习惯，家长也不宜一味禁止他吃零食，而应当尽量用别的东西吸引孩子的兴趣，转移注意力。

孩子吃酒心糖不可过多

酒心糖是一种中间加入了酒的糖果，既有糖果的甜味，又有酒的香味，因此很能吸引孩子。但是，家长应当注意，不可让孩子过多吃酒心糖。

这是因为，酒心糖中所含的酒量虽然不多，味道也不醇烈，但是其中少量的酒精还是会对孩子造成一定的影响和危害的。而如果过多吃酒心糖，久而久之，酒心糖就会成为儿童变相饮酒的一个渠道，甚至能造成儿童对酒精的依赖，食用酒心糖上瘾。

而酒精对孩子的危害是很明显的，它对人的大脑皮质有抑制作用，能够影响记忆力和思维能力，损害儿童的智力，同时也对身体的成长发育有不利影响。

⊙温馨提示

现在市场上的酒心糖品种繁多，有酒心糖、酒心巧克力等，所以家长应当注意，含有酒精的食品，都要尽量少给孩子吃。

儿童不宜常吃巧克力

巧克力味道香甜，是许多儿童的最爱。但是，应当注意的是，巧克力并非一种适合儿童大量食用的健康食品，儿童不宜常吃。

这是因为，巧克力虽然具有热量高、滋味美的优点，但是其营养物质并不全面。巧克力主要含有碳水化合物、脂肪和矿物质，但是儿童成长所需的矿物质和维生素等含量却较低。如果儿童长期大量食用巧克力，势必会导致营养的失衡，造成营养缺乏症。

其次，巧克力的热量很高，很容易让人产生饱胀感。如果儿童经常吃巧克力，就会影响正常的饮食和生活规律，也不利于良好用餐习惯的养成，对生长发育同样是不利的。

再次，巧克力含有的糖分很高，脂肪和碳水化合物往往又不易消化，因此，儿童常吃巧克力，也很容易造成肥胖。肥胖不但影响生活质量，而且还会诱发多种疾病。

儿童不宜常吃泡泡糖

泡泡糖集食用与娱乐于一身，是一种深受儿童喜爱的食品。不过，从健康角度来看，泡泡糖不宜多吃。

这是因为，泡泡糖中的胶质成分主要是橡胶和增塑剂。橡胶中含有硫化促进剂、防老剂等添加剂，具有一定的毒性。虽然增塑剂本身毒性较低，但是其代谢产物中含有苯酚，被人体吸收后会对身体造成毒害。而且，泡泡糖吹出泡泡后，又会黏附空气中的大量灰尘和细菌微生物，因此极易导致儿童患病。

儿童常吃糖危害多

儿童不宜常吃糖，因为吃糖过多对健康有多方面危害。

首先，吃糖过多，糖分会大量地留存于血液中，刺激中枢神经和心血管系统，能够使人感到疲乏，并影响食欲。

其次，糖分的过量摄入也会造成对蛋白质和脂肪摄入的不利，会引发儿童肌肉的松弛，易出现水肿，从而造成儿童抵抗力的下降，使人体更容易遭受细菌的感染，引发疾病。

再次，吃糖过多，对视力也有一定的影响。这是由于人体血糖量增加，会相应地降低体液的渗透压，使眼房水渗入晶状体内，使晶状体发生变形，向前凸出，这样就会使屈光度增高，从而容易导致近视。

另外，很多儿童患有龋齿，这也和平常吃糖过多是分不开的。糖分滞留在口腔中，可以形成一个适宜细菌生长繁殖的环境，一部分口腔细菌利用糖分形成多糖，并合成有机酸和酶，直接作用于牙齿，可使牙齿脱钙、软化，使其结构遭到破坏，因而也就格外容易形成龋齿。

⊙**温馨提示**

父母应当尽量控制孩子吃糖量，尤其不要在饭前饭后吃糖。
在吃糖后应当及时刷牙。

儿童不宜常吃果冻

果冻不是一种健康食品，儿童不宜常吃。

果冻的主要成分是海藻酸钠和各种植物素。海藻的营养成分比较丰富，但是在果冻的加工过程中，经过酸化、碱化、漂白等处理后，海藻中的营养物质所剩无几，而仅剩下海藻酸钠等成分。海藻酸钠属于膳食纤维，不易被人体吸收，在摄入量过多的情况下，还会影响人体内蛋白质、脂肪等的消化吸收，也会降低对锌、铁等物质的吸收。

另外，果冻五颜六色，十分好看，其实这是其中添加了人工色素的原因。而且，有的果冻为了增强口感，还会加入食用香精等各种调味剂，这也是对儿童的健康不利的。

儿童吃爆米花不可过多

爆米花是一种十分受儿童喜欢的食物，不过常吃爆米花对健康不利。

研究表明，爆米花中的含铅量很高，每千克爆米花中的含铅量平均在 10 毫克以上，最高竟能达到 20 毫克。而食品卫生安全标准规定，食品的含铅量每千克不得超过 0.5 毫克，儿童的耐受量就更低。人体过量摄入铅，就会危害神经、造血以及消化系统，造成儿童抵抗力的下降，生长发育迟缓，还会出现烦躁不安、食欲减退、腹泻、便秘等中毒反应。

⊙温馨提示

儿童不宜多吃爆米花，尤其是那种"大炮筒"爆出的爆米花对人体的危害更大。

松花蛋等食品中含铅量很高，儿童更不宜食用。

儿童不宜常吃彩色食品

现在市场上有很多食品，色彩上十分漂亮，五颜六色的，很能引起儿童的兴趣。一些家长对此也没有正确的认识，认为吃这些食品并没有什么不好。这其实是一个认识上的误区，儿童不宜吃彩色食品。

这是因为，彩色食品虽然诱人，但是其中所含有的物质却并不安全。食品上五颜六色的色彩，多是各种合成食用色素和染料，这些色素和染料由工业原料提炼而出，虽然经过加工，达到了可食用的标准，但是仍无可避免地存在一定的毒性。

儿童如果经常吃这种彩色食品，虽然不至于立刻出现临床上的中毒症状，但是有毒物质也会在体内形成蓄积，导致慢性中毒。慢性中毒多表现为新陈代谢功能紊乱、细胞结构受损变异、多种活性酶的正常功能受到干扰，症状可表现为腹泻、腹痛、消化不良等。

另外，儿童的神经系统比较脆弱，如果经常受到化学物质的刺激，会导致神经功能的受损，引发儿童多动、易怒、好斗以及智力下降。

儿童吃羊肉串不可过多

羊肉串色香味美，对儿童有很强的吸引力，不过它并不是一种健康的食品，家长要限制儿童大量食用羊肉串。

这是因为，羊肉串的烤制方法十分简单，并没有严格的消毒环节，如果烤制的火候不够，很可能导致内层的肉质还是半生不熟的，其中的细菌和寄生虫没有被杀灭，从而危害人体健康。

而且，研究表明，肉类在烤制过程中，油脂滴洒在炭火上，会生成一种致癌的物质，这种物质又随着油烟附着在羊肉串表面，人大量食用就可能因此致癌。

另外，一些路边摊烤制羊肉串的卫生条件实在太差，人流车流会带来大量的有毒有害物质，给人体造成危害。

不宜给儿童吃人参补品

有些家长认为人参大补，孩子吃了也有好处，于是也不管是否对症，就盲目地给孩子吃一些人参补品。这种做法实际上不对，反而会对儿童的健康产生不利的影响。

人参虽然的确大补，能够补益元气，对于脾肺虚弱、肝肾不宁、肢冷、失眠等由于体虚而造成的病症都有很好的疗效。但是，任何一种药物和补品，都应当对症使用，如果补不对症，不但是多此一举，而且还会有不良的副作用。

儿童正在成长发育期，气血旺盛，一般都不会存在元气不足的现象，因此并不需要食用人参补品。如果滥用人参，儿童就很容易受到人参中黄酮类等刺激性物质的影响，使自身免疫力降低，易于感染疾病，并且还会使孩子出现兴奋、激动、易怒、烦躁和失眠等神经系统亢奋的症状。过量服用人参，还可能引起大脑皮质中枢神经的麻痹，降低心脏收缩能力，从而使血压和血糖降低，严重时则可能危及儿童的生命安全。

另外，人参还具有促进性激素分泌的作用，可能导致儿童的性早熟，严重地影响儿童的身心健康。

儿童不宜参加拔河比赛

有的幼儿园经常会举行拔河比赛，这看似对增强孩子的体质有帮助，实际上却对孩子的健康极为不利。

这是因为，在拔河时，为了运劲，人都会习惯性地闭嘴憋气，而且时间往往较长，经常长达十几秒钟，而当比赛结束，又会开始开口大口地喘气。这个过程对于孩子的健康是很不利的，会使胸腔内压力的变化过于剧烈，使静脉血流过于猛烈，像大水一样冲击心房，这样会导致儿童脆弱的心肌和心血管壁受到伤害。

另外，儿童的骨骼发育不完全，大力的拔河会影响腕骨和足关节的正常发育，甚至造成脱臼。

儿童不宜使用坐便器

现在不少家庭都已经使用坐便器，连一些儿童都习惯了坐在马桶上排便。不过，专家指出，坐便器虽然先进，但是却不适合儿童使用。

这是因为，儿童的骨骼发育还不完全，骶骨的弯曲还没有完全形成，这就造成了直肠与骶骨几乎处在同一条直线上，直肠容易向下移动和套叠。而且处于发育期的儿童，其肛门括约肌和提肛肌的张力比较小，肛门组织比较松弛。这样在呈坐姿排便的时候，腹内压增大，就很容易使直肠受到推动力而从肠腔内突出，造成脱肛。

⊙温馨提示

儿童坐便容易导致脱肛，因此最好还是采取传统的蹲便。

儿童不宜使用塑料餐具

很多家长喜欢给孩子买五颜六色的塑料餐具，认为这些餐具能够吸引孩子，有助于进食，而且不会摔坏。这种认识固然正确，但是从健康角度来讲，使用塑料餐具却是不妥的。

这是因为，这些塑料餐具的主要原料是脲醛和三聚氰胺甲醛塑料，这两种材料在遇热的情况下会游离出部分甲醛，甲醛随食物被人体吸收后，会对肝脏造成严重的毒害。

另外，在压制这些塑料餐具时，其中也会加入增塑剂、稳定剂等添加剂，这些物质也是有毒性的，并且随着塑料的老化，这些添加剂也会逐渐释放，从而对孩子的健康造成毒害。

儿童不可过早穿皮鞋

有些家长喜欢在孩子小时候就给他穿上皮鞋，认为这样显得有精神、体面。但是专家提醒说，儿童不适合过早穿皮鞋。

这是因为，儿童正处于生长发育时期，其脚部构造与成年人不同，而且皮肤脂肪多，肌腱嫩，看上去"肉乎乎"的。而皮鞋硬度大，形状固定，且比较窄长，这样一方面会使儿童穿起来感觉不舒服、挤脚，同时也会使脚部皮肤血管和神经受到压迫，血液流动不畅，脚趾和脚掌常常会因此出现麻木，这样不但不利于行走，容易摔跤，而且对儿童脚部的发育尤其不利。

另外，儿童穿皮鞋，对双脚还会带来季节性的伤害。皮鞋不透气，在夏季会使脚易出汗，从而引发汗脚、脚气等足部疾病，如果被皮鞋磨破脚皮，则还可能造成细菌的感染，甚至患上脚癣。而在冬季，皮鞋的保暖性又较差，导致脚生冻疮。

⊙温馨提示

家长还是应该让孩子穿宽松舒适、适宜运动的运动鞋，这样有利于孩子多参加运动，也有益于脚部的生长发育。

儿童不可使用成人护肤品

儿童不宜使用成人护肤品。这是因为，儿童与成人的肤质不同，比较娇嫩，而且皮脂腺尚未发育成熟，皮脂分泌很少，皮肤的抗菌和免疫力薄弱，对外界的刺激反应敏感。而成人护肤品则是专门为成人皮肤设计的，成分的浓度较高，且添加物质比较多，儿童如果贸然使用，很容易导致皮肤过敏，甚至造成过敏性皮炎。

而且，成人护肤品中往往还含有苯二甲酸酯，成人对这种物质的抵抗力较强，儿童却很容易受到伤害，会导致肝脏和肾脏的受损，并且引发性早熟。

⊙温馨提示

儿童应当使用专门为儿童设计的护肤产品。

常给儿童化妆不足取

有的家长出于好玩，喜欢经常给孩子化妆，涂个红脸蛋、抹个红嘴唇，认为这样并没有什么不好。其实不然，经常给孩子化妆，对孩子的健康是有危害的。

首先，儿童的皮肤细嫩，毛孔非常纤细，而化妆品颗粒往往较粗，这样就很容易阻塞毛孔，影响汗液的排出，会使儿童的皮肤变得粗糙，起一些小疙瘩。而且，化妆品对于儿童皮肤而言，刺激性较强，如果经常化妆，可能造成皮肤的过敏、红肿。

另外，儿童天性好动，经常会不自觉地把一些化妆品吃入体内。比如舔拭嘴唇会把口红吃进肚里，经常吮指甲，又会把指甲油摄入体内，久而久之，这些物质积聚体内，可能会造成儿童的慢性中毒，对身体健康极为不利。

不宜常给儿童用爽身粉

在夏季，为了保持孩子身体的干爽，很多父母经常会在洗过澡后，给孩子搽爽身粉。需要注意的是，经常使用爽身粉，对孩子的健康可能产生危害。

这是因为，爽身粉的主要成分是滑石粉，滑石粉中含有一种叫作芐丙酮豆素的物质，可以通过儿童柔嫩的皮肤吸收进入血液，引起血液中维生素含量的急剧下降，发生贫血、黄疸等一系列病症。而且，滑石粉虽然细腻，但是仍然呈颗粒状，儿童的毛孔细小脆弱，经常容易被这些粉末堵塞，从而造成皮肤呼吸的不畅，并因此引发皮肤的红肿和起包。

另外，过敏体质的儿童如果不慎吸入爽身粉的粉末，还可能导致口腔、气管出现一系列不良反应。

⊙温馨提示

在涂抹爽身粉时，只涂抹孩子脖颈、腹股沟和四肢褶皱等易出汗处即可，没有必要全身涂抹，更不要随意涂抹女孩阴部。

儿童不宜经常接触卫生球

儿童好奇心强，经常会把玩卫生球一类的小东西，这对身体健康是不利的。

这是因为，卫生球的主要成分是萘，这种物质有毒性，儿童经常接触的话，会导致发育尚不成熟的肝脏受损。另外，有一种遗传性的溶血性贫血症，5岁以下儿童的发病率相当高，患有这种病的儿童如果经常接触卫生球，就特别容易突发急性溶血性贫血，引起红细胞的细胞膜破裂，症状表现为四肢乏力、黄疸、忽冷忽热，严重者还可能导致出现惊厥、昏迷甚至死亡，十分危险。

⊙温馨提示

家长要把卫生球放在儿童不易找到的地方，并禁止儿童把玩。
患有溶血性贫血症的儿童，切忌接触卫生球。

男孩也需要经常洗阴部

女孩要防止阴部细菌侵入，因此需要经常清洗阴部。不过对于男孩的阴部卫生，很多家长就不太在意。这实际上是一个误区。

男孩在青春期发育之前，外部生殖器阴茎与龟头都是包裹在一层包皮中的，随着青春期性的发育，包皮逐渐退行，龟头增大并裸露于包皮之外。在儿童时期，包皮所起到的作用主要是保护龟头，但是另一方面，由于龟头完全包裹于包皮之中，一些尿液残留和分泌物就会滞留在包皮中，形成包皮垢。包皮垢如果不及时清除，就可能造成男性外生殖器的发炎，导致龟头炎，并可能进一步使细菌感染生殖器内部，引发附睾炎等男性病，对男孩健康和性的发育都极为不利。

因此，男孩也应当经常清洗阴部，确保阴部的清洁。

⊙温馨提示

清洗男孩阴部，应当把包皮向上翻起，露出龟头，然后将龟头与包皮间缝隙和褶皱里的垢物洗掉。

切忌经常摸弄男孩生殖器

有些成人为了表示对孩子的喜爱，经常喜欢摸弄小男孩的生殖器。这是一种很不好的做法。

人的手上有大量的细菌、灰尘和微生物，如果经常用手去摸弄小男孩的生殖器，尽管外层有包皮保护，也可能造成感染，对孩子生殖器的发育不利。

另外，小男孩的生殖器小而脆弱，如果用力不当，或者经常摸弄，就容易造成对生殖器的物理伤害，可能对龟头、睾丸和阴茎造成损伤。

再者，经常摸弄男孩的生殖器，也容易使孩子以后养成手淫的习惯。孩子的自制力差，如果手淫过度，对身体健康也是有危害的。

女童不宜久穿开裆裤

儿童的大小便控制能力较弱，有些家长因为害怕把裤子弄脏，也为了方便孩子排便，因而始终给孩子穿着开裆裤。不过，健康专家提醒，对儿童尤其是女童而言，不宜久穿开裆裤。

这是因为，久穿开裆裤，一方面儿童的下身容易受凉，引发腹泻；另一方面，儿童穿着开裆裤，也容易招致细菌和灰尘的污染，而女孩由于其阴部的生理结构特殊，更容易受到外界的侵害。并且女孩雌激素分泌较少，外阴皮肤抵抗力弱，阴道上皮薄、酸度低，对细菌的杀灭和抵御作用本来就低，如果经常穿着开裆裤，就更容易引起外阴及阴道的感染，会导致外阴痛痒、小阴唇糜烂，并发生粘连，使排尿出现困难。

⊙温馨提示

在女孩1岁左右，基本有了控制大小便的能力后，就应当改穿闭裆裤，以加强对阴部的保护。

应及时纠正儿童咬指甲的坏毛病

不少儿童有咬指甲的习惯，这是一种陋习，对健康有害，应当尽早戒除。

儿童生性活泼，好奇心强，平日里四处抓摸，什么东西都想亲手去动一下，这样在指甲盖上和指甲缝中就势必会沾染上大量的细菌和微生物，并在指甲上大量滋生。如果儿童有啃咬指甲的习惯，指甲上的大量病菌就会在无意间被带入口腔和体内，从而可能导致多种消化道传染病和肠道寄生虫病，比如细菌性痢疾、蛔虫病、蛲虫病等。

另外，经常啃咬指甲，对指甲和牙齿的健康也很不利。常咬指甲会使甲板受损，使之缩短，并加剧表面粗糙，失去光泽，还可能引发指甲周围皮肤的出血感染，甚至造成指甲畸形。对于牙齿，则可能造成其排列的不整齐，牙缝过大或者龅牙，影响美观。

⊙**温馨提示**

家长要及时纠正孩子咬指甲的坏毛病。如果儿童已经养成咬指甲的习惯，家长和老师应当耐心地引导，让他逐渐改掉这一习惯。而不宜用惩罚责骂的方式来纠正，以防止儿童心理上出现继发性的条件反射，否则儿童一紧张和焦虑就会去咬指甲。

儿童不宜涂指甲油

不少儿童尤其是小女孩喜欢打扮，经常把指甲涂得鲜红发亮，这种做法对于健康其实是十分不利的。

目前市场上所销售的指甲油，其主要的成分是硝化纤维，并配以丙酮、乙酯、苯二甲酸等化学溶剂和各色染色剂。这些成分都是具有毒性的，而且乙酯等成分是脂溶性物质，十分容易溶解释放。儿童比较好动，在吃零食、玩耍、睡觉的时候都会不自觉地吸吮手指，有的孩子更是有吮手指的习惯，这样就会使这些有毒物质进入人体，对孩子的健康产生不利的影响。

儿童不宜用硬毛牙刷

一些家长在给孩子选购牙刷时不注意，买一些和成人一样的硬毛牙刷，这样对儿童的牙齿健康会有损害。

儿童的牙龈柔软而脆弱，而硬毛牙刷毛质硬，韧性也大，使用这种牙刷，往往导致不同程度的牙龈破损，从而容易导致牙周炎等疾病。另外，儿童正处于长牙期，还会因为牙刷过硬而给牙齿生长造成不利的影响，使牙齿长得歪歪扭扭，十分影响美观。

⊙温馨提示

家长要给孩子选用毛质柔软或者中性的儿童专用牙刷。

儿童赤脚有好处

有的家长害怕孩子赤脚会着凉，而且也不美观，显得粗俗，因此无论何种天气，甚至是在酷暑，也总是要求孩子穿着鞋袜。这种做法看似是为孩子着想，但实际上却不利于孩子的健康成长。

这是因为，脚部与身体的器官一样，都会有新陈代谢，都要求呼吸空气，沐浴阳光。脚部是距离人体心脏最远的器官，但却有着丰富的神经和血管分布，是人体循环的重要一环，因此只有经常锻炼脚部，才能确保人的健康。赤脚休息、赤脚走路和跑步，对于人体血液循环、神经系统功能的增强、大脑皮层的灵活性都有良好的促进效果。而且，最新研究表明，经常赤脚，可调节内分泌和增强免疫力，对于预防感冒和神经性的疾病也有相当好的作用。

相反，如果长期把脚包裹在鞋袜中，不但不能使脚部充分呼吸，使排泄受阻，易患足癣，而且对于儿童脚部的发育也很不利，会对肌肉和柔嫩的骨骼造成挤压，导致骨关节的畸形，出现足弓塌陷、扁平足等脚部结构缺陷，对日常的行走和奔跑都不利，会对日后的生活带来很多不便。

⊙温馨提示

儿童应当在确保不会着凉的前提下，尽可能多地赤脚行走。

儿童坐自行车横梁不利于健康

一些农村家长骑自行车带孩子时，经常让孩子侧身坐在自行车的横梁上，这看上去好像很正常，其实这种坐法不利于儿童的健康。

这是因为，儿童在侧身坐自行车横梁的时候，上身和下身会成一定的扭转角度，这样会使下肢的血管受到压迫，血液流动受阻，久而久之，就会影响下肢的发育，并可能导致脊椎骨的变形。

另外，自行车在行驶时，会产生一定的颠簸，坐在没有任何缓冲弹性的横梁上，儿童会直接承受这些颠簸，颠簸通过脊椎传导到大脑，就会对大脑产生不良的影响。

⊙温馨提示

家长应该在自行车后座上专门配置小椅子让儿童乘坐，安全又舒适。

男孩乳房保健不应忽视

说男孩也要注意乳房保健，很多人会觉得匪夷所思，认为乳房保健只是女孩子的事情，跟男孩子不应当有丝毫的关系。其实不然，男孩也会有乳房发育的现象。

尤其是在青春期的时候，很多男孩子会感到乳房的压痛和局部疼痛，而且乳房也会有一定程度的增大，这实际上就是乳房发育的表现。一般情况下，这种发育的现象会在 1 ~ 2 年内自行消退，因此不必形成思想上的负担。但是也不宜忽视，一旦乳房出现特殊的变化，应当及早就医。

另外，很多青春期男孩所吃的健脑健身滋补品中，往往会含有雌激素，也会引起男孩乳房的异常发育。因此，应当慎用这些滋补品。

第十五章

美容美发与健康

不可同时使用多个厂家的化妆品

有的人喜欢同时使用几种化妆品，而且是不同厂家生产的，认为这样能博采众长，使美容效果更加突出。其实不然，这种认识是错误的，混用不同厂家的化妆品，存在一定的危险性。

这是因为，化妆品在本质上是一种化学制品，其中含有多种化学成分，如果混用，各种成分之间就可能会发生一系列化学反应。这种反应虽然都是轻微的，基本不会被人察觉，但是这样一来，化妆品的成分就会改变，甚至形成一些有毒性的化合物，久而久之，就可能对人体健康产生威胁，更不用说美容效果了。

一般而言，正规厂家出产的化妆品，都会经过严格的安全检测，其中就包括多种化妆品的混用安全性检测。但是，这种混用安全保证只能存在于同厂家的产品中，如果同时使用多厂家化妆品，则难以确保使用时的安全性，很可能因为使用不慎而导致令人遗憾的后果。

⊙温馨提示

使用化妆品时，最好选用同厂家并且同系列的产品。

使用化妆品不可过量

有的人为了增强美容效果，在使用化妆品时不太注意用量的限度，反而认为用得越多，化妆效果越好。其实不然，这是一种认识上的误区，过量使用化妆品，不但美容效果不会好，而且对健康也有较大的危害。

这是因为，过量使用化妆品，会影响皮肤的呼吸、排泄功能，特别是过量擦用粉质、霜类化妆品，易堵塞皮脂腺与毛孔，降低皮肤的代谢与吸收功能，甚至诱发色斑，反而使肤质变得越来越差。而且，大多数化妆品中都含有防腐剂、香精、色素等人工合成添加剂，某些化妆品颜料中还含有过量的铅、铬、铜等重金属，长期过量涂用，会通过皮肤吸收而引起慢性中毒，影响人的身体健康。

过期化妆品不宜使用

有些人认为化妆品没有什么过期不过期的问题，反正又不是吃进嘴里，不会对健康造成危害。这是一种不正确的认识，使用过期化妆品，是很不利于美容和健康的。

这是因为，化妆品虽然是化学合成物质，但是其中也含有易于变质的成分。比如营养型化妆品多含有脂肪、蛋白质、维生素等营养素，这些物质在长期放置或者在日晒、潮湿的条件下都会发生变质反应，导致变色、变味，成分也会有所改变。

而如果毫不在意，贸然使用这些变质的化妆品，就不但起不到应有的美容效果，而且还可能造成皮肤的过敏，出现红肿、发痒、丘疹、水疱等不良反应。另外，由于过期化妆品在化学成分上会有变化，也会增强其本身的毒性，人长期使用后对健康也会产生危害，会造成局部的器质性病变，甚至导致皮肤癌。

⊙温馨提示

保存化妆品也有讲究，要避免潮湿的环境和被阳光曝晒。

不要迷信进口化妆品

有的人认为进口的化妆品质量好，效果显著，因此极为青睐，甚至非进口化妆品不用。这是一种错误认识。

国外的化妆品，在生产流程以及安全检测标准方面，的确可能会更加严格与细致，安全性更高一些，这是其优越性所在。但是，由此认为进口化妆品的使用效果就一定好，也未必正确。这是因为，化妆品是否适应肤质，与化妆效果的好坏甚至与对健康的影响程度都有着密切的关系，进口的国外化妆品，通常都是适合其本国人肤质的，却未必适合中国人的肤质。如果盲目信赖进口化妆品，也不管是否与自己的肤质相匹配就贸然使用，则很可能无法达到理想的美容效果，不但浪费金钱，而且对人体健康也会不利。

⊙**温馨提示**

选择化妆品不宜"崇洋"，在确保健康安全的基础上，选用适合自己肤质和美容需求的化妆品才是明智之举。

不可用手直接挑用化妆品

有些人在使用化妆品的时候，习惯于直接用手指挑取。这是一种不好的习惯，可能会对健康产生危害。

这是因为，人的手指上沾有很多的细菌和异物，哪怕是刚刚洗过的手，其上的细菌也无法完全去除。直接用手指挑用化妆品，手上的细菌和异物就会进入到化妆品中，很容易使化妆品发生化学反应，造成变质。人再使用这种变质的化妆品，势必会对健康不利。

⊙**温馨提示**

取化妆品时，最好使用专门的小勺、棉签等工具。

化妆工具应注意保养和更换

有些女性朋友经常忽视化妆工具对美容和健康的影响，经常用很久也不保养和更换，这是一个需要纠正的错误习惯。

化妆工具如眉笔、粉扑、海绵等，看似不起眼，但是在每天的化妆过程中，我们都离不开，而且，也是这些小工具，每天在和我们的皮肤做着"亲密接触"。这些化妆工具在使用过程中十分容易沾染上人体皮肤上的油脂、汗液、皮屑和细菌，时间一长就会逐渐变质、滋生细菌，甚至生长出霉斑来。人如果不注意，再继续使用这些受到污染的化妆工具，则会反过来受到这些工具上有害物质的威胁，容易引发皮肤炎症，不但不利于美容，而且对健康也没有好处。

经常用口红不可取

口红是一种深得女性青睐的化妆品，能够增加女性柔美俏丽的气质，是女性不可缺少的化妆品之一。但是，经常乃至天天使用口红，从健康角度讲，则是不应当提倡的。

这是因为，口红主要是由蜡质、油脂和颜料制成的。其中的油脂一般是羊毛脂，是在漂洗羊毛时提炼回收的，它可以渗入人的皮肤，并会吸附空气中的铅和细菌。这种成分对人体健康极有危害。而且，蜡质和颜料对皮肤的健康也有不利影响，会阻碍皮肤的代谢作用，一些有毒性的颜料还会渗入皮肤，造成深层的伤害。

另外，嘴唇是一个特殊的部位，经常涂口红，人在吃饭喝水甚至讲话呼吸的时候，都会无意地把一些口红吃进肚中，这显然是不利于健康的。

有调查表明，经常涂用口红的人，有30%会出现嘴唇干裂、肿胀等过敏性症状，甚至有的人因此中毒，并引发癌变。

痤疮患者不可随意用化妆品

痤疮是一种常见的皮肤疾病，十分影响美观，不少患者为了美容，遮盖痤疮痕迹，会使用大量化妆品。这种做法并不正确，不但无法美容，反而容易加剧痤疮的发展。

这是因为，化妆品中的很多物质，对痤疮本身会有不良的刺激作用。比如含有脂肪酸、酒精、羊毛脂、橄榄油等油性基质物的化妆品，会加重面部的油脂分泌；用于防腐、抗菌的抗生素会影响人体皮肤表面正常菌群的生态平衡，不利于皮肤防护，进而会加速痤疮的发展；而含有香料、凡士林及界面活性剂的化妆品，则一方面容易促进油脂分泌，堵塞毛囊，另一方面还会对痤疮部位形成强烈刺激，甚至诱发接触性皮炎。

另外，过量使用化妆品，试图掩盖痤疮痕迹的做法也是不对的。这样除了可能会对痤疮造成不良刺激外，还会阻碍皮肤新陈代谢的进行，抑制皮肤的呼吸，同样对痤疮的治疗不利。

⊙温馨提示

痤疮患者在化妆美容时，要采用淡妆，尽量减少化妆次数，并缩短化妆品在面部停留的时间，避免化妆品中化学物质对皮肤的刺激。

痤疮患者可用化妆水、霜剂和乳剂等及时清洗面部的油性分泌物，防止毛囊及皮脂腺堵塞，不可用油剂和膏剂化妆品。

在日常生活中，痤疮患者应力戒烟酒，不食用高脂肪、高糖食物，不多吃辛辣、燥热、带刺激性的食物，宜多吃蔬菜水果。

洗澡后不宜马上化妆

有些人经常在洗完澡后立即化妆，这是一种错误的做法，对身体健康是很不利的。

这是因为，在正常情况下，人体皮肤表面会有一层油脂物，并具有一定的酸碱度，可以帮助人体抵御细菌以及一些有害物质的入侵。而在洗澡后，油脂层剥落，酸碱度也会随之降低，人体皮肤对于外界侵害的抵抗力下降，而且在洗完澡后，皮肤表层毛细血管也会发生扩张，这就使皮肤更加容易受到侵蚀。如果在洗澡后马上化妆，就会使化妆品中的细菌或化学物质渗入皮肤，导致皮肤感染或出现其他不良反应。

⊙温馨提示

专家建议，化妆应当在洗完澡后1小时，待皮肤酸碱度及身体功能复原后再进行。

夏天化浓妆不可取

一般人不太考虑化妆与季节的关系，在盛夏季节，也往往浓妆艳抹。从健康角度讲，这种做法是不正确的。

这是因为，在夏季化浓妆，会有以下几个危害。

首先，在夏季人的毛孔舒张，此时化很浓的妆，化妆品中的有害物质就容易渗入到皮肤内部，造成对皮肤的伤害，出现变态反应，可能导致痤疮，严重者甚至会引起化脓和溃疡。

其次，夏季人的汗腺分泌很活跃，而如果经常化浓妆，化妆品颗粒堵塞毛孔，就会导致对汗腺分泌的阻碍，从而不利于体温的调节。

再次，夏季阳光中的紫外线强烈，照射化妆品会使其产生某些化学反应，不但不利于美容，还可能导致皱纹的出现，而且对健康也是有害的。

⊙**温馨提示**

夏季宜化淡妆。

夏季尽量不要使用油脂性的化妆品，因为它会渗透进汗腺孔中，造成汗腺阻塞。

素面朝天对皮肤不好

化妆过度固然会对皮肤造成伤害，但是是不是完全不化妆，素面朝天就对皮肤健康最好呢？这也未必，专家提示，适当地化妆，要比总是素面朝天要好。

这是因为，化妆品并非仅仅具有美容的功效，同时它也可以保护皮肤，避免受到外界的伤害。比如说，在盛夏季节，皮肤容易受到过量紫外线的灼伤，如果适量使用具有防晒作用的化妆品，就能使皮肤少受伤害。

另外，营养型的化妆品对皮肤还有滋养保健的作用，可以从外部充分补充皮肤所需的水分、维生素等多种营养成分，只要使用得当，不但有助于美容，而且也可以延缓衰老，使青春常驻。而完全不用化妆品，总是素面朝天，是不可能有这种效果的，还会因没有足够的保护和皮肤缺乏营养而导致加速衰老。

不可经常浓妆艳抹

有的女性为了追求美观，经常使用大量的化妆品，浓妆艳抹。从健康角度讲，这种做法是错误的。

这是因为，人体的皮肤表层有汗腺和皮脂腺孔，具有蒸发水分，排出盐分、脂质和轻微的呼吸功能。皮肤每天通过它们排出体内废物，并通过散热来调节体温，增进肾脏及肺部的新陈代谢。如果脂粉涂得过厚过浓，皮肤的毛孔就会被化妆品堵塞，会扰乱汗液和脂质的正常分泌，从而影响皮质酸化，容易引起毛囊炎、痤疮等皮肤病，而且还可能加重肾脏和肺部的负担，严重者则可能导致身体的慢性中毒。

化妆水含适量酒精无妨

现在市场上出售的化妆水，有的含有酒精成分，不少人认为使用这种化妆水会对皮肤造成伤害，因此对其存在着较大的偏见。这种偏见其实并没有什么道理，含酒精的化妆水未必就不好。

含有酒精的化妆水，的确会对人的皮肤有一定的刺激性，过敏性肤质的人，可能因此导致皮肤炎症。但是对于正常肤质的人，这种刺激一般都是无害的，不会对健康造成威胁。而且，化妆水中添加适量的酒精，还有杀菌的作用，并能够收敛毛孔，紧致肌肤，美容效果往往还会更好一些。

粉质化妆品不能直接涂在脸上

粉质化妆品是化妆品中必不可少的一个大门类，如胭脂、蜜粉、眼影、粉底霜等等，都是很常用的化妆品。不过，需要注意的是，在使用这类粉质化妆品时，不宜直接涂在脸上。

这是因为，在粉质化妆品中，一般都会含有少量的铅、砷、汞等重金属物质，这些物质对人体健康是有害的，如果使其直接附着在皮肤上，容易被皮肤吸收，对健康造成危害。

另外，直接涂抹粉质化妆品，细小的粉末还容易堵塞住面部的毛孔，从而妨碍皮肤正常的新陈代谢和呼吸作用，也不利于美容和健康。

⊙温馨提示

使用粉质化妆品前，应当先在洗净的皮肤上涂抹一层化妆水或乳液，使毛孔收缩，以防止重金属和粉末物质的侵害。

用纸巾卸唇膏不足取

有的女性在卸唇膏的时候图省事，会直接用纸巾把唇膏擦去。这看似平常，但是却存在着健康的隐患。

这是因为，直接用纸巾去擦唇膏，为了把唇膏擦干净，就必然要反复用力地擦拭。这样会对嘴唇造成强烈的刺激，容易形成轻微的擦伤，并对唇下皮肤的毛细血管造成破坏。长此以往，会令唇色发生改变，并容易出现褶皱干裂，甚至引发炎症。

而且，用纸巾擦拭嘴唇，也难以将唇膏完全擦去，反而会使一些唇膏物质更加渗入嘴唇皮下和褶皱中，长时间滞留，也会对人的健康产生影响。

⊙温馨提示

科学的卸唇膏的方法是：先用温水清洗，然后再用纸巾或干毛巾拭干。

卸妆不能简单化

有的人怕麻烦，卸妆的时候总是草草了事，这种习惯不好，不利于美容，对健康也有危害。

这是因为，如果卸妆不仔细，随便洗洗脸就当卸妆，脸上的化妆品就会清洁不净，滞留在皮肤表面，并阻塞毛孔，妨碍皮肤的新陈代谢和呼吸，从而对皮肤造成伤害。久而久之，皮肤可能会失去光泽和弹性，表皮角质层变厚，并出现毛孔粗大、面色发黄、滋长粉刺等症状，严重影响美观，也容易加速衰老。

⊙温馨提示

化妆品在脸上不应滞留超过 24 小时，应当及时仔细地卸妆。

卸妆的一般步骤是：先用冷霜等去油性的洁面霜清理掉眼影、粉底一类的油性化妆品，再以洁面乳洗净，最后再用清水洗一遍脸，促进面部的血液循环。

睡觉前应卸妆

有些女性不太注意临睡前卸妆，经常是不卸妆就入睡，这种做法是很不好的。

这是因为，皮肤经过一整天化妆品的覆盖，毛孔本来就得不到休息和充分的呼吸，如果不卸妆就睡觉，皮肤在夜间也无法充分地休息，始终处于紧张的状态，这样对皮肤的保养是很不利的。而且，不卸妆就睡觉，不但会影响皮肤的新陈代谢，使皮肤的抗病能力和自身的弹性降低，而且化妆品本身也可能会变为细菌、真菌的培养基，使人易患皮肤病。

另外，化妆品作为化学物质，也并非是对人绝对无害的。如果长时间使用化妆品，甚至让其在脸上过夜，久而久之，就会使皮肤逐渐干燥、起皱、起皮，影响美观，而且也有害健康。

⊙温馨提示

对皮肤的保养，除了保持水分、清洁皮肤外，注意给皮肤充足的休息也是十分重要的。所以要尽量缩短化妆品覆盖皮肤的时间。

常用面膜护肤有伤害

不少人喜欢用面膜护肤，认为这样可以减少面部的皱纹，能够美白水嫩肌肤，而且以为使用得越频繁，效果就越好。其实不然，经常用面膜，对肌肤会造成伤害。

这是因为，面膜的护肤作用，其实并不是通过加强肌肤营养达到的，面膜尽管会有一定的补水和保水的作用，但是其营养含量十分有限。之所以在用过面膜后，人的皮肤看上去会细腻美白不少，主要是通过面膜上的蛋白黏性，把人皮肤表层老化的角质层皮质剥离，露出鲜嫩的角质层，从而达到美白、嫩化肌肤的作用。

研究表明，如果经常用面膜，就会刺激皮肤的基底细胞，使其分裂的速度加快，从而使皮肤基底层、颗粒层和角质层变厚，导致皮肤易于老化，反而会影响了美观。

黏性面膜不宜频繁使用

用面膜敷面可以改善皮肤的疲劳程度，使粗糙、干燥、暗黑的皮肤变得柔嫩美白，是一种简便的护肤方法。

不过研究发现，经常使用黏性的面膜，容易导致面部角质层的增厚。这是因为，黏性面膜黏性大，能够将皮肤表层老化的角质层完全剥离，但是由于皮肤的自我保护功能，皮脂腺很快又会分泌皮脂，形成新的角质层。如果频繁地使用黏性面膜，刚刚形成的角质层又会被剥去，这样就加重了皮肤的负担，会导致皮脂分泌的失调，并刺激皮肤基底细胞，加快其分裂速度，从而使皮肤的角质层增厚，影响美观，也容易造成皮肤的老化。

⊙温馨提示

选购面膜类化妆品时，应考虑其黏度，那些加有较多黏合剂黏性太强的面膜，最好不要使用，或偶尔用一两次。

蒸脸应讲究时间

蒸脸是近年来兴起的一种美容护肤方式，其通过水汽熏蒸面部，来帮助扩张毛孔，深入清洁毛孔深部污物，去除多余油脂，从而达到促进皮肤呼吸和营养吸收的作用，有较好的效果。

不过有的人在蒸脸时不注意控制时间，认为时间越长，效果越好，这是一种误区。因为，蒸脸时间过长，将会导致皮肤的脱水，从而使皮肤干燥、毛孔粗大，不但无益于护肤，而且还可能导致皮肤过敏，有损皮肤健康。

⊙**温馨提示**

蒸脸时间不宜过长，5～10分钟即可，且温度不要过高，以舒适为宜。油性皮肤的人尤忌蒸脸时间过长。

皮肤脱屑也是病

在日常生活中，我们经常会发现自己的脸部会有皮肤脱屑的现象，不少人认为这是表示皮肤干燥的正常现象。其实不然，如果经常出现皮肤脱屑的情况，就应当予以重视。

这是因为，并不是仅仅只有皮肤干燥才会引发脱屑，很多脱屑是由皮肤疾病引起的。尤其是油性皮肤的人，如果经常发现面部两侧脱屑，就有可能是皮炎的征兆，而如果鼻翼两侧经常性地脱屑，则极有可能是湿疹的早期症状。

⊙**温馨提示**

对于皮肤脱屑现象应当有足够的重视，如果脱屑经常发生在固定的部位，或者皮肤持续干燥、脱屑，就应当及时就诊。

撕拉型面膜不宜多用

当前，市面上的面膜类型很多，除非厂家特别标注在一定时期内每天或几天使用一次，一般情况下，不可频繁使用，以一周一次为宜，最多两次。

面膜大致可以分为两类，一类是薄膜撕拉型，另一类则是水洗型。如果是撕拉型面膜，则更不宜经常使用，这种面膜在被撕拉的同时，皮肤上的汗毛也会被拉掉，同时皮肤会有较大的移位，从而使肌肤容易松弛。所以，应尽量少用撕拉型面膜。

中性皮肤同样需要护理

中性皮肤是指 pH 值在 5.0 ～ 5.6 之间的皮肤，不油不干，富有弹性，色泽红润，是一种理想的健康的皮肤，又美观又不易老化。不过如果因此认为中性皮肤就不需要护理，则是一种偏颇的认识。

这是因为，中性皮肤虽然自身油脂的分泌恰到好处，但是其肤质却容易受到季节与气候的影响，随着气候的变化而变化，在夏季的时候往往会偏于油腻，而在冬季则会偏于干燥，在极端的气候条件下尤其容易受到伤害。因此，中性皮肤其实更需要精心的呵护，在日常生活中应当根据气候情况选择合适的皮肤保养品。

⊙温馨提示

中性皮肤更需要保护，平常除使用适当的护肤产品外，还应当尤其注意夏季防晒、冬季防风，时刻保持皮肤的水分和营养。还要注意充足的睡眠和愉悦的心情，保持皮肤的松紧适度。

磨砂膏不可随意用

磨砂膏是一种用来去除角质的膏剂，效果不错，但是应当注意的是，使用磨砂膏不能随意。

首先，用磨砂膏去除角质，效果虽然好，但是不能常用，应该根据自己的肌肤情况而定。使用磨砂膏的次数过多会使皮肤新生的细胞在形成自我保护膜之前就被"磨死"了，外界的细菌等病原体就会乘虚而入，使肌肤更容易受到紫外线等的外来侵害。

其次，也并非人人都适合用磨砂膏，因为脸部的皮肤十分脆弱，如果不考虑肌肤的承受能力，盲目使用磨砂膏，很可能导致对皮肤的伤害。有时候脸上的小红点和色素沉着都是盲目使用磨砂膏引起的。一般而言，磨砂膏比较适合油性和混合性皮肤，干性皮肤要慎用，过敏皮肤忌用。

⊙温馨提示

在使用磨砂膏时，按摩动作一定要轻柔，同一部位按摩5次就可以了，不宜过多。并且在使用前，要保证脸上有足够的水分，以免过干而磨伤皮肤。

磨砂膏使用次数为：油性皮肤每2周使用1次；干性皮肤或者面部皮肤很薄者每个月使用1次；中性或混合性皮肤每2周1次，另外，混合性的皮肤也可以在皮肤较油或者较粗糙的部位局部使用。

频繁去角质不足取

不少人为了突出美容效果，喜欢使用去角质的化妆品。这样虽然会使皮肤更加细腻有光泽，但是频繁去角质，对护肤却有不利的影响。

这是因为，角质层虽然有时会有碍美观，但是它对于皮肤却有着不可替代的保护作用，能够防止紫外线、细菌等对皮肤的直接伤害，也可以保存水分，防止皮肤干裂。如果频繁地去除角质，细嫩的表皮就会对外界损伤失去抵抗能力，受到紫外线的照射或者细菌的侵入，就极易出现红肿、疼痛等症状。而且还会加快皮肤的水分流失，使皮肤变得干燥，色素沉着也会更加严重。

⊙温馨提示

皮肤尤其是面部的角质层应当得到充分的保护，除非是角质层过厚，影响美观与肌肤健康，否则不宜随便去除。

用手挤粉刺不可取

有的人因为害怕粉刺影响美观，经常用手去挤。这种做法不可取，对于护肤很不利。

粉刺是一种多发于青春期的慢性皮肤疾病，主要是由于性激素分泌失调，导致皮脂腺皮脂分泌过多，进而堵塞毛孔而造成的。一般来说，大部分人过了青春期之后，粉刺的症状都会得到缓解和消除。

而如果用手去挤粉刺，则不但不会消除粉刺，反而会引起感染与化脓，损伤皮肤。被挤破的粉刺，其中的细菌和毒物会向周围扩散，这样就更加容易加重粉刺的症状。另外，由于人面部的血管和颅内的静脉窦是相通的，粉刺中的毒物还可能随血液进入颅内，引起脑脓肿、化脓性脑膜炎等脑部炎症，危害巨大。

⊙温馨提示

易患粉刺的人，应当养成认真洗脸的习惯，把皮肤表层多余的皮脂清除掉，使毛孔中的皮脂顺利排出，就不会再长粉刺。

溶解油脂不能去除粉刺

用溶解油脂去粉刺的方法在当下十分流行，这种方法的机理是通过药物或物理手段将毛囊中的油脂溶解去除，以达到去除粉刺的作用。不过经过一段时间的检验，发现这种方法只能在短期内起到作用，却并不能根除粉刺，反而会加重病情，所以并非是一种理想的治疗方法。

这是因为，粉刺的毛囊内并非只有油脂，还有很多网状的角质。这些角质牢牢地植根于毛囊中，一般的去油脂药物和化妆品对其并没有效果。而且，这些角质还会阻碍溶解油脂的排出，即使油脂被溶解，也很难顺利排出体外，反而会附着在角质上，重新形成粉刺。

另外，有的人使用以油溶油的方法来除油脂，这样不但无法顺利排油，而且外来的油脂还会附着在角质网中，更加难于清除，这样就会形成更加难缠的粉刺。

敷面膜去除粉刺不科学

有的人认为敷用黏性的面膜，可以使皮肤温度升高，毛囊中的油脂溶化，然后将其随着面膜一起粘下来。这种认识只是一种想当然的想法，并不科学。

这是因为，粉刺的毛囊组织中并非只有油脂，还有很多网状的角质。即使内部的油脂被溶化，也会重新附着在这层致密而牢固的角质网上，不能被面膜粘走。

因此，用面膜去除粉刺，只是徒劳无功。而且，如果频繁地使用面膜，还会破坏皮肤表层正常的角质层，对护肤也有不利影响。

化妆品不能治痤疮

有的人患上痤疮之后，喜欢用化妆品来治疗，或者是在使用化妆品时，加上抗生素等药物，希望以此治愈痤疮。其实不然，这样做对治疗痤疮并没有好处，反而会加重痤疮。

这是因为，化妆品本身的功能只是化妆和美容，并没有治疗痤疮的效果，如果将其作为药品，直接涂抹在痤疮患处，反而会阻塞毛囊，并出现变态反应。

另外，抗生素与化妆品混用也是有害的。这是因为抗生素可能与化妆品中的成分发生化学反应，从而伤害皮肤，容易导致毛囊发炎。严重者甚至会留下瘢痕，造成终生的遗憾。

⊙温馨提示

痤疮治疗应当遵照医嘱，正确用药，不可盲目。

用避孕药治疗青春痘不足取

青春痘的产生主要与人体内激素分泌的失衡有关，吃避孕药可以调节人体的激素平衡，因此有的人就把吃避孕药当作治疗青春痘的好方法。殊不知，这种做法是错误的，对身体有害。

这是因为，通过吃避孕药来平衡体内激素水平，这是一种扰乱人体生理规律的方法，尽管能够短时间内起到一定的抑制青春痘的作用，但是一旦停服，体内激素就会出现明显的严重失衡现象，青春痘会成"爆发"趋势，而且还可能造成黄褐斑。

另外，青少年正处于生长发育期，如果长时间服用避孕药，生理周期就会被打乱，对正常的生长发育也会不利。尤其是青春期女性，盲目乱吃避孕药，还可能导致不孕不育的严重后果。

青春痘也须治

有的人认为青春痘是人人在青春期都会长的，过了青春期就会好，根本不是病，也没有必要采取什么治疗措施。这种认识是错误的，是对青春痘缺乏了解的表现。

首先，应当说，青春痘也是病，而且是一种比较顽固的皮肤疾病，必须予以重视。如果不注意控制，青春痘越长越多，这对青少年的生理和心理健康都是不利的，而且，也十分不美观。

其次，青春痘并不一定在青春期结束后就会消失。调查显示，只有20%左右的青春痘患者会自愈，大部分的患者只能依靠治疗手段来去除青春痘。如果抱着无所谓的态度对待青春痘，错过了治疗的时机，就会使病情恶化，为以后的治疗带来困难，甚至会给皮肤留下难看的瘢痕，造成终生的遗憾。

长粉刺者应注意饮食调节

有的人长粉刺后，在饮食上不注意调节，照常吃一些刺激性或油脂性的食物，这是治疗粉刺的大忌。

这是因为，吃辣椒、大蒜、葱等有刺激性的食物，会刺激有机体，造成皮脂分泌的增多，并使皮脂成分不正常，更容易角质化，由此不但会加重粉刺的病情，而且还会加剧其顽固程度，为治疗带来更多的困难。

而粉刺患者多吃荤腥类的富含油脂的食物，也会增加油脂的分泌，堵塞毛囊，就会形成更多的粉刺。

另外，烟、酒、调味品等对皮肤也有不良的刺激，粉刺患者也应慎食。

⊙**温馨提示**

粉刺患者的饮食结构以清淡为宜，应多吃新鲜的蔬菜、水果、豆浆、鱼类等食品，以摄取足够量的蛋白质、维生素、矿物质以及粗纤维。还可以食用一些清热解毒、消肿化脓、活血化瘀的食物。

不只是油性肌肤才会毛孔粗大

有的人认为只有油性肌肤才可能出现毛孔粗大，其实不然，如果不注意肌肤的护理，中性甚至干性的肌肤同样可能出现毛孔粗大。

这是因为，毛孔粗大是由毛孔污物阻塞而形成的。皮肤的基底层不断地制造细胞，并输送到上层，老的皮脂细胞随即脱落，完成新陈代谢。不过在毛孔堵塞的情况下，皮肤的新陈代谢就会不太顺利，无法如期脱落，从而导致毛孔粗大。虽然油性肌肤会因为油脂分泌旺盛的原因更易导致毛孔的堵塞，但是如果清洁和保养不及时，中性与干性的肌肤同样会出现毛孔的堵塞，并进而导致毛孔粗大。

⊙**温馨提示**

毛孔粗大并不是油性肌肤的"专利"，中性和干性肌肤的人也应当注重皮肤的保养，尤其要定期清洁面部多余的角质，保证皮肤新陈代谢的顺畅。

补水方式应加以区别

秋冬季节，皮肤容易失水干裂，这时候就应该及时地补水。不过针对不同肤质的皮肤，补水方式也应当有所侧重，不宜雷同。

干性的皮肤失水最为严重，肌肤很容易在秋冬季节出现皱纹或者干裂，因此应当选择偏油性的保湿产品，增加肌肤油性，增强防冻能力，能够很好地锁水。而油性的肌肤则不宜再使用过于油性的护肤品，而应选用清爽型的水质保湿产品，如保湿凝露、喷雾润肤露等。对于普通的中性肤质，在选择补水护肤品上则应保水补水与防冻防干燥并重。

身体补水不等于肌肤补水

有的人有这样一种认识，认为肌肤缺水就是身体缺水。因此解决肌肤的缺水问题，只要多喝水、多沐浴就可以了。这种认识是错误的，没有分清两者的区别。

肌肤缺水与人体缺水并不是一个概念，从护肤的角度讲，给肌肤补水必须要有针对性，专门使用补水霜等护肤用品。通过喝水或沐浴等方式对肌肤补水基本没有作用，喝下去的水，只有极其少量能够进入到皮肤组织中去，而沐浴则只是暂时解决了体表的缺水，肌肤内部则仍然是处于干渴的状态。

润肤霜并不能改善皮肤粗糙状况

有的人为了改变自己粗糙的肤质，大量使用润肤霜。这其实是一种误区，使用润肤霜是一种治标不治本的方法，并无法从根本上改变皮肤粗糙的状况，反而容易伤害到皮肤。

这是因为，皮肤粗糙有多方面的原因，但主要还是由皮肤缺乏营养所致。要补充皮肤营养和水分，仅靠涂抹润肤霜是不够的，润肤霜仅能够对皮肤的表层进行滋润，却无法从根本上改变皮肤细胞干燥脱水的状态。而且，如果涂抹润肤霜过多，尤其在夏季，还容易堵塞毛孔，阻碍皮肤正常的新陈代谢，从而引发皮肤出疹、发痒，甚至会使皮肤更加粗糙。

⊙温馨提示

改善肤质必须从多方面着手，饮食上要多吃新鲜的蔬菜水果，控制刺激性和油腻性过强的食物的摄入；生活习惯上，要保持科学合理的作息规律，保持饱满的精神状态，不抽烟少喝酒；出门要防晒和防风；当然也需要必要的皮肤护理手段，比如涂抹润肤霜等护肤品，但要注意用法与用量，保证皮肤的清洁湿润。

防晒用品并非 SPF 值越高越好

有些消费者在选购防晒用品时，一味地追求高 SPF 值，认为 SPF 值越高，防晒用品的效果就越好。这其实是一种误区。

SPF 是 Sun Protection Factor(防晒指数)的缩写，是美国的表示防晒程度的标准指数。根据 SPF 值的定义，当防晒用品的 SPF 值达到 2 ~ 4 时，就可以保护皮肤不被晒伤，而 SPF20，可抵挡 95%的紫外线。

从这个含义上看，SPF 值越高，防晒用品的防晒能力就越高。但是，SPF 和防晒时间无关。应当注意的是，这并不表示这种防晒用品就对美容最好。这是因为，要达到高 SPF 值的效果，防晒用品中就必须增加紫外线吸收剂等含防晒成分的物质，而其中很多物质是会对皮肤造成刺激性伤害的。使用这种防晒用品，在提高了防晒效能的同时，也会增大皮肤受到高刺激原和过敏源伤害的可能性，很多人长期使用这种防晒用品，皮肤会变得粗糙、起疙瘩、发痒，甚至造成深层的病变。

因此，并非 SPF 值越高，防晒用品的效果就越好。选择防晒防晒用品，一定要根据自己的实际需要和日晒情况，不宜盲目。

四季皆须防晒

防晒是护肤很重要的一个方面，不过有的人认为防晒只是夏季应当注意的问题，其他季节日照强度不高，因此没有必要防晒。这其实是一种错误的认识。

所谓防晒，主要是防止阳光中的紫外线对皮肤的侵害，而紫外线并非仅存在于夏季的阳光中，而是一年四季都有的。而且紫外线对于皮肤的伤害可以累加，因此即使是在冬季，长期接受阳光的直接照射，同样可能给紫外线造成伤害皮肤的机会。

当然，夏季阳光强烈，紫外线照射强度是最高的，因此防晒在夏季就显得尤为重要。但这绝不是说，就可以因此忽视其他季节的防晒。

⊙温馨提示

在任何季节都要有防晒的意识，尤其在日晒较强的天气情况下，要采取适当的保护措施。

阳光不足时也须防晒

有的人认为阳光不足或者阴天的时候紫外线的照射会减弱，因此可以不必防晒，这其实并不正确。

紫外线按照强度可分为3类：UVA即长波紫外线，是肌肤的大敌，它可以直达真皮层，破坏弹性纤维和胶原蛋白纤维；UVB即中波紫外线，会对裸露的肌肤形成伤害；UVC即短波紫外线，几乎不会损害肌肤。科学家形象地将UVB比喻为"灼伤之光"，将UVA比喻为"衰老之光"。在光照不强或阴天时，UVB会被云层阻挡，但是UVA却能够顽强地穿透云层，并直接作用于人的真皮层。调查显示，阴天仍会有高达60%～80%的紫外线穿透云层，而即使在雨天，仍有20%～40%的紫外线可能威胁肌肤。

由此可见，在阳光不足的情况下，人仍旧可能受到紫外线的危害，因此，认为阳光不足就不用防晒的观点是错误的。

随便除痣不可取

大多数人的身上或脸上都或多或少地长有几颗痣。痣是皮肤中的色素细胞在表皮与真皮交界处不断地增殖形成的。据统计，平均每个人身上有大约40个色素痣。有些人担心身上的痣会发生癌变，或者觉得痣长在脸上影响美观，或听别人说自己长的是"克夫痣"或"克妻痣"、"丧门痣"等，于是就想方设法要将脸上的痣除掉。其实，这样做大可不必。

痣可在人体任何部位的皮肤上出现，绝大部分是先天性的，也有少数是在后天发育过程中逐渐形成的。绝大多数痣对人体健康没有影响，色素痣变成癌的概率非常小。据专家估计，大约100万个痣中才有1个会转变成癌。而"克夫痣"或"克妻痣"的说法更是无稽之谈，完全没必要理会。如果自己除痣心切，随便用手抠、掐、抓，或用针挑来除痣，则有可能引起出血、感染、溃烂等，既受痛苦，又影响美观。也不要听信江湖游医的所谓"祖传秘方"，否则可能因清除不彻底而使痣比原来的更大更黑，若伤口感染化脓，则会造成瘢痕增生等，还可能诱发黑色素瘤，严重危害身体健康。

⊙温馨提示

如果痣确实影响美观需要除掉，应到医院皮肤科去诊疗，经过医生详细检查后通过手术进行去除。

中药美容同样有副作用

中药美容是通过内服及外用中药美容制剂，来治疗损美性疾病或养护机体的一种中医美容法。一般来说，由于中药美容主要是通过一些天然的动植物和矿物成分来调理机体的，对人体的副作用会较少，因此很多人认为中药美容是一种既健康又有效的美容方法，在进行中药美容时往往会不太慎重，这其实也是不对的。

中药美容虽然总体而言其药理作用会比较温和，但是在现在常用的美容护肤药物中，也有不少中药成分刺激性很强，容易引发毒性反应和变态反应。比如用于祛斑的红花、蝎粉、狼毒花等中药，如果不注意控制使用的剂量或者用法掌握不当，就容易造成面部或全身的过敏性反应，产生不良效果。另外，在一些中药里，还含有重金属成分，比如密陀僧中含有一氧化铅、红花中含有汞，对人的口腔、神经系统会造成严重损害。

由此可见，如果不慎重对待中药美容，不明白药理与药性，长期或过量使用中药美容品对人体也有不良的影响。

⊙**温馨提示**

中药美容并非绝对无害，没有相关中医理论和药理知识的人，应当在专业医师或美容师的指导下，科学合理地用药，才能够达到预期的美容效果。

时尚花茶不可大量饮用

有些爱美的女士认为喝花茶能够美容保健，于是经常大量饮用，结果不但没有达到美容的效果，反而出现了严重的内分泌紊乱和月经失调现象。这是怎么回事呢？

所谓花茶，就是把各种花经过干燥加工后泡茶喝。事实上，许多花茶都是中药，具有特殊的药效，而且大多数花茶都有一定的毒副作用和特定的适应人群，所以必须在医生的指导下才能使用。如果毫无顾忌随意使用，那么即使是最常见的花也会诱发意想不到的疾病。

例如，金银花能清热解毒、疏散风热、消肿止痛，但脾胃虚弱者不可常饮用，否则会损伤脾胃功能，影响正常消化；红花具有活血化瘀、消肿止痛的功效，但若使用不当，则会引起经血不止或心脑血管疾病，孕妇使用还会导致流产。此外，人们常饮的菊花茶，虽然具有疏散风热、清热解毒、清肝明目的作用，但阳虚体质者不适合饮用，少数人饮用野菊花茶后会出现胃部不适、肠鸣、便溏等消化道症状；玫瑰花具有活血化瘀的功效，但对没有血淤症的人就不太适用。

所以，花茶可以偶尔饮用，但绝大多数花茶都不能随意长期大量饮用，而应根据自身体质等具体情况合理选择。

光子嫩肤并非人人适用

光子嫩肤是指使用全光谱光线，针对皮肤组织中所含的色团进行照射，利用色团的不同性质、深度和体积对光的吸收差异，来得到美容的效果。光子嫩肤对色素斑、酒糟鼻、红血丝等的治疗效果较好。不过需要注意的是，光子嫩肤也有其适用人群，并非人人适宜。

这是因为，光子嫩肤是通过光线的照射来达到美容治疗效果的，人长时间进行光子照射都会不同程度地出现光变态反应，并可能诱发皮肤病。一般来说，肤色较深，色素容易沉积的人不宜做光子嫩肤，这是因为这种肤质的人做光子嫩肤，要想达到美容效果，就必须增强光子的照射强度和时间。这样很容易超出人体所能承受的安全范围，对皮肤的健康美容反而会有伤害，如导致皮肤的灼伤和刺激色素生成等。

另外，全身或局部患有炎症、存在免疫系统缺陷、瘢痕体质、血凝不正常者，孕妇以及服用阿司匹林、光过敏药物者，都不宜进行光子嫩肤。

⊙温馨提示

光子嫩肤并非人人适宜，相反，它有很多禁忌证。在做光子嫩肤之前，一定要首先进行相关的光过敏测试和皮肤病诊断。

水疗美容并非人人适用

水疗美容是指通过热水的浸泡、熏蒸来舒缓神经与机体，再辅以精油按摩来达到活血化瘀、强身健体和美容的功效，水疗美容基本不接触化学制品，可以说是一种比较健康的美容保健方法。不过，也并非人人都适宜进行水疗美容。患有高血压、血红细胞不足、心脏病、气喘病等心血管疾病以及呼吸系统疾病的人，不宜进行水疗，因为高湿高热的环境，可能导致这些患者出现缺氧反应。患有骨结核、骨肿瘤的人也不宜进行水疗，尤其是不要在浸泡熏蒸后按摩，容易导致出现生理性的骨折、气血胸，轻者会出现休克、昏迷，重者则可能导致瘫痪甚至死亡。癌症患者也不可进行水疗按摩，否则会造成癌细胞的扩散转移，使病情加剧。

断食排毒法不利于健康

断食排毒法是指在一段时间如一周内规律性地选择一天，不进食主食，而只吃水果、蜂蜜等利排泄的食物，以达到清除体内毒素的作用。这种方法有一定作用，但是未必所有人都适合采用。

人的生命活动所依靠的能量，基本上都来自于主食，一天不吃饭，对身体是一个比较大的考验。如果从事比较繁重的体力和脑力劳动，就不宜进行断食排毒，否则能量供应不上，不但排不了毒，反而会使身体出现乏力、眩晕、低血糖等不良反应，严重影响健康和正常的工作生活。

另外，有的人本来就脾胃虚寒，大量吃水果等凉性食品，容易造成胀气，经常断食，对肠胃健康也不利。

不可随意修眉

有的人为了追求美观，喜欢修眉，把眉毛修理成自己喜欢的样式，或者通过"绣眉"使眉毛变得更浓密一些。从美容方面讲，这样做本无可厚非，不过从健康角度考虑，这种做法利少弊多，不宜提倡。

这是因为，眉毛不仅起着美化容颜的作用，它更是保护人眼的一重要的屏障，对健康具有十分重要的意义。它可以阻止汗液流入眼睛，也能够防止灰尘由上向下落入眼睛，而且还有一种特殊的"预警"功能——如果眉毛无故脱落、开始变得稀疏，这就可能是肾上腺皮质功能低下或者系统性红斑狼疮等疾病发生的预兆。

如果随意修眉，不但会削弱其保护眼睛的作用，而且在拔眉或"绣眉"时还会在局部造成创伤，容易引发感染，导致毛囊炎、蜂窝组织炎、疖肿，甚至还有发生败血症的可能性。而且，随意修拔眉毛还会对眼部肌肉造成不良的刺激，眼眶周围密布着神经和血管，一旦形成损伤，将导致眼部肌肉运动功能的失调，造成短暂或永久性的伤害。

另外，随意修眉，如果毛囊组织受到破坏，眉毛的生长就可能杂乱、无序，这样不但不能美容，反而会造成毁容的恶果。

随意剃腋毛不科学

很多女性爱穿无袖衫，嫌腋毛露在外面不雅观，于是经常用剃须刀或刀片将腋毛剃除。女性爱美的心理可以理解，但是直接剃掉腋毛是不科学的。

因为腋下皮肤较为薄嫩，汗腺发达，如果刮剃腋毛很容易刮伤腋窝皮肤，伤害汗腺。夏季穿无袖衫，腋窝暴露在外，而且又会分泌大量汗水，外界的细菌和汗液侵入伤处，就会引起腋窝的炎症，引起毛囊炎或疖肿，还可能造成腋窝部位的淋巴结肿大，使人感到不适，并对健康造成危害。

⊙温馨提示

如果没有穿无袖衫的习惯，腋毛最好不要剔除，因为腋毛可以起到吸汗和防菌防尘的作用。

去除腋毛，不宜直接使用刀片刮剃，可以用小剪刀剪掉或者使用专门的去毛膏剂。

切忌随意修眼睫毛

随意修剪眼睫毛是有害的。因为眼睫毛就好像眼睛上的一层"纱网"，能够防止灰尘杂质进入眼睛，有十分重要的意义。如果随意修剪或者直接剪掉睫毛，眼睛就会失去这层屏障的保护，容易受到灰尘等异物的侵袭，引起各种眼病。

⊙温馨提示

眼睫毛很脆弱，容易脱落，因此平常应当注意保护，更不要随意修剪。

用雌激素隆胸不可取

有些女性为了丰胸，突出曲线美，经常会口服或外用一些含有雌激素的药物，认为这样就可以刺激乳房的生长。这种说法看似有道理，其实不然，用雌激素丰胸，并不能起到持久丰胸的效果，而且还会对健康有一定的伤害。

这是因为，依靠雌激素丰胸，人为地提高体内激素的水平，这种丰胸效果只是暂时的，一旦停止药物的使用，丰胸效果会随着激素水平的下降很快降低，无法持久。而过分地提高体内雌激素水平，激素含量过高，还会引起一系列的不良反应，比如月经不调、色素沉着等，也会增加女性患上乳腺癌、子宫癌和卵巢癌的概率。

注射隆胸应谨用

一些女性偏爱用注射的方法隆胸，认为这样效果明显，而且也不用开刀，是一种高效又安全的隆胸方法。其实不然，注射隆胸需谨慎。

这是因为，目前注射隆胸这种方法存在很多的问题。首先，在注射过程中，存在着一定的危险性，可能会发生很多让人意想不到的意外情况。其次，注射隆胸的方法，存在着术后并发症多的弊端，这多由注射进的化学物质引发，可能导致出现乳房肿块、感染、疼痛，甚至会造成乳房的溃烂。另外，注射隆胸还可能存在长期的问题，注射入的硅胶、液体等化学成分，可能会缓慢分解为对人体有害的物质，而这种危害会在几年甚至十几年、几十年中慢慢显现，对人体会有持久的伤害。

因此，注射隆胸并不是一种安全合理的丰胸方法，不宜盲目采用。

虎牙不可拔掉

有些人觉得虎牙长得粗壮尖利，很不好看，于是会将其拔掉。这种做法是相当不明智的，不但会影响美观，而且也不利于口腔的健康。

在美观方面，虎牙起着相当重要的作用。尽管它本身粗大，外形不美，但是由于其正好位于口角部位，因此能够起到使上唇和上颌部肌肉外鼓的作用，从而保持面部的匀称和饱满。如果把虎牙拔掉，从外部看，口角和鼻翼就会显得下塌，十分不美观。

另外，虎牙更重要的作用在于其咀嚼的功能。虎牙可以说是进行咀嚼的主力，它锋利牢固，可以用以撕裂比较坚韧的食物；而且相比其他牙齿来说，虎牙更加坚固，不容易龋坏，使用寿命也是最久的。如果没有虎牙，势必将给进食带来麻烦，也不利于口腔的健康。

少男少女不宜文身

有些少男少女为了追求所谓的时尚，喜欢在身体上纹上各种花纹、图案。这看似是一种美，其实不然，这不但不能给人以美的享受，而且会招致人的反感与回避，是一种粗俗的标志。而且，文身对身体健康也有不利。

文身都会用到染色剂，在染色剂中，一般都会含有一种名为对苯二胺的化学物质，能够加深文身的颜色，并使文身不易被洗掉。但是这种物质对皮肤有一定的伤害作用，不少文身者在使用染色剂之后，皮肤会出现红肿、瘙痒等接触性皮炎的症状，甚至还会出现感染，导致皮肤溃烂，久治不愈。

青少年不宜做双眼皮手术

有的青少年认为双眼皮比单眼皮漂亮，更具魅力，自己长的单眼皮越看越不顺眼，于是就想干脆去做个双眼皮手术，拉出个双眼皮来。这种想法是一个美容的误区。且不说认为单眼皮就一定不好看这种认识本身就是错误的，而且随意做双眼皮手术具有很大的危险性。

这是因为，青少年正处于生长发育期，身体各器官包括面部形态都在变化，如果过早做双眼皮手术，极有可能随着面部形态的变化而造成术后效果的恶化，造成面部形态不自然，出现三角眼或瘢痕样双眼皮。

另外，眼睛是人体最重要的器官之一，是不宜随便进行手术的，单纯为了双眼皮而去做手术，一旦出现问题，影响的将不仅仅是美观，而可能造成终生的遗憾。

⊙温馨提示

一般而言，女性在 20 岁之前，男性在 23 岁之前，都不宜做双眼皮手术。

青少年不宜做酒窝成形术

笑起来脸蛋上出现两个甜甜的酒窝，可以为人增添不少可爱的气质。可是不少青少年为了追求这种美容效果，不惜用手术去人造两个"酒窝"出来，殊不知，这样可能影响健康。

青少年尚处于身体的发育时期，面部骨骼还未定型，面部形态还会发生改变。如果过早做面部美容的手术，很可能随着骨骼和肌肉的生长，造成面部形态的不自然化，甚至造成变形、异位，由美到丑。这不但严重影响美观，而且对人的心理和生理健康都极为不利，造成永久的遗憾。

洗发液不宜随意使用

有的人使用洗发液没有什么讲究，觉得只要能洗净头发就可以。这种认识并不正确，随意使用洗发液很可能对头发造成伤害。

这是因为，同皮肤一样，人的发质也是不同的，也是有油性与干性之分。相应的，根据不同的发质，洗发液也就有专门的针对性，有的专门针对油性发质，有的专门针对干性发质，如果在使用时没有讲究，比如本来头发比较油，却使用针对干性发质的洗发液，则不但无法保养头发，还会因此给头发带来损伤。

洗头时不宜用力抓挠

有些人在洗头的时候会很用力地抓挠头皮，认为这样洗头会洗得更干净。其实不然，洗头时用力抓挠，对头发及头皮的保养是有害的。

这是因为，人的头皮其实是很脆弱的，经常用力抓挠就会对其造成不良的影响，会损伤发根与毛囊，容易导致脱发；还会损害头皮表面的角质层，从而造成头屑增多。如果在抓挠时不慎将头皮抓破，则会导致洗发液和细菌等物质的侵入，容易感染而出现局部炎症，治疗起来比较麻烦，对头发和头皮的损伤也会更大。

⊙温馨提示

洗头时不要用力抓挠，而是应当用指腹轻轻按摩头皮，这样既可以洗得干净，又能够促进头皮血液循环，保养效果好。

搓洗头发不科学

不少女性在洗头发的时候习惯于搓洗，这其实并不是一种科学的洗头方式。因为在搓洗头发的时候，一般都要把头发缠绕起来，这样容易拉断发丝。另外，头发表层的毛鳞片在洗头的时候会张开，此时如果用力搓洗，头发中心的蛋白质会加速流失，导致头发分叉、易打结、毛糙等，发质整体下降。

⊙温馨提示

正确的洗头方法是：洗前先梳理好头发，让头发更顺畅，然后以40℃左右的温水洗发，以指腹按摩头皮，不要抓挠头皮，也不要搓洗头发。

频繁染发有损健康

有的人为了保持青春或者追求时尚，会频繁地染发。这并不是一种健康的习惯，会对人体造成危害。

这是因为，染发所使用的染发剂中含有不少有害物质，比如其中的对苯二胺，它是染发剂中的主要氧化染料，这种物质可以和皮肤中的蛋白质形成完全抗原，从而引发过敏性的皮炎，轻者会出现头皮红肿、刺痒、灼痛，严重者则可能使整个头部都出现肿胀化脓的症状。另外，有的染发剂中还含有潜在的致癌物质，它们容易积存在染发者体内，使体内细胞增生，如果频繁使用，时间长了就可能引发皮肤癌、乳腺癌等。

染发剂不可随意选用

人们一般都是在美发店中染发，因此对于使用何种染发剂一般不会太在意。健康专家提醒，随意使用染发剂是不对的，这个小小的疏忽可能带来对健康的伤害。

这是因为，染发剂作为一种化学合成染剂，其中都含有不少对人体有害的物质，长时间使用将会对人体皮肤造成伤害，甚至可以致癌。合格产品如此，如果是不合格的产品，那它的危害就更难以想象了，因此，在染发时，千万不可对染发剂马虎大意，一定要选择合格的产品。

⊙温馨提示

选用染发剂时，要认准有国家卫生许可证、上面有明确中文标志的产品。

现在市场上有一种新型的天然染发剂，对人的伤害相对较小，购买染发剂时，可以考虑这种产品。

染发前须做贴肤试验

贴肤试验是一种测试是否对染发剂过敏的试验，过程十分简单，就是在耳后或手背上涂抹一点染发剂，然后观察 1～3 天，如果没有出现红肿等变态反应，即可安心使用。这种试验是相当必要的，可以预防在染发时出现意外，对皮肤和头发造成伤害，可以说是一种保险措施。不过有的人嫌这个试验麻烦，不愿意做，一些染发店也根本不会为顾客做贴肤试验，这就是一个错误，可能会因为这一点小小的疏失而造成严重的后果。

头发泛黄可以改善

有的人认为头发泛黄是天生的，不可改变。其实不然，除了极少数人是由于天生的基因、遗传等原因导致头发泛黄，大多数人的头发泛黄还是由后天因素造成的，而且也可以逐渐改变，使之恢复乌黑亮泽。

在这些后天的因素中，最重要的两点就是过度的日晒和烫发。阳光中的紫外线会破坏存在于头发中的黑色素，而使头发褪色，变得枯黄、无光泽。强碱性的烫发剂也会破坏头发的组织，致使头发变色。其实，只要避免过度日晒及烫发、染发，并且注意给头发提供充足的养分，头发的色泽是完全可以得到改善的。

烫发不能改善差的发质

不少人对自己的发质不满意，希望通过烫发来改善一下。烫发的确有改变头发外观的作用，不过说到改善发质，却是未必。

这是因为，在烫发时，美发师会利用强碱性烫发剂把组成头发的蛋白质结构分解，把头发软化，然后再用氧化剂将蛋白质的结构重新连接起来，因而可以改变头发的外观。不过在这个过程中，头发由于受到药剂的作用，其内部分子结构会遭到破坏，成为"死发"，根本谈不上什么改善发质，烫发所能起到的作用，也仅仅是在发型方面。

另外，发质差的头发表面呈多孔状，这种发质烫发更易伤发，因此，认为可以用烫发来改变发质的认识是错误的。

经常烫发不可取

烫发的原理是通过强碱性的烫发剂破坏头发的组织，从而形成新发型。在烫发的过程中，头发的内部结构会受到破坏，蛋白质成分变异，成为"死发"，这种方法虽然能够改变发型，起到一定的美发效果，但是对于头发本身的健康却是不利的。如果经常烫发，久而久之，就会造成头发发质的下降，变得枯黄，韧性也大大降低，变得干脆易折，造成对头发的永久性伤害。

⊙温馨提示

烫发要尽量少做，频率不应超过半年1次。

不宜长期留长发

现在有不少人喜欢留长发，女性留长发能够增添柔美的气质，还有的男性为了追求艺术性也留起了长发。留长发，这本是个人喜好的问题，没有什么对与错，不过从健康角度讲，长期留长发，却是有多方面危害的。

首先，长期留长发会对头发本身造成危害。因为头发生长需要营养，头发过长，就会加大人体对头发供养的压力，久而久之，就容易因为供养不足而造成发质变差，而且容易造成脱发。

其次，头发过长，也会给洗头带来麻烦，不但容易洗不干净，洗后头发干得慢，而且还容易造成洗发液在头皮上的残留，从而伤害头发和头皮，并引发头屑。

⊙温馨提示

不要长期留长头发，长发的人也要定期修剪护理头发，这样才能确保健康。

用纱巾罩头发于护发不利

在北方地区，尤其是在春季，经常能看到不少女性外出时用纱巾罩在头发上，这样做的目的是为了防止随风飞舞的沙尘污染头发。不过专家提醒说，这种做法其实对于护发不利。

这是因为，纱巾和头发摩擦，容易产生静电，这些静电传导到头发的根部时，便会使支持头发发育的毛囊与附近皮肤所带有的电荷不同，因而可导致发生肉眼所难以察觉的闪电现象。这时，在毛囊和皮肤组织之间就会产生小气泡，使头皮组织和毛囊完全脱离，头发会因失去固着力而脱落。而春季气候干燥，就更容易导致静电的产生，如果总是用纱巾罩着头发，对头发的健康是不利的。

因此，尽管罩着纱巾可以防止风沙，但是却会因为产生静电而伤害头发，还是弊大于利。

⊙温馨提示

春季为防止沙尘污染头发，可以戴帽子。

不能湿发睡觉

有的人有睡前洗头的习惯。睡前洗洗头，能够加快头部血液循环，滋养头皮，是有好处的。不过应当注意的是，晚上洗完头后，要等头发完全干后再睡觉，而不能湿发睡觉。

这是因为，头发湿后，表层的毛鳞片会张开，头发此时处于最脆弱的时候，极易受到伤害。如果在湿发状态下入睡，由于入睡后头部活动较少，压在枕头上的后脑勺部位的头发就会被捂住，迟迟不干，不但人睡着不舒服，而且还容易滋生细菌，给头发及头皮带来损伤。因此，经常湿发睡觉的人，头皮屑都会比较严重，头发的发质也不好。

另外，湿发睡觉还很容易导致感冒。因为人在睡眠中抵抗力下降，而刚刚洗完头后，头部毛孔舒张，如果不擦干水分，人就很容易因此着凉，引发感冒。

第十六章

娱乐休闲与健康

不可经常泡在舞厅

在现代社会，进舞厅跳舞已经成为一种时尚，人们在一天的工作学习之余，进舞厅跳跳舞，既有利于锻炼身体，又有利于放松心情，因此，许多人十分热衷于这项休闲活动。但是，跳舞也应该有节制，不能随兴所至。长时间在舞厅中泡着，不但会把自己的身体搞得很疲劳，而且易于受到来自多方面的健康危害。

首先，舞厅内的空气一般不太流通，光线昏暗，本身就容易滋生各种病菌。加之人群密集，人的流动性又大，因此空气污染会比较严重，细菌含量也会很高。另外，人在运动时排出的多种气体，跳舞时踏起的灰尘，大部分也是对人体有害的。人在这种环境中长时间逗留，自然会受到十分不利的影响。

其次，舞厅内的灯光对人的视力健康也很有危害。因为人在舞池里跳舞的过程中，灯光忽明忽暗，眼睛还不时受到强光照射，这会让视网膜无法适应，时间长了，就会出现眼睛温度明显上升、视力模糊、眼睑痉挛充血等症状，对眼睛伤害极大。同时灯光还会导致人产生眩晕、恶心、精神萎靡等身体上的不适。

再次，舞厅中的音乐，还会对人的听觉、神经、消化和分泌系统造成伤害。因为舞厅尤其是迪斯科舞厅里，音乐大都分贝极高，有的能够达到100分贝以上。有研究证明，当声音分贝数超过85时，就会对人体产生不良的影响。在这种环境下长时间跳舞，势必会对听觉、神经、消化和分泌系统造成伤害，造成头晕、耳鸣、恶心、呕吐、血压上升等不适症状。

不宜经常唱卡拉 OK

不少人喜欢唱卡拉 OK，通过唱歌放松心情，愉悦身心，这本来没有什么错。但是，如果经常性地放声高歌，对健康是没有好处的。

因为人的声带是比较脆弱的，无节制地高声唱歌或喊叫，超过其限度，就会对声带造成损害。研究表明，人正常说话时声带的震动是每秒钟 50～100 次，而唱歌时则达到 80～120 次，如果不加控制的话则还会更多。持续不断地唱歌，很容易造成声带的充血、水肿和发炎，甚至能够导致血管的破裂出血，造成所谓的破嗓子。

一般人没有受过正规歌唱培训，不太会保护声带，加上卡拉 OK 的配音音量又往往较高，所以人也会忽视对声带的保护。经常唱卡拉 OK，久而久之，就会造成声带的结痂性增生、肥厚，还会出现喉干、发音嘶哑，严重的甚至能够导致暂时性失声和呼吸困难等症状。

此外，经常在卡拉 OK 厅里唱歌的人，还容易受到那里不良的空气、灯光、各种荧光辐射的影响，也是不利于身体健康的。

⊙温馨提示

唱卡拉 OK 时，不要一次连续唱多首歌，最好唱完一曲休息一下。

在唱卡拉 OK 过程中，容易口干，应适量补充水分，但不可喝太多水"润喉"，这样会使声带充水，更易受损。

唱卡拉 OK 时，配音不要开得太大。

一旦出现喉肿、失声的状况，应立即停唱休息数日，多喝温开水，且不要吃刺激性食物。

跳跳舞毯时间不宜过长

跳舞毯是一种新型的集休闲娱乐和健身于一体的运动器材，经常跳跳舞毯对健身、减肥都有很好的功效。但是，跳舞毯不宜跳过长时间，否则会对健康造成不利的影响。

因为跳舞毯节奏比较快，舞步也花样繁多，比传统的舞蹈强度要大一些，加上跳舞者往往专注于踩对舞点，玩兴正浓，而往往忽视必要的休息。这样时间一长，很容易让跳舞变为一种剧烈的运动，出现无氧运动状态，对身体健康非常不利。

因此，跳跳舞毯一定要注意时间和强度，不能因为娱乐或者急于健身减肥而运动无度。

⊙温馨提示

跳跳舞毯以每日1小时为宜，且中间要注意休息。

跳舞毯的速度不要调得过快，否则容易使人扭伤关节。

青少年尤其要注意选择适当的强度和舞步，因为他们正在成长发育的阶段，节奏过快的运动可能导致骨骼变形。

摇滚音乐不宜常听

摇滚乐是现在很多年轻人的最爱，经常能在大街上见到塞着耳机，摇头晃脑的摇滚乐迷。喜爱摇滚音乐是个人的权利，本身也没有什么不对的，但是经常听摇滚乐，尤其是用耳机听，对听觉的伤害却是很大的。

专家曾经就此进行过调查：经常听摇滚乐的年轻人和不太听摇滚乐的同龄人相比，出现耳鸣、听力减退等听觉疾病的比率，竟能高出500%，由此可见摇滚乐对听觉伤害之大。

另外，一些摇滚歌手唱的摇滚音乐，其分贝竟能达到120左右，而超过85分贝的声音，就会对人体产生危害，120分贝已经达到了能够撕裂耳膜的程度，这些摇滚音乐简直可以称得上是"耳膜杀手"。

不宜迷恋玩掌上游戏机

掌上游戏机以其方便易携为许多人所喜爱，虽然一度因为在游戏性上逊于大型机而沉寂，但是近年来随着GAMEBOY、PSP等新品种的推出，掌上游戏机似乎又迎来了一个新的高峰。但是，在享受游戏的快乐的同时，我们也需要在健康上警惕掌上游戏机，因为它虽然体积小巧，但是却隐含着对健康的巨大杀伤力。

首先，玩掌上游戏机时常常会长时间地保持一个姿势不动，只是手指上下翻飞。这样会导致颈背肌群的高度紧张和疲劳，尤其是颈部和腰部，十分容易引发椎间盘的劳损和变性，容易导致腰颈椎综合征的发生。

其次，掌上游戏机体积小巧，但同时也带来了它屏幕过小的弊端，而且控制的游戏角色也是小之又小，这样就迫使玩家不得不近距离地盯着屏幕。久而久之，必然会引起视觉疲劳，造成对视觉系统的损害，导致眼睛模糊、干涩，眼睑沉重、充血等症状。

再次，掌上游戏机容易上瘾，又随时随地都可以玩，这就很大程度上剥夺了人原本应当用来运动锻炼的时间，也减少了人接受阳光照射、接触大自然的机会。时间长了，就可能养成不健康的生活习惯，致使体虚气弱，营养不良。

⊙**温馨提示**

掌上游戏机一定不能玩过长时间，一般不要超过2个小时。

不要在交通工具上或走路时玩掌上游戏机，一方面颠簸会对视力造成更为不利的影响，另一方面还可能因过于专注而发生危险。

打麻将不可成瘾

麻将是一种对人十分有诱惑力的游戏，它不可预见性强，胜负往往只在一念之间。因此很多人觉得打麻将很刺激，并因此上瘾。这是不对的，且不说打麻将上瘾对心理、家庭和社会的危害，单就健康方面来讲，就是有百害而无一益的。

首先，和长时间打扑克一样，长时间打麻将，也会保持坐姿不动，会对血液循环、颈肩腰部肌群和脊椎的健康造成巨大危害，容易引发四肢麻木、肌肉劳损乏力、脊椎退行变性等症状，还可能导致便秘、痔疮。另外，久坐对男性的生殖健康尤为不利。

其次，打麻将不仅动手动眼，更要动脑，且经常注意力高度集中，精神高度紧张。打麻将上瘾的人，一打经常就是十几个小时甚至白天黑夜"奋战不休"，在如此长时间中始终保持高度紧张的精神状态，对心脑都会造成沉重的负担。在精神紧张的情况下，血管收缩，血流量减少，供往脑部的血液不足，人就会出现头晕眼花，意识模糊，甚至可能晕倒在麻将桌上。精神紧张还会导致交感神经的兴奋，神经介质释放和活性增强，引起心脏的兴奋，导致心跳加快、血压升高，增加了心肌耗氧量和缺血，很可能导致突发心绞痛、心肌梗死和心律失常等情况。

另外，打麻将一般是在室内进行，打麻将上瘾的人，为了提神，往往喜欢大量吸烟。吸烟本身对健康就没有好处，如果室内空气再不流通，整个屋子烟气缭绕，对人的健康就更有危害。哪怕是不吸烟的人，在这种环境中，也会吸入大量尼古丁，造成咽喉肿痛、肺部不适。

⊙**温馨提示**

不可无节制地打麻将，一连打十几个小时甚至通宵，对健康都是很不利的。

打麻将要保持一颗平常心，以娱乐为目的，精神不宜过度紧张。

打麻将的环境，应当保持透气通风。

打扑克也须注意健康

打扑克是人们日常生活中相当普遍的一种娱乐方式，玩法灵活多样，深受大家的喜爱。但是，打扑克也必须要注意健康，一些不良的习惯应当戒除。

首先是不要长时间打扑克。因为打扑克时，人基本上是保持坐姿，且长时间基本不动，这样就会对颈背部肌群和脊柱造成较大压力，时间久了，可能导致肌肉的劳损和椎间盘的老化，造成腰颈椎综合征的发生。另外，长时间保持坐姿，也会导致体内血液的流动速度减缓，尤其是腿部供血不足，容易导致麻木，还可能造成便秘、痔疮。

其次，许多人在打扑克时有用手指蘸唾液抓牌的习惯，这也很不好。因为打扑克时，少则两人，多则五六人，扑克牌经过多人的抓摸，上面必然存留着大量的细菌。而如果总喜欢用手指蘸唾液，这些病菌就会通过手指进入人的体内，对人的健康造成严重威胁。

另外，对于打扑克的场所，大家一般不太注意。尤其在夏季，经常能够见到一群人围坐在路边路灯下打扑克，这种露天打扑克的习惯也是不好的。因为在露天情况下，尤其是在路边，人多车多，空气很污浊，人长时间在这种环境下打扑克，肯定会吸入大量对身体有害的物质，容易导致呼吸道疾病。同时，在露天打扑克，人一般对姿势很不讲究，或坐或蹲，自带的小马扎也往往过矮，这样长时间打扑克，对人体血液循环，对颈肩腰的健康会更为不利。

因此，切莫忽视小小的扑克牌，在娱乐的同时，一定要注意对健康的保护。

⊙**温馨提示**

扑克牌不要长时间不换，玩的时间越长的扑克牌，上面的病菌也越多。

常过夜生活不利于健康

现代生活中，人们白天工作压力大，能够自由支配的也就是夜晚的时间，因此很多人热衷于过夜生活，到歌厅、酒吧中去放松一下。这本是无可厚非的，但是如果不注意对夜生活的节制，则会对正常的生活节奏造成破坏，对健康也会有不利的影响。

因为人工作一天，已经相当劳累，适当过一下夜生活，本来是一种合理的调剂，但是如果没有节制的话，这种调剂与放松就会变成对体力、精力的透支和对健康的负担。

首先，常过夜生活，容易引发神经功能的紊乱。因为在歌厅、酒吧中跳舞、唱歌，活动较为剧烈，就会使劳累之余的人体不得不再次调动指挥各器官的运动，会对神经中枢造成压力。而且运动剧烈的话，四肢用血过多，造成大脑缺氧，也会影响神经系统，导致出现头晕目眩、面色苍白、出冷汗、腿脚酸软等症状。有时尽管运动不算剧烈，但是时间过长，导致神经的持续兴奋，也会不易恢复平静，从而导致出现头晕头痛、记忆力减退的症状。如果经常这样使神经系统超负荷运转，很容易造成神经功能的紊乱，影响正常生活。

其次，常过夜生活会导致消化系统的功能减退。因为很多人在过夜生活时，都会边活动边吃喝一些点心酒水，甚至是把这些东西当作晚饭来食用。这些食物本来就不营养，加之人还边吃喝边活动，就更容易导致消化不良、胃功能紊乱等肠胃疾病。久而久之，可能引发肠胃功能的下降，对人体的健康十分不利。

再次，过夜生活的场所，一般是酒吧、歌厅等，这些地方很可能环境嘈杂。人在经过一白天喧嚣的生活后，晚上也得不到良好的休息，反而受到音响、灯光等来自各方面的刺激，很容易造成精神不济，不但受到各种健康危害，还会影响第二天的工作。

因此，喜欢过夜生活的人应当注意节制，不宜过分追求享受而忽视健康。

⊙温馨提示

正常情况下，一周过一次夜生活为宜，且应选择在周末，以免影响第二天的工作。

如果感到疲劳，就更不要勉强参与夜生活。

激光棒不适宜做玩具

现在市场上的激光棒多种多样，这些激光棒有的用于教学，有的用于装饰，但都不是用来把玩的。这是因为激光棒对人体有害，所以不适宜当作玩具。

医学研究表明，人眼对激光的承受能力最高是 0.5 毫瓦，如果超过了这个限度，就将对视力造成破坏性伤害。据测定，现在的激光棒激光的输出强度大致都在 3 ~ 5 毫瓦，超出了人眼承受限度的 10 倍。如果人把玩激光棒，激光可穿透眼角膜直接作用于眼睛，又由于眼睛本身对光线有聚合作用，因此，激光对视网膜的损害尤其巨大，其照射强度是对角膜照射强度的上千倍。长时间玩激光棒的人，大都会导致视网膜充血、水肿，严重的甚至能够导致失明。

另外，现在大型晚会上常用以烘托气氛的一种激光棒，通体发光，舞动起来十分漂亮，不过在使用前要舞动几下才会发光，大概 1 个小时之后光线渐暗直至消失。这种激光棒名为激光，实际上是一种荧光，是靠其棒体中的化学物质发生反应发光的。虽然不是激光，但它对人体同样有害，而且是化学物质的辐射伤害，不仅会伤害眼睛，对皮肤也会产生灼伤。

⊙**温馨提示**

现在不少小商贩出售一种专门给儿童玩的激光电筒，这是十分危险的玩具，直射眼睛会导致失明。因此，家长一定要注意，不能给儿童购买这种激光电筒。

通宵上网不可取

现在网络在我们的生活中已经相当普遍，给大家的生活带来了不少便利与快乐。但是，在享受网络的同时，我们也因为一些不良的上网习惯而损失了健康。其中，通宵上网就是一个方面。

因为正常情况下，夜晚是人休息睡眠的时间，而如果用来上网，白天就会精力不济，不但影响工作学习，而且会导致身体多方面功能的紊乱。

有些人在通宵上网后，选择白天睡觉，认为这样就不会影响健康，其实也不对。因为晚上上网白天睡觉，这就好像值夜班一样，时间长了会造成人体生物钟的倒置。不过值夜班会形成规律，让生物钟一直保持倒置状态，身体习惯后也就不会对健康造成太大损害，但是却很少有人通宵上网能保持规律性，因此人体生物钟就会始终处于紊乱状态，昼夜不分，会对人的神经中枢系统带来巨大压力，导致紊乱，会让人产生思维混乱、幻视幻听和行为失控等反常表现。

另外，很多人在通宵上网的过程中，不注意营养的补充。从晚饭完全消化吸收到第二天早上吃早饭，大概要有将近八九个小时的空腹时间。正常情况下，人在睡眠中各种代谢和肠胃蠕动都很缓慢，因此不会造成不适。但是在通宵上网、精力比较集中的情况下，人体对营养物质的消耗速度会比较快，此时如果不注意及时补充食物，就会对肠胃造成伤害。

⊙温馨提示

最好不要在网吧通宵上网，因为网吧里空气不流通，人又多，很容易受到各种病菌和传染病的侵害。

如果不得已需要通宵上网，一定要注意劳逸结合和营养的补充。

迷恋网游危害多

迷恋网游现在已经成为一个很受人关注的社会问题，不少人尤其是青少年痴迷于网络游戏之中，不能自拔，对家庭、社会以及自身的学习工作都产生了极为不利的影响，因此，网游又被称为"电子海洛因"。当然，在迷恋网游造成的危害中，首当其冲还是对个人的健康的影响。

首先，迷恋网游，长时间坐在电脑跟前，眼睛盯着屏幕一眨不眨，受到屏幕强光的照射，极易造成视疲劳，导致视觉受到伤害，出现眼睛干涩红肿、眼睑沉重充血、视力模糊等症状，造成视力减退。

其次，长时间坐在电脑前，保持一个姿势，全身血液流动不畅，会导致四肢麻木乏力、腰酸背痛、便秘、痔疮等病症的出现。还会因为血液输送氧气不足，造成大脑缺氧，影响中枢神经系统，使人出现脸色苍白，头晕目眩、冒冷汗等不适，甚至导致昏厥。

再次，多数痴迷网游的年轻人，都是在网吧里玩游戏，不分昼夜，甚至吃睡也都是在网吧里，一连好几天都难得走出网吧呼吸一下新鲜空气。网吧中空气污浊，阳光照射不足，本来就容易滋生各种病菌，长期待在这种环境里，对人身体的各方面都有不利影响，不但可能导致感染传染性疾病，还容易由于身体虚弱造成很多原发性、突发性的疾病，甚至威胁到生命。

除了身体健康方面，痴迷网游的最可怕之处其实还在于对心理健康的巨大伤害。它能让人对现实世界产生疏离，而深深陷入一个虚拟的网络世界之中。而当一旦面对一些很现实的问题的时候，网游痴迷者心理上往往不能适应，从而走上歧途。据调查，网游痴迷者的犯罪和自杀比率近年来直线上升，已经到了令人触目惊心的地步。

迷恋网游对生理和心理健康的危害不胜枚举，因此提醒所有网游痴迷者：痴迷网游，有百害而无一利，及早醒悟，远离"电子海洛因"。

应注意防晕动病

晕动病是指晕车、晕船、晕机等由交通工具引发的不适病症，是一种旅途中常见的病症。

晕动病的病理原因是由交通工具的加减速、颠簸或上升下降引起人内耳前庭器官受到刺激，并进而导致一系列自由神经紊乱。一般会出现眩晕、头晕、恶心、呕吐、心慌和面色苍白等反应，严重者还会出现心脑血管方面的问题。晕动病会影响旅游的正常顺利进行，对人的健康也有危害，尤其是人在旅途中抵抗力比较低下，很容易因为晕动病而诱发其他疾病的突发。

⊙温馨提示

平常有晕车晕船反应的人，出门旅游应当选择合适的交通工具，并随身携带晕车、晕船、晕机药品，防止晕动症。

有心脑血管疾病的人和老年体虚者，要对晕动症保持更高的警惕。

远地旅游须防时差症

有些人出门旅游，尤其是到较远的地方旅游时，不太注意时差的影响。这是一种旅游的误区，对健康不利。

这是因为，人体中存在着生物钟，会根据时刻来调节人体的细微生理活动。人在一个地方待久了，生物钟会形成比较固定的规律，呈平衡态势，而出远门旅行时，打乱了正常的作息时间，生物钟一般却并不能很快地适应新的环境，往往还会在原有生理时间上停留一段时间，这就会给人带来一些生理上的不适，比如失眠、食欲不振、易于疲劳等，可统称为"时差症"。时差症会给旅行游玩造成一些麻烦，如果处理不当，则还可能对健康产生不利影响。

因此，出远门旅游不可不注意时差的影响，要做好充足的准备，预防时差症。

⊙温馨提示

预防时差症，一般有两种方法，一是及早准备，在出门旅游前几天，即按照旅游地的时间安排作息，适应新的时区时间。二是在刚到旅游地的前两天不要过分劳累，注意休息，尽快把时差倒过来。

旅游时应注意卫生

人出门在外，陌生的环境和旅途的劳累经常容易引起疾病，这不但会影响既定的旅游安排，降低旅游质量，而且对人健康的伤害也要大于在家中患病。因此，在旅途中防病是很重要的，一方面应当注意劳逸结合，另一方面，就是要对卫生严格要求。

旅途中卫生需要注意的事项很多，主要包括三大方面。

首先是饮食卫生方面。旅游时进餐尽量要到卫生条件好的饭店，而最好不要在摊点上随意购买小吃。在夏季，隔夜的食物容易变质，所以一定不要吃，并注意碗筷卫生和携带的食品、饮料的卫生安全。葱蒜有比较好的解毒作用，如果有条件，旅途中应当多吃葱蒜，可以起到杀菌防病的作用。

其次，起居卫生也要注意。出门在外，要选择条件好一点的正规旅店，一方面有利于休息、恢复体力，另一方面也可以防止脏乱的环境对健康造成危害。洗澡时最好是使用淋浴，而不宜在多人的澡池中泡澡；大小便时也应当注意坐便器是否经过消毒。

再次，旅途中的个人卫生也要注意。有条件的话应当每天洗澡，勤换干净的内衣裤，防止汗渍和潮湿的衣物滋生细菌。一般出门旅游，应当按照日程的长短带几套换洗的内外衣裤。

旅途中也应注意饮食调理

有些人在旅行时，为了赶时间或者因为疲劳，对吃饭不太讲究，经常不定时定量进餐。这种对饮食的忽视是很不对的，旅途中本来就体力消耗较大，需要有更多的能量补充，如果饮食不科学，很容易对健康造成损害。

首先，旅途中的饮食要定时、定量。吃饭不准时，饥一顿饱一顿，不但无法满足旅途中的热量消耗，而且打破了正常的饮食规律，对肠胃健康也不利，可能造成消化不良。

其次，旅途中进餐，也要尽可能做到均衡营养。不宜多吃方便面、饼干等方便食品，以防止出现便秘、消化不良等症状，给旅途带来不必要的麻烦。有条件的话，还是应当到干净卫生的饭店中进餐，饮食以营养全面、清淡可口为宜，还应当多吃水果和蔬菜，多补水，防止旅途中身体脱水。

再次，要注意饮食的卫生，最好不要吃小摊上出售的零食、小吃。一些风味小吃，可以适量品尝，但是应当注意口味的差异，一些刺激性强的小吃或者地方性很强的食物也不宜多吃，以防因口味不适而引起呕吐、恶心、突发肠胃病等症状。

旅游时应注重休息

　　有的人出门旅游，兴奋异常，精力充沛，在游玩一天后仍意犹未尽，不注意休息，甚至还会呼朋引伴挑灯打牌。健康专家指出，这种游乐无度，对健康不利，也会使人无法真正体验旅行的乐趣。

　　这是因为，人的精力毕竟是有限的，在经过一天的旅途奔波之后，体力消耗很大，或许因为精神亢奋，人暂时不会感到劳累，但是此时也应当立即进行充分的休息，补充能量，为第二天的游览做好身体上的准备。如果忽视休息，游乐无度，在本应用来休息的时间内把体力耗尽，这样势必会导致第二天头昏脑涨，晕晕沉沉，就像个木头人一样，虽穿行于美丽的景色之中，却已丝毫没有游玩的兴致。

第十七章

疾病防治与健康

自我感觉良好不代表没病

不少人没有定期去医院做身体检查的习惯，他们判定自己健康程度的唯一标准就是自己的感觉，认为只要身体没有什么不适，自我感觉良好，这就表明没有病。其实，这是一个疾病防治的误区。

这是因为，人体有自我保护的功能，当身体中的某个器官出现部分病变时，会自动调用健康部分来替代，因此人在疾病的初始阶段，大都没有什么不良反应。这样，就会造成很多"隐性疾病"，比如大多数的慢性疾病和原发性疾病，在一开始都不会有很明显的身体不适反应，但是如果就此将其忽视掉，小的疾病就会在身体中逐渐加重，治疗的难度也越来越大，甚至可能到最后演变为不治之症。

因此，不可盲目信赖自己的感觉，讳疾忌医，要养成定期检查身体的习惯。

亚健康不是病的说法不正确

亚健康是指介于健康与患病之间的一种中间状态，表现多样，如四肢乏力、精神不振、食欲减退、记忆力减退、易感冒、嗜睡等症状，都可以归结为亚健康。不过处于亚健康状态的人，虽然感觉不舒服，但是到医院检查，却基本查不出什么毛病，这也是亚健康容易让人忽视的最主要原因。

其实，亚健康虽然没有明显的疾病表征，但是同样不能对其掉以轻心。这是因为，研究表明，导致亚健康的根本原因还是人体自身免疫功能的低下，由此导致人体各器官运转不协调，身体功能低下所致。如果不注意采取适当措施改变亚健康的状态，亚健康症状不但会更加严重，影响人的正常生活，而且也会导致机体免疫力的进一步下降，人由此更易患上其他疾病。

因此，应当改变"亚健康不是病"的观念，认真对待亚健康疾病。

⊙温馨提示

对付亚健康，平常要全面均衡地摄取营养，劳逸结合，保持健康的生活规律和愉悦的心情，积极对待生活。

感冒后锻炼没好处

感冒时人会出现乏力、鼻塞、咳嗽等症状，在进行体育活动后，这些症状往往有不同程度的减轻，以至于不少人误认为锻炼可以治疗感冒。这实际上是一个认识上的误区，感冒后锻炼，对健康并没有好处。

在锻炼后感到感冒症状减轻，这只是一时的反应，是由于人体血液运动加快、热量增加、代谢加速造成的，但是运动完人很快就会恢复到感冒的状态，而且病情往往还会加剧。感冒的主要原因是病毒或病菌入侵人体，这些病毒往往会在人体中潜伏一段时间，在人体免疫力低下的时候侵袭各个器官，因此感冒症状也总是呈现一个逐渐加重的过程。人往往会在一觉后发觉感冒加重了，这就是由于人在睡眠中抵抗力薄弱、病毒趁机发挥作用的原因。同理，运动后，人体体能消耗大，这个时候人体对病毒的免疫力也会下降，与在睡眠中一样，会给感冒病毒以可乘之机，加剧病情。

⊙温馨提示

患有感冒的人应当在感冒初期就停止锻炼，期间应注意休息和吃药治疗。

脂肪肝也是病

有的人认为脂肪肝没有什么明显的症状，因此充其量只能算做是一种亚健康状态，而不是病，不需要治疗。这种认识是错误的。

脂肪肝是指以中性脂肪为主的脂肪组织高度潴留于肝脏的一种疾病，可根据炎症和纤维化情况分为单纯性脂肪肝、脂肪性肝炎以及脂肪性肝硬化，根据过量饮酒史又可以分为酒精性和非酒精性的脂肪肝。脂肪肝虽然在一般情况下没有明显的持续性症状，但是作为一种慢性疾病，它会使肝脏变得比正常肝脏脆弱，更容易受到药物、工业毒物、酒精以及病毒感染的伤害，从而导致并发其他肝部疾病。而且，患有脂肪肝的人，还很容易因此引发高血压等多种心脑血管病。

脂肪肝可以治愈

有的人患上脂肪肝后久治不愈，因此认为脂肪肝是一种不可治愈的疾病，再加上脂肪肝在平常并不会带来什么持续性的病痛，所以不少人甚至干脆放弃治疗。这种做法是十分错误的。

脂肪肝按照程度划分，可以分为单纯性脂肪肝、脂肪性肝炎以及脂肪性肝硬化。在脂肪肝早期，肝脏受到肝毒性损伤而表现为单纯性脂肪肝时，如果及时尽早地进行饮食的控制和配合以药物治疗，脂肪肝并不难治愈，肝内沉积的脂肪可以在短期内完全消退。而如果错过了早期的治疗时机，单纯性脂肪肝转变为脂肪性肝炎，治疗难度则会相对加大，治愈往往需要半年以上的时间。而一旦又进而转化为脂肪性肝硬化，甚至是不可逆的肝硬化，治疗难度则更大，而且也只能以控制为主，基本无法完全治愈。

由此可见，治疗脂肪肝，必须做到及早发现、及早治疗。

治疗脂肪肝不宜吃保肝药物

有的脂肪肝患者在没有弄清自己的病患阶段和主要病因的情

况下，就服用保肝药物来治疗脂肪肝，但效果往往不尽如人意。这是一种很盲目的疾病治疗误区。

首先，从适应证上来讲，保肝药物主要是针对伴有转氨酶升高的脂肪性肝炎患者，是一种适合短期性服用的强化药物，用于保护肝脏不再进一步受到肝毒危害。其次，保肝药物并不能被当作主要的治疗措施采用，而只应当是一种辅助性的治疗，在脂肪肝的综合治疗中仅仅起到一个方面的作用。

由此可见，保肝药并不是治疗脂肪肝的灵丹妙药，其效果是十分有限的。事实上，至今国内外尚没有治疗脂肪肝的特效药，而通过调整饮食结构、加强身体锻炼这一类非药物性的治疗措施，其效果往往会比单纯吃保肝药等药物要来得好。

⊙温馨提示

治疗脂肪肝，要长期坚持合理的非药物治疗措施，通过合理膳食，加强锻炼以提高身体免疫力和机体活力，并改掉一些不良的生活习惯，如饮酒、吸烟等，这才是治疗脂肪肝的正确途径。

脂肪肝患者不宜服降血脂药物

很多脂肪肝患者同时患有高脂血症，因此不少人认为这两者之间存在着因果关系，得了脂肪肝就要服用降血脂的药物。其实，这种认识不正确。

尽管脂肪肝与高脂血症有密切的关系，但是这两者之间并没有绝对的因果联系，患有脂肪肝并非一定会引起高脂血症，尤其是非肥胖性的单纯脂肪肝，一般情况下是不会引发高脂血症的。因此，并不是患有脂肪肝就要服用降血脂药物。

另外，有的患者认为降血脂药物对于脂肪肝有一定的辅助治疗作用，关于这一点，尚无临床研究能够证明，因此并不可信。而且，降血脂药物使用不当非但不会减轻脂肪肝症状，而且还会加重肝脏损伤，使其对降血脂药物的耐性下降。

因此，只要不是伴有高脂血症，脂肪肝患者不需要也不应当服用降血脂药物。

脂肪肝患者不可服降酶药物

有不少脂肪肝患者为了防止转氨酶升高，往往大量服用降酶类药物，其实这种做法的疗效并不好。

经流行病学调查表明，患有脂肪肝的成人或儿童，其转氨酶增高往往与肥胖的关系最大，而控制体重、进行减肥可以说是降低转氨酶含量的最有效途径。实验表明，在体重下降 1% 的情况下，转氨酶会下降 8% 左右，而体重下降 10%，增高的转氨酶就会基本恢复正常。而如果体重居高不下，过度肥胖，则即使服用降酶药物，转氨酶比重仍旧会持续升高。

由此可见，防止转氨酶升高的最有效方式是加强锻炼。如果盲目服用降酶药物，往往会掩盖病情，使人放松对脂肪肝的基础性治疗，从而导致肝病恶化。

转氨酶升高应加强锻炼

有的脂肪肝患者认为转氨酶升高不能多活动，否则会加重病情。其实不然。

如果患有急性病毒性肝炎，患者的确应当减少活动，多休息。不过一般的血清转氨酶增高并不是由病毒性肝炎引起的，而是与非酒精性脂肪性肝炎有关，由这种情况引发转氨酶升高，患者是不需要过多休息的。而且，过多的休息反而容易引发肥胖，导致肥胖性脂肪肝，更加会增加转氨酶的含量。

因此，脂肪肝伴有转氨酶升高的患者，非但不应过多休息，反而需要增强锻炼。

⊙温馨提示

防止转氨酶升高的最有效方式是加强锻炼。患者应当每周坚持

150分钟以上中等量的有氧运动。脂肪肝患者最好的锻炼方法是大步快走，每次3千米以上，每周坚持5次以上。

治疗肝炎不应首先考虑抗病毒

患有肝炎的人，治疗时往往首先想到的是使用抗病毒药物，这其实是一个误区。并非所有的肝脏损害都是由于病毒感染而引起的，很多肝脏病变是由于肥胖或摄取酒精过多，引发肥胖性或酒精性脂肪肝引起的。如果是非病毒性的肝炎，则使用抗病毒药根本没有效果。

另外，即使是针对病毒性的乙型肝炎用药，如果患者同时患有脂肪肝和由脂肪肝引起的转氨酶升高，也会大大降低抗病毒治疗的成功概率。

因此，在治疗肝炎时，如果同时并存肥胖性脂肪肝，则应当首先考虑进行减肥治疗，同时辅助以抗病毒治疗。

不能把慢性肾病当作肾虚

由于慢性肾病病程长，症状轻，大多数病患只是感到腰肾虚弱，因此经常误认为自己是患上了肾虚，于是盲目补肾。这种做法是错误的。

这是因为，慢性肾病尽管会导致肾虚的症状，但是并不等同于肾虚。从中医角度讲，它是由于外邪入侵、深入血分、脉络淤阻所导致的，是一种免疫性疾病。慢性肾病表现得十分隐匿，起病时没有明显的症状，但是其危害却是相当大的，除了平时会使人感到疲乏无力、身体空虚，而且会逐渐损害各身体器官功能，并经常合并心脑血管发病，发展到晚期，往往会引起肾功能衰竭，形成尿毒症。而对于慢性肾病，单纯地补肾，效果十分有限。

⊙温馨提示

慢性肾病不是肾虚，它比肾虚的危害性要大得多。治疗慢性肾病必须要及早，如果长期感到体虚乏力，应当到医院检查，不能简单地以肾虚视之。

未婚青年也会患前列腺炎

一般而言，前列腺炎多发于已婚的成年男性，而未婚青年发病率较低。但是，这并不是说未婚青年就不会患前列腺炎，实际上，近年来未婚青年的前列腺疾病发病率正在呈上升趋势。

这是因为，在现代社会，青年人思想开放，对性的了解和接触已经越来越多，有不少人存在婚前性行为，不少人还有过度手淫的恶习，这都会导致前列腺的持久充血，从而极易引发前列腺炎。另外，不科学的生活方式、大量饮酒吸烟、吃刺激性食物等，都会引起前列腺疾病的发生。

因此，认为未婚青年不会患上前列腺炎的想法是错误的，如果就此放松警惕，则更是危险的。

眼睛突然发黑应引起重视

平日里有不少人经常会突然感觉眼前发黑，看不清东西，不过这个过程仅仅会持续几秒钟，转瞬即可恢复正常，之后人体不会有任何不适，视力也没有受损。因此大部分人对其不以为然，认为只不过是眼睛的突然"短路"。其实不然，这种突然性的眼睛"短路"，如果不加以注意，是很危险的。

这是因为，这种眼前发黑的现象，并不单纯是一种眼部问题，而是与人体动脉有关，并由动脉硬化所导致的。临床上，这种现象被称之为一过性视力障碍，究其病理原因，是由于动脉硬化造成颈动脉供血不足，并进而导致眼部供血不足所致。

出现眼睛发黑的现象，可以说是动脉硬化已经比较严重的预警信号，如果不加以注意，使动脉硬化进一步加重，则会造成严重的后果。调查显示，大约有40%的一过性视力障碍患者会在5年内发生中风偏瘫，这就是供血严重不足造成对脑部伤害所带来的恶果，更严重者则会导致脑梗死。另外，尽管一过性视力障碍不会对视力造成明显的伤害，但是当动脉硬化加剧，就可能因动脉壁硬化物脱落阻塞眼动脉而导致永久性的失明。

近视患者戴隐形眼镜应慎重

现在不少近视患者或者因为图方便，或者为了美观，往往选择戴隐形眼镜，认为隐形眼镜比普通眼镜要好。其实不然，隐形眼镜固然有它的长处，但是从健康角度讲，却未必有益无害。

首先，隐形眼镜佩戴时会紧贴着眼球，这样就很容易对眼睛造成污染，尤其是在摘出和戴入时，如果不注意清洁或者直接用手接触眼镜，大量的细菌就会通过眼镜进入眼睛，从而危害眼睛的健康。

其次，有过敏症的人佩戴隐形眼镜易引起轻微炎症、眼睛瘙痒、红肿、结膜炎和眼睛肿胀等并发症，如果这些病症长期不治疗，将可能危及视力。而且，发热患者发热时眼睛局部抵抗力下降，泪液分泌减少，枯草杆菌就会大量繁殖，使细菌的代谢产物沉积在角膜与镜片之间，造成隐形眼镜透氧性降低，角膜正常的代谢受到干扰，从而引起细菌性角膜溃疡。

另外，隐形眼镜也不适合所有的人群佩戴。儿童和青少年正处在生长发育旺盛时期，眼球视轴尚未定型，若过早或较长时间连续佩戴隐形眼镜，易产生角膜缺氧和生理代谢障碍等副作用；成年人到了40岁以后，眼部组织会发生比较明显的退行性变化，眼局部的抵抗力下降，特别是眼球耐受缺氧的能力下降，此时若在眼球表面戴上一层薄的镜片，会导致眼球缺氧，从而容易出现角膜感染、溃疡等并发症；孕期女性也不适合佩戴隐形眼镜，在怀孕时，由于人体内的分泌功能发生了变化，使角膜组织屏障功能下降，泪液分泌减少，戴隐形眼镜会带来不适并造成感染。

由此可见，戴隐形眼镜所要注意的事项远较佩戴普通眼镜多，其禁忌证和不适人群也很多，因此，在选择佩戴隐形眼镜之前，一定要有清醒的思考和认识。

蛀牙宜补不宜拔

有的人患上龋齿之后，嫌补牙麻烦，往往喜欢干脆拔去病牙，镶上假牙，并认为假牙比补牙更耐用，对人更有好处。这其实是一种误区。

牙科专家建议，不到万不得已必须拔牙的时候，还是尽量不要随便拔去病牙，能补就补。这是因为，拔牙对人的健康影响会远远高于补牙，拔掉一颗牙后，空缺部分的牙龈感染细菌和病毒的机会就会大增，还会使食物残渣经常嵌塞在牙间缝隙里，从而给口腔中细菌的生长繁殖创造了良好的环境，易出现牙龈红肿、出血、口臭、溢脓等口腔疾病，甚至还会引起肠道疾病。另外，一颗牙齿被拔除后，周围的好牙也会随着松动，时间长了，牙周组织遭到破坏，牙齿就会逐渐脱落。

而补牙却能够基本保证原牙的正常功能，对人体健康的危害也要更小。

心脏病患者也须锻炼

有不少人认为心脏病患者参加体育锻炼是危险的，会加重病情，甚至导致心脏病猝发。实际上，这是一种错误的认识，心脏病患者的确应当注意日常活动的度，不过这并非说不能参加体育锻炼，实际上，心脏病患者量力而行，适当参加一定的体育锻炼，对于健康是有好处的。

患有先天性心脏病的患者，在日常没有不良症状的情况下，适宜在户外进行一系列活动量适中的活动，如慢跑、散步、打太极拳等，都会有利于心脏功能的改善。

患有器质性心脏病或神经官能症的患者，由于心脏对体力的负担比较敏感，则应当再降低一点运动量，平时多进行简单、缓慢的活动，以散步为宜，可以加强心脏的搏动能力，增加供氧量。

另外，适当的体育锻炼不仅仅能够增强心脏病患者的体魄，更能够给其带来愉悦轻松的心情，这对病情的缓解是大有好处的。

⊙温馨提示

患有下列心脏疾病的患者应当避免参加体育锻炼：包括新发性心肌梗死、频繁发作的心绞痛、运动中频发室性早搏、严重的瓣膜性心脏病、心传导阻滞。另外，装有心脏起搏器、1年内发生过心肌炎或者有心衰等心脏病的患者，都要避免体育锻炼。

心脏病患者应注意保暖

寒冷的天气是引发心脏病的一个危险因素。因此，心脏病患者必须要注意保暖。

如果不注意保暖，体温降低，就会使血管僵硬，这对于健康人来说影响不大，但是对于心脏病患者而言，血管僵硬会增加血管的阻力，血压会随之上升，就会加重心脏负担，容易诱使心脏病的发作。

另外，寒冷的天气还会促使人体分泌大量的肾上腺素，使心跳加快，耗氧量增加，这也是诱发心脏病的重要原因。

心脏病患者应保持情绪良好

情绪不稳定是心脏病患者的大忌，无论是大喜抑或是大怒，在强烈的情绪刺激下，都会造成交感神经的强烈兴奋，从而令心跳加剧、血压升高，并使冠状动脉出现痉挛。另外，在情绪激动的情况下，心肌耗氧也会增加，这样就会使冠状动脉闭塞，从而造成心室纤颤，引起心脏病的突发，严重者甚至可能出现猝死。

期前收缩不代表心脏病

有的人对心脏期前收缩十分恐惧，一出现期前收缩就认为自己患上了心脏病。这种认识实际上是错误的，是一种无谓的担忧。

期前收缩根本不是心脏病，而只是心律失常的一种常见表现，实际上也就是心脏的提前搏动。引发期前收缩的原因很多，包括情绪方面的，也有饮食生活习惯方面的，如情绪紧张、睡眠不足、劳累过度、吃刺激性食物、饮酒吸烟、饱食过度以及感冒等，都可能导致交感神经的紊乱，从而造成期前收缩。

期前收缩一般来说对人体无害，几乎人人都会出现，不过如果经常性地出现期前收缩，则是心脏功能下降的一个信号，也是需要引起警觉的。

⊙温馨提示

加强锻炼，改变不良的生活习惯和饮食结构，保持心情舒畅，改善加强心肌的营养，就可以提高心脏的功能状态，减少期前收缩的发生频率。

患冠心病的老人须带保健盒

冠心病是一种老年人常见病，这种病发病突然，威胁很大，如果得不到及时的抢救，很可能造成生命危险。因此，随身携带保健盒，就是冠心病患者应当随时注意的问题。

冠心病患者的保健盒有讲究，里面的药物不但要全面，急救所必需的硝酸甘油等药品必须准备齐全，而且为了防止急救时因为手忙脚乱而找不到药品，还应当把各种药品分门别类地放好，不要混装。另外，像硝酸甘油一类的药物，稳定性不强，很容易分解，因此平常要注意经常检查，一旦发现过期，就要及时更换。一般来说，亚硝酸甘油片2~3个月更换一次，较稳定的戊四硝酯片可6~10个月更换一次。

在冠心病发作时，患者不要慌张，应当立即嚼碎含化1~2片硝酸甘油片，或用手帕包裹亚硝酸异戊玻璃小管，捏碎后放在鼻前吸入，也可起到急救作用。不过应当注意，这些急救方法最多只能够维持30分钟，因此在实施急救后还要立刻就医。

心血管病患者不宜晨练

有的心血管病患者为了锻炼身体，增强体魄，往往有晨练的习惯。这其实是一个误区。

这是因为，在经过一夜的睡眠后，人体水分流失过多，血液的黏稠度就会偏高，流速也会变缓，携氧量低，而代谢废物却较多。如果早晨起床后就进行晨练，会加重心血管的负担，尤其是老年心血管病患者，尤其容易因此发生危险。

⊙温馨提示

心血管病患者早上起来后活动幅度不宜过大，而且要多饮水，以促进血液的稀释和流动，锻炼身体最好放到下午或晚上。

中风患者不宜喝酒

中风是中老年人的常见病，医学上包括脑溢血和脑血栓，发病后可造成瘫痪及语言功能丧失等神经性疾病，且易反复，治疗起来比较麻烦。

中风患者除了积极配合药物治疗外，还要注意很多日常的生活习惯。其中，忌酒就是很重要的一点。这是因为，饮酒可以使人体血压升高，从而对脑部血管带来巨大的压力，一旦引起脑血管破裂，就会导致中风。有中风病史的人喝酒，则更易导致中风的复发。

中风患者应注意情绪调节

情绪对于中风患者的健康也有重要的影响。

这是因为，人的情绪并不单单是一种精神反应，对人的机体同样会有影响。当情绪波动较大时，无论是喜怒哀乐，或者是长时间过度的忧虑和恐惧，都会使神经处于紧张状态，令血压升高，心脑负担加重，从而容易诱发中风和中风病情的反复。

因此，学会调解情绪，是中风患者缓解病情、获得最终康复的重要保证。

中风患者须控制体重

调查表明，患有肥胖症的人，中风的概率远远高出普通人。

这是因为，在饮食上不注意，经常性地进食一些高油腻、高脂肪的食品，由此造成肥胖，这不但会带来很多生活上的不方便，而且对心脑血管健康尤其有伤害。大量的胆固醇会沉积在血管壁上，造成血管壁的增厚，甚至梗阻，还会造成血管的动脉硬化，使得血压升高，这就很容易导致中风的发作或复发。

⊙温馨提示

中风患者应当严格控制饮食，加强锻炼，在减肥的同时促进心脑血管的健康，避免中风的发生。

糖尿病患者不应忽视体育锻炼

疲乏无力是糖尿病患者最常见的症状，几乎所有糖尿病患者均会不同程度地出现疲惫症状，尤其是下肢无力。因此，很多糖尿病患者不愿意参加体育锻炼，认为应当控制饮食和静养。其实这种观点有失偏颇，糖尿病患者控制饮食和保证休养是必需的，但是也不应该忽视体育锻炼。

首先，适当的体育锻炼可以增加糖尿病患者的体能消耗，减轻体重，减轻胰岛的负担。很多糖尿病患者在患病后不愿意动弹，从而因缺乏锻炼而导致肥胖，这就会使本已功能受损的胰岛"雪上加霜"，负担更重，病情也会因此加剧，陷入恶性循环。

其次，通过锻炼可以促进血液循环，促进葡萄糖、脂肪和酮体的分解，并刺激胰岛素分泌，增加胰岛与受体的亲和力，使血糖降低，更有利于病情的缓解。

因此，体育锻炼对糖尿病有积极的辅助治疗功效，糖尿病患者应当合理安排锻炼的时间、内容和强度，进行一定的体育锻炼。

⊙温馨提示

糖尿病患者在治疗疾病的同时，也应当主动通过锻炼增强身体素质，同时通过锻炼也能够保持积极的生活和精神状态，对疾病治疗有益。

糖尿病患者须控制性生活

中医认为，糖尿病是一种阴虚之症，任何损阴的行为，都对病情的控制不利，而性行为可以说是一种最耗阴的行为，因此，糖尿病患者应当尽力控制性生活，减少性生活次数。

现代医学表明，人在性交的时候，交感神经的兴奋会带来血压和血糖的上升，而这对于胰岛功能受损的糖尿病患者而言，无疑会加重胰岛负担，使血糖水平不稳，从而使病情加重。

另外，患有糖尿病的男性患者，如果不注意控制性生活，导致糖尿病出现并发症时，还可能造成神经变性，其中包括支配阴茎勃起的自主神经。由于神经病变影响了阴茎的触觉感受，导致降低了勃起反应，周围动脉硬化，影响阴茎的供血，即会造成阳痿。

痛风患者须控制体重

痛风是一种中老年常见病，是由人体内部嘌呤代谢紊乱所导致的，主要表现为尿酸升高，尿酸钠沉着于关节软骨面，日久可形成痛风石，急性发作期症状为关节液增多，内含尿酸钠晶体，后期关节变形，造成功能障碍。

研究表明，痛风与人的肥胖有密切的关系，调查也显示有50%左右的痛风患者体重过高，这是因为肥胖会迅速提高血尿酸水平。一般而言，体重越高，血尿酸的水平也就越高，患上痛风病或者痛风发作的可能性也就越大。

因此，控制体重是痛风患者应当特别注意的问题。

痛风防重于治，而防又重在防口，要改变一些不健康的饮食习惯，不要多吃肝脏、鱼类、豆类等富含嘌呤的食物，也要控制脂肪蛋白质的摄入，同时忌食一些刺激性强的食物。

慢性腰痛患者不宜睡软床

有些患有慢性腰痛的人喜欢睡软床，他们认为睡软床可以减轻腰痛症状。事实上恰恰相反。

睡软床时间过长，尤其是睡觉时采取仰卧位，会增加腰背部的生理弯曲度，从而加重脊柱周围的韧带、肌肉和椎间关节的负荷。从事体力劳动或原来就患有腰肌劳损、脊椎炎等慢性腰痛的人睡软床，不但会进一步加重原有的腰痛，甚至还会引起新的腰痛。

扭伤后不宜马上贴膏药

扭伤是日常生活中经常出现的小意外，许多人对扭伤的习惯性治疗方法是立刻贴上膏药。其实这种做法是错误的，这样不但会加剧疼痛，而且还会造成局部的肿胀无法顺利消退，导致恢复缓慢。

这是因为，人体组织在扭伤后会呈现出炎症反应，血液大量地从血管中渗出到扭伤处，使局部出现肿胀，压迫神经，人从而会感到疼痛。此时想要缓解症状，就要想办法减少血液的渗出和促使肿胀消退，可是如果使用膏药，则恰恰会适得其反。因为膏药中多含有活血的药物成分，其活血作用会使局部的血液循环加速，反而会促进血液渗出和肿胀，疼痛也会加剧。

⊙温馨提示

扭伤后正确的处理方法是：先用冷水冲洗或者冷敷患处，使血管收缩，减轻肿痛；在24小时之后，再用有活血止痛作用的膏药贴上，以进一步消肿止痛。

扭伤后不可热敷

扭伤后热敷同马上贴上膏药一样，也不利于扭伤的缓解和恢复，是一种错误的伤痛处理方法。

这是因为，扭伤后，人机体局部血液渗出，形成肿胀和疼痛。如果再进行热敷，就会促使血管扩张，更加重局部的肿胀和出血，从而导致扭伤病痛的加剧，也使康复变得缓慢。

⊙温馨提示

扭伤后24小时之内应当冷敷，使血管收缩，减少出血和肿胀，待扭伤处毛细血管停止出血，才可进行热敷。

扭伤后不宜用酒精或酒搓

人们在不小心扭伤关节或软组织时，总是习惯用酒或酒精擦一擦，并揉搓一下，其实这是错误的做法。

人体的每一个关节周围都有大量的毛细血管。关节扭伤时，该部位的软组织及毛细血管也会受到不同程度的损伤。此时如果用酒或酒精擦拭并揉搓患处来"活血"，势必会加重受损关节周围软组织及毛细血管的出血。出血后，这些积血不能及时排出，而滞留于关节软组织周围，就会使肿胀、疼痛加重。

⊙温馨提示

扭伤后要用冰袋或冷水外敷患处，因为毛细血管遇冷则收缩，可以减少局部充血，抑制肿块继续扩大；还可采用中药（如七厘散）外敷，可以消淤止痛。扭伤严重者应先进行简单处理，然后尽快送往正规医院进行有效治疗。

对骨折伤者须注意抢救方法

很多人对于骨折的抢救方法知之甚少，当骨折发生时，极有可能在忙乱中采取不当的抢救方法，这极易对骨折伤者造成严重的伤害，这种伤害甚至可能超过骨折本身所造成的，从而留下终生的遗憾。因此，具备一些骨折抢救的常识，就显得尤为重要。

应当尽快将骨折伤者送到医院，不可拖延。不过在将骨折伤者送往医院的过程中，不可随便移动伤者，尤其是骨折处更要小心对待。一般而言，上肢手臂部出现的骨折没有大碍，救助者可以先找工具固定手臂骨折处，然后背负或搀扶伤者行走。而其余部位骨折，则应当使用担架，以避免伤折处的移动，尤其是对脊椎骨折伤者，必须让伤者平躺，不可让他站或坐，也不可歪曲，以免伤到脊髓神经，导致截瘫。如果伤者是颈椎骨折，则应当特别固定头部，在头部两侧垫以沙袋、衣服、枕头等物。

冻伤后不可用火烤、用热水烫

在冬季严寒的天气里，一不小心，手脚就会被冻伤，于是很多人试图用烤火或热水烫的方法，使局部温度增高，以治疗冻伤。这其实是一个错误的做法。

因为，人体组织被冻伤后，血管收缩，会造成血管痉挛，从而出现血液流通不畅。如果此时用加热的方法，比如用火烤或者用热水烫的方法来处理，虽然可以使皮肤表面的血管扩张疏通，但是内部的血管却仍会处于痉挛的状态，这样反而加剧了血液的回流不畅。新陈代谢产物由于回流不畅无法及时排出体外，就会使冻伤加重，甚至还可能造成溃烂。

⊙温馨提示

冻伤的正确处理方法是：对发生冻伤的局部进行按摩，使组织逐渐升温，使表皮血管和深层血管同时发热，加速血液的流通，这样冻伤才会慢慢好起来。

慢性病患者不宜长期卧床休息

肾炎、肝炎等慢性病的患者，往往自认为身体虚弱，需要多卧床休息，不能多活动，这样才有利于健康的恢复。这其实是不对的，休息固然需要，但是如果长期卧床休息，反而容易卧出病来。

首先，长期卧床，人体各部分功能就会下降，尤其是患病器官更会日趋衰退。加之缺乏锻炼，人体对于疾病的抵抗力也会下降，久而久之，不但原有的慢性疾病不能痊愈，反而容易再患上其他疾病，对于整体的健康都没有好处。

其次，长期卧床，一方面会降低肠胃功能，出现食欲下降、消化不良，导致肠胃疾病和营养不良。另一方面，严重缺乏锻炼又可能造成肥胖，肢体僵化，血液流动和新陈代谢都会变缓，这无论对于疾病治疗还是人体健康都是有弊无利的。

另外，长期卧床，患者在心理上也会出现对康复不利的沮丧和恐惧情绪，忧心忡忡、思想过于紧张，这种不健康的情绪反过来又会对身体造成伤害。

因此，长期卧床休息，并不是慢性病患者的科学选择。慢性病患者不宜长期卧床，应当根据自己的身体条件，适当进行户外活动。

腹部手术者术后不宜马上进食

腹部手术者术后立即进食是一种错误的做法。

这是因为，在腹部手术之后的一段时间内，肠胃是处于麻痹状态的，肠胃不蠕动，一般要经过 36 ~ 48 个小时肠胃蠕动才能恢复正常。因此，如果在术后立即进食，食物就会无法正常消化吸收和进行排泄，从而造成不适反应；如果是肠胃手术，还会对术后的恢复带来不利的影响，甚至导致伤口迸裂。

⊙温馨提示

腹部手术后 2 天内应当完全禁食，在术后 2 ~ 4 天后，可以开始进食全流质食物，5 ~ 6 天后进食半流质食物。

手术后不宜卧床不动

有的患者在手术后因为害怕伤口迸裂，就长时间地卧床不动，认为这样对于术后的恢复最有帮助。其实不然，这是一种术后疗养的误区。

手术后完全卧床不动，这不但对手术手身体恢复无益，反而还有害处。由于长时间地卧床，缺乏活动，血液循环缓慢，这样不利于新陈代谢的进行，一些代谢废物就会沉积，久而久之，容易造成肠粘连、静脉血栓等症，还可能造成刀口愈合错位等新的病症。

由此可见，长时间卧床并不是术后恢复的好办法。而研究表明，术后早期适当下床活动，不但不会使伤口裂开难愈，反而会因为血液循环的改善，加速伤口的愈合和疾病的康复。

⊙温馨提示

一般在术后4～6小时，患者即可在床上做一些简单的活动，8～12小时后即可在帮助下下床活动。

手术后强忍咳嗽有害健康

不少患者害怕手术后咳嗽会震裂伤口，因而会选择强忍咳嗽。这种想法有一定的道理，不过专家提示说，强忍咳嗽也是有害健康的。

这是因为，咳嗽是一种人体的自我保护功能，人可以通过咳嗽来排除肺部和气管中的浓痰浊液，以避免支气管阻塞和肺部扩张。术后的患者，一般呼吸功能都会比较脆弱，肺部和支气管更容易积聚一些分泌物，如果强忍咳嗽，这些分泌物无法排出，就容易造成肺部阻塞，给呼吸带来不畅，人体也容易受到这些分泌物的感染。

⊙温馨提示

术后咳嗽的正确做法是：先用手按压住手术缝线，然后再用力把痰咳出来。

手术后不宜过多用止痛药

有的患者在术后经常会服用止痛药来止痛，不过专家建议，术后不宜过多吃止痛药。

在术后 1 天内，如果患者感到难以忍受由于手术造成的外部伤痛，可以适量服用止痛药镇痛。但是，术后一般都有一个观察期，在这一时期内，如果发现身体有任何不适就应当立即寻求医生的帮助，如果一有病痛就通过服用止痛药来解决的话，就很可能掩盖真实病情和出现的一些术后不良反应，从而贻误了治疗时机，很可能造成严重的后果，导致手术失败。

⊙温馨提示

术后 24 小时内，可以服用止痛药来缓解外伤疼痛，之后就不应再服用止痛药，以免掩盖病情。

手术后勤换药不可取

有的患者认为在手术后勤换药会使伤口更快地愈合，这其实是一种认识上的误区。

实际上，在缝合伤口时，医生就已经在伤口部位上过杀菌药了，没有特殊情况，是不需要另外换药的。而如果自以为是地给伤口换药，就势必会触碰伤口，这不利于伤口的愈合。

另外，有的人自己随意使用杀菌药膏或药水涂抹伤口，这就不仅仅会触碰伤口，而且还可能给伤口造成相当不利的刺激，使伤口久久不能愈合，甚至出现无法愈合的现象。

手术前后不可吸烟喝酒

手术前后吸烟喝酒是一种对自己健康不负责任的做法，对于手术有不良的影响。

在术前吸烟喝酒，会使血液中的碳氧血红蛋白水平升高，使血液携氧的功能明显减弱，会对手术效果造成不良影响。而且，吸烟中产生的烟碱和焦油物质，还会对呼吸道产生刺激，增加痰液的分泌量，这就迫使医生在手术时不得不时常进行洗痰作业，影响手术进度。

在术后抽烟，则容易引起剧烈的咳嗽和频繁地咳痰，对手术后身体恢复不利，甚至可能造成伤口的迸裂。术后喝酒则会加快血液循环和精神的亢奋，不但影响休息，而且可能引起内出血，十分危险。

⊙温馨提示

手术前后 2 周以内，应主动戒烟戒酒。

用药应因人而异

不少父母在孩子患病时，会给孩子吃一些成人药物，认为既然对症，就可以治病。这种做法其实是错误的，是一种不知因人而异的用药误区。

尽管是对症用药，但由于体质的不同，适合一般成年人的药物，并不一定适合孩子，随便给孩子吃成人药，或者会造成用药过量，或者会有排异反应。研究表明，成人药物中的某些物质，对于孩子的成长发育还存在着抑制的作用，因此，尽管这些药物成人可吃，却并不代表孩子同样可吃。所以，必须要注意用药的因人而异。

其实，用药的因人而异并不仅仅表现在孩子与成人之间，包括老人、孕妇、特殊体质者以及对个别药物过敏者在内都要注意用药因人而异。

⊙温馨提示

在服用药物前，一定要仔细看说明书，或者咨询医生，弄清药物的适应人群、用法用量以及禁忌证。

忘记服药后再补上不科学

对于需要按时服用的药物，不少人都有过忘服漏服的经历，有的人为了保证药效，想起来后会立刻补上。这其实并不是一种科学的方法，应当予以纠正。

这是因为，一日几服的药物，其每一服的药量都是一定的，恰好可以保证一段时间内的药效，如果忘记服用，则在此时段内，药力就会消失。如果在一段时间后想起来再补上，虽然能够再次获得药力，但是却会比较接近下一次服药的时间，这样就会造成 2 次服药的重叠，其中会有一段时间药力是双倍的，这就有可能造成服药者因血液中药物浓度过高而中毒。

酒后服药损健康

酒后服药是一种错误的做法，不但影响药效，而且还会产生毒副作用，有损健康。

这是因为，由于酒精的作用，有上百种药物在酒后服用会增加毒副作用。如酒后服呋喃唑酮、帕吉林等药，人就会出现心律失常、血压升高等反应；又如酒后服镇静药、催眠药、抗癫痫药、抗过敏药、降压药等，一方面会增加对大脑的抑制效应，而另一方面又会使药力陡增，超过人体正常耐受量，致使发生危险。

另外，人在酒后通常血管扩张，血流加速，这会增加药物的降压作用，引起突发性的低血压，而且还会使血糖下降，引起严重的低血糖反应，对人体尤其是本身就有心血管疾病的人是相当有害的。

⊙温馨提示

酒后服药对人体健康危害极大，特别是年老体弱或患有心、肝、肾疾病的人更应避免酒后服药。

不宜用果汁饮料送服药

有的药物苦口，不少人尤其是孩子喜欢用果汁等饮料送服，这是一种用药的误区。

这是因为，果汁中含有大量的果酸，其主要成分是维生素 C 和柠檬酸等，和药一起服用时这些成分会发生反应，致使很多药物成分提前分解和溶化，从而不利于人体对药物的吸收，导致药效下降。另外，还有一些药物如抗生素类药物、磺胺类抗菌药物，和果酸同服，不但会分解降低药效，而且还会生成毒性物质，对人体造成危害。

不宜用啤酒送服药

用啤酒送服药是非常错误的做法。因为啤酒不但会增加胃中的酸度，加速药物在胃中的溶解，还会影响血液对药物的吸收，从而使药物的疗效降低。而且，啤酒与某些药物混合还会使药物的不良反应增大，如在服用痢特灵、优降宁等药物时饮啤酒会引起恶心、呕吐、腹痛、腹泻、呼吸困难等不良反应，在服用解热镇痛感冒药时饮啤酒可增强对胃肠道的刺激作用，严重者还可能造成胃出血。尤其是对各种抗生素、降压药、镇静剂、抗凝剂、抗糖尿病等药物，用啤酒送服将会造成更为严重的危害，有的甚至会危及生命。

不宜用茶水送服药

有的人喜欢用茶水送服药物，这也是错误的。

因为，茶水中含有大量的茶碱，富含单宁酸、茶多酚等物质，容易与药物中的重金属、生物碱以及蛋白质等成分发生反应而影响药效。另外，茶水中还含有咖啡因，它不仅可以刺激中枢神经的兴奋，而且还能造成血管收缩，从而易造成糖尿病患者的高血糖症和正常人的低血糖症。

不宜用牛奶送服药

有人喜欢用牛奶代替白开水送服药，尤其是有些家长在给孩子服药时，经常将药物研碎后混入牛奶中让孩子喝，以掩盖药物的苦味。其实，这样做会严重影响人体对药物的吸收。

牛奶及奶制品中都含有较多的钙、铁、磷等矿物质，这些物质会与某些药物成分发生化学反应，从而影响药物的吸收、降低药物的疗效。

例如，中药中常含有糖、多糖、黄酮、多肽、有机酸等成分，而牛奶中的钙、铁、磷等矿物质易与中药中的这些有机化合物发生反应，生成难溶物，不但影响药物有效成分的吸收，而且破坏了牛奶中的营养成分。西药中类似的情况也很多，如土霉素、四环素等可与钙、铁离子结合，生成稳定的结合物，不易被胃肠道吸收，这样就降低了药物在血液中的浓度，影响了疗效，往往达不到治疗目的；慢性心力衰竭患者在服用洋地黄、地高辛等药物治疗时如果大量饮用牛奶，牛奶中的钙离子就会增加药物的毒性，容易引起中毒反应，甚至发生意外死亡。

此外，牛奶中的蛋白质、脂肪等成分，对某些药物的吸收也会产生一定的影响。

⊙温馨提示

不能用牛奶送服药，而要用温开水送服药物，以免影响药物的疗效。在服药前后 1 小时内也不要喝牛奶。

不宜用酸奶送服药

和用牛奶送服药一样，用酸奶代替温开水服药也是不正确的习惯，应加以改正。

在服用红霉素、氯霉素、磺胺类、头孢类等抗生素类药及一些治疗腹泻的药物时，不能用酸奶送服，因为这些药物会破坏或杀死酸奶中的乳酸菌。尤其是在服用含有重金属或碱性物质的药物时，更不能用酸奶送服。

酸奶可以用来送服维生素、矿物质等营养素药品，因为酸奶中的糖、脂肪和蛋白质成分对营养素有保护和促进吸收的作用。

吃药不喝水不可取

有些人吃药片的时候习惯干吞，不用水送服。这种服药方法不正确，会给人带来伤害。

这是因为，药物要发生作用，就必须充分溶解后被人体吸收。而如果吃药的时候不喝水，直接干吞药片，药物就无法得到充足的水分来稀释溶解，而只能慢慢依靠体液来溶解，这样就会明显影响人体对药物的吸收和利用，药效会大大降低。

另外，干吞药片，尤其是一些比较大颗的药片，还可能会造成对咽喉的摩擦伤害，使人感到不适，并在一段时间内导致吞咽困难。而没有水送服的话，药片也不会很轻松地经由咽喉、食管进入胃部，很容易在食管或咽喉部发生粘滞，这不但降低药效，而且咽喉、食管部药物浓度过大，也会给它们带来刺激和腐蚀，易于引发溃疡。

⊙温馨提示

正确的服药方法是：人站着，然后以温白开水送服。

服药应讲究时间

当生病需要服药时，我们会按照说明服用，但往往习惯性地只注重服用剂量，却很少会注意服用时间。这是一种误区。

病有百种千样，药有五花八门，掌握正确的服药时间是非常重要的。口服药物，可在饭前、饭后或睡前服用，须根据用药目的，药物吸收、排泄的时间，以及药物对胃肠道是否有刺激而定。

饭前服的药：饭前由于胃和小肠腔内基本上无食物，此时服药，药物不会受食物的干扰而影响吸收，能迅速而完全地发挥药物的作用。因此，凡是要求充分、快速吸收，而无刺激性的药物，均应在此时服用。

饭后服的药：除必须在饭前服下和必须在睡前服下的药物以外，其余都可在饭后服用。特别是对胃有刺激性的药物，如阿司匹林、水杨酸钠、保泰松、吲哚美辛、奎宁、硫酸亚铁、三溴片、小檗碱等必须在饭后服用；因油类食物有助于药物的吸收，所以如灰黄霉素等药物，亦应在饭后服用；由于饮食而使对机体刺激性降低的药物，如呋喃妥因、普萘洛尔、苯妥英钠等，也应在饭后服用。

睡前服的药：一些药性较慢的药，比如泻药、蛔虫药等，一般要在服后的 8 ~ 12 个小时才起作用，这就适宜睡前服用，第二天早晨起来即可生效。

躺着服药不可取

除一些特殊药物，如硝酸甘油片等需要采取卧姿服用外，普通药物不宜采用卧姿服用。

这是因为，躺着服药，药物下咽缓慢，药片或者胶囊很容易粘在食管壁上，造成在食管中的滞留。很多药物中都含有刺激性成分，如果药物滞留在食管中，就可能对食管壁黏膜造成伤害性刺激，从而导致食管炎，严重者甚至会给患者带来长时间的异物感，并引发胸骨后疼痛。

而且，躺着服药，药物无法被人体充分吸收，药效发挥不出来，对治疗也是不利的。

吃完药立即睡觉不可取

吃完药马上睡觉是一种错误的做法。

这是因为，刚刚服下药去，药物成分还没有得到充分吸收，甚至药物还没有开始分解，人就躺在床上开始睡觉，这样很容易造成药物的回流。药物回流到食管中，并粘连滞留，这样就会对食管壁造成刺激与腐蚀，伤害食管黏膜，并进而导致食管的溃疡。症状轻者会感到吞咽不适，严重者则会造成进食困难，并引发胸腔疼痛。

⊙温馨提示

　　睡前服药应当提前30分钟到1小时，并适当活动一下，以促进药物的下行。

病症消除后不宜立即停药

　　一般而言，当疾病的症状消除后，患者就没有必要继续服药。不过，这也并不是绝对的，对于有的疾病，即使症状消除，也不可立即停药。

　　一些病情复杂、治愈后极易复发的疾病，例如结核病、癫痫、类风湿性关节炎和其他一些慢性疾病，其实并没有绝对意义上的治愈，只是症状缓解或消失，但一旦放松警惕，就又有可能立即复发。对于此类疾病，即使没有症状，平时在注意锻炼身体和补充营养的同时，也要继续用药一段时间，以巩固疗效，防止疾病的复发。

　　再就是对于一些只能治标而不能治本的疾病，比如高血压、糖尿病、心律失常以及精神病等，服药时症状可减轻或者完全消除，但一停药，病情又会立即反复。对于此类疾病，就应当长期坚持用药，而不能因为暂时的症状消除而停药。

⊙温馨提示

　　对于一般的感冒、发炎等常见疾病，在症状消除后则应当尽快在一两天内停药，以免反而受到药物的副作用影响。

口服胶囊药剂不宜剥壳服用

有的人认为胶囊药剂外面的胶囊壳对于治病没有什么作用，只是用来盛装药物颗粒的，吃下去反而会降低药效，因此习惯将其剥掉，直接服用里面的药物成分。这种做法是十分错误的，是一种用药误区。

胶囊壳的主要成分是食用明胶、甘油和纯水，它对人体没有任何副作用，而且遇水就会在短时间内溶化，因此对于药效也没有影响。而且，虽然这层胶囊壳没有任何药性作用，但是它对于药物药效的充分发挥却有着重要意义。这是因为，胶囊内的药物颗粒如果没有这层胶囊壳的包裹，在进入人体后，就会立即附着到咽喉和食管壁上，而根本无法到达胃部被人体吸收，从而也就根本无法发挥应有的药性。只有在外层胶囊壳的"护航"下，这些颗粒才能够顺利到达胃部，随着胶囊壳的溶化，药物成分也就能充分被人体吸收。

因此，口服胶囊的胶囊壳并不是只起包装作用的无用之物，不可随意将其剥除。

药片、胶囊不宜研碎服用

有的人为了服药方便，喜欢将药片、胶囊等药物研碎之后再服用，这样的确可以很方便地服用，但是这种方法却是错误的。

这是因为，药物在制作时有严格的药量与药效比例要求，而且表面会进行特殊处理，比如包上糖衣等，以控制药物成分的释放速度和药效持续时间。但是如果将药物研碎之后再服用，此时药物在人体中的分解度和释放速率就会完全改变，从而影响人体的吸收利用，降低药效。

而有的药品比如肠溶类制剂，原本是要求到了肠道才能释放出来的，而一旦经过研碎，肠溶衣受到破坏，其中的药性成分就会在食管或胃中过早发挥作用。这就不仅仅是降低药效这么简单，而且还会对食管壁、胃黏膜造成严重的刺激和伤害，甚至可能导致胃溃疡和食管炎。

某些药物不宜用热水送服

一般情况下，吃药是应用温热水送服的。但这也并非绝对，对以下 3 类药物就不宜以热水送服。

（1）助消化类药物。如胃蛋白酶合剂、胰蛋白酶、多酶片、酵母片等，这些药物中都含有活性蛋白质，如果用热水送服，这些活性蛋白质受热后就会立刻凝固变性，从而失去药效。

（2）维生素类药物。维生素类药物尤其是维生素 C，是一种水溶性维生素，稳定性差，在受热的条件下容易被破坏，从而失去其药性。

（3）止咳糖浆。止咳糖浆由于黏性较大，服用后会在人的咽喉黏膜上黏滞，从而对发炎部位进行消炎和滋润，缓解咳嗽。如果用热水送服，就会稀释糖浆，并把糖浆送进胃里，使之无法起到治疗的作用。

中药也有毒副作用

不少人认为中药都是天然的动植物成分，因此不会像西药化学制品那样具有毒性。这种认识并不正确。

虽然中药是主要来自于天然的动植物，并在一定的中医理论下经过了适当的配伍，因此毒性相对来说是要弱一些。但是，就此说中药无毒，这也是有失偏颇的，因为天然动植物成分中同样具有毒性，而且，很多中药就是利用天然毒物入药的，比如蟾蜍、蝎毒，这些成分对于治疗疾病有特效，但是同样也存在毒副作用，服用过量或者服用方法不当，对人体健康同样是很不利的。

因此，认为中药无毒副作用，这是一种认识上的误区。服用中药时，也要严格控制用法与用量，把其毒副作用限制在最小的范围内。

中药也能用于急救

大多数人都有这样一种认识，认为中药其实更类似于补药，只不过针对性更明确一点而已，针对一些慢性病，使用中药可以通过慢慢调理达到治标又治本的疗效，但是对于一些急性病症，中药的效果就不如西药，而急救则更不能使用中药。这实际上是一种误区。

人们之所以有这种认识，主要是因为中药名目繁多，配药、抓药、煎药等准备过程比较烦琐，远远不及西药成药来得方便，这与中药的历史有关，当然也不可否认西药的快捷高效。但是，说到疗效上，中药的疗效其实并不都是缓慢的，很多中药不但可以治疗急性病，而且也完全可以用来急救，而且毒副作用要较西药小。如现代医学对传统中医进行改革后，使用中医方剂研制出了"清开灵注射液"，现已成为医院急救室的必备药品。由此可见，中药也是可以用来进行急救的。

⊙温馨提示

中药药理药用博大精深，又经过了现代医学的研究和改良，只要用之得当，就完全可以用以治疗急性病症。

并非所有中药都应趁热喝

不少人认为中药应当趁热喝，这样效果才好。其实不然，并非所有中药都适合热服。

一般来讲，中药讲究"热药温服，凉药冷服"，即性质温热的中药适合热服，能够促进血行，以温运阳；而性质阴凉的中药则适宜冷服，以缓解人体的热证和内火。

而也有的情况是需要热药冷服或者冷药热服的，这主要是与患者的病症有关。例如，有的患者出现真寒假热，外部表现为热证，实际上患的却是体内虚寒，对于温补的药物会出现服不进的现象，这时就需要以热药冷服。

由此可见，中药热服并不是绝对的，要根据病症和药性来选择热服或冷服。

吃中药对胃不会有影响

很多人服过中药后不想吃饭，因此认为中药败胃。实际上，这并不是说中药本身就是败胃的，而是由于患者本身的原因，或者因为服用方法与剂量掌握不当，或者因为药不对症。

其实，中医上有一条很重要的原则，就是"调脾和胃，淡化助运"，即服用药物，一定要能让胃通和，不影响食欲和消化。只有这样，才能保证人的健康，也才能确保人对药物的充分吸收，达到治病疗疾的作用。所以，中药是不会对胃造成不良影响的。

六神丸不宜久服

六神丸是家庭常备良药之一，具有清热解毒、消肿止痛等功效，具易服、高效、速效等特点。近几年来，通过药理研究，发现六神丸还有强心、抗惊、镇静与增强免疫力等作用。

不过，六神丸中含有一定量的毒性物质，长期服用会导致严重的副作用。这些毒性物质主要指其中的蟾酥和雄黄两味药物，其中蟾酥含有与强心苷结构相似的蟾蜍毒素，使用不当易导致心律失常；雄黄主要含有硫化盐成分，长期大量摄入会导致心、肝、肾脏的功能损害。

另外，六神丸还含麝香等成分，能引起子宫收缩，故孕妇禁用。

不可长期服用复方甘草片

复方甘草片是一种黏膜保护性镇咳药，可以覆盖有炎症的咽喉黏膜，掩盖其局部感觉神经末梢受到的刺激，从而发挥镇咳效应，对无并发症的干咳有较好疗效。

不过应当注意，长期服用复方甘草片是有副作用的。这是因为，复方甘草片中含有阿片，久服可能成瘾，故一般不宜连续服用5天以上。据临床报道，如持续服用甘草片时间过长，可出现快感，并使人逐渐对其产生渴望和依赖。一旦停药，患者可出现频繁打呵欠、出冷汗、流鼻涕甚至焦躁不安等症状，而且往往需二三个月才能摆脱出来。

因此，长期服用甘草片有害无益。甘草片只宜在出现症状时对症服用，不宜长期服用。

⊙温馨提示

甘草片宜含服，吞服可能会出现恶心、口干、便秘等不良反应。

怀孕和哺乳期女性、前列腺肥大排尿有困难的老年人、长期嗜酒且有酒瘾者、平日情绪很不稳定者，最好不要服用复方甘草片。

胖大海并非人人宜用

胖大海其性凉味甘淡，有清肺润燥、利咽解毒的功效，常用于肺阴不足、内热过甚引起的突发性嗓音嘶哑、咽痛。

胖大海并非人人皆宜，尤其是声带小结、声带息肉、声带闭合不全、烟酒刺激过度引起的嗓音嘶哑者，长期服用胖大海反而不好。因为这些人服用胖大海非但无效，反而还会导致大便溏薄、脾胃虚寒、胸闷、饮食减少、体瘦等不良反应。

因此，嗓音嘶哑和伴有咽痛的患者，不要滥服胖大海，应在医生的指导下正确服用胖大海。

含朱砂、雄黄的中成药不宜长期服用

不少中成药中都含有朱砂和雄黄这两味药物成分，在服用这类药物的时候要注意适量，以免引起药物中毒。

朱砂的主要成分是硫化汞，少量服用可以起安神、定惊、明目和解毒的作用，但是硫化汞在血液中可以和血浆蛋白和血红蛋白相结合，造成对器官的损害，如果长期或大量地摄入硫化汞，人体就会因为受到汞的毒性作用，出现神经衰弱、食欲减退、口腔病变等不良症状。

雄黄具有清热解毒的作用，但是如果大量服用，则有可能导致中毒。这是因为其主要成分是二硫化砷，它易被氧化生成有剧毒的三氧化二砷，对人的血液、神经、肝脏及皮肤等都有较强的损害作用，并可诱发肿瘤。

⊙**温馨提示**

含有朱砂的中成药物包括补心丸、活络丹、朱砂安神丸等，雄黄在一些有清热解毒作用的中成药如六神丸、牛黄解毒丸中含量较多。服用此类药物应当慎重，不宜滥服。

煎中药不宜用开水

有的人认为开水煎中药比凉水好，煎得快，还能够更多地保留药性成分，药效也好。其实这种认识并不正确。

这是因为，中药里的药性成分是均匀地分布在动植物细胞中的，如果直接用开水煎药，过高的水温就会在短时间内使细胞中的蛋白质、淀粉等物质凝固，造成细胞老化，不易破裂。这样就会使药性成分更不容易析出，反而会导致药效不佳。

而如果用凉水煎药，随着水温的逐步升高，细胞膨胀破裂，蛋白质等有效物质就会逐渐分解到水中，从而发挥效用。

⊙**温馨提示**

煎中药应用凉水，而且最好在加热前先浸泡一段时间，以使动植物细胞充分吸水软化。

煎焦的药汤不宜服用

在煎煮中药的时候，时常稍不注意就会把药煎焦，这种煎焦了的中药不宜再服用。

这是因为，煎焦后，中药里原有的药效成分会遭到破坏，比如治疗伤风感冒的中药藿香、桂枝等，富含挥发油类，如果煎焦了，其中的油质就会挥发掉，药效就会随之消失；再如一些滋补性的中药，在煎焦后，其性味也会由甘甜变苦涩，不但口感不佳，还会失去滋补的作用。更有部分药物，在煎焦后，不但有效成分遭到破坏，而且还会产生有毒的物质，对人体有毒副作用。

过夜中药不宜服用

有些人煎煮中药后，喜欢把药汤分成几次喝，甚至当天喝不完，就留到次日喝。从健康角度来看，这样做是不好的。

中药里含有淀粉、糖类、蛋白质、维生素、挥发油、氨基酸和各种酶、微量元素等多种成分，煎煮时这些成分大部分溶解在药汤里。正确的喝法是趁温热时先喝一半，4～6小时后再喝一半。如果过夜服用或存放过久，不但药效降低，而且会因空气、温度、时间和细菌污染等因素的影响，使药液中的酶分解减效，细菌滋生繁殖，淀粉、糖类等营养成分发酵水解，以致药液发馊变质，服用后对人体健康不利。

煎中药时间不宜过长

有些人认为煎中药时间长一些会使药液的浓度更高，药效更强。这实际上是一个误区。

中药在煎煮的过程中，其药性成分是在不断地析出与释放的，不过当药液中的有效成分浓度达到饱和之后，这一过程就会停止。如果再不间断地煎煮，就不但不会使药液的浓度升高，而且还会因为不断地加热蒸发而使有效成分减少，甚至还可能因为长时间的高温而造成药性成分的被破坏，导致药效降低。

因此，中药并非煎的时间越长越好。煎煮中药要谨遵医嘱，掌握好时间。

吃苦药不可配甜食

有不少人尤其是儿童在吃药的时候，为了减轻苦味，习惯于用糖果等甜食搭配着吃。专家提示说，这样虽然可以改善口感，但是对于药物发挥作用却很不利。

这是因为，不论是中药还是西药，其成分都比较复杂，很容易和其他物质发生反应。甜食中含有大量的糖分、钙、铁等元素，它们很容易和药中的蛋白质、鞣质等成分结合，从而造成一部分药性物质的失效，并容易产生不溶性沉淀，不但不利于吸收，而且会危害人体健康。

另外，很多药之所以味苦，就是需要通过刺激人的消化腺来促进消化液分泌，这样才能更好地发挥出药物的疗效。如果同时吃甜食，药物的苦味降低了，就无法促进消化液的有效分泌，也就使药物失去了药效。

良药苦口，苦药必须苦吃，如果人为降低苦味，药效也会随之降低。

夏季也可服汤药

有人认为，中药汤药在夏季煎煮热服不便，从而有夏季不宜服汤药的说法。这种说法并不科学，是一种认识上的误区。

其实无论是从服用方便与否，还是从疗效上讲，汤药在夏季都是可以服用的。古人已总结出许多适合夏季服用的名方，如"藿香正气汤"、"黄连解毒汤"等。当然，由于天气炎热，药汤有可能被细菌污染，煎煮好的汤药应防止染菌变质。煎煮出的汤药要注意及时服用，尽量不要分多次服用。

常喝板蓝根防病不可取

板蓝根是种清热解毒的中药，它含有多种氨基酸、谷甾醇、靛青、靛玉红等，具有清热解毒、凉血的功效，对多种细菌性、病毒性疾病，如流感、流脑、腮腺炎、肺炎、肝炎等有良好的预防和治疗效果。

从药理学上讲，板蓝根的毒副作用很小，容易被误认为"安全药"。其实不然，在肝脏解毒能力下降时长时间大剂量服用板蓝根，会引起蓄积中毒，造成对消化系统和造血系统的损害，如上消化道出血、白细胞减少等。这种情况在儿童中更为常见，原因是他们的肝脏功能不完善，解毒酶不足。出现毒副作用时，应立即停药，并送医院治疗。另外，对板蓝根过敏的患者要避免使用。变态反应绝大多数由板蓝根注射液引起，表现为头昏眼花、气短、呕吐、心慌、皮疹，严重者会出现血压下降、休克等症状。

由此可见，板蓝根不是万能药，从药物的性味讲它属寒凉之品，所以用于治疗实热之症。对那些脾胃虚寒的儿童来说，长期大量使用，反而会导致体质下降，出现口淡、疲乏等症状。

镇痛药不宜经常服用

阿司匹林、保泰松、非纳西丁等镇痛药是家庭常备药物，平常出现头痛脑热或者组织阵痛等症状时，人们大都会服一点以减轻痛楚。不过需要注意的是，镇痛药也是有副作用的，不可随意滥服。

首先，长期服用镇痛药可使人体对药物产生依赖性，会出现如打呵欠、出冷汗、疼痛加重、精神紧张、身体不适等不良反应。之所以会出现这些反应，是因为外源性镇痛药的反复、过量使用会抑制内源性镇痛物质内啡肽的作用，一旦停药，内源性镇痛物质就会暂时缺乏，从而出现一系列"戒断症状"。

其次，经常服用镇痛药，特别是解热镇痛药容易导致胃肠黏膜的损伤和溃疡。镇痛药可以抑制体内前列腺素的合成，在发挥止痛作用的同时，可使人体失去前列腺素的保护作用，从而引起消化道的损伤。服用镇痛药者发生上消化道损害的危险性比未服用者高出 1.5 倍；死于与消化性溃疡有关疾病的危险性比

未服用者高出 2 倍；由镇痛药引起的胃部损伤占溃疡病发生率的
15% ～ 35%。

再次，长期服用镇痛药会使人体的凝血系统出现紊乱，致使
出血时间延长，并可诱发消化道、皮肤等部位出血。出血的危险
程度与使用镇痛药患者的性别和年龄有关。通常男性和高龄者在
使用镇痛药后出现出血及消化道穿孔的危险性相对较高，并且使
用镇痛药剂量越大，危险性也越大。

⊙温馨提示

一般镇痛药只是用以止痛，而不能缓解病情与治愈疾病。

如果是以止痛为目的，使用镇痛药应限定在 5 天以内。

头痛时使用止痛药不可取

不少人都理所当然地认为，治疗头痛，最有效的方法是使用
止痛药。其实不然，这是一个认识上的误区。

研究表明，大部分头痛的根源并不是组织病变疼痛，而是来
自于血管和肌肉，是由血管和肌肉的痉挛与收缩紊乱而带动的头
部牵拉性疼痛。很多人头痛时，都觉得似乎是随着心跳有规律地
"跳痛"，就是这个原因。因此，治疗头痛，并不是针对某一器官
的止痛，而是应当针对随着脉搏跳动起牵拉作用的血管。

⊙温馨提示

当头痛时，服用一些能够放松舒缓血管和肌肉的药物，或者对头
部血管进行按摩，都会起到有效的缓解作用。

速效感冒胶囊不宜常用

速效感冒胶囊是一种常用的感冒药，家庭常备。不过应当注
意，速效感冒胶囊并非人人适宜，而且经常服用，还会导致对健
康的损害。

这是因为，速效感冒胶囊的成分中包括咖啡因、氯苯那敏和

对乙酰氨基酚等过量服用会产生副作用的药物成分。其中咖啡因会导致中枢神经的兴奋，高血压患者和心脏病患者需要慎服，如果过量服用则会导致血压升高、心动过速，老年人服用后会引发意识不清和排尿困难，青光眼患者服用后会使眼压升高，加重病情。氯苯那敏作为一种抗组胺类药物，虽然有杀灭感冒病毒的作用，但是过量服用，则容易导致嗜睡、头晕、乏力和眩晕等不良症状。扑热息痛不利于过敏体质者和肾功能不全者服用，容易引发皮炎和肾功能障碍。

因此，使用速效感冒胶囊应当慎重，要认清禁忌证，掌握好用法与用量。

感冒药不宜混用

有的人为了尽快治愈感冒，常常同时混用多种感冒药，认为这样就能够加大药力，疗效更好。其实不然，这是一种认识上的误区。

因为感冒药虽然种类繁多，但是其中的主要药物成分却是大同小异，基本都是由解热镇痛药物、抗组胺类药物组成的。这些药物虽然能够缓解感冒症状，但是却不能从根本上杀灭感冒病毒。如果混用，所加大的也仅仅是药物的剂量，而并不能促使感冒尽快痊愈，反而还会造成副作用，比如引起某些血液病和皮肤炎症、加重高血压和冠心病、损害肝肾功能等。

因此，混用感冒药是一种错误的做法。不但对治疗感冒没有帮助，而且还对人体健康有害。

感冒患者不可滥用中成药

有的人患感冒后，喜欢用中成药来医治。这本无不可，不过应当注意的是，使用中成药治疗感冒之前，必须辨清感冒性质，因症施药，要避免滥用。

按照中医理论，可将感冒分为风寒感冒、风热感冒、表里两感、胃肠型及暑温型感冒几类，针对不同性质的感冒，要使用不同药理药性的药物来对症治疗。比如对于风寒感冒，就适合选用谨防败毒散、通宣理肺丸、麻黄止嗽丸、小儿四症丸和参苏理肺丸等温热补虚的药物；对于风热感冒则恰恰相反，应选用桑菊感冒片、银翘解毒片、羚翘解毒片、Vc银翘片、复方感冒灵片等清热解毒的药物。如果滥用，不但不能治愈感冒，反而还会使感冒症状加剧，久治不愈。

用抗生素治感冒不可取

抗生素指在高稀释度下对一些特异微生物，如细菌、真菌、立克次体、支原体、衣原体和病毒等有杀灭或抑制作用的微生物产物，如青霉菌产生的青霉素、灰色链丝菌产生的链霉素都有明显的抗菌作用。

不过抗生素并不是万能的，对于很多病毒它也无能为力，比如对于最普通的伤风感冒病毒，使用抗生素就是无效的。而且，如果滥用抗生素，不但起不到治疗效果，而且会使患者增加耐药性，甚至对肝、肾等重要器官造成不必要的损害。

⊙温馨提示

患了伤风感冒不必用抗生素，而应该服些抗病毒药，如吗啉胍、抗病毒口服液、板蓝根冲剂等。如果不伴有发热，不服药也行。一般来说，只要并不并发感染，感冒一个星期便可自愈。

咳嗽时不可滥用药

不少人习惯于服用止咳药来抑制咳嗽，如果对症，效果还是不错的。但是如果不辨清咳嗽的原因，就随意服用各种止咳药，则对健康不利。

引发咳嗽的原因很多，有因伤风感冒病毒引起的，也有因为气管支气管病变多痰引起的，还可能是由单纯的风寒引起。对于多痰引发的咳嗽，可以使用必咳平等药物来化痰，但是这一药物仅仅适用于痰液黄稠、不易咳出的痰热咳嗽。对于一般伤风感冒、慢性支气管炎和哮喘引起的咳嗽，由于气管分泌物多，比较湿润，就不适用这类药物。

如果用适用于风寒咳嗽和伤风引起的咳嗽的药物来治疗痰热咳嗽，这也是错误的。这类止咳药多有麻痹作用，以此来抑制咳嗽，但是服用这些麻痹喉部神经的药物后，咳嗽虽然暂时能得到抑制，但痰液却蓄积在气管和支气管内，因而不但治不好咳嗽，还会导致病情加重，长期不愈。

另外，抗生素、消炎药对因细菌引起的呼吸道炎症性咳嗽，具有一定作用，如果用于因病毒或是慢性炎症而引起的咳嗽，抗生素、消炎药就无能为力了。如果擅自使用，不但不能止咳，而且会贻误病情，长咳不止。

由此可见，对于咳嗽的治疗是大有讲究的，如果没有弄清楚咳嗽的原因和性状，最好不要随意服用咳嗽药。

川贝并不适合治疗所有咳嗽

川贝是川贝枇杷膏等止咳药中的主要成分，常常用来治疗咳嗽，民间也有很多用川贝来治疗咳嗽的偏方，例如川贝蒸梨，就有很好的疗效。不过，川贝有其特殊的药理药性，并不适合所有咳嗽的治疗。

中医指出，川贝为百合科植物川贝母的鳞茎，味甘苦、性凉，入肺经，具有清热化痰、润肺散结的功效。由于其性质清凉，能够清热、解毒、化痰，因此十分适合于治疗风热性咳嗽，但是对于其他类型的咳嗽，效果就不是很明显。尤其是对于由于寒气入肺所造成的风寒咳嗽，由于这种咳嗽本来就是寒证，如果再盲目服用川贝，就会加重体内寒气，反而会不利于咳嗽的治疗。

硝酸甘油片不宜站立服用

硝酸甘油片是冠心病、心绞痛等心脏病症发作时的急救药物，具有舒张血管和松弛平滑肌的作用，能够起到短时间内缓解症状的效果。不过应当注意，硝酸甘油片不宜站立服用。

这是因为，除了舒张血管、松弛平滑肌，硝酸甘油片还能够扩张外周血管，降低动脉压，如果站立服用硝酸甘油片，患者很可能因此导致体位性低血压，出现暂时性贫血，容易晕厥。

另外，在服用完硝酸甘油片后，药物在体内发生作用，人会感到头晕、头胀，此时也不宜立即站起或行走，以免昏厥摔倒。

⊙温馨提示

服用硝酸甘油片时，最好半卧或坐着，这样不但能避免晕厥，而且这种姿势有利于使心脏回血量减少，从而使症状更快得到缓解。

在服用硝酸甘油片后，不要立即站起，应当继续坐卧半小时左右。

发热初不宜用退热药

生活中不少人一发现自己出现了发热的症状，就急忙吃退热药。其实，这种做法并不正确。

这是因为，从病理上看，发热一般都是伴随着病菌、病毒及其代谢产物引起的发炎症状。发热后，人体会自动发生一系列的生理变化，包括心跳加快、血流加速等，流向发炎处的血液量也会增多。这样不但可以直接冲淡发炎处的病菌、毒素，而且局部白细胞数量的增加，还可以直接破坏、吞噬细菌和毒素，并且能产生一种内源性致热质，刺激机体产生具有杀灭细菌和病毒能力的抗体，促使病情的好转。可见，发热是一种人体自动的机体反应，是一种自我保护。

因此，在发热初期，最好不要马上用退热药，否则不但无法起到自我保护的作用，也容易掩盖病情，给诊断带来困难。

发热应当缓用退热药，应多喝水来促进疾病的自愈。当然，如果发热症状加重，甚至出现严重的发热，就应当及时进行诊治。

抗生素不能包治百病

抗生素是指在高稀释度下对一些特异微生物，如细菌、真菌、立克次体、支原体、衣原体和病毒等有杀灭或抑制作用的微生物产物，如青霉菌产生的青霉素、灰色链丝菌产生的链霉素都有明显的抗菌作用。

有的人认为既然抗生素可以杀灭细菌和病毒，那么自然可以包治百病，其实不然。很多疾病并非由细菌或病毒引起，而是完全由外界物理效应比如曝晒、严寒等导致，或者由饮食、生活规律不当所造成，抗生素对此就无能为力。而且，抗生素虽然可以杀菌灭毒，但是并非所有细菌和病毒都能被杀灭或抑制，它并非万能的，例如能导致病毒性流感的变异型流感病毒，抗生素就对其束手无策。

另外，认为抗生素包治百病，于是就滥用抗生素不但是错误的，而且还是危险的，容易造成过敏等不良反应，对于体质较弱者或儿童，严重情况下甚至会造成生命危险。

青霉素皮试呈阴性也可能导致过敏

青霉素是一种常用的抗生素，规定患者使用前都要经过皮试，以避免注射青霉素导致变态反应，甚至造成生命危险。

有的人认为青霉素皮试呈阴性的话，就不会产生变态反应，其实，这种认识并不正确。即使皮试呈阴性，但在连续的使用过程中也同样可能出现过敏，发生危险。有研究表明，青霉素的变态反应潜伏期可达1周左右，因此，短时间内的皮试结果并不完全可靠，在使用青霉素的时候，必须保持警惕性。

使用青霉素，要严格掌握用药的适应性，避免滥用。

有过敏病史者要格外慎用青霉素，必须在使用前做皮试。

在连续使用青霉素的过程中，如果出现可疑的皮疹、红斑和局部痛痒等，可能是早期的过敏表征，应当马上请医生采取必要措施，以免发生意外。

健康人也须补充维生素

有的人把维生素当作一种纯药物看待，认为只有生病才需要补充维生素。这是一种错误的认识。

诚然，维生素具有疾病治疗的作用，尤其是对于维生素缺乏症等疾病，维生素更是不可或缺的药物，例如，夜盲症患者需要大量补充维生素 A，坏血病则需要用维生素 C 来治疗。

但是，在另一方面，维生素又是人维持正常生命活动所必需的营养物质，如果人体中的维生素含量不足或者配比不均衡，新陈代谢就会发生障碍，人的体质也就会下降，并进而患病。

因此，不能把维生素简单地看作一种药品，而要认识到它是我们日常生活中无法离开的重要营养素。

⊙温馨提示

一般情况下，通过日常的膳食，人就可以得到充足的维生素摄入。但是由于饮食习惯、烹调方法等的影响，往往容易造成膳食营养的不平衡，这就需要在日常生活中注意补充多种维生素。

维生素不宜大量服用

维生素是维持人体正常生命活动的必需营养素，那么，是不是摄入的维生素越多，对人就越有益处呢？答案是否定的。

这是因为，维生素过量摄入，对身体不但无益，反而有害。维生素按照吸收方式，可以分为水溶性和脂溶性两类。其中脂溶性维生素包括维生素 A 和维生素 D，这类维生素摄入过量，无法通过尿液排出体外，就会在体内积聚，产生毒性。维生素 A 过量，容易引发骨骼缺钙、皮肤干燥、食欲下降、肝脾肿大等中毒反应；过量服用维生素 D，则可导致高钙血症，使人出现厌食、恶心呕吐、肌肉乏力疼痛等症状。

水溶性的维生素 C，虽然能够通过尿液排出，但是摄入过量同样有害。它会刺激胃肠道黏膜，引起出血，并造成机体对维生素的吸收能力下降，因此过量服用维生素 C，反而会出现维生素缺乏的症状。

维生素 C 不宜空腹服用

有的人认为空腹服用维生素 C 更有利于吸收，这是不对的。空腹服用维生素 C，不但不利于吸收，而且会引发肠胃不适。

这是因为，维生素 C 是一种水溶性维生素，其水溶液呈酸性，如果在空腹状态下摄入，对于肠胃黏膜会有一定的刺激作用，大量服用甚至会造成胃肠道出血，引起胃部的疼痛和不适，对于胃溃疡患者，尤其具有伤害性。

服用维生素 C 后不可吃虾

虾等软壳类动物中含有大量五甲砷化合物，这种物质对人体无害，但是在与维生素 C 结合后，两者会产生化学反应，产生一种名为三氧化二砷的有毒物质，也即人们常说的"三毒"之一——砒霜，只需摄入一点，便足以致命。因此，切忌服用维生素 C 后吃虾。

⊙温馨提示

其实，也并不是说吃虾就一定不能摄入维生素 C，而是与量有关，据测定，只要摄取的维生素 C 不超过 250 毫克，产生的毒性就并不足以威胁人的健康。而且，这里所说的维生素 C 主要指纯度较高的人工制剂，蔬菜水果中的天然维生素 C 则一般不会导致中毒。

补充维生素 C 容易患肾结石的说法并无根据

曾有传言说，补充维生素 C 容易患上肾结石，这种说法其实并无根据。

对于那些大剂量服用维生素 C 可能导致的不良反应，包括草酸盐和肾结石形成增多、尿酸浓度升高、铁过量吸收、维生素 B_{12} 水平下降等，科学家进行过详细验证，并没有发现足够的证据来证明过量摄入维生素 C 与肾结石有直接关系。有关维生素 C 的副作用，主要是大剂量服用后，因刺激而出现的胃肠不适，从而造成机体对维生素的吸收能力下降。

维生素 E 并非女性专用药

药用维生素 E 又被称为生育酚，是一种妇科常用药，主要用于预防先兆流产、习惯性流产。不少人因此认为维生素 E 是一种女性的专用药，男性不宜使用，这种认识其实是一个误区。

维生素 E 是人体必需的营养成分之一，药用维生素 E 除了用于妇科疾病的治疗，还有多种用途。比如，口服维生素 E 可以改善末梢循环，改善局部组织营养，加强组织细胞的抗病能力和自我修复能力，还可以改善骨骼肌血液循环，有助于缓解腓肠肌痉挛。另外，外用的维生素 E 油对治疗皮肤疾病如口疮、冻疮等也有很好的疗效。

饭前不宜服用维生素类药物

维生素类药物更适宜在饭后服用。

这是因为，在饭前的空腹状态下服用维生素类药物，其维生素成分就会很快地被肠胃吸收，进入血液循环，并迅速进入新陈代谢程序，在药性充分发挥作用之前，就会随尿液排出体外，从而起不到应有的治疗作用。另外，如果药物中的维生素含量尤其是维生素 C 的含量较高，就会对肠胃造成不良的刺激，使人产生不适。

如果在饭后服用此类药物，由于食物的阻滞，维生素成分就会被逐渐缓慢地吸收，这样更有利于其治疗作用的发挥。尤其是脂溶性的维生素 A 与维生素 D 等，就更适宜在饭后服用。

肝炎患者常多用药不可取

有些肝炎患者为了治愈疾病，常常中药、西药吃一大堆，认为药吃得多，病就好得快。其实不然，这是一种认识上的误区。

其实在目前来讲，并没有一种药物对肝炎具有特效，因此，多吃药，并不一定能够有针对性地治愈肝炎。而且，肝炎药物在进入人体后，都须要通过肝细胞的处理和解毒，而因为肝炎患者的部分肝细胞受到病毒侵害，处理药物的任务就落到了其余健康肝细胞的身上。如果大量服药，剂量过多，必然会加重这些健康肝细胞的负荷，使之过度疲劳，甚至导致肝细胞衰亡。这对于肝炎的治疗，无异于火上浇油。

⊙温馨提示

对于肝炎患者来讲，选用的药物在于对症而不在于多样，剂量也应当在医生的指导下严格控制。

高血压患者不能凭感觉服药

有的高血压患者凭感觉服药，身体不适就多吃药，无不适症状则少吃药，这种做法其实不但错误，而且危险。

这是因为，身体的感觉并不能完全显示病情，甚至还可能给人以误导。例如，头晕不适在很多情况下都会发生，出现低血压，人同样会有这种不适反应，但是如果就此误认为是高血压的症状，盲目服用降压药，就会导致危险。因此，如果完全按照自我感觉来吃药，不但对疾病治疗无益，还可能会对健康造成进一步的伤害。

高血压患者服药的正确做法是定时测量血压，及时调整药物剂量。

癫痫患者须定时服药

治疗癫痫病的药物副作用较大，长期服用能够导致患者记忆力下降、语言迟钝、精神抑郁，并出现头晕、嗜睡、走路不稳等不良反应。因此，一些癫痫患者试图尽量少吃癫痫药，病情一有所控制就降低药量，不定时服药。这种做法可以理解，但是这种做法存在着更大的弊端。

这是因为，癫痫病的主要特点就是反复发作，临床上发现，即使是连续服药的患者仍有 20%～30% 的人会频繁发病，无法控制。如果不能做到定时定量服药，甚至是突然停药，就更无法控制病情，特别容易引起癫痫病的大发作。一旦出现这种情况，患者则不但需要恢复吃药，而且往往还要加大药量，从而带来更大的痛苦。

儿童常服驱虫药不可取

儿童经常会患不同程度的肠道寄生虫病，比如蛔虫病、蛲虫病等，这时就需要吃驱虫药驱虫。不过有的家长还没有弄清楚孩子的腹中是不是真的有虫，就贸然给孩子吃驱虫药，这种做法对孩子的健康很不利。

这是因为，现在市场上的驱虫药，虽然品种多样，有驱虫灵、抗虫灵、左旋咪唑等，但是经常服用，都会对人体产生一定的不良影响，尤其是对于抵抗力较弱的儿童，长期服用就会导致恶心、呕吐、腹痛、眩晕、胸闷、嗜睡、食欲不振以及肠胃不适等症状，还会对肝脏功能造成损害。

因此，不宜随意给孩子吃驱虫药。给孩子吃驱虫药前，家长应当先通过专门的检验确定孩子腹内的确有虫，然后再适量选服驱虫药。

失眠就服安眠药不妥

有的人经常失眠，需要借助于安眠药入睡，认为安眠药是应对失眠的良方，甚至形成不吃安眠药就无法入睡的习惯。这样做其实不妥。

这是因为，安眠药虽然有助于睡眠，但是如果经常或者过量地使用，就会产生严重的不良反应，危害健康。常用的安眠药包括巴比妥类、安定类和水合氯醛类3种，巴比妥类使用过量，会对肝脏产生比较严重的毒害；安定类效力虽然比较温和，但是其成分极易进入脑组织，损害脑细胞；水合氯醛类则对心、脑、肝、肾均有损害。这些安眠药，偶尔少量地使用无损健康，但是如果长期连续使用或者过量使用，其危害不容小视。

⊙**温馨提示**

对付失眠，安眠药并不是最佳的选择。最好通过调整生活节奏，形成比较固定的作息习惯，形成生物钟来治疗失眠。如果经常出现失眠，可以尝试在睡前进行适量的运动。

睡前吃红枣、蜂蜜、牛奶，也有利于提高睡眠质量。

外涂药酒须注意方法

外涂药酒是利用药酒的药效，结合按摩的手法来治疗疾病的一种方法。这种治疗方法看似简单，实际上需要注意的方面很多，如果忽视这些禁忌，就会对身体造成伤害。

首先，应当注意药酒与普通的酒不同，尤其是专门用来外涂的药酒，是不能随意内服和饮用的，否则可能引起中毒。

其次，按摩的手法与力度也有讲究，应当先轻后重，临近结束时再逐渐减轻，给肌肉筋血一个适应与放松的过程，以免导致受伤。药酒按摩一般以 5 次为一个疗程，每次按摩 15 ～ 20 分钟，每日 1 次或者隔日 1 次。

最后要注意，下面几种人应当忌用药酒涂抹：软组织损伤，在 2 天内出现局部的出血和红肿者；骨折、骨裂、关节脱位及表皮破损未痊愈者；心、肝、肾、肺有严重疾患者；患有骨肿瘤、骨结核、软组织化脓性感染者。

伤口不宜勤换药

有的人认为，伤口应该天天冲洗干净，更换药物，这样才能促使伤口尽快愈合。实际上，这种做法不仅不能促进伤口愈合，反而会因换药太勤而损伤伤口上的肉芽组织，影响其生长，延滞伤口的愈合时间，还会使瘢痕组织增生过多，不利于伤口的愈合。

实践证明，伤口间断换药比每日换药的方法更好。因为这种方法可使机体在休息的过程中产生生理的清除作用，伤口有机会进行修整；反之，连续刺激伤口，反而会使其不易愈合。并且组织受到的刺激越少，越不易化脓，而化脓越少的伤口，越容易愈合。至于隔多久换一次药最好，还要根据具体情况而定。一般来说，感染伤口可每隔 1 ～ 4 天换一次药，普通伤口为 7 天。

当然，如果出现不明的发热、疼痛、出血、厌氧菌感染时，或药物脱出、药物脏了以及浓液增多、有异味等，则应及时换药。

伤口化脓不宜抹紫药水

紫药水是一种人们平时常用的外用药，它具有杀菌和收敛的作用，对于表皮的烫伤、烧伤以及疱疹等都有治疗效果。不过，如果伤口已经化脓，再涂抹紫药水则没有什么治疗作用。

这是因为，对于化脓的伤口，紫药水的收敛作用虽然能够使伤口表面结痂，似乎已经愈合，但是实际上内部化脓处的细菌却没有被杀灭，仍在继续繁殖，并会进一步向纵深蔓延。而且由于紫药水的作用，表层结痂愈合，这也会给治疗带来困难，反而会导致病情的加重。

⊙温馨提示

对于化脓的伤口，正确的做法是先彻底清洗伤口，然后使用消炎杀菌药物进行进一步治疗。

碘酒和红药水不宜同时用

碘酒和红药水虽然都是日常外用消毒药品，其药用功能也大体相同，但是这两种药物却不能同时使用。

这是因为，碘酒中含有碘成分，而红药水中则含有1%～2%的红溴汞成分，其中含有汞元素。这两种药剂如果混用，汞和碘就会发生化学反应，从而生成有毒物质碘化汞，其会对皮肤造成危害性的刺激，导致皮肤损伤、黏膜溃疡，进入人体后，还会使人出现一系列中毒症状。

用酒精消毒并非越浓越好

酒精可以用来杀菌，因此无论是在医用还是在日用上，用酒精消毒都是十分普遍的现象。不过有的人认为酒精的浓度越高，其杀菌消毒的效果就越好，这却是一个错误的认识。

实际上，可以用来杀菌的酒精浓度范围要求比较严格，在70%～75%之间，过高或过低的浓度都无法有效杀菌。

酒精的浓度过高，并不能有效杀菌。这是因为，细菌的表层有一层蛋白质成分的细胞膜，如果酒精的浓度过高，就会导致这层细胞膜脱水凝固，从而形成一层阻止酒精向菌体内渗入的保护膜，使菌体并不直接与酒精相接触，从而无法达到杀菌的作用。

而酒精浓度过低，渗透压低于细菌菌体内的渗透压，酒精无法进入菌体，从而也无法杀菌。

流产药不可随意服用

服用流产药，相对于手术流产有痛苦小、后遗症少等优点，因此被很多意外怀孕的女性当作流产的首选，甚至视为一种家庭必备药物，一旦怀孕就吃流产药。这种随意服用流产药的做法，是十分错误的。

这是因为，虽然服用流产药流产的成功率在90%以上，但是如果使用不当，同样可能造成流产失败。而且相比手术流产，药物流产终止妊娠的过程也往往较长，其间会发生多种病理情况的演变，最终可能出现不完全流产、过期性流产等情况，不确定性强，而且一旦出现不完全流产等情况，如不能准确及时地处理，往往还会因为出血过多而给身体带来损害。

切忌服避孕药推迟经期

有的青春期少女，因为种种原因想要推迟经期，于是就服用避孕药，这是一种错误的做法。

避孕药可以抑制雌性激素的分泌，因此对于月经有影响，能够推迟经期。但是未成年少女，其内分泌系统以及生殖系统都尚未成熟，随意服用避孕药会干扰体内正常的激素水平，从而导致一些不良反应，比如食欲不振、恶心呕吐、头晕乏力、月经紊乱、子宫出血异常等。如果服用过多，则可能对身体造成永久性的伤害，甚至造成成年后的不孕不育，造成终生遗憾。

丙种球蛋白不能多用

丙种球蛋白是一种从健康胎盘血液中提取的生物制剂，其中含有多种抗体，人接种后会获得比较强的免疫力，可用于预防流脑、脑炎、水痘、麻疹、猩红热、病毒性肝炎以及小儿麻痹症等，并对于哮喘、感染性鼻炎、湿疹、败血症、大面积感染等症有一定的疗效，是一种很好的免疫蛋白。但是，有不少人把丙种球蛋白当作治病防病的万能药物，这却是一个很大的误区。

首先，丙种球蛋白虽然免疫效果和治疗效果都挺强，但是其具有见效快、同时也失效快的特点，一般而言，注射1次，仅仅能够维持2～3周的免疫和治疗效果。

其次，丙种球蛋白也并非万用良药，它对于很多疾病，如乙型肝炎、流感、肺结核以及气管、支气管炎等病，几乎没有什么免疫效用，更不用说治疗作用。

另外，反复注射丙种球蛋白，在输入抗体的同时，还会同时造成部分同种异型抗原进入体内，会导致出现过敏性反应甚至休克，具有一定的危险性。

哮喘患者应慎用气雾剂

哮喘患者一般都会随身携带一种筒状的气雾剂，当哮喘发作时，就会向口内喷射，以暂时缓解和控制哮喘症状。不过有的哮喘患者对这种气雾剂了解不深入，认为它是一种良好的治疗手段，并且大量频繁地使用，这则是进入了认识上的误区。

这种气雾剂，从其成分上来讲，是一种肾上腺素制品，具有缓解气管痉挛的作用，因此可以用来缓解哮喘的急性发作，适用于急救。但是，这种气雾剂对哮喘并没有丝毫的治疗作用，而且如果大量使用，就会使本来处于缺氧状态的人心肌耗氧量大大增加，这样就容易造成心律失常或心房颤动，如果严重，则会导致突然的昏厥和休克。

⊙温馨提示

患有心脏病或心脏衰弱的哮喘患者，尤其应当慎用气雾剂。

肺气肿患者应忌服安眠药

有的肺气肿患者对于安眠药没有清醒的认识，有时也会像其他人一样服用以促进睡眠。这是一种认识误区，肺气肿患者应当忌服安眠药。

这是因为，安眠药中大都含有巴比妥类药物成分，它是通过作用于人的中枢神经，产生对神经的抑制作用以达到催眠作用的。但是这种药物在抑制中枢神经的同时，也会抑制呼吸系统，造成呼吸的放缓。这对于肺气肿患者而言是十分危险的，会加重缺氧和二氧化碳在肺中的滞留，甚至引发肺水肿，造成窒息。

消化不良就吃酵母不可取

民间有吃酵母治消化不良一说，这其实是一个误解。

酵母片含维生素 B_1、维生素 B_2、烟酸以及一些氨基酸，其作用基本上与复合维生素 B 相似，主要用于补充 B 族维生素，对于治疗消化不良或食欲不振等疾病，它的作用极其微弱。人们认为它能帮助消化，大概是来自"酵母发面"一说。其实发面用的是活酵母菌，而酵母片中的酵母菌都是死的，无发酵作用。即使有微弱的发酵作用，也只能使人胃中的淀粉产生气体和酸类，并不能帮助消化。而且如果酵母片吃多了，反而会引起腹泻等不良反应。

⊙温馨提示

消化不良主要是由于过多食用淀粉类或蛋白质类食物引起的，应当服用含有淀粉酶或能协助消化淀粉、蛋白质的药物和食品。

如果是器质性疾病导致的消化不良，则应当先进行有针对性的疾病治疗。

溃疡病患者不可多服小苏打

小苏打的成分是碳酸氢钠，是一种碱性药物，能中和胃酸，缓解胃酸对溃疡面的刺激，减轻胃部烧灼、疼痛、反酸等症状。因此，不少溃疡病患者习惯服用小苏打来缓解病情，殊不知，这是一种错误的做法。

这是因为，小苏打虽然能减轻溃疡病的症状，但只是治标，不能治本，把小苏打当作治疗溃疡病的常用药物是不适当的。而且，小苏打与胃酸发生化学反应，会产生二氧化碳气体，这样反过来又会刺激胃酸分泌，从而引起继发性胃酸过多，使病情加重。另外，过多的二氧化碳气体可以引起胃肠胀气，在胃扩张的情况下，会损伤溃疡面血管，造成胃出血或胃穿孔，十分危险。

糖尿病患者不能服避孕药

有些糖尿病患者为了防止意外怀孕，会通过服用避孕药的方法来避孕。但是专家提示说，糖尿病患者服用避孕药，对健康不利。

这是因为，避孕药可以促进糖尿病的恶化，提高患者对胰岛素的需求量。同时患糖尿病的人，其血液黏稠度本来就比一般人高，再加上口服避孕药，就更会增加血液的凝固性，而使发生脑血管病的危险性加大。因此当患有糖尿病时，最好不要服用避孕药，而改用其他避孕方法为宜。

胃病患者不宜间断用药

一些胃病患者常常是胃痛时服药，胃不痛时则把药置于一边，造成间断服药。还有一些患者擅自减少药量，这些都是错误的。因为间断用药或减少用药，都会导致达不到预期的治疗效果。治疗胃病的药多有疗程的规定，一个疗程短则两三个月，长则半年至一年。而那些随意间断用药或改变药量的患者，也往往会因这些错误，而导致胃病复发，这样既延误了治疗，也浪费药物。

冠心病患者不宜服用消炎痛

消炎痛为吲哚类非甾体抗炎药，具有消炎、解热和镇痛作用，常用于减轻肌肉痛和关节痛以及解热，但它并非人人皆宜。

冠心病患者就不能服用消炎痛。这是因为，消炎痛能抑制人体内前列腺素的合成，而前列腺素中某些类型在调节正常血压中起重要作用。前列腺素减少，扩张血管的作用随之减弱，肾脏的血流量也减少，从而引起外周血管阻力增加和水钠潴留，会使血压升高；同时还会诱发冠状动脉痉挛。所以，冠心病患者必须慎用消炎痛，最好不用为宜。

性功能障碍者不宜服用安定药

安定药是临床上常用的一种促进睡眠的药物，但这类药物却不适用于性功能障碍者。这是因为，安定药中含有氯丙嗪成分，这种成分作用于下丘脑，会增加血液中催乳素的含量，减少促性腺激素的分泌。对女性会诱发溢乳，引起月经不调；对男性，会使睾丸萎缩，乳房增大，出现阳痿。

糖尿病患者擅自停药不可取

有些糖尿病患者在用药一段时间后，发现血糖正常了，于是擅自停药。这样做事实上非常危险。因为随意停药会引起血糖骤然升高，产生糖尿病酮症酸中毒，甚至昏迷，危及生命。正确的方法是在医生指导下用药。

不可同时服用多种药

身患多种疾病的人常常需要吃许多药。有的人为了省事，把几种药同时服下。这是一种错误的做法，因为这会影响各种药物的正常发挥，甚至可能发生药物中毒。每种药物都有各自独特的药理作用、理化性质以及副作用，它们在人体内的作用部位和维持时间长短也各不相同。如果同时服用多种药物，可影响药物的分布、吸收、代谢和排泄以及药物与蛋白的结合，甚至还会影响药物对神经递质受体的作用。因此正确的做法是合理安排每种药物服用的时间和次数，而不是简单地同时服用。

酒后服用安眠药不可取

酒后不宜服用安眠药。这是因为酒中含有酒精，而酒精对人体神经系统具有镇静和麻痹作用。喝醉酒的人所表现出来的兴奋就是由于大脑皮质受到抑制，皮质下中枢失去皮质控制的原因。如果酒后再服用安眠药，会加深中枢神经系统的抑制。呼吸中枢受抑制，呼吸变浅，会造成缺氧和二氧化碳潴留，呼吸麻痹，同时还会发生血压降低、心脑缺血、心脑功能发生障碍等病症。

睡前不宜服用降压药

一些高血压患者习惯在睡前服用降压药，事实上，这种做法是错误的。这是因为，人在入睡后，血压会自然下降10%左右，如果在睡前再服用降压药，则血压会降至更低，从而引起脑血流量减少，流速减慢，使血液中凝血物质血小板、纤维蛋白等易于在血管内膜聚积成凝块。如果中老年人动脉内膜有粥样硬化，就更易于发生危险。

家庭药箱须定期清理

不少家庭都备有家庭药箱，以备不时之需。不过，很多人对于家庭药箱的清理却是马马虎虎，甚至根本就没有清理的意识，这是十分错误的做法。

我们知道，药物就如同食品一样，有严格的保质期和对储存环境的要求，如果不注意，某些药物很可能过期或者变质。而如果误服了这种过期变质的药品，其危害远远超出食品，不但不能起到治病疗疾的作用，对人体还会有很大的副作用，甚至造成药物中毒，十分危险。因此，定期进行药箱的清理，是一个必需的工作。